メタボリックシンドローム
up to date

監修：岩本安彦　山田信博
編集：門脇　孝　島本和明　寺本民生　松澤佑次

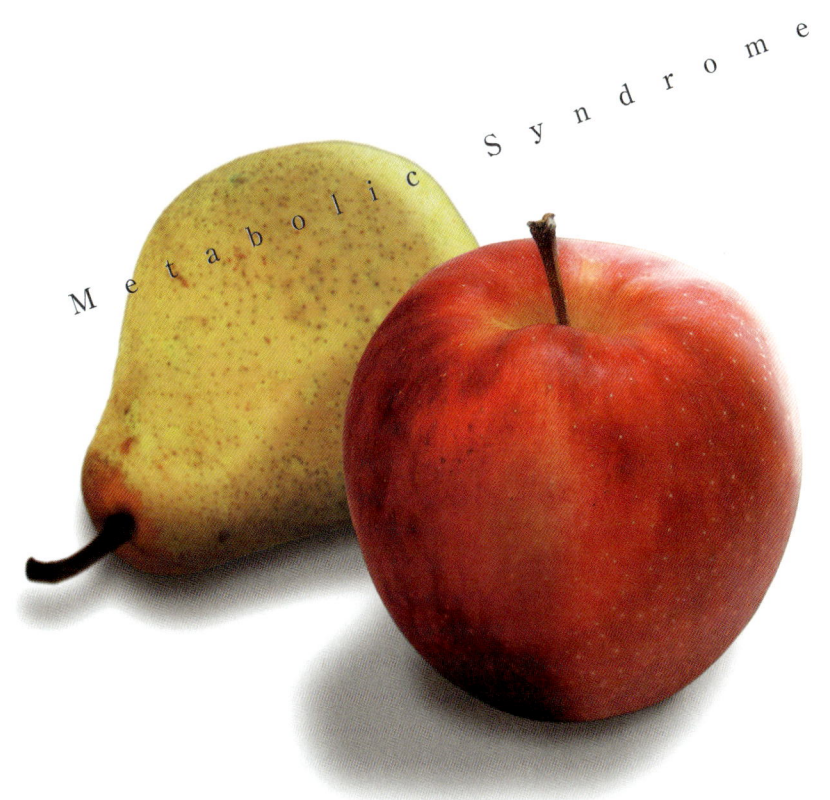

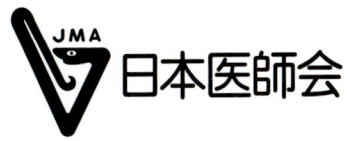

Metabolic Syndrome

メタボリックシンドローム Over View

目で見るメタボリックシンドロームのしくみ

解説：柏木 厚典

　近年，注目されている疾患にメタボリックシンドロームがある．これは，日常の生活習慣が多くの危険因子を呼び覚まし，それらが互いに重なり合うことにより，心筋梗塞や脳卒中に至らしめる症候群とされている．内臓肥満が背景にあり，高血糖，高血圧，高脂血症を誘導すると考えられている．キーポイントは内臓脂肪蓄積によるインスリン抵抗性であり，多くのアディポサイトカインにより種々の病態に進展する．

　そこで，ここでは「目で見るメタボリックシンドロームのしくみ」と題し，現代社会でメタボリックシンドロームが増加する背景，メタボリックシンドロームの診断，病態，発症機序，管理について解説した．

◆年齢とともに増加するメタボリックシンドローム

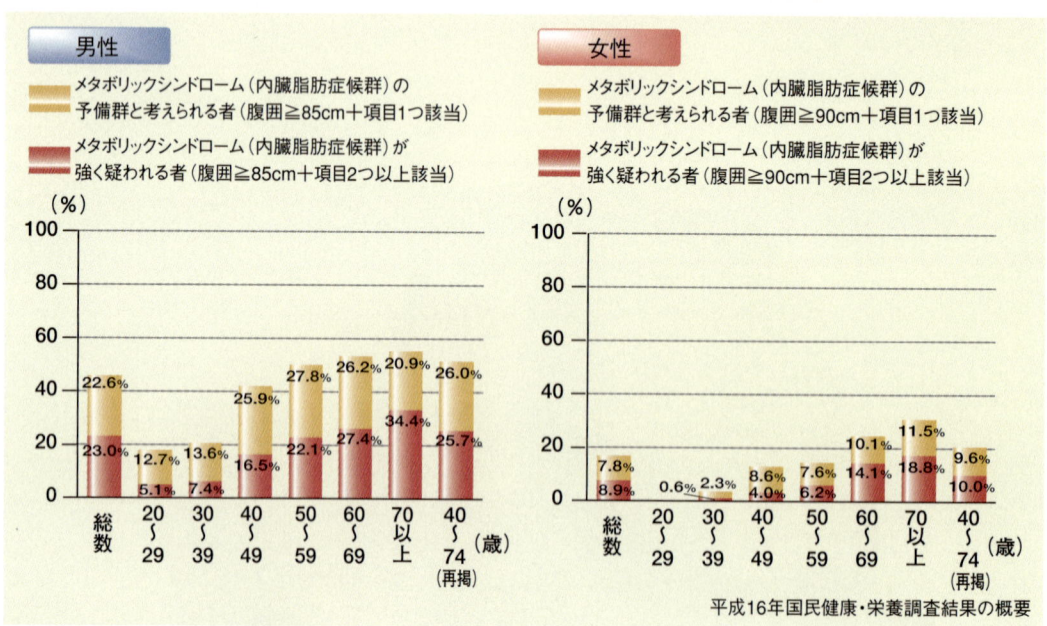

メタボリックシンドロームの状況

◆判定基準によってかわるメタボリックシンドロームの有病率 ～端野・壮瞥町研究から

　現在の腹囲測定基準によると，メタボリックシンドロームの有病率は男性26.4％，女性8.8％である．一方，国際糖尿病連合（IDF）のアジア人メタボリックシンドローム基準では男性12.4％，女性18.2％となり，国際比較には診断基準の標準化が必要である．

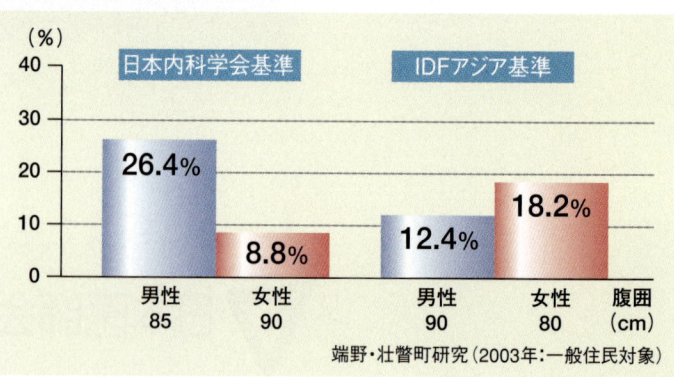

◆メタボリックシンドローム増加の背景 ～危険因子合併の経年変化～

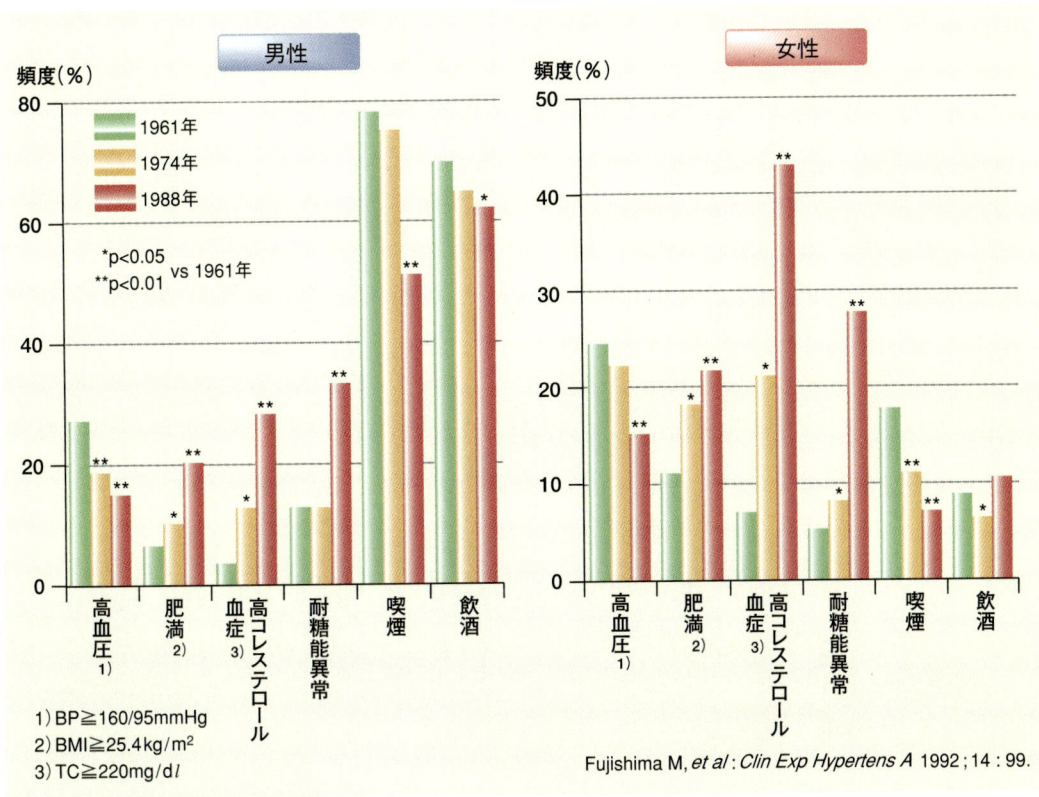

危険因子の経年的推移（久山町研究）

　久山町研究によると，冠危険因子のうち肥満，耐糖能異常，高コレステロール血症は男女とも経年的に増加している．一方，高血圧，喫煙頻度は低下している．また下図の労働省研究によると，肥満，高トリグリセリド血症，高血糖，高血圧を多数合併している対象者は，虚血性疾患発症の危険性が急激に高まる．

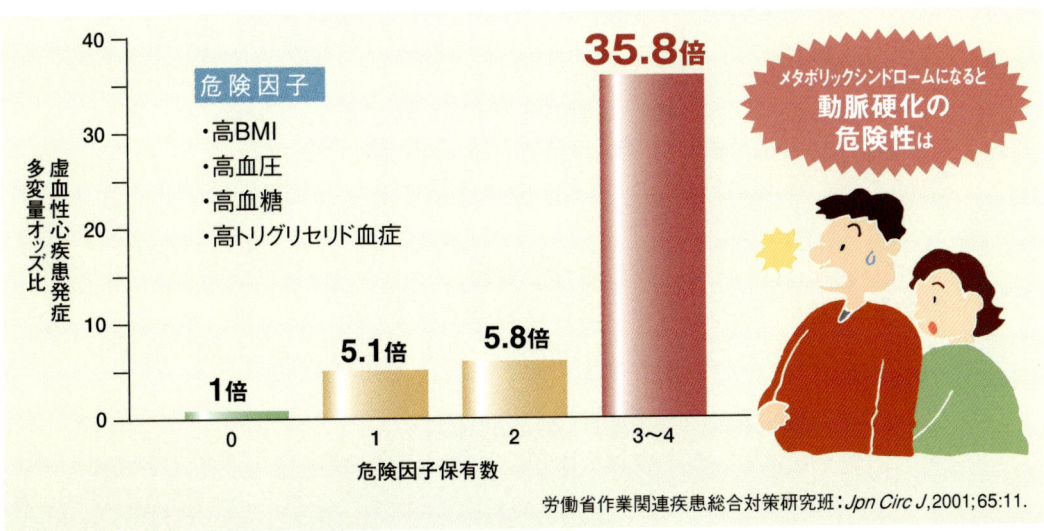

危険因子の保有数と虚血性心疾患発症オッズ比―多変量オッズ比―

◆日本人のメタボリックシンドローム診断基準

腹部肥満　ウエスト周囲径　男性 ≧85 cm　女性 ≧90 cm

※内臓脂肪量は男女ともに≧100cm²　※CTスキャンなどで内臓脂肪量測定を行うことが望ましい

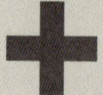

右のうち2項目（男女とも）

高血圧	≧130 かつ／または ≧85 mmHg	
空腹時血糖高血糖	≧110 mg/dl	
脂質　トリグリセリド	≧150 mg/dl	
	かつ／または	
HDLコレステロール	<40 mg/dl	

- ウエスト周囲径は立位,軽呼気時,臍レベルで測定する.
  脂肪蓄積が著明で臍が下方に偏位している場合は
  肋骨下縁と前上腸骨棘の中点の高さで測定する.

- メタボリックシンドロームと診断された場合,
  糖負荷試験が薦められるが診断には必須ではない.

- 高TG血症,低HDL血症,高血圧,糖尿病に対する
  薬剤治療を受けている場合はそれぞれの項目に含める.

◆メタボリックシンドロームを測る

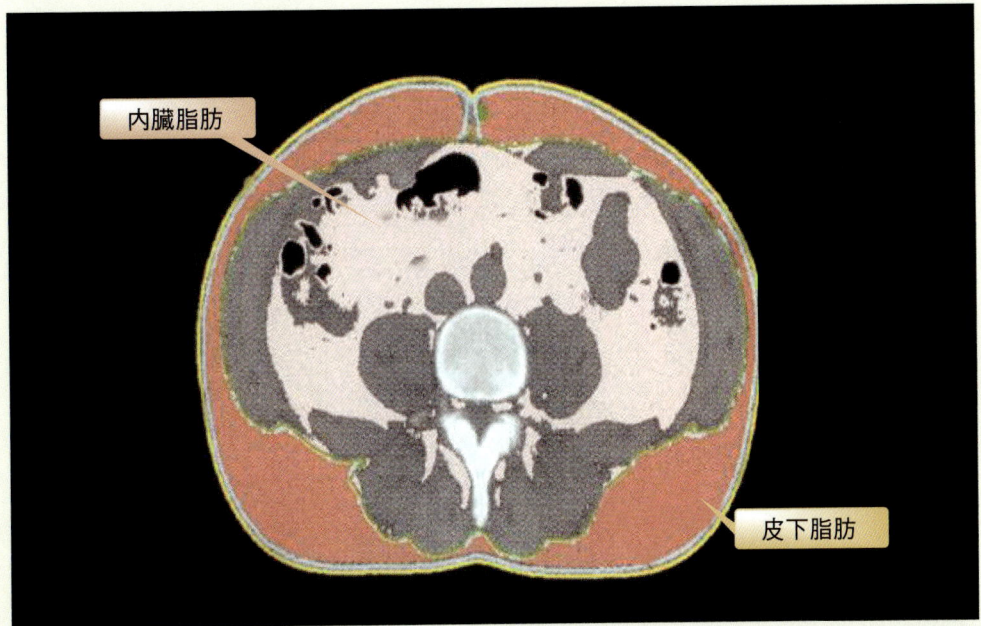

腹部CT検査による脂肪分布の自動解析

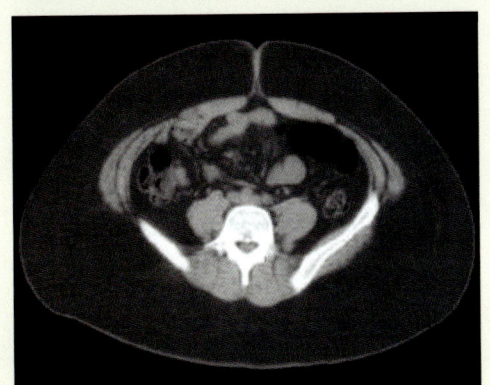

皮下脂肪型肥満
女性型
危険因子の合併が少ない

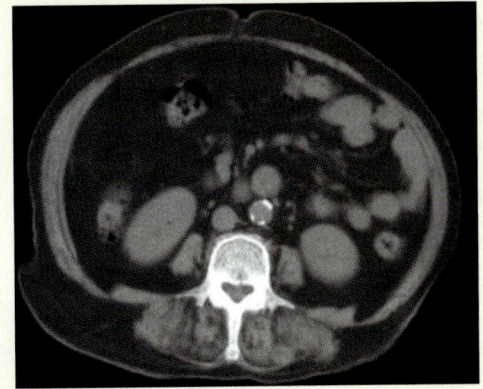

内臓型肥満
男性型　脂肪肝の高頻度合併
　　　　インスリン抵抗性
　　　　多危険因子の合併

　メタボリックシンドローム診断には内臓脂肪の蓄積を簡便で，正確に測定することが望ましい．腹部CT検査を検診項目にいれるのは困難であり，簡便な方法が研究開発されている．特にインピーダンス法を用いた新しい測定法の開発が進められている．

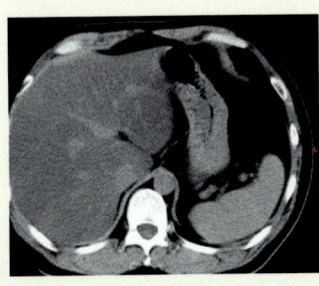

脂肪肝
平均肝CT値　　19.3 (HU)
Liver/Spleen ratio　0.35

◆現代人の生活から見えてきた肥満の背景

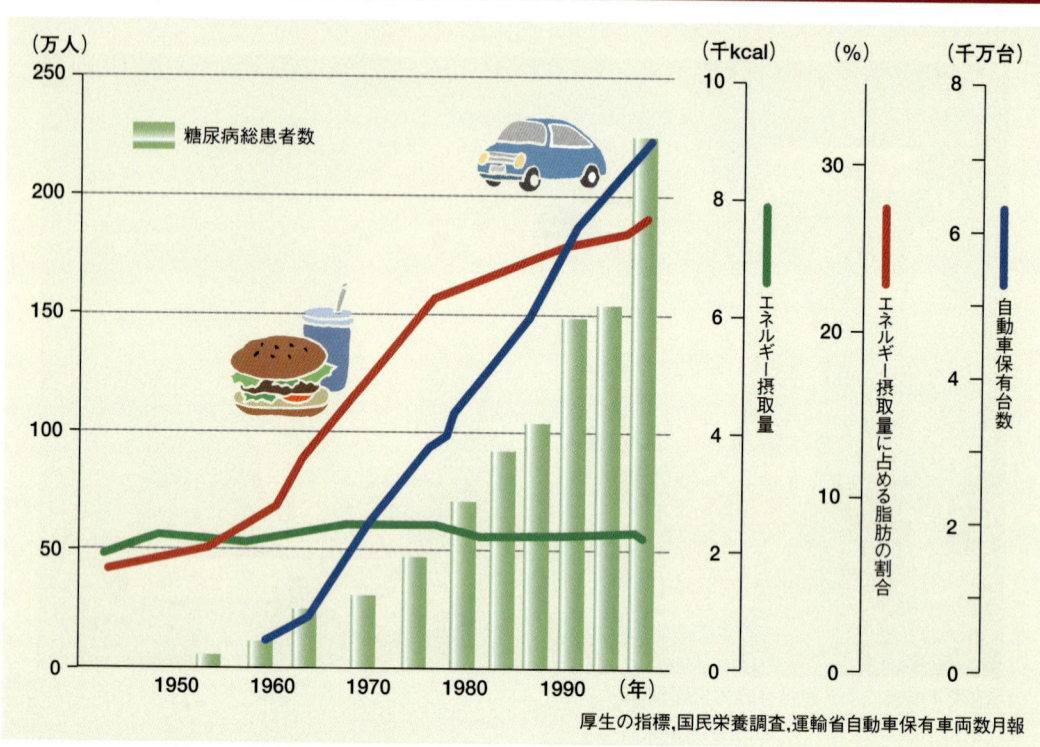

現代における生活習慣と糖尿病患者の増加

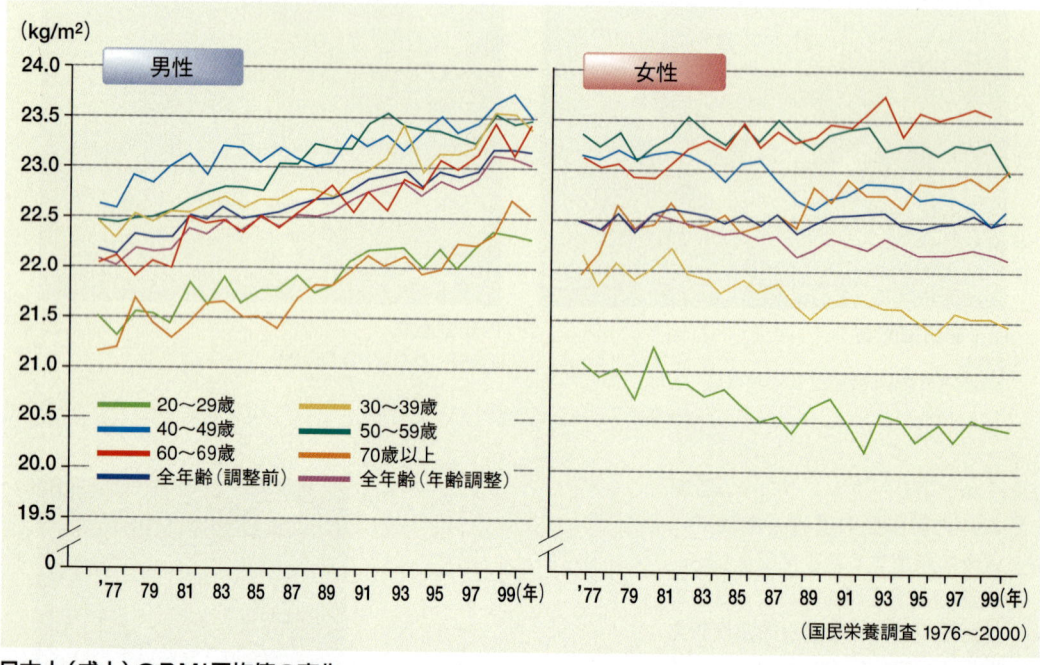

日本人（成人）のBMI平均値の変化

　現代生活習慣の影響により，エネルギーの蓄積がおこった結果，男性はすべての年齢で経年的にBMI（体格指数）の増加がみられるが，女性ではその傾向が少ない．

◆肥満のメカニズム ―脂肪細胞の正体―

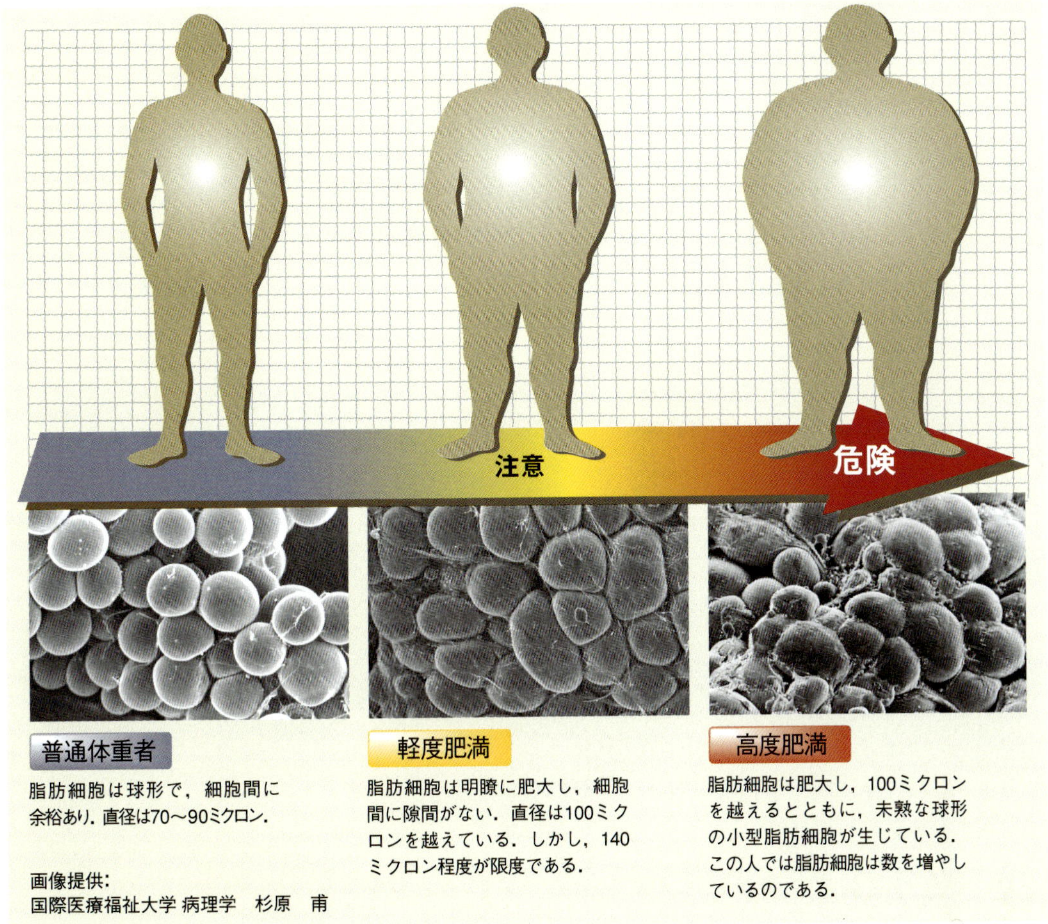

注意
危険
普通体重者
脂肪細胞は球形で，細胞間に余裕あり．直径は70～90ミクロン．
画像提供：
国際医療福祉大学 病理学　杉原　甫
軽度肥満
脂肪細胞は明瞭に肥大し，細胞間に隙間がない．直径は100ミクロンを越えている．しかし，140ミクロン程度が限度である．
高度肥満
脂肪細胞は肥大し，100ミクロンを越えるとともに，未熟な球形の小型脂肪細胞が生じている．この人では脂肪細胞は数を増やしているのである．

脂肪細胞の変化 ―― 肥満は白色脂肪細胞の肥大と増殖 ――

◆脂肪細胞の肥大化とアディポサイトカイン分泌異常

アディポネクチン
小型脂肪細胞
成熟・肥大
大型脂肪細胞
レプチン
TNFα
IL-6
MCP-1
RBP-4
レジスチン

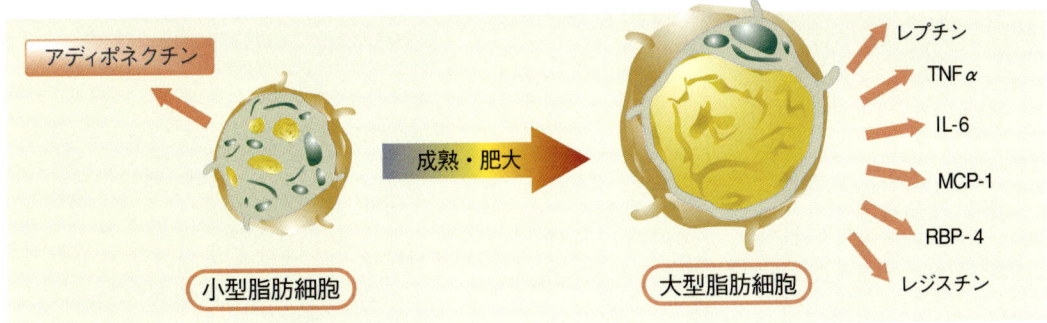

脂肪細胞の肥大化に伴い，善玉アディポサイトカインであるアディポネクチンの分泌が低下し，インスリン抵抗性や炎症を誘導するTNFα，IL-6, MCP-1, レジスチン, レチノール結合蛋白（RBP-4）が増加する．これらアディポサイトカインの分泌異常によってメタボリックシンドロームの主要な病態が形成される．肥満高度化にともなって皮下脂肪は肥大化とともに細胞分化が見られるが，内臓脂肪は細胞肥大化が持続するだけである．メタボリックシンドローム病態の改善にはアディポネクチン分泌の改善が重要である．

◆ メタボリックシンドロームを探る ―アディポサイトカイン―

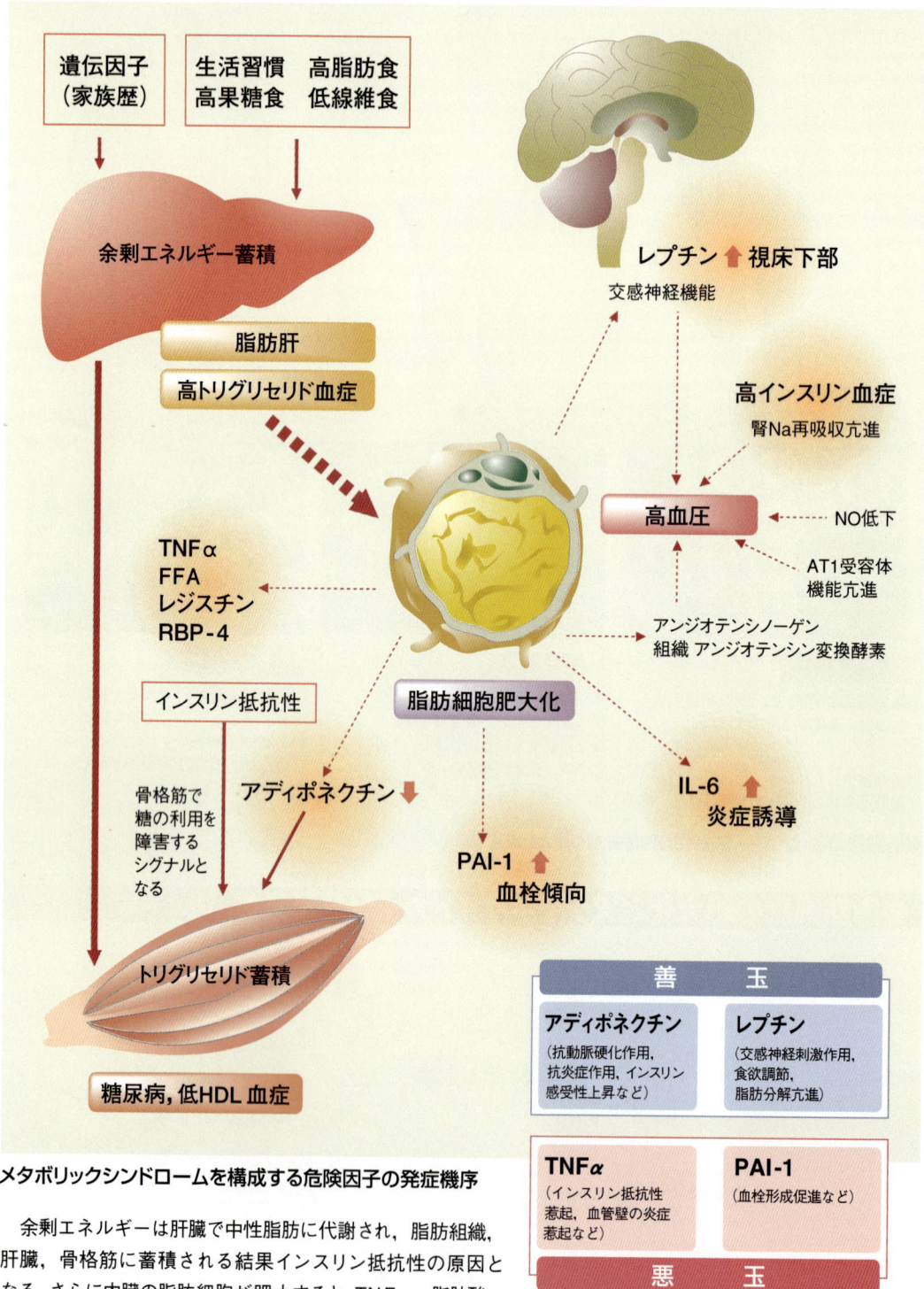

メタボリックシンドロームを構成する危険因子の発症機序

　余剰エネルギーは肝臓で中性脂肪に代謝され，脂肪組織，肝臓，骨格筋に蓄積される結果インスリン抵抗性の原因となる．さらに内臓の脂肪細胞が肥大すると，TNFα，脂肪酸，レジスチン，RBP-4（レチノール結合蛋白4）分泌が増加し，インスリン感受性を増強するアディポネクチンの分泌量が低下し，インスリン抵抗性がさらに悪化する．インスリン抵抗性は糖尿病，高血圧，高脂血症発症の主な原因である．さらにPAI-1により線溶系活性が低下し，IL-6増加により高感度CRPの増加がみられる．

◆メタボリックシンドローム，インスリン抵抗性，炎症と動脈硬化

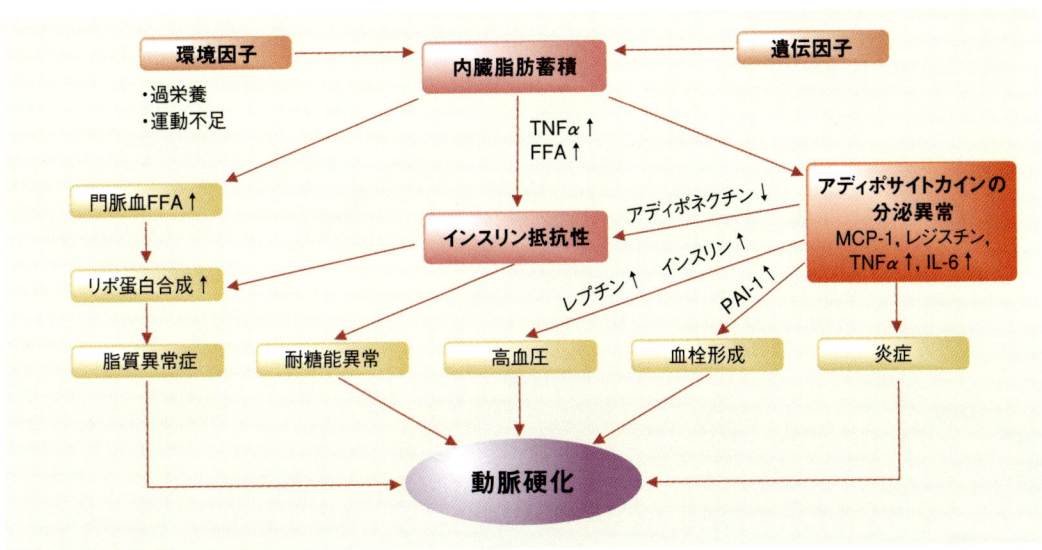

内臓脂肪が蓄積すると炎症を誘導するアディポサイトカインの分泌異常によって血管炎症が誘導される．さらに，インスリン抵抗性を背景として危険因子が集積し，粥状動脈硬化の進展から，心血管イベント誘導の原因となる．

◆アディポネクチンの抗動脈硬化作用

◆メタボリックシンドロームから動脈硬化へ

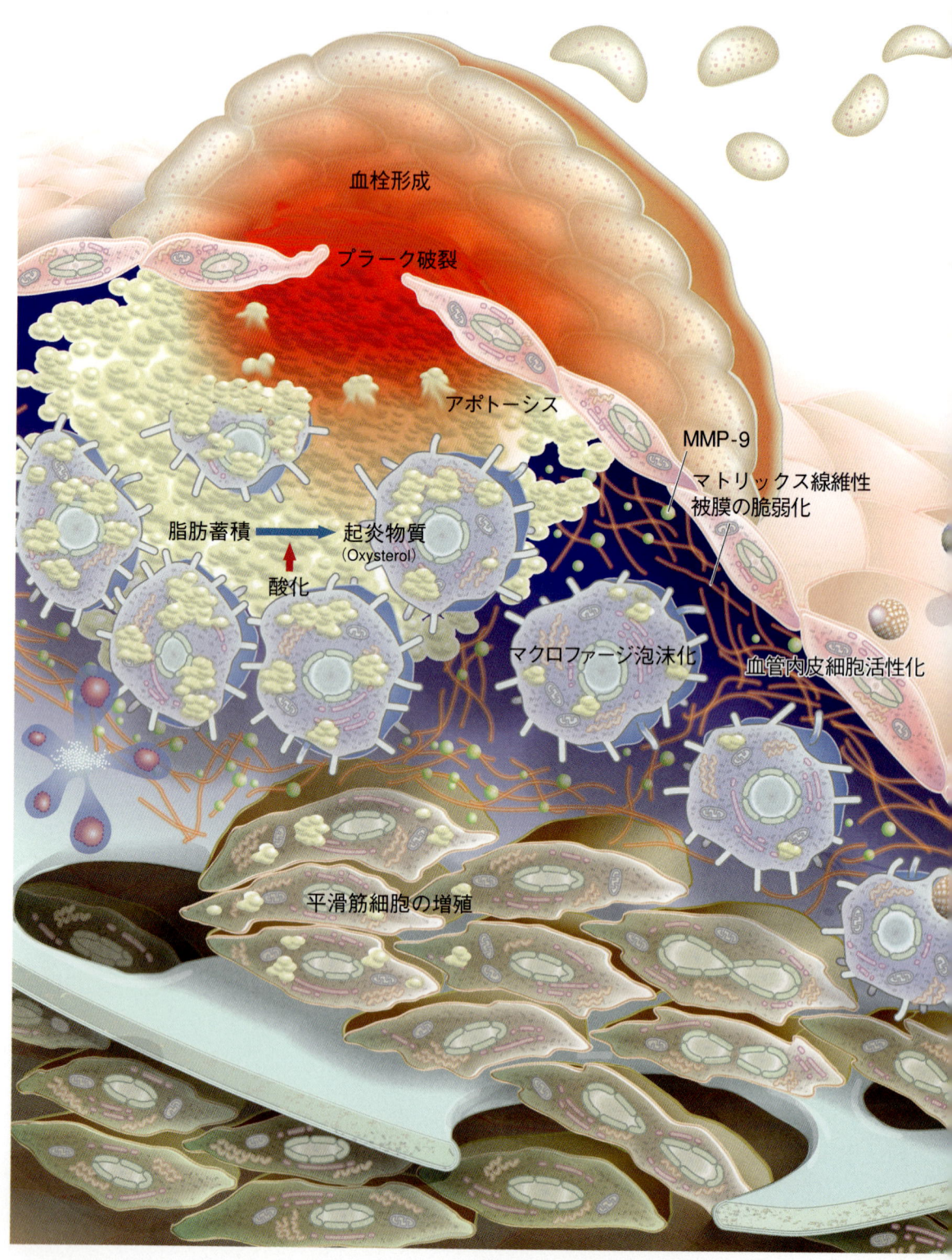

- 高血圧，高血糖，喫煙，脂質代謝異常により血管内皮細胞は活性化され，動脈硬化初期病変の形成が進行する．食事由来のグルコース，脂肪酸は肝臓におけるトリグリセリドの生合成を促進し，VLDLが合成され，一方，外因性食事由来の脂肪からのカイロミクロンが合成される．ともに血中でLPLの作用によって各々IDLとカイロミクロンレムナントとなる．

- メタボリックシンドロームではこれら脂質が高値となり，LDLとの間でコレステロールエステルとトリグリセリドの変換反応がおこり，TG-リッチのLDLが形成され，肝性トリグリセリドリパーゼの作用によって小粒子LDLが形成される．小粒子LDLは酸化されやすく，活性化された内皮細胞から遊離されるMCP-1の作用によって内皮細胞下に侵入したマクロファージに取り込まれ，泡沫化が進行し，プラークが形成される．HDLはこの過程を抑制するが，メタボリックシンドロームでは低値になる．

- 一方，マクロファージ，T-リンパ球の血管内皮下への浸潤に伴ってMMP-9などのプロテイナーゼが活性化され，マトリックス蛋白の分解から線維性皮膜の脆弱化が進行し，プラークの破綻がおこると急性心筋梗塞が発症する．

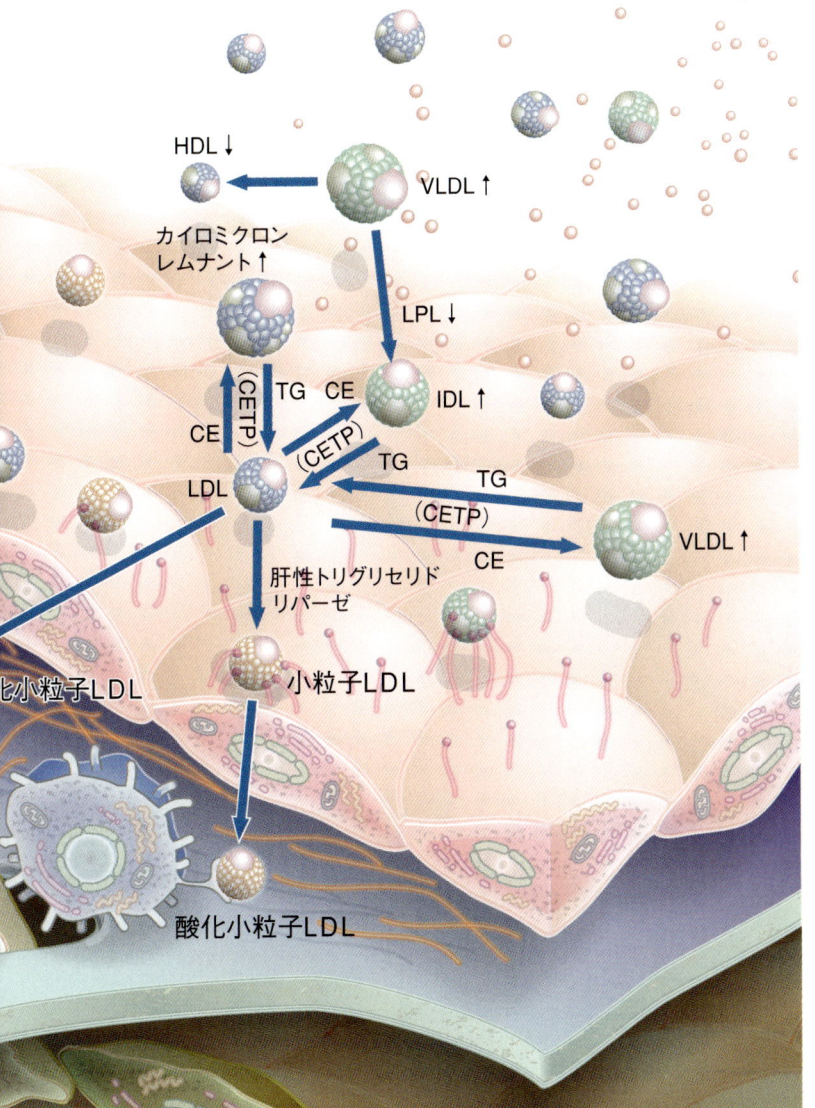

【用語解説】

CE：コレステロールエステル

TG：トリグリセリド

CETP：コレステロールエステル転送蛋白

LPL：リポ蛋白リパーゼ

VLDL：超低密度リポ蛋白

IDL：中間密度リポ蛋白

LDL：低密度リポ蛋白

HDL：高密度リポ蛋白

MMP-9：マトリックスメタロプロテイナーゼ-9

MCP-1：単球走化性誘起蛋白-1

メタボリックシンドローム治療最前線

◆食事・運動療法など生活習慣の改善が第一選択

太りにくい健康食

1. 地中海食
果物,野菜,ナッツ,豆,
全粒穀物,オリーブ油,
ワインを毎日,時々乳製品,魚,
鶏肉(赤肉はまれ)
P:F:C=10%:30%:60%
(高炭水化物食,低グリセミック食,
抗酸化食,高線維食
脂肪酸の質(一価不飽和脂肪酸,
多価不飽和脂肪酸)
魚・豆蛋白源)

2. 日本食
お米を主食
(健康のためには玄米,全粒穀物)
魚/大豆/野菜,果物/海藻を
多く食べる
P:F:C=15%:25%:60%
(高炭水化物食,高線維食,
抗酸化物質,低グリセミック食,
魚・豆蛋白源)

●健康づくりのための身体活動量

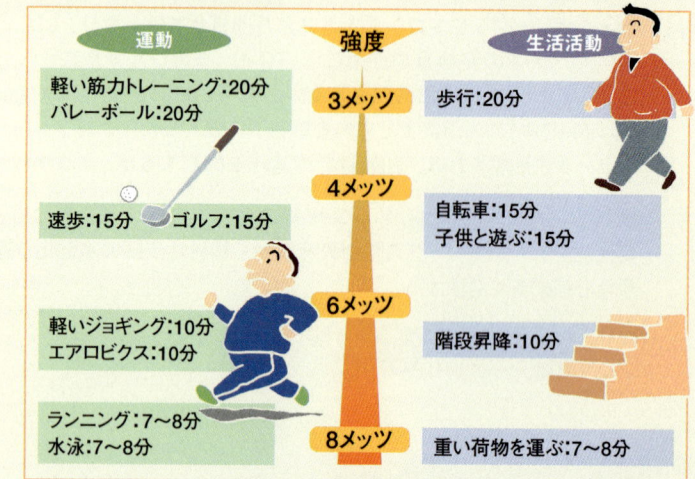

運動	強度	生活活動
軽い筋力トレーニング:20分 バレーボール:20分	3メッツ	歩行:20分
速歩:15分 ゴルフ:15分	4メッツ	自転車:15分 子供と遊ぶ:15分
軽いジョギング:10分 エアロビクス:10分	6メッツ	階段昇降:10分
ランニング:7～8分 水泳:7～8分	8メッツ	重い荷物を運ぶ:7～8分

厚生労働省:健康づくりのための運動指針2006

●2000歩(20分)の速歩をしたときの消費カロリー

男性	体重	55kg	60kg	65kg	70kg	75kg	80kg
	カロリー	65kcal	70kcal	75kcal	80kcal	85kcal	90kcal
女性	体重	40kg	45kg	50kg	55kg	60kg	65kg
	カロリー	40kcal	50kcal	55kcal	60kcal	65kcal	70kcal

TOPICS 肥満治療に関する最近の話題
提供:大分大学第一外科　北野　正剛

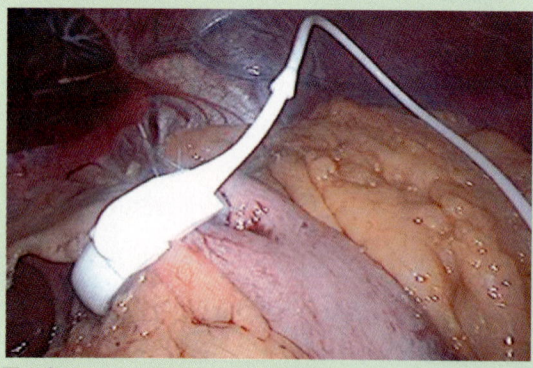

胃上部にシリコン製のバンドを留置する

腹腔鏡下調節性胃バンディング術
高度肥満者への適用が検討されている新しい治療法である.

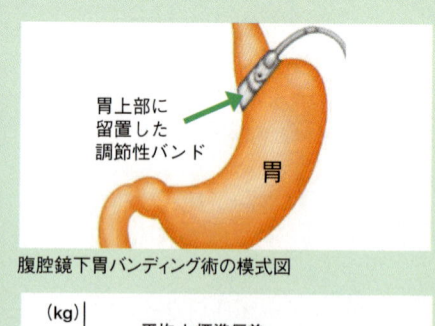

腹腔鏡下胃バンディング術の模式図

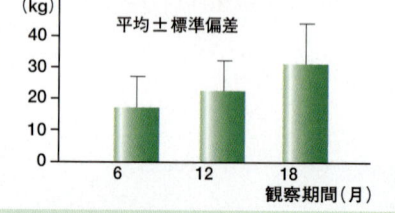

術後の体重減少の推移 (n=17)

◆メタボリックシンドロームへの取り組み

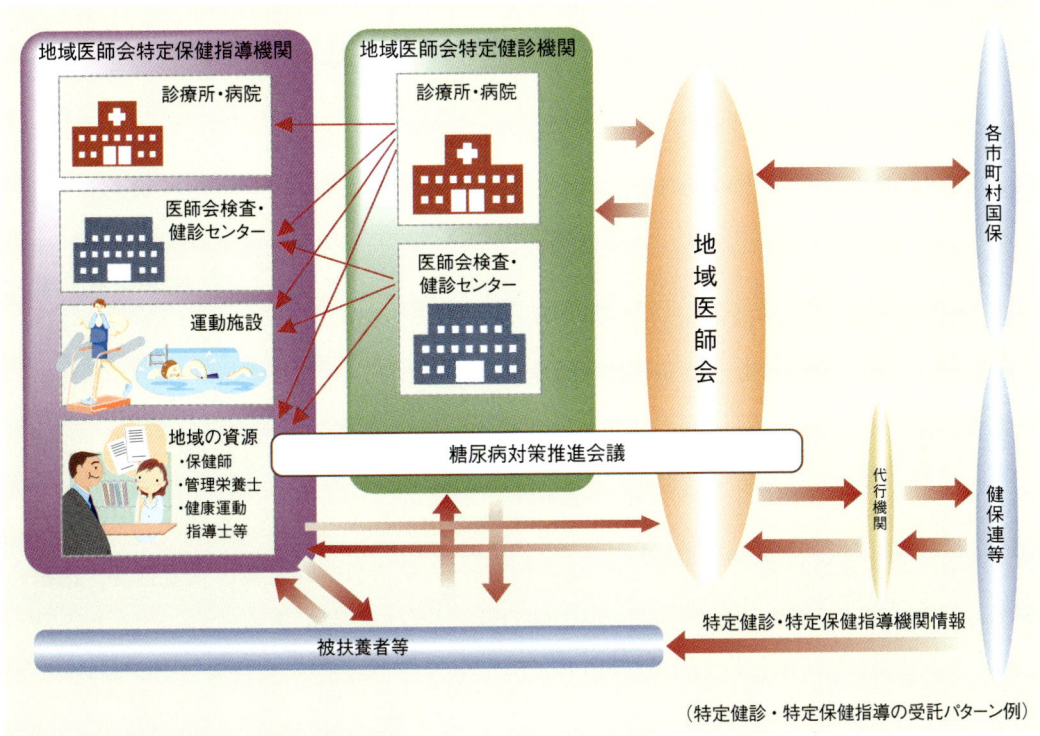

（特定健診・特定保健指導の受託パターン例）

◆ホームページによる情報提供
（メタボリックシンドローム撲滅委員会）

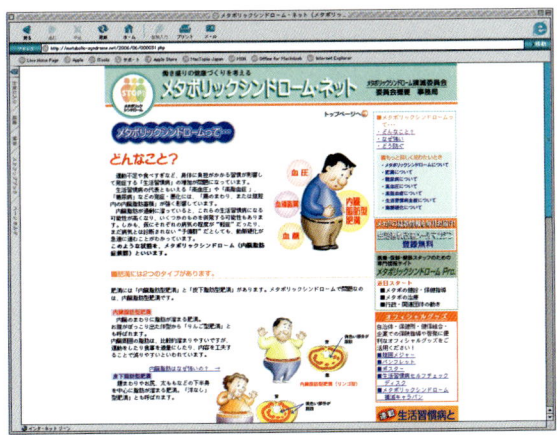

◆市民を対象にした各種イベント
（日本医師会）

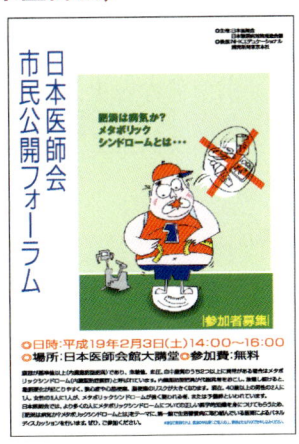

　近年，注目されているメタボリックシンドロームは，現代の生活習慣が基盤となって多くの危険因子が重複し，アディポサイトカイン異常により，心筋梗塞や脳卒中に至らしめる症候群とされている．現代社会でメタボリックシンドローム対策は，まず生活習慣の改善が必須である．平成20年4月より特定健診・特定保健指導が医療保険者に義務づけられ，生活習慣病予防に向けた新たな制度がスタートする．

序

　近年，「メタボリックシンドローム（内臓脂肪症候群）」という言葉がマスコミにしばしば登場し，話題となっている．メタボリックシンドロームは，内臓脂肪の蓄積が基盤であり，生活習慣病の発症リスクであると指摘されている．

　厚生労働省が平成19年5月に発表した平成17年国民健康・栄養調査結果によると，40～74歳の男性の2人に1人，女性では5人に1人が，メタボリックシンドロームが強く疑われる者，または予備群であると考えられ，その数は，併せて約1,960万人に及ぶと推定している．そのうえ，男性では，いずれの年齢階級においても，肥満者の割合が20年前，10年前に比べて増えており，40歳代が最も高く，その対策は急を要している．

　メタボリックシンドロームは放置しておくと動脈硬化が進展し，やがては，心筋梗塞，脳梗塞などの重篤な病気を引き起こす危険性が高くなる．しかし，メタボリックシンドロームは健診から早期発見することができるので，生活習慣を改善することにより，こうした生活習慣病の発症を減少させること，また，早期の治療により重症化を防ぐことも不可能ではない．第一線の臨床でメタボリックシンドロームに着目し，健診，保健指導，治療の一環した健康管理に携わっていくことは医師の役割として重要である．

　このような背景を踏まえて，日医生涯教育シリーズの1つとして「メタボリックシンドローム up to date」を企画刊行できた．

　本書は，その疫学，病態，診断，治療，予防とメタボリックシンドロームの最近の知見を網羅的に整理している．日常診療のなかでお役立ていただき，国民の健康増進と生活の質の向上が図られることを切に希望するものである．

　刊行に際して，監修・編集の労をおとりいただいたうえご自身もご執筆いただいた岩本安彦先生，山田信博先生，門脇　孝先生，島本和明先生，寺本民生先生，松澤佑次先生をはじめ，ご執筆いただいた数多くの先生方に深謝申し上げる次第である．

平成19年6月

日本医師会会長
唐澤　祥人

刊行のことば

　メタボリックシンドロームは，1999年にWHO（世界保健機関）が提唱し，わが国においても，2005年4月に8学会（日本動脈硬化学会，日本肥満学会，日本糖尿病学会，日本高血圧学会，日本循環器学会，日本内科学会，日本腎臓学会，日本血栓止血学会）で，診断基準が示された．

　この診断基準では，腹囲が基準値を超え，さらに血糖，血圧，血中脂質のうち2つ以上が基準値以上の場合は，メタボリックシンドロームの該当者であり，1つでも基準値以上であれば予備群であるとされている．

　栄養過多や運動不足などの生活習慣から内臓脂肪を蓄積することで，メタボリックシンドロームとなり，心筋梗塞や脳梗塞などの発症リスクが高まり，また，糖尿病による重篤な合併症を起こしやすくなるので，日常臨床の場で注意しなければならない．

　国においては，2000年から「21世紀における国民健康づくり運動（健康日本21）」として各種指標について数値目標を設定し，健康づくり施策を推進してきた．しかし，2007年4月にとりまとめられた「健康日本21 中間評価報告書」によると，高血圧，糖尿病の患者数は特に中高年男性では増加しており，肥満者の割合や日常生活における歩数なども，改善されていない．

　このため，新しい取り組みとして，これまでの老人保健法に基づいて行われてきた基本健康診査が2008年4月からは医療保険者の義務となり，40歳から74歳を対象に，メタボリックシンドロームの概念に着目した特定健診・特定保健指導が実施される．2015年までには，糖尿病等の生活習慣病の有病者・予備群を25％減少させることを目指している．メタボリックシンドローム対策が，まさに国民の健康寿命の延伸の鍵を握っていると言えよう．

　メタボリックシンドロームについての基本的で最新の知識を得るために本書を活用し，日常診療に役立てていただければ幸甚である．

　なお，本書の刊行に当たり，監修・編集にあたっていただいた先生方，また，ご執筆いただいた多数の先生方に心から御礼申し上げる．

平成19年6月

日本医師会常任理事（生涯教育担当）
飯沼　雅朗

監修・編集のことば

　メタボリックシンドロームは，肥満（内臓脂肪蓄積）とインスリン抵抗性という共通の病態を基盤として，高血圧，脂質異常，高血糖が重積し，粥状動脈硬化症に基づく虚血性心疾患や脳血管障害の発症リスクが増大する疾患である．1980年代後半から，動脈硬化性疾患のリスクが増大する病態として，シンドロームX，死の四重奏，内臓脂肪症候群，マルチプルリスクファクター症候群などの概念が次々に提唱され注目を集めていた．その後，こうした症候群を構成する各要素の重複（重積）には，共通の病態（内臓肥満，インスリン抵抗性）があり，その上流にはさらに過食や運動不足などの生活習慣の乱れが関わっていることが明らかになり，メタボリックシンドロームの概念へと発展した．

　メタボリックシンドロームの診断基準については，国際的にはWHO，米国コレステロール教育プログラム（NCEP）や国際糖尿病連合（IDF）のものが提唱されているが，肥満（内臓肥満）の指標として用いられているウエスト周囲長やそれぞれの構成要素の基準値については若干の相違がみとめられている．日本では，2005年に日本内科学会をはじめ8学会の代表から成る合同委員会から，定義と診断基準とが発表された．それによれば，メタボリックシンドロームの構成要素である高血圧，脂質異常，高血糖については，それぞれ境界域の範囲も含められており，メタボリックシンドロームの治療の目標として，動脈硬化症の発症予防とともに糖尿病の発症予防も重要である．この間，国民栄養調査の結果からメタボリックシンドロームの頻度が高いことが報告され，マスメディアにも幅広くとりあげられたため，広く国民の関心を集めるところとなった．メタボリックシンドロームが国民の健康に重大な影響を与える疾患であることから，本症候群をターゲットとした健診を行い，生活習慣の是正をめざした介入を行う健康施策が進められようとしている．

　本書は，医療関係者のみならず，社会一般の注目を集めているメタボリックシンドロームについて，正確な知識と診療指針の集大成となる最新の内容を網羅し，医師の生涯教育ならびに日常診療に役立てることを目的に企画・編集した．総論，疫学，基礎，病態，関連疾患，検査・診断，治療，医療・予防への展開，小児，ガイドラインにおけるメタボリックシンドロームおよびトピックスの11章にわたって，それぞれの専門家から限られた頁数の中で最新の知見についてわかりやすく解説していただいた．

　なお，通常であれば本書に含まれるべきセルフアセスメントは，都合により省略させていただいたことをお断りしておきたい．

　本特集号が，日本医師会会員はもちろんのこと，広く実地医家の方々にお読みいただけることを願っている．

平成19年6月

監修・編集者を代表して
岩本安彦　山田信博

メタボリックシンドローム up to date

目 次

カラー口絵
メタボリックシンドロームOver View　目で見るメタボリックシンドロームのしくみ …………… 柏木厚典　2

序 ……………………………………………………………………………………… 唐澤祥人　14
刊行のことば ………………………………………………………………………… 飯沼雅朗　15
監修・編集のことば ……………………………………………………… 岩本安彦／山田信博　16
監修・編集・執筆者紹介 …………………………………………………………………… 21

I　総論：メタボリックシンドロームとは

メタボリックシンドロームの概念の歴史と変遷 …………………………………… 齋藤　康　26
メタボリックシンドロームの考え方と臨床的意義 ………………………………… 島本和明　29
メタボリックシンドロームとマルチプルリスクファクター症候群の相違 ……… 山田信博　32
本邦におけるメタボリックシンドロームの現況と展望 …………………………… 松澤佑次　36

Q&A
メタボリックシンドロームの診断において
　　コレステロール，総コレステロールについてはどう考えますか？ ………… 寺本民生　40

II　疫学

メタボリックシンドロームの頻度　日本と世界の比較 …………………………… 上島弘嗣　42
メタボリックシンドロームの虚血性心疾患に対するリスク ………… 浦　信行／佐藤健司／谷口晋也　46
メタボリックシンドロームの脳血管障害に対するリスク ………………… 土井康文／清原　裕　49
メタボリックシンドロームの糖尿病発症に対するリスク ………………………… 中神朋子　52
メタボリックシンドロームの性差，加齢との関係 ………………………………… 神﨑恒一　56
日本人の血清脂質からみたメタボリックシンドローム …………………………… 荒井秀典　59
栄養学的見地からみたメタボリックシンドローム ………………… 吉池信男／石脇亜紗子　62

Q&A
メタボリックシンドロームはどうして女性では少ないのでしょうか？ ………… 斎藤重幸　65
日本人の上半身肥満は男女でどのくらいですか？ ………………… 高橋敦彦／久代登志男　66

III　基礎

内臓脂肪 ……………………………………………………………… 木原進士／小村徳幸　68

アディポサイトカイン	門脇　孝	71
遺伝素因	後藤田貴也	76
インスリン抵抗性	岡　芳知	81
メタボリックシンドロームとレニン・アンジオテンシン系 ——メタボリックドミノからのアプローチ——	篠村裕之／伊藤　裕	84
食欲調節	勝浦五郎／中尾一和	88
酸化ストレスとメタボリックシンドローム	荒木栄一／西川武志／水流添覚	90
メタボリックシンドロームと炎症	川上正舒	93
メタボリックシンドロームと血栓	丸山征郎	97
脂肪毒性	島袋充生	100
血管内皮	山下智也／横山光宏	104

Q&A

アディポサイトカインとメタボリックシンドロームの病態との関連は？	山内敏正／門脇　孝	107
メタボリックシンドロームにおいて糖代謝異常，脂質代謝異常，高血圧が 　重積しやすい原因は何ですか？	曽根博仁	108

IV　病態

メタボリックシンドロームと肥満症	武城英明	110
メタボリックシンドロームとインスリン抵抗性・糖代謝異常 　　松下由実／戸邉一之／原　一雄／門脇　孝		114
メタボリックシンドロームと高血圧	安東克之／藤田敏郎	120
メタボリックシンドロームと脂質代謝異常	平野　勉	123
メタボリックシンドロームと粥状動脈硬化	北　徹	127
メタボリックシンドロームと肝脂肪蓄積	加藤眞三／菊池真大／山岸由幸	132

Q&A

内臓肥満のない肥満は心配しなくてもよいのですか？	矢作直也	137
肥満症とメタボリックシンドロームの異同について，お教えください．	白井厚治	138

V　関連疾患

深部静脈血栓症	後藤信哉	140
痛風・高尿酸血症	大野岩男／細谷龍男	143
腎障害	神崎資子／和田　淳／槇野博史	146
睡眠時無呼吸症候群	安田　京／腰野結希／佐藤　誠	149
非アルコール性脂肪肝炎（NASH）	橋本悦子	153

Q&A

メタボリックシンドロームと多嚢胞性卵巣症候群とは 　どのような関係にありますか？	武谷雄二	157
プレクリニカル・クッシング症候群とはどのように鑑別したらよいのでしょうか？	森　昌朋	158

VI 検査・診断

- 診断基準の設定 ……………………………………………………………… 寺本民生　160
- 内臓脂肪測定法・腹囲計測法 ………………………………………………… 中村　正　165
- インスリン抵抗性の評価方法 ………………………………………… 田村好史／河盛隆造　168
- 心血管系の評価法 …………………………………………………………… 宮崎俊一　171
- 高感度CRP ………………………………………………………… 庄野菜穂子／野出孝一　175
- アディポネクチン …………………………………………… 山内敏正／原　一雄／門脇　孝　179
- 新しい診断マーカーの可能性 ………………………………………… 齋木厚人／白井厚治　185

Q&A
- LDL-コレステロールはどうして診断基準に入らないのですか？ ………………… 石橋　俊　189
- HDL-コレステロールとトリグリセリドを別項目にしなかったのはなぜですか？ …… 山下静也　190

VII 治療

- 治療の基本的考え方 ………………………………………………………… 及川眞一　192
- 体重コントロール　減量の意義・目標・方法 ………………………………… 吉松博信　195
- 食事療法の実際 ……………………………………………………………… 多田紀夫　200
- 運動療法の実際と注意点 …………………………………………………… 佐々木　淳　205
- メタボリックシンドロームにおける禁煙の重要性と指導 ……………………… 高橋裕子　208
- アルコール制限の意義と方法 ……………………………………………… 石井裕正　213
- メタボリックシンドロームを伴う脂質代謝異常の薬物療法 …………………… 木下　誠　217
- メタボリックシンドロームを伴う高血圧の薬物治療 ……………… 矢野裕一朗／島田和幸　221
- メタボリックシンドロームを伴う糖尿病の薬物治療 ………………………… 岩本安彦　227
- メタボリックシンドロームを伴う肥満の薬物治療 ………………… 上野浩晶／中里雅光　231
- 二次予防におけるメタボリックシンドローム ……………………… 宮崎哲朗／代田浩之　236

Q&A
- メタボリックシンドロームに有効な新しい治療薬は? …………………………… 佐藤麻子　239
- 内臓脂肪蓄積を是正する効果的な治療法はありますか？ …………………… 長坂昌一郎　240

VIII 医療・予防への展開

- 予防医学としてのメタボリックシンドロームの意義 …………………………… 矢崎義雄　242
- 健診後の保健指導…生活習慣改善意欲を高めるために ……………………… 津下一代　245
- 厚生労働省の取り組み ……………………………………………………… 矢島鉄也　250
- 特定健診・特定保健指導と医師会の役割 …………………………………… 内田健夫　255

Q&A
- メタボリックシンドロームは予防医学のなかで,どのように位置づけられますか？
　　　　　　　　　　　　　　　　　　　　　　松下由実／戸邊一之／原　一雄／門脇　孝　259

IX 小児のメタボリックシンドローム

小児のメタボリックシンドロームの診断 ……………………………………… 大関武彦 262
小児のメタボリックシンドロームの対策（食育） ………………………… 児玉浩子 266

Q&A
小児のメタボリックシンドロームと生活習慣病発症リスクや予後に関するエビデンスは？ ……… 杉原茂孝 270
子宮内環境と小児のメタボリックシンドロームとの関係は？ ………………………… 福岡秀興 271

X ガイドラインにおけるメタボリックシンドローム

糖尿病と肥満の関係は …………………………………………………………… 宮崎　滋 274
日本動脈硬化学会より …………………………………………………………… 船橋　徹 278
日本高血圧学会より ……………………………………………………………… 片山茂裕 281
日本糖尿病学会より ……………………………………………………………… 鈴木浩明 284

XI トピックス

倹約遺伝子仮説 …………………………………………………… 原　一雄／門脇　孝 288
生活習慣病胎児期発症説 ………………………………………… 由良茂夫／藤井信吾 290
メタボリックシンドロームと脂肪細胞におけるグルココルチコイド活性化
　　　　　　　　　　　　　　　　　　　　　　益崎裕章／泰江慎太郎／中尾一和 292
グレリンとニューロメジンU, S—新規生理活性ペプチドと摂食調節 …… 細田洋司／寒川賢治 294
メタボリックシンドロームとエネルギー代謝転写調節 ……………………… 島野　仁 296
レプチン …………………………………………………………………………… 小川佳宏 298
メタボリックシンドローム予備群の頻度と意義 ……………………………… 瀧下修一 300
自律神経ネットワークによる臓器間の協調的代謝調節 ……………………… 片桐秀樹 302
ヒスタミンH_1レセプターと摂食リズム ……………………………… 正木孝幸／吉松博信 304
アクアポリン・アディポース ………………………… 前田法一／火伏俊之／船橋　徹 306
メタボリックシンドロームの分子基盤と炎症・細胞機能 ………… 田守義和／春日雅人 308

索引 ………………………………………………………………………………………… 311

2007年4月25日に『動脈硬化性疾患予防ガイドライン2007年版』（日本動脈硬化学会）が公表され，「高脂血症」が「脂質異常症」に改められましたが，本書では「高脂血症」の表記で統一しています。

メタボリックシンドローム up to date

監修・編集・執筆者紹介

監修

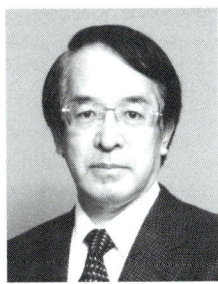

岩本 安彦
いわもと　やすひこ

東京女子医科大学
糖尿病センター　センター長

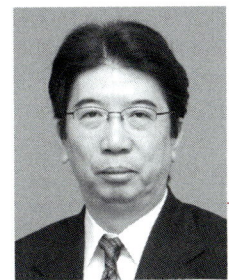

山田 信博
やまだ　のぶひろ

筑波大学大学院
人間総合科学研究科
内分泌代謝・糖尿病内科　教授

編集

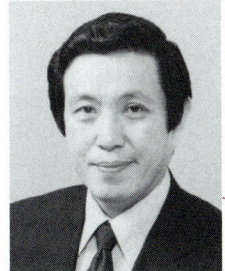

門脇 孝
かどわき　たかし

東京大学大学院医学系研究科
糖尿病・代謝内科　教授

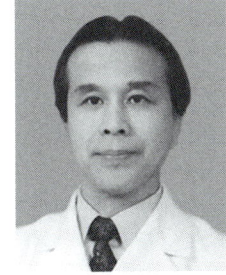

島本 和明
しまもと　かずあき

札幌医科大学医学部
内科学第二講座　教授

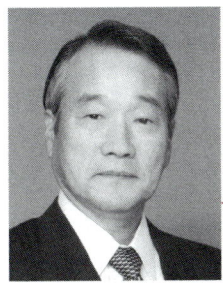

寺本 民生
てらもと　たみお

帝京大学医学部内科学　教授

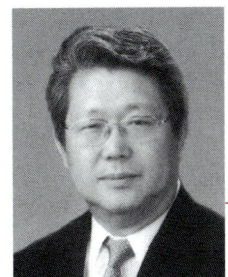

松澤 佑次
まつざわ　ゆうじ

財団法人 住友病院　院長

執筆者（執筆順）

柏木 厚典　かしわぎ　あつのり
滋賀医科大学内分泌代謝内科　教授

齋藤 康　さいとう　やすし
千葉大学大学院医学研究院細胞治療学　教授

上島 弘嗣　うえしま　ひろつぐ
滋賀医科大学社会医学講座福祉保健医学部門　教授

浦 信行　うら　のぶゆき
札幌医科大学医学部内科学第二講座　准教授

佐藤 健司　さとう　けんじ
札幌医科大学医学部内科学第二講座

谷口 晋也　たにぐち　しんや
札幌医科大学医学部内科学第二講座

土井 康文　どい　やすふみ
九州大学病院第二内科　助教

清原 裕　きよはら　ゆたか
九州大学大学院医学研究院社会環境医学講座
環境医学分野　教授

中神 朋子　なかがみ　ともこ
東京女子医科大学糖尿病センター　講師

神﨑 恒一　こうざき　こういち
杏林大学医学部高齢医学教室　准教授

荒井 秀典　あらい　ひでのり
京都大学大学院医学研究科・医学部加齢医学　講師

吉池 信男　よしいけ　のぶお
独立行政法人国立健康・
栄養研究所国際産学連携センター　センター長

石脇 亜紗子　いしわき　あさこ
独立行政法人国立健康・栄養研究所

斎藤 重幸　さいとう　しげゆき
札幌医科大学医学部内科学第二講座　講師

高橋 敦彦　たかはし　あつひこ
日本大学医学部総合健診センター　医長

久代 登志男　くしろ　としお
日本大学医学部内科学系循環器内科学分野　准教授

木原 進士　きはら　しんじ
大阪大学大学院医学系研究科内分泌・代謝内科学　講師

小村 徳幸　こむら　のりゆき
大阪大学大学院医学系研究科内分泌・代謝内科学

後藤田 貴也　ごとうだ　たかなり
東京大学大学院医学系研究科
臨床分子疫学講座　准教授

岡 芳知　おか　よしとも
東北大学大学院医学系研究科内科病態学講座
分子代謝病態学分野　教授

篠村 裕之　ささむら　ひろゆき
慶應義塾大学医学部内科教室
腎臓・内分泌・代謝内科　講師

伊藤 裕　いとう　ひろし
慶應義塾大学医学部内科教室
腎臓・内分泌・代謝内科　教授

勝浦 五郎　かつうら　ごろう
京都大学大学院医学研究科・
医学部内科学講座内分泌代謝内科学分野　非常勤講師

中尾 一和　なかお　かずわ
京都大学大学院医学研究科・
医学部内科学講座内分泌代謝内科学分野　教授

荒木 栄一　あらき　えいいち
熊本大学大学院医学薬学研究部総合医薬科学部門
生体機能病態学講座代謝内科学分野　教授

西川 武志　にしかわ　たけし
熊本大学大学院医学薬学研究部総合医薬科学部門
生体機能病態学講座代謝内科学分野　助教

水流添 覚　つるぞえ　かく
熊本大学大学院医学薬学研究部総合医薬科学部門
生体機能病態学講座代謝内科学分野　助教

川上 正舒　かわかみ　まさのぶ
自治医科大学附属大宮医療センター
総合医学第一講座　主任教授

丸山 征郎　まるやま　いくろう
鹿児島大学大学院医歯学総合研究科循環器・
呼吸器病学講座血管代謝病態解析学　教授

島袋 充生　しまぶくろ　みちお
琉球大学医学部第二内科　講師

山下 智也　やました　ともや
神戸大学大学院医学系研究科循環呼吸器病態学　助教

横山 光宏　よこやま　みつひろ
兵庫県立淡路病院　院長

山内 敏正　やまうち　としまさ
東京大学大学院医学系研究科糖尿病・代謝内科
附属病院22世紀医療センター総合的
分子代謝疾患科学講座　客員准教授

曽根 博仁　そね　ひろひと
お茶の水女子大学人間文化創成科学研究院
生活習慣病医科学　准教授

武城 英明　ぶじょう　ひであき
千葉大学大学院医学研究院臨床遺伝子応用医学　教授

松下 由実　まつした　ゆみ
国立国際医療センター研究所国際臨床研究センター
国際保健医療研究部国際疫学研究室　室長

戸邉 一之　とべ　かずゆき
富山大学大学院医学薬学研究部内科学（第一）講座　教授

原 一雄　はら　かずお
東京大学医学部附属病院糖尿病・代謝内科　助教

安東 克之　あんどう　かつゆき
東京大学大学院医学系研究科分子循環代謝病学講座
客員准教授

藤田 敏郎　ふじた　としろう
東京大学大学院医学系研究科内科学専攻・
臨床内分泌病態学　教授

平野　勉　ひらの　つとむ
昭和大学医学部第一内科　教授

北　　徹　きた　とおる
京都大学　理事・副学長　医学研究科　教授

加藤　眞三　かとう　しんぞう
慶應義塾大学看護医療学部　教授

菊池 真大　きくち　まさひろ
慶應義塾大学医学部内科学教室消化器内科　助教

山岸 由幸　やまぎし　よしゆき
慶應義塾大学医学部内科学教室消化器内科　助教

矢作 直也　やはぎ　なおや
東京大学医学部糖尿病代謝内科第11研究室

白井 厚治　しらい　こうじ
東邦大学医療センター佐倉病院内科学　教授

後藤 信哉　ごとう　しんや
東海大学医学部内科学系　教授

大野 岩男　おおの　いわお
東京慈恵会医科大学腎臓・高血圧内科　准教授

細谷 龍男　ほそや　たつお
東京慈恵会医科大学腎臓・高血圧内科　教授

神崎 資子　かんざき　もとこ
岡山大学大学院医歯薬学総合研究科
腎・免疫・内分泌代謝内科学

和田　淳　わだ　じゅん
岡山大学大学院医歯薬学総合研究科
腎・免疫・内分泌代謝内科学　講師

槇野 博史　まきの　ひろふみ
岡山大学大学院医歯薬学総合研究科
腎・免疫・内分泌代謝内科学　教授

安田　京　やすだ　きょう
筑波大学大学院人間総合科学研究科睡眠医学　講師

腰野 結希　こしの　ゆうき
筑波大学大学院人間総合科学研究科循環器内科学

佐藤　誠　さとう　まこと
筑波大学大学院人間総合科学研究科睡眠医学　教授

橋本 悦子　はしもと　えつこ
東京女子医科大学消化器内科学　准教授

武谷 雄二　たけたに　ゆうじ
東京大学医学部産科婦人科学教室　主任教授

森　昌朋　もり　まさとも
群馬大学大学院医学系研究科
病態制御内科学（第一内科）　教授

中村　正　なかむら　ただし
大阪大学大学院医学系研究科内分泌・
代謝内科学　講師

田村 好史　たむら　よしふみ
順天堂大学医学部内科学代謝内分泌学講座　助教

河盛 隆造　かわもり　りゅうぞう
順天堂大学医学部内科学代謝内分泌学講座　教授

宮崎 俊一　みやざき　しゅんいち
近畿大学医学部循環器内科学教室　主任教授

庄野 菜穂子　しょうの　なおこ
ライフスタイル医科学研究所佐賀オフィス　所長
佐賀大学医学部循環器腎臓内科　非常勤講師

野出 孝一　ので　こういち
佐賀大学医学部循環器腎臓内科　教授

齋木 厚人　さいき　あつひと
東邦大学医療センター佐倉病院
糖尿病・内分泌・代謝センター　シニア・レジデント

石橋　俊　いしばし　しゅん
自治医科大学内科学講座内分泌代謝学部門　教授

山下 静也　やました　しずや
大阪大学大学院医学系研究科循環器内科　准教授

及川 眞一　おいかわ　しんいち
日本医科大学内科学講座内分泌代謝内科　教授

吉松 博信　よしまつ　ひろのぶ
大分大学医学部生体分子構造機能制御講座・
内科学第一　教授

多田 紀夫　ただ　のりお
東京慈恵会医科大学内科学　教授
附属柏病院総合診療部　部長

佐々木 淳　ささき　じゅん
国際医療福祉大学大学院臨床試験研究分野　教授

高橋 裕子　たかはし　ゆうこ
奈良女子大学保健管理センター　教授

石井 裕正　いしい　ひろまさ
慶應義塾大学名誉教授

木下　誠　きのした　まこと
帝京大学医学部内科学教室　教授

矢野 裕一朗　やの　ゆういちろう
自治医科大学医学部内科学講座循環器内科学部門

島田 和幸　しまだ　かずゆき
自治医科大学医学部内科学講座循環器内科学部門
主任教授

上野 浩晶　うえの　ひろあき
宮崎大学医学部内科学講座
神経呼吸内分泌代謝学分野　助教

中里 雅光　なかざと　まさみつ
宮崎大学医学部内科学講座
神経呼吸内分泌代謝学分野　教授

宮崎 哲朗　みやざき　てつろう
順天堂大学医学部循環器内科　非常勤助教

代田 浩之　だいだ　ひろゆき
順天堂大学医学部循環器内科　教授

佐藤 麻子　さとう　あさこ
東京女子医科大学糖尿病センター　講師

長坂 昌一郎　ながさか　しょういちろう
自治医科大学医学部内科学講座内分泌代謝学部門　講師

矢崎 義雄　やざき　よしお
独立行政法人国立病院機構　理事長

津下 一代　つした　かずよ
あいち健康の森健康科学総合センター　副センター長

矢島 鉄也　やじま　てつや
厚生労働省健康局生活習慣病対策室　室長

内田 健夫　うちだ　たけお
日本医師会常任理事

大関 武彦　おおぜき　たけひこ
浜松医科大学医学部小児科学　教授

児玉 浩子　こだま　ひろこ
帝京大学医学部小児科学　教授

杉原 茂孝　すぎはら　しげたか
東京女子医科大学東医療センター小児科　教授

福岡 秀興　ふくおか　ひでおき
早稲田大学総合研究機構プロジェクト研究所
胎児エピジェネティックス制御研究所　教授

宮崎 滋　みやざき　しげる
東京逓信病院内科　部長

船橋 徹　ふなはし　とおる
大阪大学医学部附属病院　病院教授

片山 茂裕　かたやま　しげひろ
埼玉医科大学内科学内分泌・糖尿病内科部門　教授

鈴木 浩明　すずき　ひろあき
筑波大学大学院人間総合科学研究科
内分泌代謝・糖尿病内科　講師

由良 茂夫　ゆら　しげお
京都大学大学院医学研究科・
器官外科学（婦人科学産科学）　助教

藤井 信吾　ふじい　しんご
国立病院機構京都医療センター　院長

益崎 裕章　ますざき　ひろあき
京都大学大学院医学研究科・
内科学講座内分泌・代謝内科　助教

泰江 慎太郎　やすえ　しんたろう
京都大学大学院医学研究科・
内科学講座内分泌・代謝内科

細田 洋司　ほそだ　ひろし
国立循環器病センター研究所生化学部　特任研究員

寒川 賢治　かんがわ　けんじ
国立循環器病センター研究所　所長

島野 仁　しまの　ひとし
筑波大学大学院人間総合科学研究科内分泌代謝・
糖尿病内科　准教授

小川 佳宏　おがわ　よしひろ
東京医科歯科大学難治疾患研究所分子代謝医学分野　教授

瀧下 修一　たきした　しゅういち
琉球大学医学部病態解析医科学講座
循環系総合内科学　教授

片桐 秀樹　かたぎり　ひでき
東北大学大学院医学系研究科創生応用医学研究センター
先進医療開発部門　教授

正木 孝幸　まさき　たかゆき
大分大学医学部生体分子構造機能制御講座・
内科学第一　助教

前田 法一　まえだ　のりかず
大阪大学大学院医学系研究科分子制御内科学　特任研究員

火伏 俊之　ひぶせ　としゆき
大阪大学大学院医学系研究科内分泌・代謝内科学

田守 義和　たもり　よしかず
神戸大学大学院医学系研究科
糖尿病・代謝・内分泌内科学分野　助教

春日 雅人　かすが　まさと
神戸大学大学院医学系研究科
糖尿病・代謝・内分泌内科学分野　教授

I

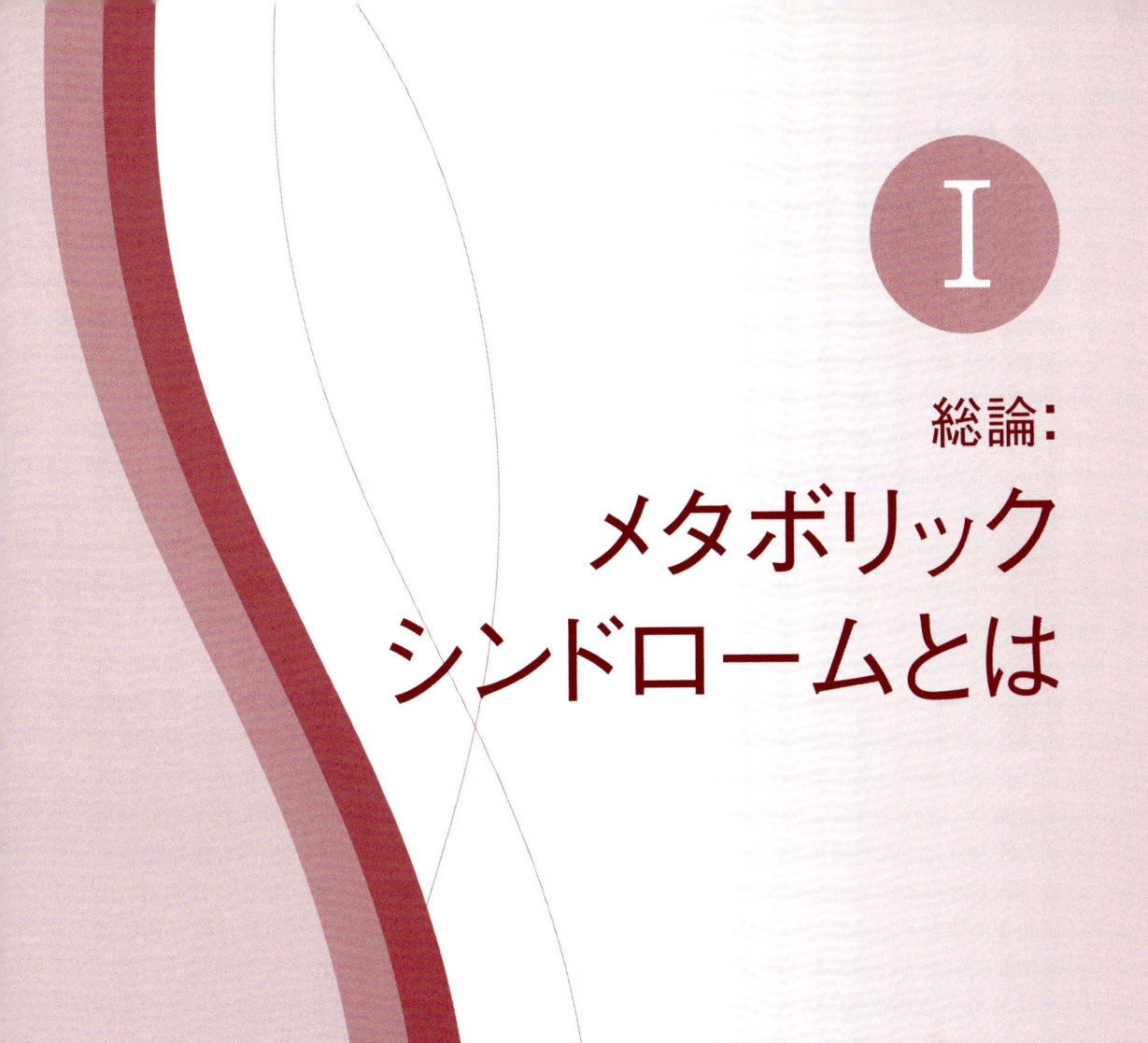

総論：
メタボリックシンドロームとは

I. 総論——メタボリックシンドロームとは

メタボリックシンドロームの概念の歴史と変遷

齋藤 康

　メタボリックシンドロームの診断基準が完成するに至る過程には臨床的観察から危険因子の特異な重なりを発見し，それがきわめてありふれた病態であること，そして日常の生活習慣ときわめて密接に関連することなどから，動脈硬化の予防，治療に重要であることが指摘できるのである．しかしその病態，その形成過程などについては研究者間で必ずしも意見の一致がない時代もあり，脂肪細胞をはじめとして積極的な研究，そしてその成果により1つの道筋が生まれてきたといえる．そして，いろいろな分野の研究者のコンセンサスとして今日の診断基準が生まれている．きわめて軽症な危険因子の重なりが重篤な危険性を発揮するという考えを十分認識して，この診断基準が日常診療に定着していくことが求められる．

キーワード メタボリックシンドローム　ウエスト周囲長　インスリン抵抗性　内臓脂肪　危険因子

概念

　メタボリックシンドロームはその診断基準にもみられるように，動脈硬化の危険因子の重なりの重要性を強調している．危険因子が重なると，危険度はそれぞれの危険因子が単独のときに比べてその数に依存して増していることがフラミンガムスタディをはじめ多くの研究で明らかにされてきた．これらは多危険因子症候群（マルチプルリスクファクター症候群）と呼ばれた．

　危険因子の重なりに登場する危険因子には多くのものがあることも気づかれているが，なかでも高血糖，高脂血症，高血圧は合併していることが多いということも報告されていた．このような特徴的な重なりが動脈硬化の危険因子として位置づけられることも見いだされた．1980年後半から世界的にほぼ時期を一にして同様な臨床像を示す症候群が提唱された．そこには肥満（内臓脂肪蓄積），インスリン抵抗性，糖尿病（耐糖能異常），高血圧，高脂血症（高中性脂肪血症）などが含まれている．これらはそれぞれシンドロームX，死の四重奏，内臓脂肪症候群などという名称で報告された．これらは後にいくつかの変遷をとげてメタボリックシンドロームと呼ばれるにい

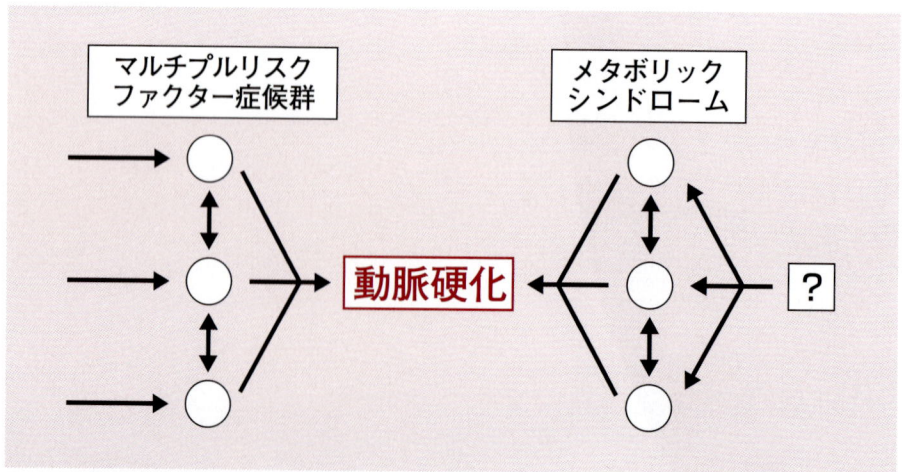

図1　動脈硬化を引き起こす危険因子を生む病態

たるのである．

　危険因子が重なるということで危険度が増すという点では多危険因子症候群でもシンドロームX，内臓脂肪症候群といわれたいわゆるメタボリックシンドロームの病態でも同じであるが，それぞれにもつ意味は明らかに異なる．図1に示すように，多危険因子症候群ではそれぞれの危険因子はそれぞれの成り立ちを介して，独立して発症しているという考えが基本であり，それでも1人の人に同時に起こると動脈硬化の危険度は増すという考えである．一方，後者では起こっている危険因子は同じでもそれらはある共通した病態から生じているのであって，お互いにきわめて相関した病態で

あることを示している．共通した病態とは診断基準にも挙げられているように肥満，内臓脂肪蓄積あるいはインスリン抵抗性などという病態が基礎にあるという考えである．これらの病態をもたらす背景には過食，運動不足などという生活習慣の乱れが大きく作用していることが示されている．

　肥満やインスリン抵抗性という病態はそれぞれの因果関係や相関関係は必ずしも研究者の意見がすべて一致しているところではないが，これらの病態が，動脈硬化を引き起こす危険因子を生むということを証明する研究は数多く報告されている．特に脂肪細胞の研究の進歩はきわめて大きな貢献をしている．

表1　メタボリックシンドロームの代表的な診断基準の比較

	世界保健機関 WHO (1999)	米国コレステロール教育プログラム―高脂血症治療ガイドライン (2001)	国際糖尿病連合 IDF (2005)	日本 (2005)
定義	糖尿病，空腹時高血糖，耐糖能障害，またはインスリン抵抗性が必須項目 上記に加え下記5項目から2項目以上	下記のうちから3項目以上	中心性肥満（民族別のウエスト周囲長で男女別に定義）が必須 上記を除く下記4項目から2項目以上	中心性肥満（ウエスト周囲長）が必須 上記を除く下記4項目から2項目以上（トリグリセリドとHDL-Cはどちらか一方でも満たせば1項目とする）
肥満	ウエスト・ヒップ比 >0.85（女性） >0.90（男性） またはBMI>30kg/m^2	ウエスト周囲長 >88cm（女性） >102cm（男性）	ウエスト周囲長を民族別に定義 アジア系は ≧80cm（女性） ≧90cm（男性） 日本人は ≧90cm（女性） ≧85cm（男性）	ウエスト周囲長または内臓脂肪面積 ≧90cm（女性） ≧85cm（男性） または内臓脂肪面積 ≧100cm^2
トリグリセリド (mg/dl)	≧150	≧150	≧150 または薬物治療中	≧150 または薬物治療中
HDL-C (mg/dl)	<39（女性） <35（男性）	<50（女性） <40（男性）	<50（女性） <40（男性） または薬物治療中	<40または薬物治療中
血圧 (mmHg)	≧140/90	≧130/85	≧130/85 または薬物治療中	≧130/85 または薬物治療中
尿中アルブミン	尿中アルブミン排泄率 ≧20μg/分 またはアルブミン・クレアチニン比≧30mg/g			
空腹時血糖 (mg/dl)	空腹時血糖だけでなく，上記の耐糖能に関する異常いずれかが必須項目	≧110	≧100 または2型糖尿病	≧110 または薬物治療中

メタボリックシンドローム診断基準が生まれるまで

　ある特定の病態が集積しているということの認識は同じであっても，それぞれの成り立ち，関連性，また危険因子としての重み付けなどからこの病態をどのようにとらえるかという点で意見の異なりもあり，診断基準が生まれるまでには変遷があった．表1に示すように1999年に世界保健機関（WHO）からの診断基準ではインスリン抵抗性を基盤としてとらえ耐糖能を必須とする考えを基準としている．一方，2001年に出された米国コレステロール教育プログラム（NCEP）では必須項目は設けずに5項目のなかから3項目以上あるものという基準が示されている．これらを経て日本[1]，国際糖尿病連合（IDF）から診断基準が示され，いずれも腹部肥満を必須としてそれに加えて高血圧，耐糖能障害，脂質代謝障害の存在を加えている．現在この診断基準が世界的に広く用いられている．

診断基準と日常診療そして考え方

　これらの診断基準には実際の臨床の現場からいくつかの疑問も出されており，今後の検討課題としてもある．空腹時血糖のレベル，HDLとトリグリセリド（TG）は通常逆相関する臨床指標であるが，どちらかが満たせばいいのか（日本ではどちらかでいいというようになっている），HDLコレステロール（HDL-C）の男女の違いをどのように解釈するのか，ウエスト周囲長についての民族差の問題（これについてはIDFでは民族による基準値を提唱している）[2]，さらに日本におけるウエスト周囲長の男女の基準が諸外国と違っていること（これについては内臓脂肪量から算出されたものであり論理的な背景がある），またその絶対値と危険度の問題（これは日本の考え方では女性がイベントが少ないという事実から示されている），などについては今後の研究が求められているといえるであろう．

　さらに診断基準は広く簡便に利用できることが求められるもので，詳細な病態をとらえるにはさらに詳しい検査も求められる．腹部CTによる内臓脂肪量の測定，脂肪肝の評価，脂肪組織から生理活性物質の測定（レプチン，アディポネクチン，TNFなど），インスリン抵抗性，炎症マーカーなどに加えいわゆる動脈硬化の危険因子や糖尿病の発症危険因子の動向をみることは重要である．

　この診断基準はきわめて軽症な危険因子のレベルを示している．これはそれぞれの危険因子が重症化しているときにそれぞれを積極的に治療することは大切であり，そこにメタボリックシンドロームの考えからの治療戦略のあることに異論はないが，それぞれの危険因子がきわめて軽症であっても，それが重なることによって重篤な危険因子として作用するということを考えなければならないことを示している．そこにはこれらの危険因子の生じてくる背景の内臓脂肪の減少を図る治療，それらを実現するための食事療法，運動などがあり，インスリン抵抗性の改善などを図ることがきわめて原因論的治療になることを示している．

［文　献］
1) メタボリックシンドローム診断基準検討委員会:メタボリックシンドロームの定義と診断基準. 日本内会誌 2005 ; 94 : 188-203.
2) Alberti KG, et al : The metabolic syndrome－a new worldwide definition. Lancet 2005 ; 366 : 1059-1062.

I. 総論——メタボリックシンドロームとは

メタボリックシンドロームの考え方と臨床的意義

島本和明

これまで多くのメタボリックシンドロームの診断基準が提唱されてきているが，最近の肥満—脂肪細胞の研究成果をふまえて，病態として重要なインスリン抵抗性の上流に腹部肥満が存在し，さらにはアディポサイトカインの異常が直接的に動脈硬化を発症・増悪させることより，腹部肥満が本症候群の中心であることが判明してきている．本邦の基準でも心疾患は約1.8倍，糖尿病は2.3倍多く，腹部肥満を基礎とする本症候群は重要な生活習慣病である．

キーワード　腹部肥満　インスリン抵抗性　心疾患　動脈硬化

生活習慣が大きく関連する疾患群である高血圧・肥満・糖尿病・脂質代謝異常は，それぞれ独立した動脈硬化性心血管疾患の危険因子であるが，互いに高頻度で合併し，フラミンガム研究や本邦の高脂血症患者で行われたJ-LIT（Japan Lipid Intervention Trial）に示されるように複数の危険因子を有する対象ではより冠動脈疾患の危険度が高い．すなわち，肥満・高血圧・糖尿病・脂質代謝異常は動脈硬化性疾患の発症・進展の独立した危険因子であると同時に，互いに相乗的に危険因子としてかかわる．生活習慣の欧米化を反映した腹部肥満を基盤に，高血圧，糖尿病，脂質代謝異常が発症，重積し動脈硬化をさらに促進するとの考えがメタボリックシンドロームの基本的な考えである．その病態としては，腹部肥満とインスリン抵抗性の役割が注目され，2005年4月には国際糖尿病連合（IDF）と本邦8学会よりの腹部肥満に重点をおいた新しい診断基準も提唱されている．

メタボリックシンドロームの考え方

メタボリックシンドロームに代表されるマルチプルリスクファクター症候群は，インスリン抵抗性を共通の背景因子として他の危険因子が重積するとの考えであった．1999年に，それまでのインスリン抵抗性を背景とし，冠危険因子が集積するマルチプルリスクファクター症候群の病態に対して，WHO（国際保健機関）がメタボリックシンドロームと呼ぶことを提唱し，臨床診断基準を提示して以来2005年までに7つの異なるメタボリックシンドロームの診断基準が提案されている．そのうち，WHO（1999年），EGIR（European Group of Insulin Resistance，2001年），AACE（American Association of Clinical Endocrinologist, 2003年）は，インスリン抵抗性あるいはそれを表す糖代謝異常を必須として，他の危険因子の集積した病態としている．また，米国コレステロール教育プログラム成人治療ガイドⅢ（NCEP-ATP Ⅲ，2001年），AHA／NHLBI（American Heart Association, 2005年）は5つの危険因子を同等に扱い，3つ以上の集積をメタボリックシンドロームとしている．

一方，IDF（2005年），本邦の日本動脈硬化学会，高血圧学会，糖尿病学会，肥満学会，循環器学会，腎臓学会，血栓止血学会，内科学会の8学会の診断基準（2005年）では，いずれも腹部肥満を必須項目とし，加えて他の危険因子の集積としている．本邦の診断基準は2005年4月に公表に至っているが，腹囲による腹部肥満を必須条件とし，血圧高値，血糖高値，脂質代謝（高トリグリセリド血症，低HDL-コレステロール血

症）の3つのうち2つ以上を条件としている．このようにメタボリックシンドロームの診断基準は大きく3つのカテゴリーに分かれるが，本邦においては，腹部肥満を必須とする基準が提唱されている．

本症候群に関しては，3つの異なったカテゴリーの診断基準が存在するが，腹部肥満を必須として診断していく考え方は少なくとも現時点では国際的な方向性であり，本邦の診断基準の立場は妥当なものと考えられる．今後は国際的に，特に個々の数値の違いはあっても項目については診断基準の統一が図られるべきと考えられる．

メタボリックシンドロームの名称については，1985年のシンドロームX，1989年の死の四重奏，1991年のインスリン抵抗性症候群以来，同一の概念に対して多くの名称が提唱されてきた．1999年にWHOよりメタボリックシンドロームの名称が提唱され，国際的にも一般的になっている．一方，適正な邦語がなく，市民レベルでは取り付きにくい面もあったが，厚生労働省（厚労省）では健診，指導の義務化のなかで，メタボリックシンドロームに対して内臓脂肪症候群の邦語を提唱している．本邦の基準では腹部肥満を必須としており，そのような意味では適切な邦語と考えられ，今後のコンセンサス形成への努力がなされると思われる．

メタボリックシンドロームの臨床的意義

メタボリックシンドロームの臨床的帰結は心血管病である．心血管病のリスクの重なりは，リスクが単独で存在するより危険度が増すことは当然である．

わが国においても複合リスクの心血管疾患に対する危険性が示されている．厚生労働省作業関連疾患総合対策研究班の企業従事者12万人を対象にした調査では，BMI26.4以上の肥満，140/90以上の高血圧，220mg/dl以上の高コレステロール血症，110mg/dl以上の高血糖の4項目のうち3つ以上を有すると，これらのリスクの4つとも有しないものに比べ，重回帰分析により31.34の高いオッズ比を示した．高コレステロール血症を高トリグリセリド血症におきかえると，2因子保有者5.76に比し，3因子以上では35.8とオッズ比が著しく増加した．この解析はメタボリックシンドロームの診断基準とは異なるが，わが国における複合リスクの重要性を示している．久山町研究においても虚血性心疾患に対する複合リスクの重要性が示されている．

わが国の疫学研究である端野・壮瞥町研究における，今回の基準であるウエスト径を必須条件としたメタボリックシンドロームの心血管イベントに関する成績が，40歳以上の男性808名において，新基準を用いて検討されている．そして，8年間の心血管イベントをエンドポイントとしたKaplan-

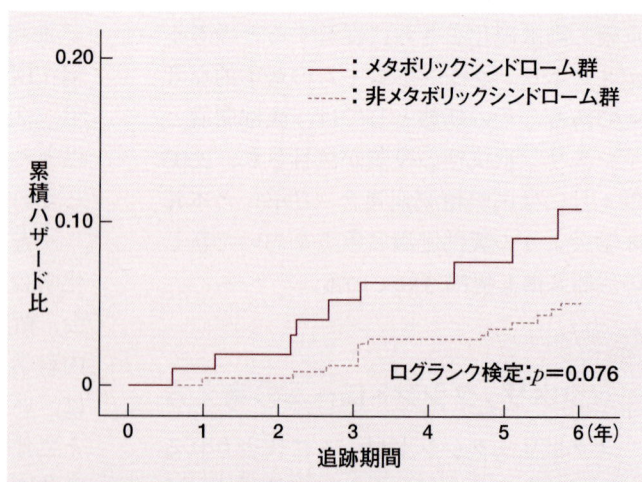

図1　日本基準によるメタボリックシンドロームの心イベントに対するリスク
Coxハザード比（95%信頼区間；年齢，喫煙，総コレステロールで補正後の値）は，非メタボリックシンドローム群を1.00とした場合，メタボリックシンドローム群1.87（0.87〜4.00）．エンドポイントは狭心症，心筋梗塞および心不全の発症，またはそれらによる死亡．

Meier法による解析では，メタボリックシンドローム群は非メタボリックシンドローム群に対し，1.8倍の危険度を示した（図1）．日本人におけるメタボリックシンドロームの心血管疾患予測として重要な資料である．一次予防のみでなく，すでに冠動脈疾患を発症した症例においても，冠動脈インターベンションを受けた748例の長期予後においてメタボリックシンドロームは心臓死の独立した予後予測因子であることも報告され（図2），このリスクがわが国の冠動脈疾患患者においても重要な危険因子として位置づけられるべきである．さらに，われわれの端野・壮瞥町研究では，メタボリックシンドロームでは，非メタボリックシンドロームに比べて糖尿病の新規発症が2.3倍高いことも明らかにしている．循環器疾患の一次予防，二次予防のいずれにおいてもこのリスクに対する積極的な介入が必要である．

このように，リスクファクターの集積した群が動脈硬化の強いリスクであることは，国内外の多数の疫学研究で実証されているが，メタボリックシンドロームの動脈硬化易発症性については，そのような重積によるリスクの増強という従来の考え方から，内臓脂肪蓄積が他のリスクの発症要因としての役割に加えて，心血管病の発症に直接影響する作用機序を有し，動脈硬化を発症しやすいという考え方になってきている．

今後さらにこの診断基準を用い，わが国においてメタボリックシンドロームの脳血管障害に対する意義，女性の心血管疾患における意義が検討されることが望まれる．

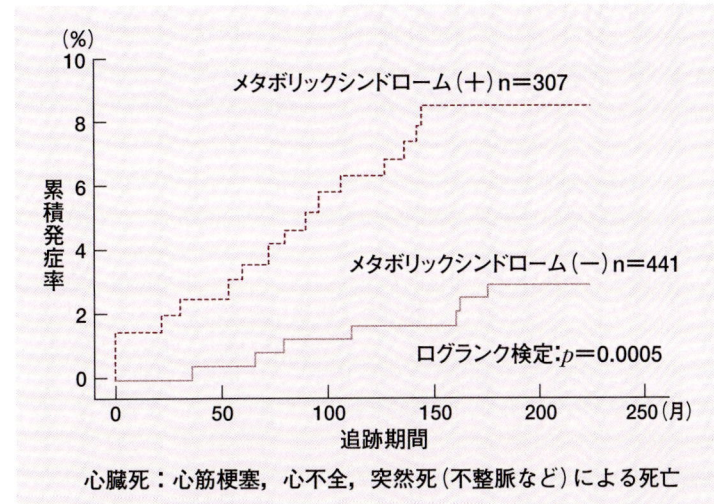

図2 冠動脈形成術後患者におけるメタボリックシンドロームの有無による心臓死の累積（代田浩之 他，投稿準備中）
メタボリックシンドロームの診断基準は，NCEP基準の改変（腹囲ではなく，男女ともBMI25以上）を用いた．

糖尿病発症予防や糖尿病における心血管疾患予防に対しても検討が必要と考えられる．

おわりに

メタボリックシンドロームの考え方と臨床的意義について紹介した．厚労省の新しい健診，生活習慣改善指導の義務化が提唱され期待されている．一方で，基準値の問題などでさらに検討が必要な点も指摘されている．これらの課題を十分な検討と討論のうえで整理し，本症候群の概念の普及と生活習慣予防のために厚労省，医師会，保険，学会など関連組織が一致して取り組むことが期待される．

［文　献］

1) Nakamura T, et al : Magnitude of sustained multiple risk factors for ischemic heart disease in Japanese employees : a case-control study. Circ J 2001 ; 65 (1) : 11-17.
2) 島本和明, 他：地域男性住民における日本の診断基準によるメタボリックシンドロームと心イベントとの関連－端野・壮瞥町研究.

I. 総論——メタボリックシンドロームとは

メタボリックシンドロームとマルチプルリスクファクター症候群の相違

山田信博

　現代の疾病構造をみると，社会環境の変化とともにその構造は大きく変化している．心筋梗塞や脳卒中などの動脈硬化性疾患と糖尿病の重要性が急速に増加し，これらの疾病は国民の健康を障害する大きな要因となっている．

　危険因子の重複はフラミンガム研究より，心血管事故に最も密接に関連する病態として注目され，マルチプルリスクファクター（危険因子重複）症候群からメタボリックシンドロームの概念へと発展してきた．マルチプルリスクファクター症候群では喫煙，加齢，性差も含めて広く危険因子の重複の意義を強調しているが，メタボリックシンドロームは共通の病態基盤を有する関連した危険因子を重複する疾患として考えられており，偶発的な独立した危険因子の重複とは一線を画すべきである．

キーワード　動脈硬化　プラーク破裂　EBM　LDL　インスリン抵抗性

動脈硬化の危険因子

　心血管イベントの発症過程は慢性期と急性期に大別される．泡沫細胞が集簇して形成されたプラークの破裂は血栓を形成して血管閉塞を生じ，心血管イベントを発症する．動脈硬化進展は加齢とともに，泡沫細胞からプラーク形成に連なるゆっくりとした慢性的経過を示すが，プラーク破裂による心血管イベントに至る過程は血栓形成も含めた急性病態であり，動脈硬化の進展からの突発的な事故として，プラーク破裂以前の慢性病態と一線を画し，アテローム血栓症が中心的な役割を果たしている．このような生命にとって危険となる状態以前に予防しようという考え方のもとに，危険因子の管理は行なわれる．多くの治療介入大規模臨床調査により，アテローム血栓症に基づく心血管イベント発症の抑制が実証されている因子の臨床的意義の優先度が最も高いことは言うまでもない．これらは急性事故である心血管イベントに直接影響する因子であるから，危険因子の中でも心血管イベント因子として診療において優先的に考慮されるべきである．

EBMに基づく危険因子

　心血管イベントは無症状な慢性病態から突発的に発症することから，その予防では科学的根拠（EBM）に基づく診療が重視されている．EBMに基づく診療とは，治療の有効性，安全性，経済性に関して，患者が十分に納得しうる最新の科学的根拠を提示しうる診療と考えられ，その背景となる病態メカニズムは解明されているべきである．

　臨床医学の立場からは，生理的意義や病的意義の追求に偏らず，治療的意義の確立を追求すべきである．特に大規模前向きランダム化比較試験およびそのメタアナリシスにより治療の意義すなわち有効性と安全性の検証が求められる．さらに診療の現場では治療的意義が確立した因子であっても，個々の患者へのベネフィットを十分に評価すべきであることは言うまでもない．高脂血症，高血圧，喫煙は心血管イベント因子であり，高血糖は心血管イベント因子に限りなく近い危険因子として扱われる．

　種々の危険因子のなかでも，年齢，性別，遺伝的背景は努力をしても改善しようのない因子であるが，高血糖，高脂血症，高血

圧，喫煙は各人の努力あるいは治療によって改善しうる因子である．なかでも高LDLコレステロール血症は血管壁に沈着するコレステロールを供給するという意味，治療の有効性に基づく科学的根拠から，その管理は最も重要と考えられている．現在，動脈硬化診療ガイドラインでは，科学的根拠のある危険因子として，高LDLコレステロール血症とともに，高血圧，糖尿病，喫煙，加齢（男性45歳以上，女性55歳以上），冠動脈疾患の家族歴，低HDLコレステロール血症をあげている．

メタボリックシンドロームはBeyond LDLの考え方（図1）

従来より多くの危険因子が提唱され，その意義が大規模臨床研究により検証されてきた．高LDL血症については既にEBMが確立しガイドラインが示されていることから，高LDL血症の次に来る，高LDL血症だけでは説明できないハイリスクグループとしてメタボリックシンドロームが提案された．メタボリックシンドロームでは心血管事故の最も重大なリスク因子であるLDLが含まれていないことが大きな特徴である．LDL代謝は転写因子SREBP2の支配を受けることにより，トリグリセリド（TG），HDL，糖代謝，血圧，インスリン抵抗性とは比較的独立していることによる．例えばインスリン抵抗性と高血糖は表裏一体であ

るが，インスリン抵抗性の是正により必ずしも高LDL血症は改善しないことは，診断基準や病態を議論する上で重要なポイントである．

高血圧についてはインスリン抵抗性との関連が多く報告されているが，糖代謝やTG，HDL代謝ほどにインスリン抵抗性とは密接ではなく食塩摂取など多くの他の因子の影響もうけている．私たちの検討でも，インスリン抵抗性とコレステロールの間に有意な相関関係はなかった（図2）．日本人のように肥満の少ない民族においても，イ

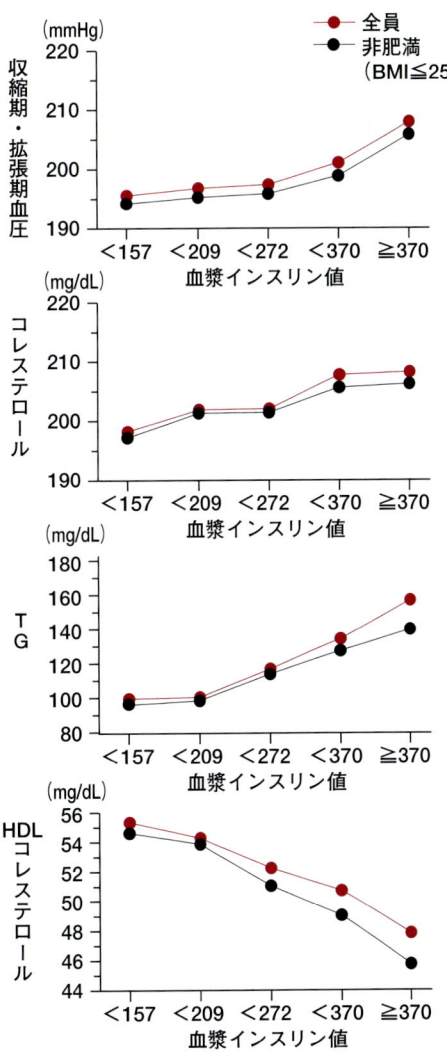

図2　冠動脈危険因子と血漿インスリン値，肥満との関係

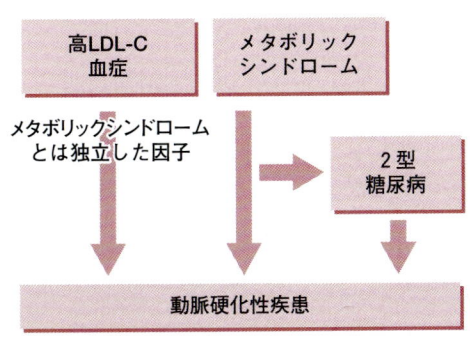

図1　メタボリックシンドロームはBeyond LDL

ンスリン抵抗性とリスク重積との関係は不変であった.

メタボリックシンドロームとマルチプルリスクファクター症候群の考え方（表1）

マルチプルリスクファクター症候群は危険因子を重積する病態全体を広く表現しており，メタボリックシンドロームとは異なり，共通の病態基盤の存在を考慮していない．正確なリスク評価には，フラミンガム研究や動脈硬化診療ガイドラインで示されるように加齢，性差，喫煙やLDLも含む個々の独立したリスクの積み上げが有用であり，個々のリスク管理が動脈硬化診療では行われている（図3）．たとえば，メタボリックシンドロームで取り上げられている高中性脂肪血症はフラミンガム研究では低HDLコレステロール血症と密接に関連することから，独立した危険因子として扱われていない．高脂血症のなかでは，高LDLコレステロール血症と低HDLコレステロール血症が独立した危険因子として心血管イベントのリスク評価に用いられている．

マルチプルリスクファクター症候群は広く危険因子の重複した病態の総称であるが，心血管事故を正確に予測するために，むしろメタボリックシンドロームと対照的に独立した危険因子の重複を重視している考え方と捉えるべきである．マルチプルリスクファクター症候群では比較的独立した危険因子が重複することにより，危険因子の重複による心血管リスクは倍々と増加し，心血管事故のリスクをより正確に評価できる利点がある．この考え方は多くの診療ガイドライン全般に適用されており，心血管事故を予防するために個々の危険因子の適切な管理が提唱されている．

一方，メタボリックシンドロームでは生活習慣の欧米化に基づくインスリン抵抗性や内臓肥満を共通の基礎病態として，関連

表1　ハイリスク者の同定

メタボリックシンドローム
● 共通の病態による関連したリスクの重責
● 血糖，TG，HDL，血圧，内臓肥満
● 包括的管理
マルチプルリスクファクター
● 独立した危険因子の積み上げ
● LDL，HDL，喫煙，年齢，性別，糖尿病，高血圧など
● 個々の危険因子の管理

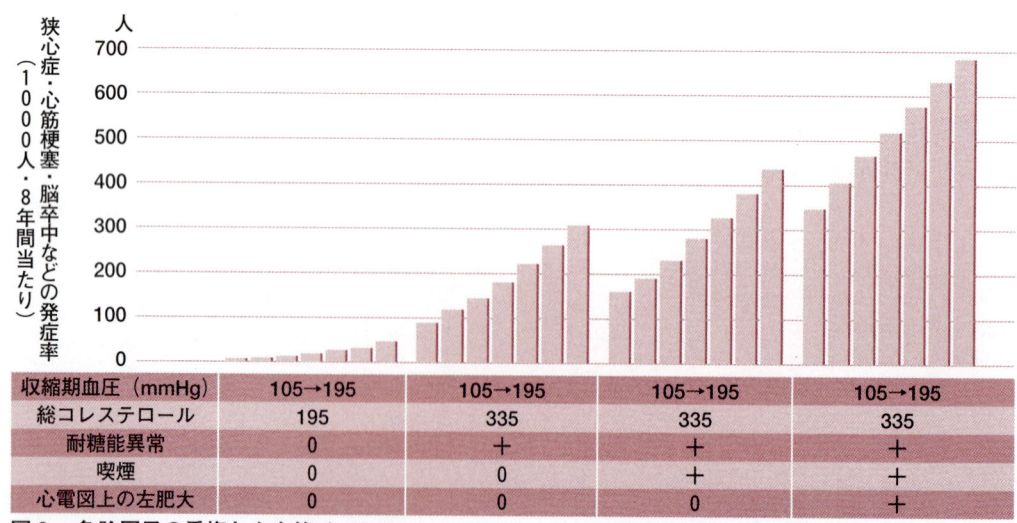

図3　危険因子の重複と心血管イベント
（Kannel WB, et al：Ann Inter Med 1979；90：85）

した危険因子である糖代謝異常，脂質代謝異常，高血圧を境界域（境界型高血糖や正常高値血圧）も含めて重複することを特徴とする（図3）．関連した危険因子の重複であることから，心血管事故のリスクは互いにしばしば重複するため，メタボリックシンドロームの心血管リスクは必ずしも急速に増加するというわけではない．多くの報告によれば，心血管イベントのリスクは非メタボリックシンドロームに比較して約2～3倍増加する．さらに，メタボリックシンドロームではハイリスク者の抽出のみならず，従来の個々の危険因子の管理を超えて，共通の病態に基づく包括的かつ合理的な診療を意識していることが重要な特徴である．最上流の原因である生活習慣の是正が最も重要であり，続いて内臓肥満やインスリン抵抗性の是正を意識して診療することにより，糖代謝異常，脂質代謝異常，高血圧の全てを包括的に改善しうる点に診療意義がある．薬物療法が必要な場合も，ポリファーマシーというよりは，共通の病態に対する治療を意識したオリゴあるいはモノファーマシー，さらに最適な薬物療法（最小限の薬物による最大限の効果）や共通の病態に対する創薬を展望する考え方である．結果として医療の質の向上が期待されている．

メタボリックシンドロームの主要な診療ターゲットは粥状動脈硬化症に基づく虚血性心疾患や脳血管障害であるが，最近ではさらにメタボリックシンドロームは糖尿病発症の重大なリスクとされ，糖尿病発症予防もメタボリックシンドロームの重要なターゲットとなっている．これはメタボリックシンドロームの病態基盤である内臓肥満やインスリン抵抗性が糖尿病発症の原因ともなることによる．内外の報告によれば，メタボリックシンドロームでは非メタボリックシンドロームに比較して糖尿病発症は約5倍増加する．したがって，メタボリックシンドロームの管理は動脈硬化性疾患および糖尿病発症予防の両面から期待されている（図1）．

おわりに

メタボリックシンドロームの考え方を活用することにより，従来の高脂血症，高血圧，糖尿病などの縦割りのガイドラインではカバーしていない各々の因子が，境界域にあるハイリスク者を包括的な立場からスクリーニングし，診療することが可能となる．メタボリックシンドロームの病態に基づき，生活習慣の改善，内臓肥満やインスリン抵抗性の改善，糖尿病や心血管事故の発症予防を意識した診療を考慮すべきである．

[文 献]

1) Reaven GM：Role of insulin resistance in human disease. *Diabetes* 1988；37：1595-1607.
2) Yamada N, Yoshinaga H, Sakurai N, *et al*：Increased risk factors for coronary artery disease in Japanese subjects with hyperinsulinemia or glucose intolerance. *Diabetes Care* 1994；17：107-114.
3) Sone H, Mizuno S, Fujii H, *et al*：Japan Diabetes Complications Study. Is the diagnosis of metabolic syndrome useful for predicting cardiovascular disease in asian diabetic patients? Analysis from the Japan Diabetes Complications Study. *Diabetes Care* 2005；28(6)：1463-1471.

I. 総論──メタボリックシンドロームとは

本邦におけるメタボリックシンドロームの現況と展望

松澤佑次

わが国のメタボリックシンドローム診断基準は，グローバルの基準とは内臓脂肪，腹部脂肪を必須項目にして，高血糖，脂質異常，高血圧のうち複数有する状態であるという定義は共通であるが，一部基準値などの決め方に違いがある．特にわが国では，男女共通の基準値としたところが，男女個々の平均値を基にした相対的な基準値を採用したグローバルのものと大きく異なる点である（腹囲が男女異なっているのは，その基盤になっている男女共通の内臓脂肪の断面積100cm^{2}に相当する腹囲が平均して皮下脂肪の多い女性が約5cm大きくなるからである）．メタボリックシンドロームを診断する意義は内臓脂肪を減らす治療が最終的に動脈硬化性疾患を予防するためであることから，この診断基準で診断される男女の頻度差（厚労省発表の男対女，4対1）はリーズナブルである．

キーワード 内臓脂肪　マルチプルリスク症候群　動脈硬化性疾患

　2005年4月，わが国では日本内科学会，動脈硬化学会，肥満学会，糖尿病学会，高血圧学会，循環器学会，腎臓病学会，血栓止血学会の8学会の代表による合同委員会からメタボリックシンドロームの定義が発表され，内臓脂肪蓄積を必須項目（代用指標として腹囲を用いた）として，高血糖，脂質異常，高血圧が複数合併する状態が診断基準とされた．さらに2005年5月8日厚生労働省健康局生活習慣病対策室から国民栄養調査の結果発表があり，メタボリックシンドロームと判定されるものはその予備群を含めて40歳から74歳の男性で，2人に1人，女性で5人に1人というデータを示したことをマスメディアがセンセーショナルに報道した．厚生労働省がこのメタボリックシンドロームという耳慣れない病気を中心に健康政策を行うことを発表したことや，この病気の診断基準に，ウエスト（臍周囲径）というきわめて簡単な計測が採り入れられたことなどから予想以上の大きな関心を呼び，一部の医師や野党の議員からはその疾患概念に対してクレームが出されるという出来事もあった．この間出されたクレームは，「新しい病気を作って国民に不安を与える」というものや，「ウエストの基準値がおかしい」など，問題の本質からかけ離れたものがほとんどであったように思えるので，改めてメタボリックシンドロームの理解を深めていただくために，何故このような疾患概念が生まれたのか，どのような意義があるのかを診断基準策定の経緯を含めて解説する．

心筋梗塞，脳梗塞の背景にあるマルチプルリスク症候群

　心筋梗塞や脳梗塞などの動脈硬化性疾患の発症には，高コレステロール血症が強い危険因子であるとされ，動脈硬化の予防にコレステロールを低下させる治療薬が広く使われている．しかし，動脈硬化性血管病は増え続けておりコレステロール以外の対策が課題であった．最近になり糖尿病，脂質異常（コレステロールではなく中性脂肪の高値やHDLコレステロールの低値），高血圧が一個人に重複するいわゆるマルチプルリスク症候群が動脈硬化の強い危険因子であることが明らかになってきた．数年前からこのマルチプルリスク症候群の考え方を欧米の循環器専門家や糖尿病専門家が重視し，メタボリックシンドロームという疾患名で統一したが，複数のリスクの重なる原因や何故血管病の強い危険因子になるのかについてのコンセンサスが十分得られて

いなかった.

内臓脂肪の重要性

私たちは1980年代の初め，CTスキャンを用いて全身の脂肪組織を分析する方法を開発した．その結果明らかになったのは，同じ肥満でも腹腔内の脂肪組織（内臓脂肪）が蓄積したタイプでは糖尿病，高脂血症，高血圧などを伴いやすく，しかも心筋梗塞，脳梗塞に罹りやすいという事実であり，私たちは内臓脂肪症候群と名づけたが，これこそメタボリックシンドロームと一致する病態であった[1]．つまりメタボリックシンドロームを構成するそれぞれのリスクは偶然重なったのではなく，内臓脂肪蓄積というキープレイヤーが上流に存在していることが明らかになり，世界的にも内臓脂肪，腹部脂肪を重視した疾患概念となったのである．

メタボリックシンドロームの診断基準

2004年から国際糖尿病連合と米国国立衛生研究所（NIH）を中心に国際的な委員会が作られ，わが国でも，糖尿病学会，肥満学会，内科学会など8学会の合同委員会が1年間の検討の末，内臓脂肪の蓄積を必須項目にするという考え方で昨年4月にグローバルとわが国ほぼ同時にメタボリックシンドロームの診断基準が設定された（表1）[2]．

わが国の診断基準は，ウエスト（臍周囲径）が男性85cm以上，女性90cm以上を必須項目とし，加えて血糖110mg/dl以上，脂質異常（中性脂肪150mg/dl以上および/またはHDLコレステロール40mg/dl以下）血圧130mmHg以上および/または85 mmHg以上のうち2つ以上重なった場合にメタボリックシンドロームと診断するというものである．わが国がグローバルの基準と異なる点は，必須項目のウエストは内臓脂肪のCTのデータを基盤としたことである．つまり，病気と関連する内臓脂肪のCT面積は男女とも100cm^{2}を超えた場合であり，それに相当する臍周囲径は男性85cm，皮下脂肪が多い女性はその分男性より5cm大きな90cmとした．

ウエストという身近なマーカーを必須項目にしたことで一般の関心が一気に高まった反面，数値などについて多くの論議が出た．「男性85cmは厳しすぎる，女性90cmでは緩すぎる」などの意見である．一般には平均すれば当然男性のウエストが大きいので，基準値としても女性より小さいのはお

表1 メタボリックシンドロームの診断基準

内臓脂肪蓄積　必須項目	
ウエスト周囲径	男性≧85cm 女性≧90cm
（内臓脂肪面積　男女とも ≧100cm^{2}に相当）	
上記に加え以下のうち2項目以上	
高トリグリセリド血症	≧150mg/dl
かつ/または	
低HDLコレステロール血症	<40mg/dl 男女とも
収縮期血圧	≧130mmHg
かつ/または	
拡張期血圧	≧85mmHg
空腹時高血糖	≧110mg/dl

図1 性差による腹部脂肪分布の差異

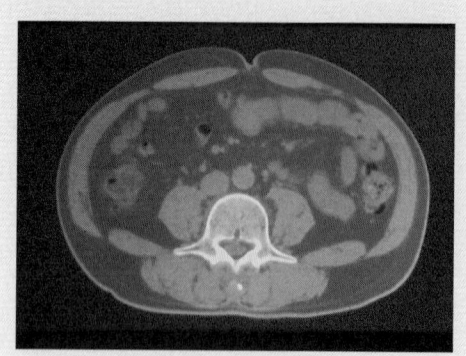

K.M. 55 y.o. 男性	
BMI	25.7
ウエスト周囲径	87cm
内臓脂肪面積	151cm^2
皮下脂肪面積	97cm^2

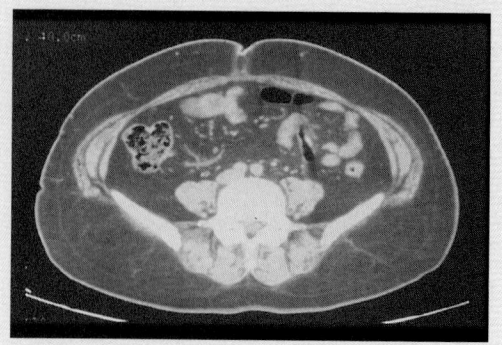

H.K. 59 y.o. 女性	
BMI	28.8
ウエスト周囲径	97cm
内臓脂肪面積	118cm^2
皮下脂肪面積	263cm^2

かしくみえる（外国のウエストの基準値は男女の体格の相対的な平均値を基盤にして決められているので女性のほうが小さな値になっている）．しかし，内臓脂肪のCTスキャンの面積を一致させると皮下脂肪の多い女性のウエストのほうが大きくなるのは当然である（図1）．なお，ウエストは男性ではある程度正確な内臓脂肪の指標になるが，皮下脂肪の多い女性ではヴァリエーションがきわめて大きいことを理解しておく必要があり，91cmなら異常，89cmなら正常などとあまり過大評価しすぎないほうが良い．また腹囲が皮下脂肪と内臓脂肪を合わせた曖昧な指標であることを忘れ，腫瘍マーカーなどの臨床検査値と同じように腹囲のみによって病態を予測する指標であるかのような分析を男女別に行って，特に女性の基準値をもっと下げるべきだという論議をされることもある．しかし診断基準における内臓脂肪や腹囲は他のリスクを予測しているのではなく，血糖や，脂質，血圧は当然実際に測定して，それらのうち2つ以上存在する人のなかで内臓脂肪蓄積が顕著な人を選ぶための指標であるといったほうがわかりやすい．言い換えれば，検査異常がすでに存在する人のなかで，まず内臓脂肪を減らす対策が必要な症例を選ぶための指標として内臓脂肪100cm^{2}以上とし，それに相当する平均の腹囲を提示しているのである．これはあくまで目安であって，他の臨床マーカーのような捉え方ができないことを十分理解し，診療の場ではできればCTスキャンによる内臓脂肪面積を測定してほしい．

今回この診断基準を用いてメタボリックシンドロームの頻度を調べた厚労省の国民栄養調査によると40歳から74歳までの男性が4人に1人，女性は9人に1人という，血管病の頻度の男女差とほぼ一致する差であることから，血管病予防の診断基準としてはリーズナブルなものと考えてはいるが，今後は動脈硬化性疾患発症の絶対頻度（男女別々の相対頻度ではなく）を最終アウトカムの指標としてこの診断基準が妥当であるかどうかを多くのデータを集積して検討し，きめの細かい修正はしていかねばならないと思っている．

このほか，グローバルの基準と違うのは，

高トリグリセリド血症とHDLコレステロール血症を脂質異常として1つに括ったことである．グローバルのようにこれらを個々のコンポーネントとすると，脂質を重視しすぎることになるという意見が多かったためである．またHDLコレステロールについてもグローバルの基準では男性40mg/d*l*，女性50mg/d*l*と女性には厳しくなっているのに反し，わが国では動脈硬化学会の基準に基づいて40mg/d*l*の男女共通の値が採用された．これも先に述べた内臓脂肪の基準値と同様，リスクの意義としては男女共通であるという考え方にも基づいたものである．

血糖値に関しては委員会を進行中に，グローバルは100mg/d*l*を採用するという情報も入ったが，わが国としては，糖尿病学会の空腹時血糖異常（IFG）の基準，空腹時110mg/d*l*を採用した．しかしメタボリックシンドロームでは空腹時血糖正常者の耐糖能異常が多いとされており，診断にはブドウ糖負荷試験（OGTT）により，耐糖能異常（IGT）の判定をすることが望ましい．

メタボリックシンドロームの診断をする意義

これまで糖尿病，高血圧，高脂血症などが1人に合併すると，それぞれに対して薬を処方するのが当たり前であった．しかしメタボリックシンドロームの診断基準ができた結果，2つ以上リスクが重なっているとまず内臓脂肪のチェックを行って，基準を超えていれば，リスクの1つひとつに薬を出すのではなく，まず内臓脂肪を減らす指導を行うのである．都合の良いことに内臓脂肪はたまるのも早いが，ダイエットや運動に反応がよく，減りやすい．内臓脂肪が減ると，単に動脈硬化のリスクが減るだけではなく，糖尿病，高脂血症，高血圧も一網打尽に改善するというきわめて効率のよい治療が展開できる．厚労省がメタボリックシンドロームを核にして保健・健康政策を進めることを決めたのも，このような考え方が基盤となっている．この疾患を保健指導の対象にし，生活習慣の改善を実行して腹囲を減らすというきわめて安価な方法で大きな結果が得られることを期待したものである．最終的には高額医療を要する血管病はもちろん，糖尿病などの生活習慣病も減らして医療費の抑制につながることは間違いないと思われる．

しかし，8学会が合同してこの疾患概念を提唱し，診断基準を設定したのは，このような公衆衛生的な展開だけを目的としたものではなく，診療の場でも，マルチプルリスクによる動脈硬化性疾患発症を効率よく防御する医療を導入していただくためであったのである．メタボリックシンドロームと診断したら，患者と共に動脈硬化のハイリスク状態であると認識して血管病のチェックを行う．さらに内臓脂肪を減らすための生活習慣改善は動脈構成疾患の予防のためであることを患者に理解してもらう．内臓脂肪のマーカーとしての腹囲は必ずしも基準値以下にならなくても，1cmでも減れば多くのリスクが一網打尽に改善することができるのである．これにより，たとえ薬物療法が必要であっても少ない量で有効性が期待できるのである．

［文　献］

1) Matsuzawa YM : Pathophysiology and molecular mechanism of visceral fat syndrome: The Japanese case. Diabetes/Metabolism Reviews 1997 ; 13 : 3-13.
2) メタボリックシンドローム診断基準検討委員会：メタボリックシンドロームの定義と診断基準．日本内科学会雑誌 2005 ; 94 : 794-809.

Q&A メタボリックシンドロームの診断においてコレステロール，総コレステロールについてはどう考えますか？

寺本民生

メタボリックシンドロームの診断基準が発表された直後に最も多く寄せられた質問である．これは，メタボリックシンドロームが心血管病の危険因子であるという認識から発せられる疑問であろう．メタボリックシンドロームがコレステロールもしくはLDLコレステロール（LDL-C）に取って代わったのではないかという主旨の質問が相次いだ．

まず，そもそもメタボリックシンドロームという病態を考えるようになった経緯を見直す必要がある．つまり，動脈硬化性疾患がLDL-Cを介して成立するということは，疫学的レベル，細胞生物学的レベルで解明され，1980年以降のコレステロール低下薬による大規模臨床試験が成功するに及び，LDL-Cが動脈硬化の危険因子であることは確立された事実である．それゆえに，多くのガイドラインの中心軸にはLDL-Cのコントロールが据えられているのである．これはたとえば虚血性心疾患のガイドラインでも高血圧，糖尿病のガイドラインでも同様であり，動脈硬化性疾患の予防のためにはいかなる疾患がベースにあろうともLDL-Cをコントロールすることにより，それなりのメリットを獲得することができることが明らかになったためである．しかし，これらの大規模臨床試験の有効性をみると，どの試験でもイベント抑制率は30〜40％である．つまり，いかにLDL-Cを低下させても60〜70％の患者はイベントを発症することを意味する．ここに，動脈硬化性疾患発症における危険病態として高LDL-C血症以外の重要なリスク病態を考えなくてはならないという必然性が出てくるのである．その1つがメタボリックシンドロームという病態である．図1にも示したが，動脈硬化性疾患というターゲットに対して，LDL-Cとメタボリックシンドロームは全く独立して作用していると考えるべきである．しかも，メタボリックシンドロームにかかわる病態をつかさどる代謝学的分子としてはSREBP-1Cが考えられているのに対し，LDL-Cをコントロールする分子としてはSREBP-2が考えられているというように代謝学的にも異なった病態であるということができる．

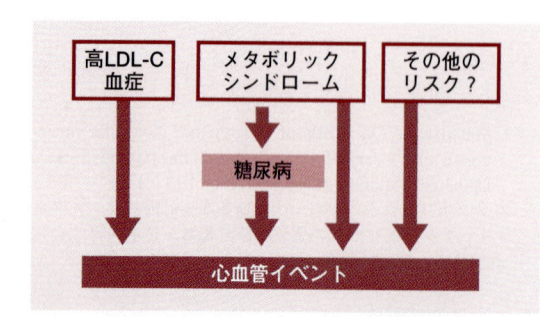

しかしながら，その向いている方向は動脈硬化性疾患である．しかもメタボリックシンドロームにしても高LDL-C血症にしてもきわめてポピュラーな病態であることから，両者が合併することは容易に理解される．その場合は，動脈硬化性疾患発症のリスクは極端に上がり，その対策はきわめて重要である．もちろん，基本的病態であるメタボリックシンドロームの対策として体重減少が，メタボリックシンドロームの解消とともにLDL-Cの低下作用を有するとは思われるが，リスクがきわめて高いことを考えると，LDL-Cに対する策は不可欠である．その場合に，やはりエビデンスのある治療を先行するべきである．LDL-Cを低下させるためのスタチン治療はきわめて有効であり，メタボリックシンドロームを合併する高LDL-C血症の第一選択薬になるであろう．

図1 メタボリックシンドロームの位置づけ

II

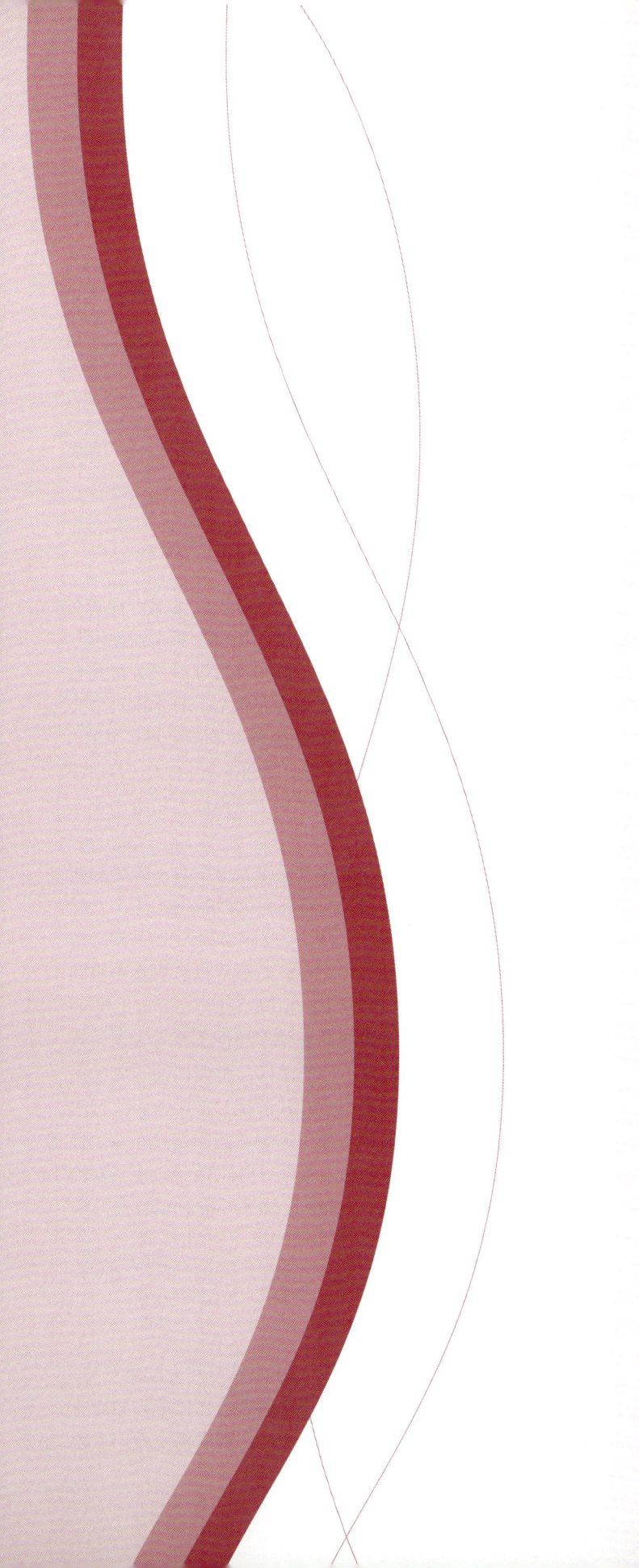

疫学

II. 疫学

メタボリックシンドロームの頻度 日本と世界の比較

上島弘嗣

　日本のメタボリックシンドロームの診断基準の特徴は，腹囲が男性85cm以上，女性90cm以上であり，これを満たすことが必須項目となっている．特徴点は，男女の腹囲がWHOやNCEP-ATP IIIと逆転していて，女性の腹囲基準が男性よりも大きい．
　わが国のメタボリックシンドロームの頻度は，男性は25％から8％程度であり，女性は22％から2％であった．この頻度は，他のアジア地域と大きくは変わらなかった．ヨーロッパ白人の成績は，日本と大差はなかったが，米国白人の頻度は，最近の肥満度の急速な増加傾向を反映して高かった．ハワイの日系米国人は身長が日本人と同じであるにもかかわらず，体重は10kg程度大きく，body mass index（kg/m^2，BMI）は28程度ある．日本人においても，BMIの増加とともにメタボリックシンドロームの頻度が高くなることを示している．

キーワード 国際比較　メタボリックシンドローム　診断基準　肥満　耐糖能異常

　わが国のメタボリックシンドロームの頻度は，世界と比較してどの程度の位置にあるのか興味ある点である．メタボリックシンドロームは，日本の基準においても，国際糖尿病連合（IDF）基準[1]においても，内臓脂肪蓄積を必須基準においている．米国のthe Third Report of the National Cholesterol Education Program（NCEP）(Adult Treatment Panel III)，いわゆるNCEP-ATP IIIは脂質代謝と内臓脂肪基準を並列においている[2]．WHOの基準は，2型糖尿病あるいは，耐糖能異常，あるいは，インスリン抵抗性を基本として，それに脂質代謝異常のあるものをメタボリックシンドロームと定義している．しかしながら，いずれの基準にしても，肥満度の増加はメタボリックシンドロームの有病率の増加につながり，わが国男性の肥満度の増加との関連から，その有病率の増加が懸念される．
　ここでは，さまざまな基準のあるなかで，一定の限界はあるが，国際比較を試みた．

メタボリックシンドロームの診断基準の相違点

　表1は，主な1990年以降の比較的大規模な集団に対して調査された，メタボリックシンドロームの頻度の比較を男女別に示したものである．診断基準は5つに分けたものを示した．表1の左から，日本内科学会を中心にして作成された診断基準，WHOの基準，IDF基準，NCEP-ATP IIIおよびその腹囲基準をアジア基準にしたものを示した．
　日本のメタボリックシンドロームの診断基準の特徴は，腹囲が男性85cm以上，女性90cm以上であり，これを満たすことが必須項目となっている．特徴点は，男女の腹囲がWHOやNCEP-ATP III[2]と逆転していて，女性の腹囲基準が男性よりも大きい点にある．IDFの基準は，腹囲に関しては民族基準をそれぞれに設定しているが，日本に関しては，他のアジア諸国と異なり，日本の内臓脂肪の基準（男性85cm以上，女性90cm以上の基準を将来の検討項目としつつ，採用している）[1]．

メタボリックシンドロームの頻度の比較

　表1は，診断基準の異なりを配慮して，それぞれの診断基準のところにその頻度を男女別に示した．また，男女別でないもの

表1 最近の疫学調査におけるメタボリックシンドローム有病率の国際比較、診断基準別

診断基準	日本	WHO	IDF	NECP-Ⅲ	NECP-Ⅲ-Asian
NTT従業員（男女40〜59歳, 2001〜2005年）　　男性2947人　　女性627人	25.5 5.4				
久山町研究（男女40〜79歳, 2366人, 1988年）　　男性　　女性				16.6 22.0	
端野・壮瞥町研究　男性803人，平均年齢60.3歳, 1993年					25.0
日本人健診受診者（男性14〜94歳，女性17〜85歳）　　男性70,996人　　女性41,946人	7.8 2.2				11.6 4.0
信楽町住民（男女1,416人, 1999年）　　男性537人　　女性879人	16 0.9				
36施設共同研究（20〜79歳，男女, 2000年）　　男性1,917人　　女性1,357人	12.1 1.7				
中国人, 20地域（男女35〜74歳, 15,540人）　　男性　　女性				9.8 17.8	
台湾人（男女20歳以上, 24,329人, 2000〜2001年）　　男性　　女性				9.5 10.6 8.1	12.9 15.5 10.5
韓国人（国民栄養調査, 20〜79歳6,824人, 1998年）　　男性　　女性			13.5 15.0		
韓国人健康診断受診者（20〜82歳, 40,698人, 2001年）　　男性　　女性				5.2 9.0	9.8 12.4
シンガポール国民健康調査（18〜69歳男女, 1998年）　　中国系　　マレー系　　インド系				9.4 18.7 20.4	14.8 24.2 28.8
インド工業都市勤務者とその家族（男女20〜69歳, 10,442人）　　男性　　女性				20.9 36.3	
オーストラリア（調査年不明）　　男性44〜55歳, 1,001人　　女性50〜65歳, 587人				17.9 15.3	
ギリシャ（男女18歳以上, 9,669人）			43.4	24.5	
フランス人（男女30〜64歳, 1994〜1996年）　　男性2,109人　　女性2,184人				9.7 6.6	
英国民族別調査（40〜69歳男女, 1988年, 1991年）　　ヨーロッパ系白人2,346人（男性76%）　　　　男性　　　　女性　　東南アジア系1,711人（男性83%）　　　　男性　　　　女性　　アフリカ・カリビア系803人（57%）　　　　男性　　　　女性		18.8 9.1 46.3 30.8 26.7 26.4		18.4 14.4 28.8 31.8 15.5 23.4	
イタリア人（男女19歳以上, 1997〜1999年）　　男性940人　　女性1,160人				18 15	
米国国民健康調査（NHANES III, 20歳以上の男女, 1988〜1994年）　　白人3,500人　　アフリカ系アメリカ人2,388人　　メキシコ系2,388人		25.1 23.8 28.0 38.1		23.9 24.0 21.9 32.0	
米国国民健康調査（NHANES, 20歳以上の男女4,060人, 1999〜2002年）　　男性　　女性			40.7 37.1	34.4 34.5	
ベネズエラ人（男女3,108人, 1999〜2001年）　　男性2,162人　　女性946人				29.8 35.0	

は，男女まとめたものの平均を示した．

メタボリックシンドロームの頻度は，一般的には，年齢が高くなるほどその頻度が高くなる[3]．したがって，年齢の相違についても考慮しながら比較しなければならない．

さらに，調査年次による相違がある．たとえば，米国では1980年代から急速に肥満者が増加し，それに伴ってメタボリックシンドロームの頻度も増加しているので，調査年も考慮しながら，わが国と世界各国とを比較する必要がある．以上のような条件を考慮しながら，わが国の成績と世界各国の成績を比較することになる．

わが国のメタボリックシンドロームの頻度は，男性では，25%から8%程度であり，女性では，22%から2%であった．日本の基準を適用した場合，NTTの従業員男性では，26%であったのに対して，女性では肥満度の減少している傾向を反映し，また，腹囲基準が多きいことを反映して，約5%であった．

世界と比較できるNCEP-ATP III（NCEP-III）の基準で比較すると，久山町研究では，時代が1988年までさかのぼるが，男性17%，女性22%であった．これに対し て，他のアジア地域の成績は，インドの成績以外は，久山町研究よりもやや低い成績であった．インドでは，女性の頻度は久山町の頻度よりも高かった．もちろん，年齢調整をしていないので，両者を厳密に比較することはできない．さらに，インドの調査年は，2002〜2003年であり，ごく最近の工業地域の都市住民の成績である．

NCEP-IIIの基準によるオーストラリアおよびヨーロッパ白人（ギリシャを除く）のメタボリックシンドロームの頻度は，男性では，10〜18%，女性では7〜15%であった（表1）．一方，英国東南アジア系住民のメタボリックシンドロームの頻度は，男性では28%，女性32%と高い値であった．また，同様にアフリカ系・カリビア系住民もやや高い値であった．ギリシャの成績は，男女ともメタボリックシンドロームの頻度が男性24%女性23%と高かったが，調査年は2003年と最近のものであった．

米国人では，1990年前後の国民健康調査によるメタボリックシンドロームの頻度は，白人では24%程度であったが，メキシコ系住民では32%と高かった．さらに，2000年前後の国民健康調査になると，男性女性とも34%にまで上昇した．

南米のベネズエラの成績では，調査年が2000年前後と最近であるが，NCEP-IIIの基準で，男性30%，女性35%と高かった．

以上の成績から，わが国のメタボリックシンドロームの頻度は，アジアの他の地域と大きくは変わらず，インド人は日本人よりも高かった．ヨーロッパ白人の成績は，日本と大差はなかったが，米国白人の頻度は，最近の肥満度の急速な増加傾向を反映して高かった．

IDFとATP-III基準によるメタボリックシンドロームの頻度の比較

オーストラリア都市部住民のランダムサンプル，2000年から2002年の調査では，4,060人の成績をもとに，IDFの基準とATP-IIIの基準によるメタボリックシンドロームの頻度の比較を性別年齢別に分析している（図1）[3]．これでは，男女ともATP-IIIの基準よりIDFの基準のほうが，メタボリックシンドロームの頻度が高くでている．

IDFの基準は，地域により腹囲の診断基準を変えている．特に，日本の基準は，腹囲が日本の男性85cm以上，女性90cm以上を適用しているので，日本のメタボリックシンドロームの診断基準に基づく頻度と大きくは変わらないと考えられる．しかし，

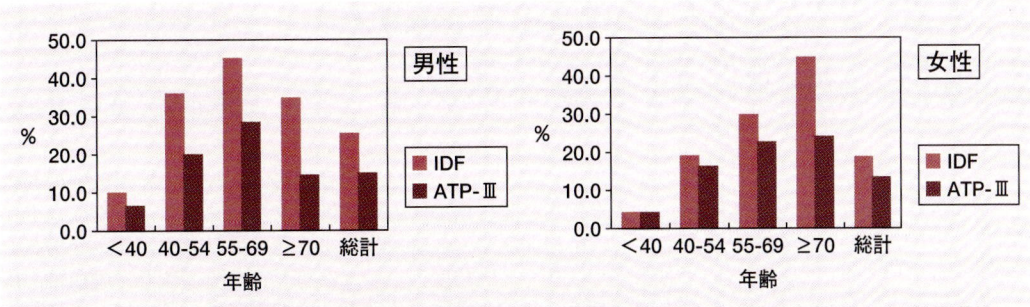

オーストラリア白人の成績では，国際糖尿病連盟（IDF）の診断基準によるものは，米国ATP-IIIの診断基準によるものよりも，メタボリックシンドロームの頻度は，各年齢層とも高かった．

図1 男女別年齢別のIDF，ATP-III基準によるメタボリックシンドロームの頻度の比較，オーストラリア住民，4,060人，2000～2002年
(Adams RJ, et al : Diabetes Care 2005 ; 28 : 2777-2779より著者作図)

ATP-IIIの腹囲の基準は男性102cm，女性88cmより大であり，この基準では男性はきわめて少なくなる．そのため，アジアの腹囲基準をATP-IIIに適用したものが用いられることがあるが，それが表1に示したATP-III Asianであり，IDFの基準で診断したものに近い成績になるものと思われる．

いずれにしても，厳密な比較は，性別年齢別にあるいは年齢調整して，それぞれの診断基準で図1のように直接比較することが必要である．

おわりに

メタボリックシンドロームの診断基準の中核はどの診断基準であれ，耐糖能異常を中心とするものか，内臓肥満を中心とするものである．この両方とも，肥満そのものと関連しており，肥満度の動向が今後のメタボリックシンドロームの頻度の動向を占うものとなる．現在のわが国の肥満度指標であるbody mass index（kg/m^2, BMI）は23.5程度であるが，ハワイ在住の日系米人の値は，INTERMAP（栄養と血圧に関する国際共同研究）の成績では，28前後である．身長は日米で全く同じであったにもかかわらず，日系米人の体重は10kg前後大きく，メタボリックシンドロームの構成要素は耐糖能異常も含めすべて高かった．このことは，日本人においても，BMIの増加とともに，メタボリックシンドロームの頻度が高くなることを示している．今後の肥満増加への対策が，メタボリックシンドローム対策の要である．

［文 献］

1) The IDF consensus worldwide definition of the metabolic syndrome. http://www.idf.org/home/index.cfm?unode=1120071E-AACE-41D2-9FA0-BAB6E25BA072（検索2006年12月24日現在）
2) Expert Panel on Detection, Evaluation, and Treatment of High Blood Cholesterol in Adults. Executive Summary of the Third Report of the National Cholesterol Education Program（NCEP）Expert Panel on Detection, Evaluation, and Treatment of High Blood Cholesterol in Adults（Adult Treatment Panel III）. JAMA 2001 ; 285 : 2486-2497.
3) Adams RJ, Appelton S, Wilson DH, et al : Population comparison of two clinical approaches to the metabolic syndrome. Implication of the new international diabetes federation consensus. Diabetes Care 2005 ; 28 : 2777-2779.

II. 疫学

メタボリックシンドロームの虚血性心疾患に対するリスク

浦　信行, 佐藤健司, 谷口晋也

メタボリックシンドロームは本邦の40歳以上の男性においては一般住民の4人に1人と，欧米の報告に匹敵するほど多く，今後も生活習慣の欧米化を背景に増加する可能性がある．メタボリックシンドロームは各種の疫学研究の報告から虚血性心疾患の発症や心血管疾患による死亡のリスクが2～3倍高いと報告されているが，本邦においても例外ではなく，同程度のリスクを有している．また，虚血性心疾患のみならず，脳血管疾患や慢性腎疾患のリスクも約2倍となることも多数報告されており，予防医学の観点から抜本的な対策が急務である．その際には，メタボリックシンドロームの主要な背景要因であり，それ自身も虚血性心疾患の独立した危険因子であると考えられるインスリン抵抗性・代償性高インスリン血症も視野に入れた対策が望まれる．

キーワード　インスリン抵抗性　高インスリン血症　頸動脈エコー　冠動脈造影　内皮依存性冠動脈拡張能

本邦の生活習慣の欧米化に伴い，おのおのの動脈硬化危険因子が増加し，これらに集積する割合も増大しているが，その背景にあるインスリン抵抗性・高インスリン血症の存在がこれら危険因子の集積の一因として注目されるようになった．このような病態はメタボリックシンドロームという定義ながされ，世界保健機構（WHO）や米国コレステロール教育プログラム成人治療ガイドIII（NCEP-ATPIII）でその診断基準が作成され，本邦ではメタボリックシンドロームはインスリン抵抗性とその上流における腹部肥満が病態の基盤をなしているとの考えから，腹部肥満を必須項目とする独自の診断基準が2005年に発表された．

本稿では，このメタボリックシンドロームと，その背景にあるインスリン抵抗性の虚血性心疾患への関与について概説する．

虚血性心疾患のリスクとしてのメタボリックシンドローム

メタボリックシンドロームと虚血性心疾患の関連は各種の疫学調査の報告があり，この両者の緊密な関連が明らかにされている．フィンランドとスウェーデンの35～70歳の4,483人の一般住民を対象としたBotnia Studyにおいてメタボリックシンドローム群は非メタボリックシンドローム群に比較して虚血性心疾患が2.96倍多く，平均6.9年の追跡では心血管疾患死が1.81倍多いと報告された．東部フィンランドの1,209人の男性を平均11.4年間追跡したKuopio Studyでは，メタボリックシンドローム群は非メタボリックシンドローム群に比べて虚血性心疾患による死亡が2.4～3.4倍であり，全死亡でも1.5～2.1倍の相対危険度であると報告された．米国のSan Antonio Heart Studyでも平均追跡期間11.7年間で心血管死亡が2.53倍，総死亡が1.47倍の相対危険度であった．また，トルコにおける追跡調査では3年間の虚血性心疾患のリスクは1.7倍，メキシコ系米国人でも7年間の追跡調査において2.75倍のリスクと報告され，人種のいかんにかかわらず2～3倍の虚血性心疾患発症および心血管疾患死のリスクがあると考えられる．また，すでに動脈硬化性病変の進行が想定される，70～79歳の3,035人の米国の高齢者においても6年間の追跡調査において，虚血性心疾患の発症が1.56倍，心筋梗塞の発症が1.51倍と有意に多く，高齢者とて例外ではないことも報告されている．

このメタボリックシンドロームに他の動脈硬化の危険因子，たとえば高コレステロール血症や喫煙が加わると，リスクがさら

に高くなることも多く報告され，集約的な治療・管理の必要性が指摘されているが，ストレスとの関連を検討した興味ある研究成績も報告されている．Normative Aging Studyでは754人の非糖尿病で虚血性心疾患の既往のない男性をメタボリックシンドロームおよび精神的ストレスの有無で4群に分類し13.8年追跡した．その結果，メタボリックシンドロームは1.59倍の心筋梗塞新規発症のリスクを示したが，メタボリックシンドロームと精神的ストレスを併せもつ群は4.21倍と顕著な相対危険度を示したと報告され，ストレスも重要な管理項目であると考えられる．

動脈硬化性病変との関連では，横断研究ではあるが，米国の14,502人を対象としたARIC Studyにおいて，メタボリックシンドローム群は約2倍の虚血性心疾患の有病率を示したが，頸動脈厚も有意に大であったと報告された．また，Bruneck Studyは40～79歳の303人のメタボリックシンドローム群と585人の非メタボリックシンドロームを対象として，頸動脈エコーの所見を5年間追跡しているが，メタボリックシンドローム群は新たなプラークの発生頻度が多く，40%以上の狭窄出現頻度が有意に多いと報告された．また，約2倍の虚血性心疾患の発症も観察された．

教室の端野・壮瞥町研究においても，600例の男性の5年間の追跡研究で心疾患（虚血性心疾患，心不全，心性突然死）のリスクがNCEP-ATP IIIの基準では図1のように2.23倍[1]，本邦の基準で1.87倍といずれで評価しても約2倍のリスクを示し，日本人においても欧米での成績と同様に，メタボリックシンドロームは2倍前後のリスクがあることが明らかであった．

虚血性心疾患のリスクとしてのインスリン抵抗性

インスリン抵抗性は，前述のメタボリックシンドロームの背景要因として疾患重積を介して虚血性心疾患の発症・増悪に関与するが，インスリン抵抗性・代償性高インスリン血症自身が動脈硬化の危険因子である可能性も考えられる．インスリン抵抗性・高インスリン血症が虚血性心疾患の発症に関与することは，これまでBusselton Study, Helsinki Policemen StudyやParis Prospective Studyなどの多くの前向き研究で，高インスリン血症が虚血性心疾患の独立したリスクであることが明らかにされている．Ruigeらは，メタアナリシスにより過去の12の主要な疫学的研究を検討し，インスリン抵抗性・高インスリン血症が独立した危険因子，ことに中年で致死性の虚血

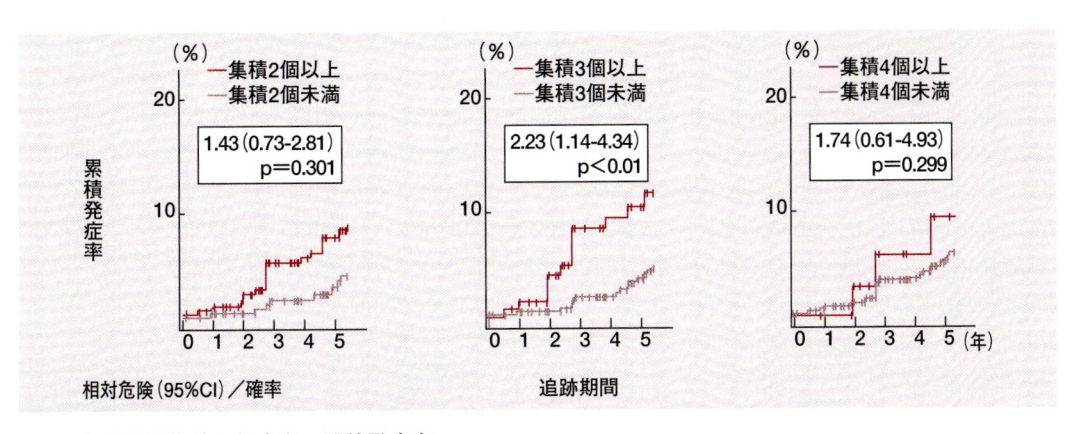

図1 危険因子集積と心疾患の累積発症率
(Takeuchi H, et al: Hyper tens Res 2005 ; 28 : 203-208)

性心疾患発症との関連を明らかにした[2]．当教室の端野・壮瞥町研究では，高血圧および糖尿病患者を除外した一般住民を8年間追跡調査した結果から，インスリン抵抗性群では対照群に比して心血管系疾患の発症が有意に高く，年齢，性，収縮期血圧，空腹時血糖，血清総コレステロールなどで補正してもなお，発症率が約3.5倍高いことを明らかにしている．IRAS研究は，米国4施設の1,397人の横断調査で，頸動脈壁厚は喫煙，肥満など他のリスクファクターを補正したうえでもインスリン抵抗性と強く関連し，血中インスリン値との関係は弱いと報告された．これらの対象を追跡し，虚血性心疾患を発症した群と発症しなかった群で比較検討した研究では，発症のリスクはインスリン抵抗性が強い者で高く，空腹時や糖負荷2時間後の血中インスリン値との関係は有意ではなかった．これらの成績は，インスリン抵抗性そのものが，心血管系疾患発症に強く関連することを示唆している．一方，フランスのPRIME Studyでは5年間の追跡研究で軽度の高インスリン血症が2.92倍の虚血性心疾患のリスクを示すと報告されている．

当教室では，冠動脈疾患で入院中の患者において，インスリン抵抗性の有無と冠動脈造影上の狭窄病変の形態および重症度との関連を検討[3]した．その結果は図2に示すように，インスリン抵抗性群では，非抵抗性群に比して有意な冠動脈病変の進行が認められた．このことから，インスリン抵抗性・代償性高インスリン血症は，糖尿病とは独立して冠動脈硬化の発症・進展に関与する可能性を示した．さらにわれわれは，内皮依存性冠動脈拡張能に及ぼすインスリン抵抗性の影響について検討した．段階的アセチルコリン冠動脈注入による予備冠動脈血流量を評価したが，この反応はインス

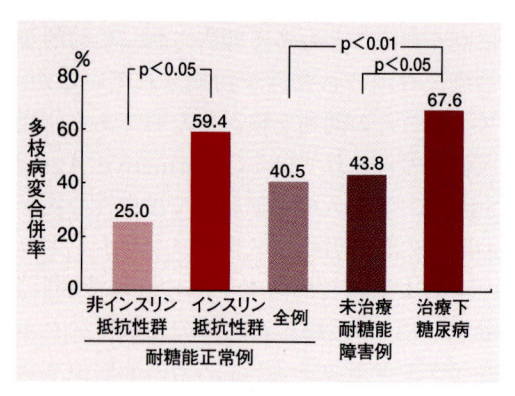

図2　冠動脈多枝病変を合併する率
(Tsuchihashi K, et al：Intern Med 1999；38：691-697)

リン抵抗性群においてより低値であったことから，インスリン抵抗性は内皮依存性冠動脈拡張障害に関与すると考えられた．他にもインスリン抵抗性が直接，内皮機能障害に関連するとの報告があり，インスリン抵抗性の虚血性心疾患発症の機序に一部関与していると考えられる．

おわりに

メタボリックシンドロームおよびその背景要因であるインスリン抵抗性と虚血性心疾患にかかわる疫学的な研究を中心に述べた．メタボリックシンドロームのみならずインスリン抵抗性も視野に入れた対策が重要であり，早期発見・早期管理に努めることで虚血性心疾患発症予防への取り組みが一層広まっていくことを期待したい．

[文　献]

1) Takeuchi H, Saitoh S, Takagi, S, et al：Metabolic syndrome and cardiac disease in Japanese men: applicability of the concept of metabolic syndrome defined by the National Cholesterol Education Program-Adult Ttreatment Panel III to Japanese men—the Tanno and Sobetsu Study. Hypertens Res 2005；28：203-208.
2) Ruige JB, Assendelft WJ, Dekker JM, et al：Insulin and risk of cardiovascular disease: a meta-analysis. Circulation 1998；97：996-1001
3) Tsuchihashi K, Hikita N, Hase M, et al：Role of hyperinsulinemia in atherosclerotic coronary arterial disease: studies of semi-quantitative coronary angiography. Intern Med 1999；38：691-697.

II. 疫学

メタボリックシンドロームの脳血管障害に対するリスク

土井康文, 清原 裕

福岡県久山町における疫学調査によると, 脳卒中の危険因子は時代とともに変遷し, 近年高血圧者の血圧レベルは降圧治療の普及により大幅に低下したが, 代わってメタボリックシンドロームの構成因子である肥満, 脂質代謝異常, 耐糖能異常など代謝性疾患が急増した. 久山町の追跡調査によれば, 種々のメタボリックシンドロームの診断基準のなかで, 日本のメタボリックシンドローム診断基準検討委員会が定義したメタボリックシンドロームの診断基準にアジア人向けの腹部肥満の基準(男性90cm以上, 女性80cm以上) を代入した場合, 将来の心血管病発症の予測能が最も高かった. この改変した日本の診断基準を用いた検討では, 脳梗塞発症に対するメタボリックシンドロームの相対危険は男性で3.4, 女性で2.2と有意に高く, 他の危険因子の影響を多変量解析で調整してもこの関係に変わりはなかった. 現代の日本人では, メタボリックシンドロームは脳卒中(脳梗塞)の成因に深く関与していると考えられる.

キーワード メタボリックシンドローム コホート研究 脳血管障害 危険因子 相対危険

脳卒中は, わが国で最も多い動脈硬化性疾患であり, 高齢者の生活の質 (quality of life : QOL) および日常生活動作 (activity of daily living : ADL) を低下させる最大の要因である. 一方, これまで, 動脈硬化の危険因子である高血圧, 肥満, 脂質代謝異常, 耐糖能異常はしばしば合併することが知られていたが, 近年これらを包括した疾患概念としてメタボリックシンドロームが提唱されている.

1999年にWHOがメタボリックシンドロームの診断基準の定義[1]を発表して以来, 海外でいくつかの診断基準が公表され, わが国でも2005年にメタボリックシンドローム診断基準検討委員会より新しい診断基準が提示された[2]. しかしどの診断基準が日本人に最も適しているのかは検討の余地が残されている. 本稿では, 福岡県久山町における循環器疾患の疫学調査(久山町研究)の成績から, 地域住民における脳卒中危険因子の時代的変遷とその現状を明らかにし, ついで日本人に最適なメタボリックシンドロームの診断基準を求め, メタボリックシンドロームが脳卒中(脳梗塞)発症に及ぼす影響を検討する.

脳卒中危険因子の時代的変遷

久山町では, 1961年, 1974年, 1988年, 2002年に行われた循環器健診を受診した40歳以上の住民から, それぞれ第1集団(1,618人), 第2集団(2,038人), 第3集団(2,637人), 第4集団(3,124人)を設定している. この4集団を対象に, 40〜79歳の年齢層で追跡開始時の健診成績を比較し, 脳卒中危険因子の時代的変化を検証してみよう.

◆高血圧

脳卒中の最大の危険因子といわれている高血圧の頻度を血圧値≧140/90mmHgまたは降圧薬服用と定義して4集団間で比べると, 男性では1961年の38%から2002年の41%までほとんど変化なく, 女性の頻度もこの間34%から30%に若干減少傾向を示したのみであった. 一方, 高血圧者に占める降圧薬服用者の割合は1961年では男性5%, 女性6%と低かったが, 2002年にはそれぞれ41%, 50%まで著しく増加した. その結果, 高血圧者の収縮期血圧の平均値は, 男性では1961年の161mmHgから2002年の148mmHgへ, 女性ではそれぞれ163mmHgから149mmHgへ大幅に低下し

た．つまり，1960年代からおよそ40年間に，高血圧頻度そのものには大きな変化はなかったが，高血圧治療の普及によって高血圧者の血圧レベルが大きく低下したと考えられる．

◆代謝性疾患

一方，男性の肥満（BMI≧25.0kg/m^2）の頻度は，1961年では7％と低かったが，その後2002年には30％まで着実に増加した．これと並行して，高コレステロール血症（≧220mg/dl）も1961年の3％から1988年の28％へ9倍に増えたが，2002年には26％と横ばい状態となった．糖尿病，空腹時血糖異常（IFG），耐糖能異常（IGT）を併せた耐糖能異常も時代とともに増加し，特に1988年と2002年の健診では40～79歳の年齢層の受診者全員に75g経口糖負荷試験（OGTT）を行って耐糖能異常の有無を正確に調べた結果，その頻度は1961年の11％から2002年には56％まで著しく上昇した．同じ年齢層の女性でもほぼ同様の変化が認められ，2002年には肥満は25％，高コレステロール血症は42％，耐糖能異常は36％に大幅に増えた．すなわち，現代では成人3～4人のうち1人は肥満あるいは高脂血症

を，約半数は何らかの耐糖能異常を有すると推定される．

日本人に最適なメタボリックシンドロームの診断基準

わが国の地域住民で急増している代謝性疾患はメタボリックシンドロームの構成因子である．したがって，メタボリックシンドロームが心血管病に与える影響も時代とともに増大していると考えられる．一方，これまでに公表された日本人に対するメタボリックシンドロームの診断基準として，わが国のメタボリックシンドローム診断基準検討委員会と国際糖尿病連合（IDF）の基準があるが，両者には腹部肥満の基準に大きな違いがみられる．

日本のメタボリックシンドロームの診断基準では，内臓脂肪面積異常のカットオフ値と考えられる100cm^{2}に対応するとされる腹囲，男性85cm，女性90cmを超えるレベルを腹部肥満と定義している．一方IDFの最新の報告[3]は，日本人の腹囲は他のアジア人と同じ基準（男性90cm以上，女性80cm以上）を使うように勧告している．そこで腹囲測定が行われた1988年の久山町第3集

表1　改変したわが国のメタボリックシンドロームの診断基準
腹囲基準にアジア人向けの基準を代入

危険因子	カットオフレベル
1．腹囲 　　男性 　　女性	 ≧90cm ≧80cm
2．中性脂肪 　　かつ/または 　　HDLコレステロール	≧150mg/dl ＜40mg/dl
3．血圧 　　収縮期血圧 　　拡張期血圧	 ≧130mmHg または ≧85mmHg または降圧薬服用中
4．空腹時血糖値	≧110mg/dl または糖尿病治療中

1を必須とし，2～4のうち少なくとも2つを満たすものをメタボリックシンドロームとする．

団を14年間追跡した成績を用いて，メタボリックシンドロームの各診断基準が定めている腹部肥満と心血管病発症の関係を検討すると，IDFの診断基準で定義したアジア人向けの腹部肥満が心血管病発症と最も密接に関連していた[4]．さらに，さまざまなメタボリックシンドロームの診断基準を第3集団に当てはめてみると，アジア人向けの腹部肥満の基準で改変した日本のメタボリックシンドローム診断基準（**表1**）において，心血管病発症の相対危険（年齢調整）が最も高かった（男性2.6, 女性2.5）．つまり，日本人にはこの改変した日本のメタボリックシンドローム診断基準が将来の心血管病を予測するうえで最も有用と考えられる．

メタボリックシンドロームと脳梗塞発症の関係

そこで，久山町の第3集団の追跡調査において，この改変した日本の診断基準で定義したメタボリックシンドロームと脳梗塞発症との関係を検討した（**図1**）．その結果，メタボリックシンドロームの相対危険（年齢調整）は男性3.4, 女性2.2と有意に高く，さらに多変量解析で年齢，喫煙，飲酒，血清コレステロール，心電図異常，蛋白尿，運動で調整してもこの関係に変わりはなかった．

以上より，代謝性疾患が急増しているわが国では，メタボリックシンドロームは脳卒中（脳梗塞）の成因に深く関与していることがうかがえる．現代の日本人では，代謝性疾患の集積とともに，その背景にあるインスリン抵抗性や低アディポネクチン血症などの病態が脳梗塞の発生と密接に関連している可能性がある．

おわりに

わが国では，肥満，脂質代謝異常，耐糖能異常などメタボリックシンドロームの構成因子となる代謝性疾患が急増しており，脳卒中（脳梗塞）に与える影響も増大している．現代人の脳卒中を予防するうえで，高血圧管理とともに肥満，特に腹部肥満の是正がこれまで以上に重要になったといえよう．

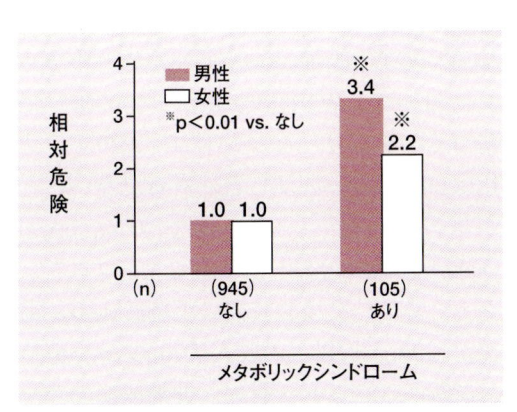

図1 脳梗塞発症に対するメタボリックシンドロームの相対危険
年齢調整，久山町第3集団 2,452名，40歳以上，1988～2002年

[文 献]

1) World Health Organization (Department of noncommunicable disease surveillance)：Definition, Diagnosis and Classification of Diabetes Mellitus and its Complications. Part1: Diagnosis and Classification of Diabetes Mellitus, World Health Organization, Geneva, 1999.
2) メタボリックシンドローム診断基準検討委員会編：メタボリックシンドロームの定義と診断基準．日内会誌 2005；94：795-809.
3) Alberti KG, Zimmet AP, Shaw J；Metabolic syndrome —a new world-wide definition. A consensus statement from the International Diabetes Federation. *Diabet Med* 2006；23：469-480.
4) 清原 裕，土井康文，二宮利治；メタボリックシンドロームの実態．日内会誌 2006；95：1710-1715.

II. 疫学

メタボリックシンドロームの糖尿病発症に対するリスク

中神朋子

糖尿病発症リスクとメタボリックシンドロームの関係については，さまざまな人種において異なるメタボリックシンドロームの診断基準を採用しており，さまざまな報告があった．それによれば，メタボリックシンドロームは糖尿病の発症が約2倍以上高いハイリスク集団を同定することが可能であった．またメタボリックシンドロームは，総死亡や心血管疾患発症の予測より糖尿病の発症予測に優れている可能性も指摘されていた．しかし，糖尿病発症予測のスクリーニングテストとしての効率からみると，IFGよりは優れていたがIGTとさほど変わらず，糖尿病のリスクスコアが存在する集団においては，リスクスコアが提供する効率に比べ劣る可能性が指摘された．日本人のデータにおいても同様の検証が必要と思われた．

キーワード オッズ比 スクリーニング 感度 偽陽性率 リスクスコア

糖尿病の発症リスクからみたメタボリックシンドローム

近年，メタボリックシンドロームは糖尿病の発症の重要な予測因子というエビデンスが集積してきている．それによると，糖尿病の発症に関連したメタボリックシンドロームのオッズ比は1.95～6[1])と幅があった．これは，採用されたメタボリックシンドロームと糖尿病の診断基準の違い，追跡期間の差や交絡因子調整の有無，またその種類や数にも由来すると考えられた．そのため，Ford[1]) は米国コレステロール教育プログラム (NCEP) とWHO (1999年) の2つの診断基準からみた糖尿病発症リスクをメタ解析した．

NECP診断基準を採用した5つの研究のデータソースは，フィンランド（白人），米国（アメリカンインディアン，メキシコ系アメリカ人，白人），スコットランド（白人），メキシコ（メキシコ人）からの12,275名である．純粋なNCEPの基準を採用した4研究[1])の結果では，糖尿病発症に関するオッズ比は2.99（1.96～4.57）であり，これにウエスト径をBMIで代用した1研究を追加すると3.08（2.16～4.40）に上昇した．また，WHO診断基準 (1999年) を採用した2研究における交絡因子で，調整しない場合のオッズ比は6.08（4.76～7.76）であった．これは同研究者[1]) がメタボリックシンドロームの総死亡や心血管疾患発症に関連したリスクを同様にメタ解析し，それぞれ1.27（0.90～1.78），1.74（1.43～2.12）と報告した成績より高いことより，メタボリックシンドロームは総死亡や心血管疾患発症の予測より糖尿病の発症予測に優れていると報告されていた[1])．

アジア系人種ではインド人の耐糖能異常 (IGT) から糖尿病への移行に関連したデータにおいて，WHO診断基準 (1999年) に基づくメタボリックシンドロームのオッズ比は1.02（0.78～1.35）と，有意でないことが報告された[2])．一方，中国のNational Diabetes Surveyの一部である北京プロジェクト[3]) では，食後2時間の毛細管血の血糖値が120mg/d*l* 以上の成人に75gブドウ糖負荷試験 (OGTT) を行い，非糖尿病の者を追跡調査するなかで，糖尿病の発症に関連したメタボリックシンドロームのオッズ比（年齢，教育，職業，喫煙，糖尿病家族歴，総コレステロール値で調整）を男女別に観察し，NECP基準で3.98（1.85～8.58）と2.80（1.48～5.32），WHO基準 (1999年) で4.46（2.56～8.87）と2.08（1.05～3.53），EGIR基

準で3.68（1.82～7.79）と1.55（1.11～3.28），AACE基準で3.96（2.12～7.30）と2.77（1.50～5.13）と報告した．ただしこの成績は，肥満度の指標のカットオフ値を中国人向けに一切変化せず，オリジナルのものを採用した成績である．

糖尿病の発症予測の効率からみたメタボリックシンドローム

メタボリックシンドロームを糖尿病の発症を予測するためのスクリーニングテストと捉えるとき，テストの有効性の指標の1つである感度（糖尿病を発症した人のうちでメタボリックシンドロームを有する人の比率）と特異度（糖尿病を発症しない人のうちでメタボリックシンドロームを有さない人の比率）を知ることは重要である．前出の北京プロジェクト[3]における4つの診断基準の感度と特異度をみると（**表1**），診断基準により大きな違いがあることがわかる．また，San Antonio Heart Study[4]では興味深いことに，メタボリックシンドロームの糖尿病発症予測の有効性を耐糖能異常（IGT）と空腹時血糖異常（IFG）のそれと比較している（**表2**）．これによれば，NCEPの診断基準のメタボリックシンドロームを有した人のうち糖尿病を発症した人の比率（Positive Predictive Value：PPV）はIGTによる糖尿病発症予測のPPVに比べ低いものの，感度，特異度，メタボリックシンドロームを有さない人のうち糖尿病を発症しない人の比率（Negative Predictive Value：NPV）はさほど変わらないが，IFG糖尿病発症予測の感度に比べるとかなり良好であった．

さらに，San Antonio Heart Study[4]では，メタボリックシンドロームから予測される偽陽性率（メタボリックシンドロームを有していても糖尿病を発症しない人の比率）に対応する感度を，以前作成した糖尿病発

表1 Beijing projectにおける糖尿病の発症に対する異なる4つのメタボリックシンドローム診断基準における感度と特異度

		感度（％）	特異度（％）
男性	NCEP（WC>102cmを腹部肥満と規定）	27	91
	1999-WHO（WHR＞0.9 or BMI≧30kg/m²を肥満と規定）	53	74
	EGIR（WC≧94cmを腹部肥満と規定）	28	91
	AACE	61	71
女性	NCEP（WC>88cmを腹部肥満と規定）	41	84
	1999-WHO（WHR＞0.85 or BMI≧30kg/m²を肥満と規定）	42	71
	EGIR（WC≧80cmを腹部肥満と規定）	28	87
	AACE	58	70

（Wang JJ, et al：Horm Metab Res 2004；26：3153-3159）

表2 San Antonio Heart Studyにおける糖尿病の発症に対する4つのメタボリックシンドローム診断基準のパフォーマンス

	感度（％）	特異度（％）	PPV（％）	NPV（％）
IGT	51.9	91.5	43.0	93.9
IFG	9.2	98.9	51.4	89.6
NCEP	52.8	84.9	30.8	93.4
*WHO（1999年）	42.8	87.1	30.4	92.1

＊：ただし尿アルブミンは基準から除外，IGT，高インスリン値の者も除外し解析
（Wang JJ, et al：Horm Metab Res 2004；26：3153-3159）

表3 San Antonio Heart Studyにおける糖尿病の発症予測能と効率の比較

	ROCカーブ下面積	感度（％）	偽陽性率（％）
NCEP	―	66.2	27.8
糖尿病リスクスコア	0.819	75.9（P＜0.0015）	27.8に固定
糖尿リスクスコア＋NCEP	0.824（P＝0.13）	75.9（P＜1.00）	27.8に固定
糖尿病リスクスコア	―	66.2に固定	19.2（P＜0.0001）
糖尿リスクスコア＋NCEP	―	66.2に固定	19.9（P＝0.22）

P値は直上の列の値との比較から得られたものである．
(Lorenzo C, et al：Diabetes Care 2003；26：3153-3159)

症予測のためのリスクスコアで検証した[5]（表3，図1）．糖尿病のリスクスコアは，年齢，性別，人種（メキシコ系アメリカ人/白人），空腹時血糖，収縮期血圧，HDLコレステロール，BMI，糖尿病家族歴が情報として含まれており，これらの情報すべてから糖尿病の発症率を予測するものである[5]．メタボリックシンドロームと異なるのは，個々の危険因子がYES-NOの二者択一でなく，性別，人種，糖尿病家族歴を除きその他すべてが実数（連続的）を採用していることである．そのため，糖尿病の発症予測の効率は図1に示したような連続的なROC曲線を描くこととなる．

一方，メタボリックシンドロームの糖尿病発症予測の効率はワンポイントのみの数値（▲）で表される．その結果，メタボリックシンドロームが提供する偽陽性率と同じ比率の疑陽性率に対応するリスクスコアの感度よりNCEP-メタボリックシンドロームの感度は有意に10％低いことが判明した（表3）．逆に，NCEP-メタボリックシンドロームの感度と同じ感度を供給するリスクスコアのカットポイントはNCEP-メタボリックシンドロームの偽陽性率より低い疑陽性率を示していた．

以上より，NCEP-メタボリックシンドロームの診断基準はすでに確立されている糖尿病のリスクスコアより，糖尿病発症予測の効率からみて劣っていることが明らかとなった．さらに興味深いのは，糖尿病のリスクスコアとNCEP-メタボリックシンドロームを組み合わせて使用しても，ROCの曲線下面積は変化しなかった－すなわち予測能は不変－ということである．

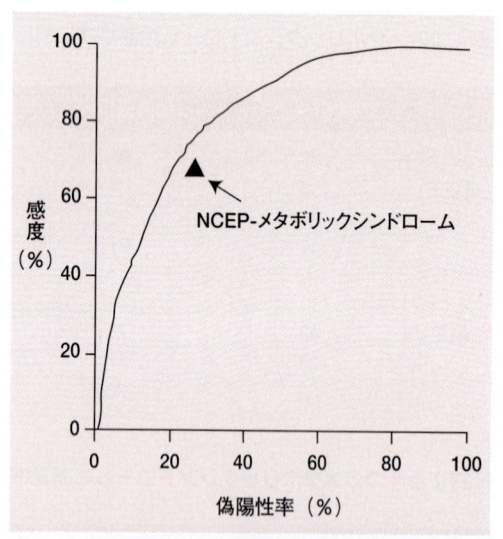

図1 San Antonio Heart Studyにおける2型糖尿病の発症予測のための糖尿病リスクスコアのROC曲線

リスクスコアは本集団が観察7年で糖尿病が発症する可能性を，年齢，性別，人種，空腹時血糖，収縮期血圧，HDLコレステロール，BMI，糖尿病家族歴から予測するものである．×はNCEP診断規準によるメタボリックシンドロームの感度と偽陽性率
(Lorenzo C, et al：Diabetes Care 2003；26：3153-3159)

おわりに

メタボリックシンドロームは，心血管疾患のみならず糖尿病の発症基盤という点で

注目されているが，診断基準の差異によらず，東アジア系人種においても欧米人と同様，糖尿病の発症リスクを2倍，それ以上，上昇させるようである．しかし，米国発の成績をみる限り，糖尿病のスクリーニングの効率は，ブドウ糖負荷試験の2時間値で規定されるIGTと同程度であった．われわれ日本人データにおいても，類似した傾向がみられるのか，今後，検証が必要である．

［文　献］

1) Ford ES：Risks for all-cause mortality；cardiovascular diseases, and diabetes associated with the metabolic syndrome. *Diabetes Care* 2005；28：1769-1788.
2) Ramachandran A, et al；Metabolic syndrome does not increase the risk of conversion of impaired glucose tolerance to diabetes in Asian Indians—Result of Indian diabetes prevention programme. *Diabetes Res Clin Prac* 2006（In press）.
3) Wang JJ, et al：The metabolic syndorme and incident diabetes: assessment of four suggested definitions of the metabolic syndrome in Chinese population with high post-prandial glucose. *Horm Metab Res* 2004；36：708-715.
4) Lorenzo C, et al；The metabolic syndrome as predictors of type 2 diabetes. *Diabetes Care* 2003；26：3153-3159.
5) Stern MP, et al；Does the metabolic syndrome improve identification of individuals at high risk of type 2 diabetes and/or cardiovascular disease? *Diabetes Care* 2004；27：2676-2681.

Ⅱ. 疫学

メタボリックシンドロームの性差，加齢との関係

神﨑恒一

平成16年国民健康・栄養調査によれば，男女とも加齢に伴いメタボリックシンドロームの頻度は増加する．その構成要素である高脂血症，高血圧の頻度は男性では中年期にピークを迎え，女性では閉経後増加し60歳頃ピークとなる．一方，肥満，耐糖能異常の頻度は，加齢に伴い増加し続ける．また，メタボリックシンドロームの頻度は，男性は女性に比べて中年期以降2～4倍高く，その比率は高齢になるにしたがって低下する．女性で閉経期以降メタボリックシンドロームが急増するのは，女性ホルモンの減少に基づく生理的変化のあらわれと考えられる．診断基準上，女性の腹囲（90cm）が男性（85cm）よりも大きい点は欧米の基準と逆であり，その妥当性については脳心血管疾患の発症との関係で今後検証されるべきである．

キーワード 加齢　性差　平成16年国民健康・栄養調査　脳心血管疾患　女性ホルモン

加齢に伴うメタボリックシンドロームの有病状況

メタボリックシンドロームは内臓肥満を基盤として，耐糖能異常，高脂血症（高中性脂肪血症，低HDLコレステロール血症），高血圧（正常高値血圧）といった動脈硬化の危険因子が集積することによって，脳心血管疾患を起こすリスクが高くなる病態として注目されている症候群である．図1からわかるように，男女とも高血圧，高血糖は加齢とともに増加し続ける．一方，肥満，高脂血症の頻度は男性では中年期にピークを迎え，女性では閉経期以後増加し60歳頃ピークとなる．米国人のデータであるが，米国高脂血症治療ガイドライン（NCEP-ATPⅢ）の基準によるメタボリックシンドローム患者の頻度は，図2のように男女と

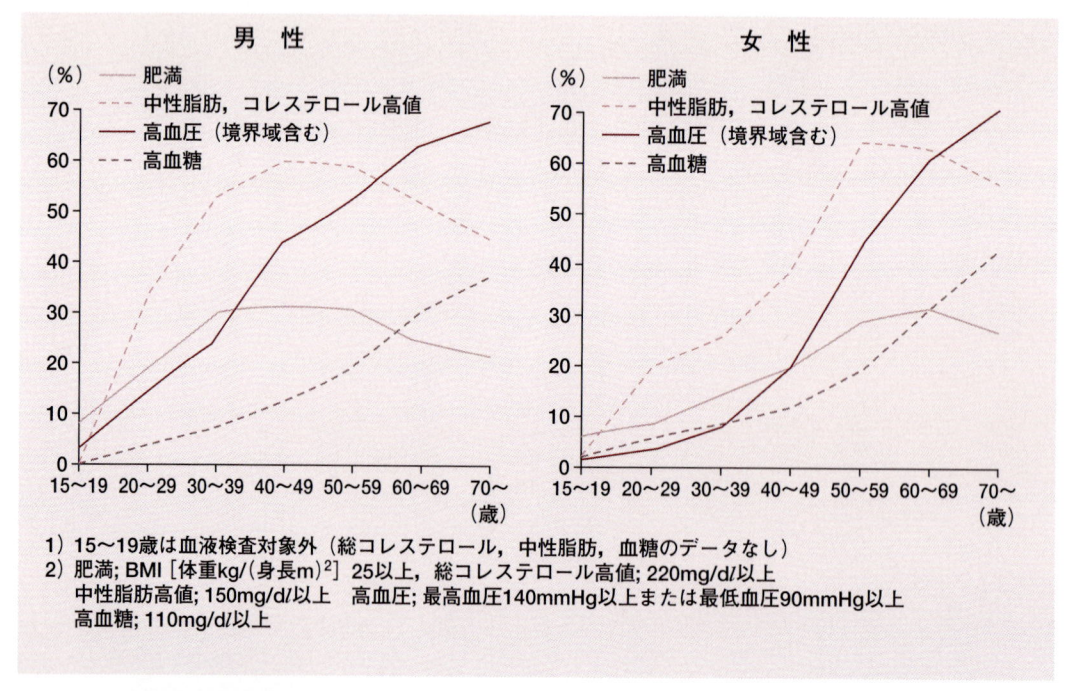

図1　性・年齢別の健康状態　　　　　　　　　　　　　　　　　　（平成11年国民健康・栄養調査より）

1) 15～19歳は血液検査対象外（総コレステロール，中性脂肪，血糖のデータなし）
2) 肥満；BMI［体重kg/(身長m)²］25以上，総コレステロール高値；220mg/dl以上
   中性脂肪高値；150mg/dl以上　高血圧；最高血圧140mmHg以上または最低血圧90mmHg以上
   高血糖；110mg/dl以上

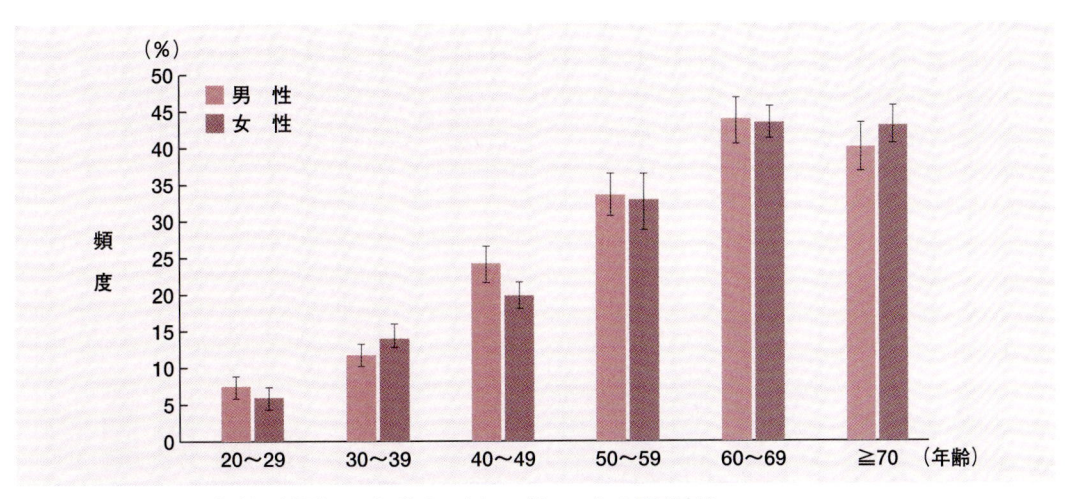

図2 米国における年齢，性別，メタボリックシンドロームの罹患率[1]

も高齢になるにしたがって増加し続けることがわかる[1]．

それではメタボリックシンドロームの有病状況はどうであろうか．平成16年国民健康・栄養調査によれば，メタボリックシンドロームの頻度は「強く疑われる者」の割合が，男性23.0％，女性8.9％，「予備群と考えられる者」の割合は，男性22.6％，女性7.8％と，いずれも男性で2倍以上高かった（図3）．また，「強く疑われる者」の割合は，男性では50歳前後で20％を越え，「強く疑われる者」と「予備群と考えられる者」を併せた割合は，男性では30歳代の21％から40歳代の42％，女性では30歳代の2.9％から40歳代で12.6％と，40歳代でジャンプアップしていた．40〜74歳でみると，男性の2人に1人，女性の5人に1人がメタボリックシンドロームの「強く疑われる者」または「予備群と考えられる者」であった．ただし，この調査の血液検査では空腹時採血が困難であったため，耐糖能異常の基準として，空腹時血糖値>110mg/dlではなく，ヘモグロビンA_{1c}値5.5％以上が用いられており，中性脂肪値は判定基準のなかに含まれていない点は注意を要する．ちなみに，端野・壮瞥町研究では，メタボリックシンドローム診断基準検討委員会の基準による頻度は，40歳以上の男女で各26％，9％であり，平成16年国民健康・栄養調査の数値とほぼ一致している[2]．

メタボリックシンドロームの性差

メタボリックシンドロームの有病状況（図3）から，性差についても知ることができる．診断基準の違いはあるものの，40歳代，50歳代，60歳代，70歳代の各年代で，メタボリックシンドロームが「強く疑われる者」の割合の男女比は各4.1倍，3.6倍，1.9倍，1.8倍，全体および40〜74歳で2.6倍男性の方が有病率が高い．男性の方が頻度が高い最大の理由は腹囲基準の違いである．メタボリックシンドローム診断基準では男性85cm，女性90cm以上を腹部肥満としている．女性の方が男性よりも基準値が高いことの理由は，CTによる内臓脂肪面積100cm^{2}を境に男女とも動脈硬化危険因子合併数が急増することと，内臓脂肪面積と腹囲には強い正相関があり，内臓脂肪面積100cm^{2}が男性では腹囲85cm，女性では90cmに相当することに基づいている[3]．しかしながら，NCEP-ATPIIIの基準では腹囲は男性102cm（40インチ），女性88cm（35インチ）であり，この基準に基づけば図2

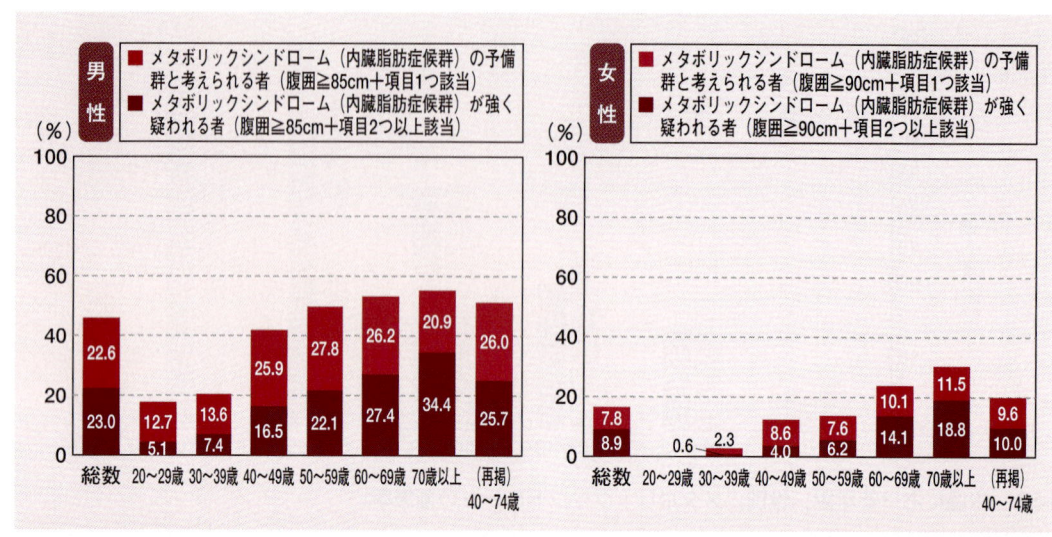

図3 メタボリックシンドロームの状況　　　　　　　　　　　　　　　　（平成16年国民健康・栄養調査より）

のように男女差はほとんど認められない．最近，女性の腹囲について見直しの意見も聞かれるが，そもそも女性は同じ腹囲でも男性に比べて内臓脂肪面積が小さいこと，脳心血管疾患の発症は男性よりも少ないことから，脳心血管疾患の発症をターゲットとした腹部肥満の基準値は男性より女性の方が大きくなる，というのが診断基準設定時の考え方であった．女性の腹囲基準の問題は，今後リスクの合併ということ以外に，動脈硬化性疾患の発症を前向きに調査することによって検証されるべきである．

メタボリックシンドロームの性差についてもう1つ気づく点は，「強く疑われる者」の割合の男女比が加齢とともに徐々に低下している点である．図1に示されるように，肥満，高脂血症のピークは男性が40～50歳代であるのに対して，女性は50～60歳代で10歳ピークが高齢にずれていること，加齢に伴う4つの危険因子の増加速度は40～50歳代以降女性の方が急峻であること，すなわち閉経期以降メタボリックシンドロームの各因子の合併率が急速に増加することによると考えられる．おそらく閉経期の女性ホルモンの減少に基づく生理的変化のあらわれであろう．

おわりに

女性の腹囲を含む診断基準の妥当性については，将来の脳心血管疾患の発症を調査することで今後検証されるべき問題である．

[文　献]

1) Ford ES, Giles WH. Dietz WH ; Prevalence of the metabolic syndrome among US adults : findings from the third National Health and Nutrition Examination Survey. JAMA 2002 ; 287 : 356-359.
2) 島本和明 ; メタボリックシンドロームの疫学. プラクティス 2006 ; 23 : 151-156.
3) メタボリックシンドローム診断基準検討委員会 編 ; メタボリックシンドロームの定義と診断基準. 日内会誌 2005 ; 94 : 794-809.

Ⅱ. 疫学

日本人の血清脂質からみた メタボリックシンドローム

荒井秀典

生活習慣の欧米化に伴い，過去40年間における日本人の血清総コレステロールは増加しつつある．1990年から2000年における変化をみると，男性において肥満が増加し，トリグリセリド（TG）が著明に増加している．この変化は日本人におけるメタボリックシンドロームの増加を意味するとともに，心血管イベント抑制のためには高LDLコレステロール血症の管理もまた重要になってくることを意味している．西暦2000年に行われた日本人の血清脂質調査の結果をもとに，日本人におけるメタボリックシンドロームについて考えてみたい．

キーワード　メタボリックシンドローム　内臓肥満　心血管イベント　トリグリセリド

高い喫煙率と高血圧の頻度にもかかわらず，これまで日本人における虚血性心疾患発症率が欧米に比べ低かったのは，日本人のコレステロール値の低さに負うところが大きいと考えられる．1960年より10年ごとに日本人の血清コレステロール値に関する調査が行われてきたが，調査が開始された1960年頃の日本人の血清総コレステロールの平均値は約180mg/d*l*であり，ほぼ同時期に行われた米国人の平均値と比べると約40mg/d*l*低い値を示している．しかしながら，米国人における総コレステロール値が年々減少しているのとは対照的に，日本人の総コレステロール値は過去40年間上昇傾向を示しており，2000年の調査においては日本人の総コレステロール値の平均は

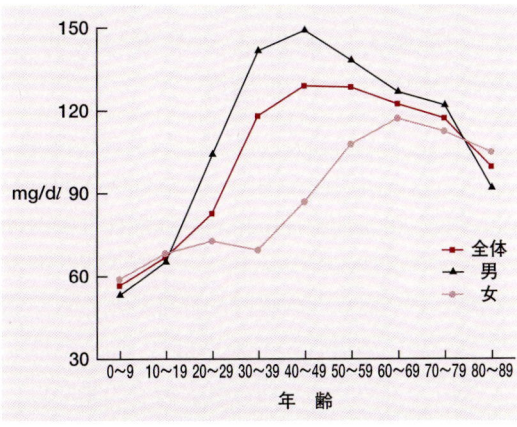

図1　西暦2000年日本人の血清脂質調査における年齢別，男女別TG値の推移
（Arai H, et al：J Atheroscler Thromb 2005；12(2)：98-106より改変）

200mg/d*l*を越えており，ほぼ米国人の平均値と肩を並べるまでに達している．一方，男性においては1990年におけるデータと比べBMI，トリグリセリド（TG）が増加しており，メタボリックシンドロームの増加も懸念されるところである．

このように，われわれ日本人の将来を考えるうえにおいて総コレステロールのみならず，メタボリックシンドロームの増加が予想されることにより狭心症，心筋梗塞などの動脈硬化性疾患の発症率がますます高くなることが危惧される．本稿においては西暦2000年に行われた日本人の血清脂質調査の結果をもとに，日本人におけるメタボリックシンドロームについて考えてみたい．

西暦2000年における日本人の血清脂質データ

「日本人の血清脂質調査」は，一般集団における血清脂質の動向を知るために1960年から10年ごとに行われている全国調査で，2000年に行われた調査が5回目となる[1]．

今回の調査で最も大きな変化が認められたのは男性におけるTG値である．全体の平均118mg/d*l*であり，男性136mg/d*l*，女性92mg/d*l*と男性で高値を示し，10年前と比べて全体平均で13mg/d*l*上昇した．女性ではほぼ横這いであったが，図1に示すように男性では40～59歳で約30mg/d*l*，20～

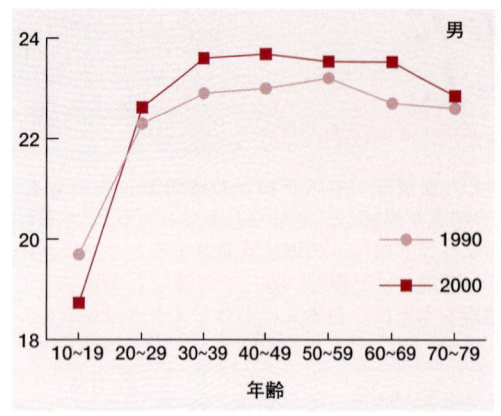

図2 男性における1990，2000年の年齢ごとのBMIの比較

39歳でも約20mg/d*l*と著しい上昇が認められた．この傾向は，近年の国民栄養調査での結果とほぼ一致している．この変化は1990年から2000年にかけての10年間における血清脂質の変化で最も目立った変化であり，今後の対策が必要と考えられる．また，この男性におけるTG値の変化はBMIの変化と一致している．すなわち，図2に示すように男性におけるBMIは10年前と比べ，TG値と同様30歳代から増加を示している．

HDLコレステロール値については平均59mg/d*l*，男性55mg/d*l*，女性65mg/d*l*となり，10年前と比べて特に女性で約10mg/d*l*，男性でも約5mg/d*l*の上昇がみられた．男性においては20歳以降減少し，30歳代以降でほぼプラトーに達する．女性においては60歳代以降に減少する傾向がある．このHDLコレステロール値については欧米に比べ，高い傾向があり，日本人における虚血性心疾患の罹患率が低い1つの要因になっているのではないかと考えられる．

日本人における高脂血症の頻度

今回の調査で高コレステロール血症（220mg/d*l*以上）の基準を満たすのは28％にものぼった．また，高TG血症（150mg/d*l*以上）を満たすのは22％であった．低HDLコレステロール血症（40mg/d*l*未満）については8％であり，他の調査と比べて少ない傾向にあった．高TG血症に関しては図3に示すように女性においてはコレステロール同様に閉経後に増加するが，男性においては20歳代から増加し始め，40歳代でピークを迎える．ピーク時の頻度は約35％である．このように現在の日本人においては中年男性における高TG血症の増加（主としてⅣ型高脂血症）と閉経後女性における高LDLコレステロール血症（主としてⅡa型高脂血症）の増加が特徴である．この男性における変化はメタボリックシンドローム，糖尿病の増加につながっていると考えられる．

日本人におけるメタボリックシンドロームの頻度

メタボリックシンドロームに関しても，ウエスト周囲径を測定できた4,000人弱について，2005年4月に発表された日本におけるメタボリックシンドロームの診断基準を満たすかどうかの検討を行ったところ，20から79歳の男性のなかでは12.1％，女性では1.7％であり，平均7.8％という結果が得られた[2]．他の成績と比べて比率が低いのは，対象が40歳代と比較的若いためかと思われる．女性が非常に少ないのは，ウエスト周

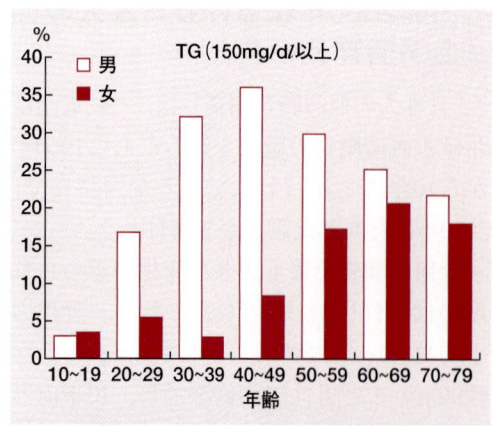

図3 西暦2000年日本人の血清脂質調査における男女別年齢別高TG血症の頻度

(Arai H, et al : J Atheroscler Thromb 2005；12(2)：98-106より改変)

囲径90cm以上を満たす人が少ないためであろう．なお，この集団での高TG血症，低HDLコレステロール血症の頻度は表1に示すようにそれぞれ23.0%（男性31.3%，女性11.2%），8.2%（男性12.4%，女性2.2%）であり，血清脂質調査全体の頻度とほぼ一致しており，この集団が全体を代表していると考えてよいだろう．高血圧（130/85mmHg以上）は平均22.9%（男性25.4%，女性19.5%），耐糖能異常（空腹時血糖110mg/dl以上）は平均11.3%（男性14.4%，女性7.0%）であった．同時に特筆すべきは図4に示すように内臓肥満に加え，1つの危険因子をもつメタボリックシンドローム予備軍が男女ともにメタボリックシンドロームの診断基準を満たすものの倍程度いることであり，今後の心血管イベントの増加が懸念される．

このように新しいメタボリックシンドロームの診断基準によるメタボリックシンドローム患者の頻度が明らかになった．しかしながら，2005年に発表された米国コレステロール教育プログラム成人治療ガイドⅢ（National Cholesterol Education Program Adult Treatment Panel Ⅲ：NCEP-ATPⅢ）の診断基準（ウエスト周囲径の基準は日本人の基準を用いて解析）を用いて診断するとその頻度は男女とも約3倍となった．ウエスト周囲径の基準が欧米と日本では異なるため，欧米では男女の頻度はそれほど変わらないが，日本では圧倒的に男性におけ

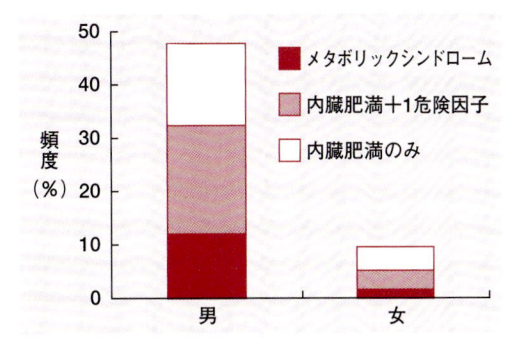

図4 西暦2000年日本人の血清脂質調査におけるメタボリックシンドロームの頻度
（Arai H, et al：J Atheroscler Thromb 2006；13(4)：202-208より改変）

るメタボリックシンドロームの頻度が高くなっている．日本における女性の診断基準をどうすべきかについては今後検討すべき点であろう．

おわりに

2000年に行われた日本人の血清脂質調査の結果をもとに日本人におけるメタボリックシンドロームについて述べた．これまで日本人においては虚血性心疾患の発症率が欧米に比べ低かったが，その理由は魚や大豆製品を多く摂取する食生活に加え，LDLコレステロールが欧米人に比べ低く，HDLコレステロールが高いことに起因するものではないかと考えられる．しかしながら，今回の調査結果をみる限り，LDLコレステロールについてはほぼ欧米と同じレベルにまで増加しており，男性を中心にメタボリックシンドロームが増加しつつあることを考えると，生活習慣の改善に関する国家的な取り組みをさらに進める必要があるであろう．

表1 西暦2000年日本人の血清脂質調査におけるメタボリックシンドロームおよび代謝異常の頻度

	男(%)	女(%)	全体(%)
メタボリックシンドローム	12.1	1.7	7.8
内臓肥満	48.2	9.7	32.3
高トリグリセリド血症	31.3	11.2	23.0
低HDLコレステロール血症	12.4	2.2	8.2
脂質代謝異常症	35.2	12.1	25.6
高血圧	25.4	19.5	22.9
耐糖能異常	14.4	7.0	11.3

（Arai H, et al：J Atherosler Thromb 2006；13(4)：202-208）

[文 献]

1) Arai H, Yamamoto A, Matsuzawa Y, et al；Serum lipid survey and its recent trend in the general Japanese population in 2000. J Atheroscler Thromb 2005；12(2)：98-106.
2) Arai H, Yamamoto A, Matsuzawa Y, et al；Prevalence of metabolic syndrome in the general Japanese population in 2000. J Atheroscler Thromb 2006；13(4)：202-208.

II. 疫学

栄養学的見地からみた メタボリックシンドローム

吉池信男，石脇亜紗子

> メタボリックシンドローム発症のリスクを上昇させる栄養学的因子としては，総脂肪や飽和脂肪酸を過剰に摂取すること，精製されていない穀物や野菜・果物の摂取量が少ないことなどが，海外の疫学研究により示されている．これらは，肥満や糖尿病の栄養学的リスク因子と重なるところが多く，実際の予防対策上は，肥満，特に内臓脂肪蓄積の抑制に向けて，食生活上の注意をはらう必要があると考えられる．また，今後，わが国における食生活上および遺伝的背景を踏まえて，疫学的知見が蓄積されることが望まれる．

キーワード 栄養素摂取 リスク 疫学 コホート研究

メタボリックシンドロームの発症要因となる栄養・食生活上の問題点については，従来から検討が進められている肥満や糖尿病等のリスクとなる既知の食事因子との重なりが強いと予想される．しかし，メタボリックシンドロームそのものをエンドポイントとしたリスク因子の疫学的検討については，メタボリックシンドロームの概念や診断基準が国内外において比較的新しいものであることから，報告されている知見はそれほど多くない．そこで，本稿では最新の文献をできるだけ網羅的に検索し，エビデンスレベルの高いと考えられるコホート研究から得られた疫学データを中心に栄養学的知見を紹介する．

メタボリックシンドロームのリスク要因となる栄養・食生活上の因子

Medlineおよび医学中央雑誌データベースを用いて検索を行い，論文タイトル，抄録，本文を参照しながら，メタボリックシンドロームの新規発症をエンドポイントとした前向き追跡研究（コホート研究）を抽出し，エビデンステーブルとして整理した（表1）[1〜5]．そのなかには残念ながらわが国における研究は含まれていなかった．

米国やブラジルとは食生活上の背景や民族的・遺伝的素因がわが国とは異なることから，これらの知見が日本人にそのまま当てはまるかどうかははっきりとはわからない．しかし，これらの研究によって示唆された栄養学的リスク因子（高い脂肪摂取量，特に飽和脂肪酸，一価不飽和脂肪酸，高いアルコール摂取量，低い食物繊維や精製されていない穀物等の摂取量）は，肥満や糖尿病のリスク因子と重なるところが大きいことから，まずは実際の予防上は，肥満の予防や解消にむけた食生活を目指すということでよいと考えられる．

一方，ある一時点でのメタボリックシンドローム関連のリスク数と食事因子との関係を調べた調査（横断研究）は比較的多く報告されている．ただし，断面研究では，「食事（リスクへの曝露）→メタボリックシンドロームの発症」という時間的経過を追うことはできず，両者の因果関係が逆転して観察されてしまう場合があることに留意する必要がある．それらの結果はコホート研究での知見と一致するものが多いが，野菜や果物の摂取量が少ないこと，嗜好飲料の摂取が多いことがメタボリックシンドロームのリスクを高めることを示している研究もある．また，アルコールについては，少量から適量程度の飲酒はリスクを低くし，多量の飲酒はリスクを高めるという結果が多いようである．わが国における報告はきわめて限られており，今後のエビデンスの蓄積が待たれる．なお，米国のコホー

表1 メタボリックシンドローム発症をエンドポイントとしたコホート研究における栄養学的リスク因子

国，対象者，追跡期間等	結果の概要	結論	文献
米国 Framingham研究参加者 18〜76歳の健康な女性 1264名 追跡期間：8年間 （1984〜88年から88〜92年）	食事パターンによって5分類； 1 Heart Healthier, 2 Lighter Eating, 3 Wine and Moderate Eating, 4 Higher Fat, 5 Empty Calorie 1：食物繊維，野菜，果物，低脂肪乳の摂取量が多く，総脂質，飽和脂肪の摂取量が少ない．《栄養的リスクが最も低い》 2：エネルギー摂取量が低い．精製された穀類，ソフトマーガリン，油，甘味食品，動物性脂質の摂取量が最も少ない． 3：アルコール，ワイン，コレステロールが多く含まれる食品，高脂肪乳製品，スナックの摂取量が多く，嗜好飲料，低脂肪食品の摂取量が少ない． 4：果物，低脂肪乳の摂取量が最も少なく，精製された穀類，ソフトマーガリン，油脂，甘味食品，動物性脂質，飽和脂肪の摂取量が最も多い． 5：総脂質，総エネルギー，嗜好飲料の摂取量が多く，食物繊維および野菜の摂取量が最も少ない．《栄養的リスクが最も高い》 全体の16.6%がメタボリックシンドロームとなり，そのリスクは5が最も高く，3が最も低かった．	"Empty Calorie pattern"の人がメタボリックシンドロームになるリスクが最も高い． 食事パターン，肥満，メタボリックシンドロームは独立に関連する．	1
ブラジル 日系ブラジル人 30歳以上 男性412名，女性465名 調査期間：7年間 （1993〜2000年）	総脂質摂取量を5分位（Q1（52.9g/日）からQ5（95.6g/日））で検討 メタボリックシンドロームの相対リスク（Q1を基準）は，以下のように統計学的に有意な傾向性（トレンド） Q1：1.00, Q2：0.63, Q3：1.39, Q4：2.15, Q5：5.03	脂質摂取量の高い人では，メタボリックシンドロームになるリスクが高い．	2
米国 ボストン在住の60〜98歳 （男性179名，女性356名） 追跡期間：12〜15年 （1981〜84年から1995年）	全体の40%がメタボリックシンドロームとなった 穀物（全粒，精製）の摂取量を4分位（Q1からQ4）で検討 メタボリックシンドロームの相対リスク（Q1を基準）は，以下のように統計学的に有意な傾向性（トレンド） 〈全粒（精製されていない）穀物〉 　　Q1：1.00, Q2：0.58, Q3：0.41, Q4：0.46 〈精製された穀物〉 　　Q1：1.00, Q2：1.17, Q3：1.57, Q4：2.16	全粒穀物の摂取が多い人では，メタボリックシンドロームになるリスクが低い． 精製された穀物の摂取が多い人では，メタボリックシンドロームになるリスクが高い．	3
米国 Framingham研究参加者 30〜69歳の健康な女性 300名 追跡期間：12年間 （1984〜88年から1998〜2001年）	メタボリックシンドロームのリスクスコアの高い人（n=100）において， 《有意に摂取量が多い栄養素等》 　一価不飽和脂肪酸，総脂質，飽和脂肪酸，アルコール 《有意に摂取量が少ない栄養素等》 　炭水化物，食物繊維，カルシウム，セレン，ビタミンC，ビタミンB₆，葉酸，ビタミンE，カロチン	総脂質，飽和脂肪酸，一価不飽和脂肪酸，アルコール摂取量が高く，食物繊維，微量栄養素の摂取量が少ない人では，メタボリックシンドロームになるリスクが高い．	4
ブラジル 日系ブラジル人 40〜79歳 男性84名，女性67名 追跡期間：7年間 （1993〜2000年）	メタボリックシンドロームになった人は，男性36.9%，女性38.8% 《男性》たんぱく質および赤肉の摂取量に有意差 ※赤肉を多く摂取している群（144.2g/日）では，低い群（19.5g/日）に比べて，メタボリックシンドロームのリスクは5.38倍	赤肉を食べている人では，メタボリックシンドロームになるリスクが高い．	5

ト研究においては，精製された穀物を多く摂ることがメタボリックシンドロームのリスク上昇につながることが示唆されているが，わが国も含めたアジアの米食文化圏における白米摂取に関しては今後の検討が必要と思われる．

栄養学的見地からメタボリックシンドロームにどのように対処するか？

基本的には，肥満，特に内臓脂肪蓄積を抑えることを目指して，食生活上の注意をすることが必要である．結果的にエネルギーの過剰摂取につながる食生活としては，エネルギー密度（食品重量当たりのエネルギー：カロリー量）の高いもの，すなわち脂質を多く含み，食物繊維や水分の少ない食品を多く選択してしまうことがあげられる．動物性食品を主材料とする「主菜」や油を多く使った料理の摂り過ぎは，現在の多くの日本人にとって食生活上の大きな問題であろう．また，食品重量当たりではエネルギー量がそれほど高くなくても，糖分を多く含む嗜好飲料や菓子，あるいはアルコール類は，普通の食事から比べると「満腹感」が得られにくい（俗に言う「別腹」）ことから，エネルギーの過剰摂取につながりがちである．さらに，よくかまずに早く食べる，夜遅く食べるといった行動が，エネルギーの過剰摂取，そして肥満につながることがいわれている．

これらのことを日常生活の中で継続的に注意し，特に腹囲の増加傾向が顕著となる男性の30歳代から40歳代において，いわゆる「中年太り」を予防あるいは解消することが，メタボリックシンドロームを予防するうえで，栄養学的見地から重要であると考えられる．

［文　献］

1) Sonnenberg L, Pencina M, Kimokoti R, et al：Dietary patterns and the metabolic syndrome in obese and non-obese Framingham women. *Obes Res* 2005；13：153-162.
2) Freire RD, Cardoso MA, Gimeno SG, et al：Dietary fat is associated with metabolic syndrome in Japanese Brazilians. *Diabetes Care* 2005；28：1779-1785.
3) Sahyoun NR, Jacques PF, Zhang XL, et al：Whole-grain intake is inversely associated with the metabolic syndrome and mortality in older adults. *Am J Clin Nutr* 2006；83：124-131.
4) Millen BE, Pencina MJ, Kimokoti RW, et al：Nutritional risk and the metabolic syndrome in women: opportunities for preventive intervention from the Framingham Nutrition Study. *Am J Clin Nutr* 2006；84：434-441.
5) Damiao R, Castro TG, Cardoso MA, et al：Dietary intakes associated with metabolic syndrome in a cohort of Japanese ancestry. *Br J Nutr* 2006；96：532-538.

Q&A メタボリックシンドロームはどうして女性では少ないのでしょうか？

斎藤重幸

動脈硬化性疾患の発症頻度

メタボリックシンドロームを診断する目的は動脈硬化性疾患を予防することにある．日本人の動脈硬化性疾患は壮年や前期高齢者までは，男性での発症率が女性よりも多く，予防対象であるメタボリックシンドロームの数も女性で少なくなることは理解できる．

日本内科学会基準を準拠した平成16年度調査の国民栄養調査成績から，わが国の一般的住民のメタボリックシンドロームの頻度は，40歳から74歳の男性で25.7％，女性で10.0％であり，地域住民を対象とした同基準でのメタボリックシンドロームの頻度も，久山研究第三集団で男性21.8％，女性8.2％，端野・壮瞥町研究2003年集団で男性26.4％，女性8.8％と同様である．わが国診断基準による男性対女性のメタボリックシンドロームの頻度は2.5〜3対1で，同年齢層での男女の動脈硬化性疾患の発症頻度の差に一致する．

腹部肥満の基準

わが国のメタボリックシンドロームでは腹部肥満は必須で，男性85，女性90cm以上の腹囲基準値が用いられている．これは内臓脂肪面積100cm^{2}に一致する値として採用された．腹囲測定では皮下脂肪と内臓脂肪を同時に評価することになるが，女性では皮下脂肪蓄積肥満が多く，内臓脂肪蓄積型肥満の程度が軽いことが予想され，女性で腹囲基準を男性より大きく設定することの意味は理解できる．この場合人口に占める腹部肥満の割合は男性よりも体格の小さい女性でより小さくなりメタボリックシンドロームの頻度にも差が生じる．ちなみに同一集団で腹囲基準を変更した場合のメタボリックシンドロームの頻度差違を図1に示す．腹囲基準の差によりメタボリックシンドロームの頻度が大きく異なることがわかる．

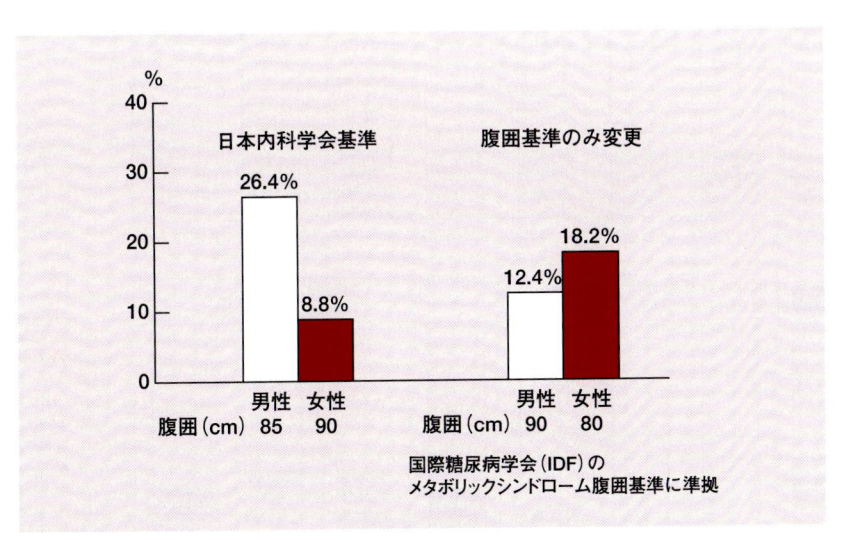

図1 メタボリックシンドロームの頻度の男女差
（端野・壮瞥町研究 2003年：一般住民対象）

Q&A 日本人の上半身肥満は男女でどのくらいですか？

高橋敦彦，久代登志男

メタボリックシンドロームの診断基準では「CTスキャンなどで内臓脂肪量測定を行うことが望ましい」としているが，簡便な腹囲の測定によるスクリーニングが勧められる．腹囲（ウエスト径）は立位，軽呼気時，臍レベルで測定する．また，脂肪蓄積が顕著で臍が下方に偏位している場合は，肋骨下縁と前上腸骨棘の中点の高さで測定するようにする．

上半身肥満やメタボリックシンドロームの頻度は日本各地のコホート研究で示されているが，客体が大きく入手可能な全国規模調査のデータとして平成16年度国民健康・栄養調査の結果（図1）がある．この調査は健康増進法に基づいて行われ，層化無作為抽出した全国300単位区内の世帯および世帯員が客体である．平成16年度の調査で身体状況調査を行った客体の総数は7,689名であった．

国民健康・栄養調査では，「上半身肥満の疑い」を男性はbody mass index（BMI）25kg/m^{2}以上かつ腹囲85cm以上，女性はBMI 25kg/m^{2}以上かつ腹囲90cm以上と定義している．20歳以上の総数でみると男性の29.3%，女性の14.2%が上半身肥満の疑いに該当した．また，男性では30歳代以上の約3割に，女性では60歳代以上の約2割に上半身肥満が疑われる．メタボリックシンドロームの診断基準における必須項目である腹囲は，20歳以上の総数でみると85cm以上の男性が51.9%，90cm以上の女性が18.9%であった．

この調査は腹囲が男性85cm，女性90cm以上で，3つの項目（血中脂質，血圧，血糖）のうち1つの項目に該当する者を「メタボリックシンドローム（内臓脂肪症候群）の予備軍と考えられる者」としているが，20歳以上の総数のうちこれに該当する男性は23.7%，女性は8.7%であった．

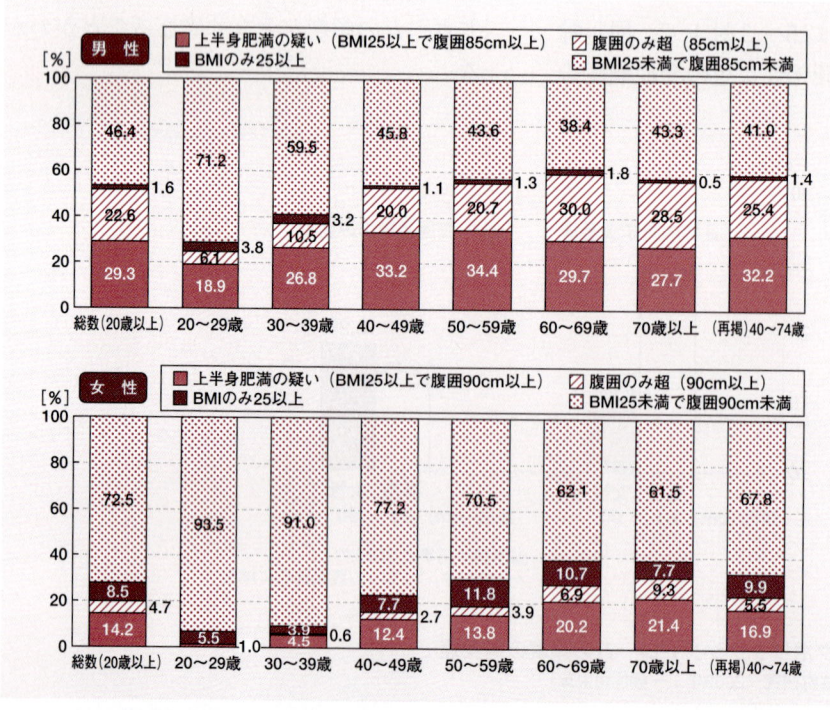

図1　BMIと腹囲計測による肥満の状況（20歳以上）（平成16年度国民健康・栄養調査より）

# III

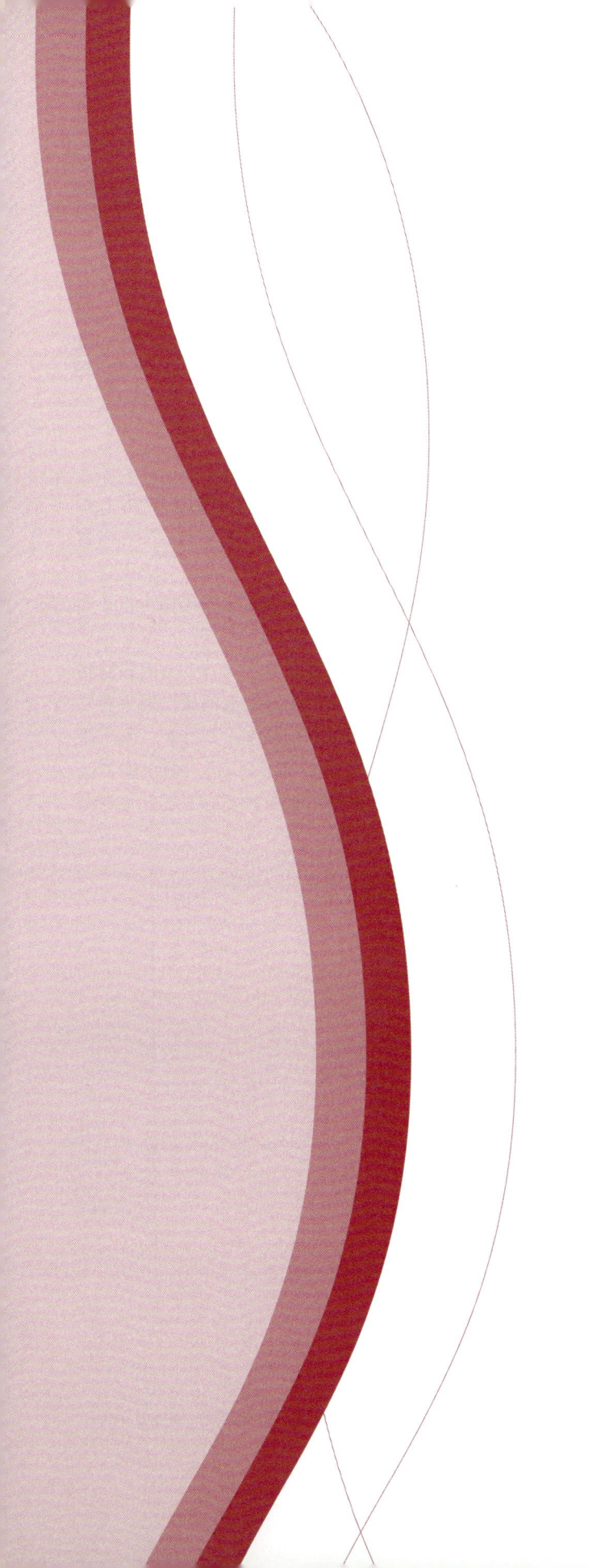

基礎

内臓脂肪

木原進士，小村徳幸

　内臓脂肪型肥満や内臓脂肪症候群で使われている内臓脂肪とは，腸間膜脂肪と大網脂肪などの門脈系に存在する脂肪組織のことであり，皮下脂肪とは異なりその組織を灌流した血液が直接肝臓に流入する脂肪組織である．メタボリックシンドロームは病態としても内臓脂肪過剰蓄積が最上流に位置し，種々の炎症性・血栓性アディポサイトカインの増加と，それらと拮抗するアディポネクチンの低下という異常を有している．したがって，耐糖能異常・脂質代謝異常・高血圧としては比較的軽症であっても，内臓脂肪蓄積が存在する例は，臨床的に血管障害に対しハイリスクである．

キーワード 内臓脂肪　BMI　代謝異常　炎症

内臓脂肪とBMI

　われわれの教室では，肥満者において腹腔内内臓脂肪（V）と皮下脂肪（S）の面積比，V/S比を内臓脂肪の相対的増加の指標として研究を行ってきた．V/S比は空腹時血糖，経口ブドウ糖負荷試験（OGTT）時の血糖面積，血清トリグリセリド値，平均血圧や左室の1回拍出係数（stroke index）と有意に相関した（図1）．したがって，肥満としては同程度であっても内臓脂肪過剰蓄積が，メタボリックシンドロームの表現型や心肥大と密接に関係することが明らかとなった．

　さらに，正常体重者であっても内臓脂肪量が増加すると，男女とも同様に過栄養による健康障害数が増加することが，臨床研究によって実証されている[2]．わが国では肥満症診断基準に示されているごとく肥満

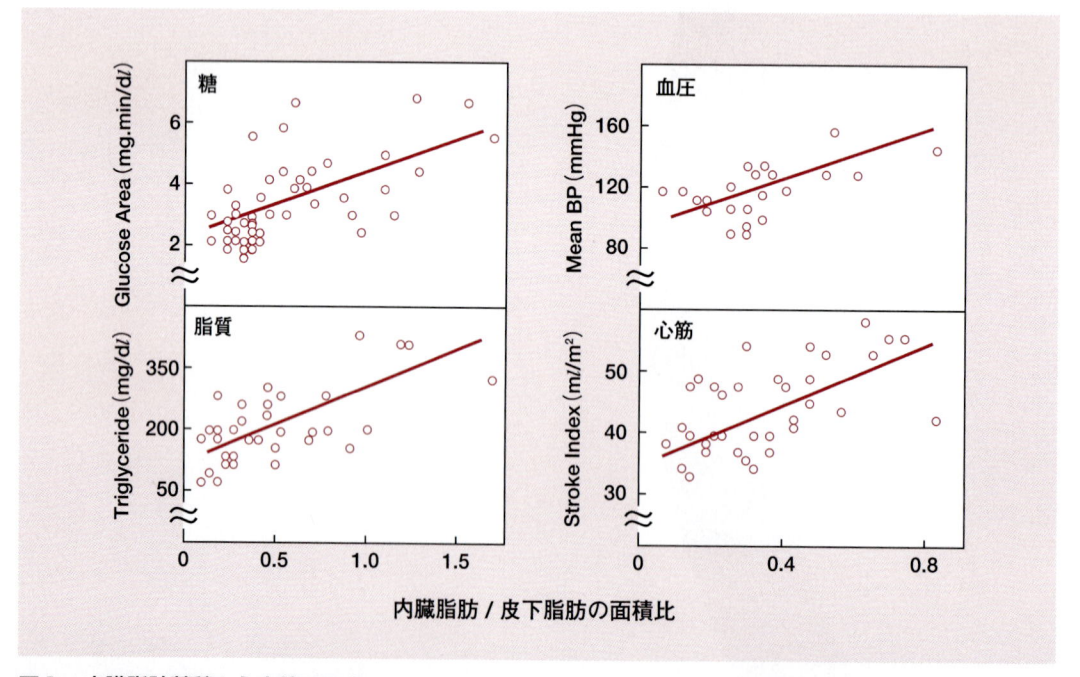

図1　内臓脂肪蓄積と心血管リスク
V/S比は空腹時血糖，OGTT時の血糖面積，血清トリグリセリド値，平均血圧や左室の1回拍出係数（stroke index）と有意に相関した．

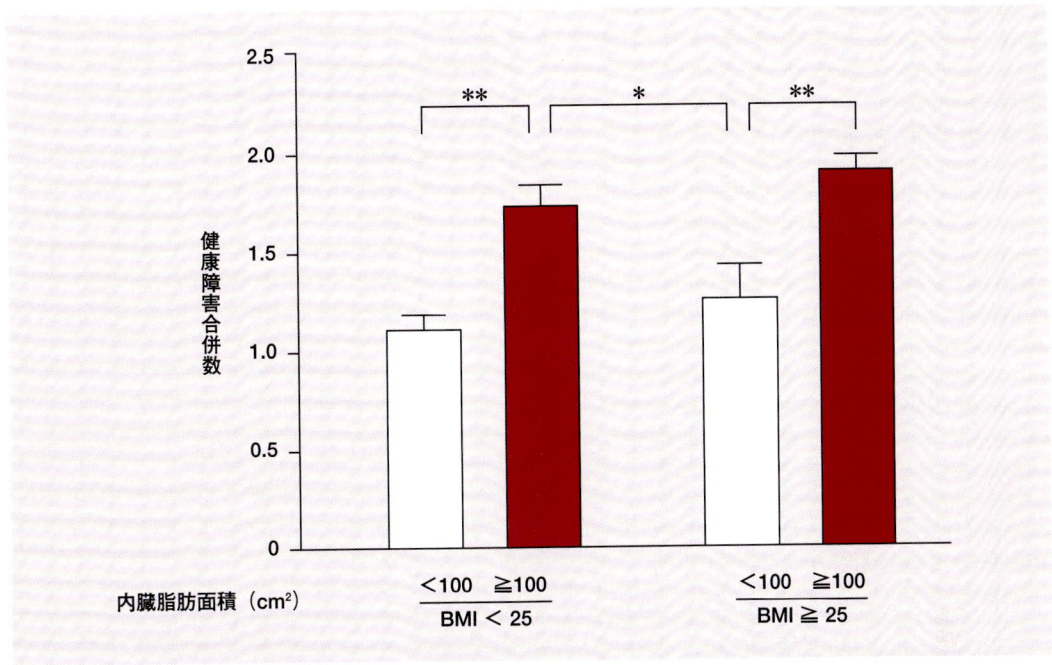

図2 BMI，内臓脂肪面積と肥満に伴う健康障害の合併数
本検討での健康障害は，糖代謝異常，脂質代謝異常，高血圧，高尿酸血症，安静時心電図異常（ST-T異常，上室性・心室性期外収縮，心房細動）の5項目
＊p＜0.05，＊＊p＜0.001, mean±SD

のカットオフ値はBMI 25であり，臍高レベル腹部CTスキャンによって判定した内臓脂肪面積100cm²が内臓脂肪面積のカットオフ値である．図2に示すように，BMI 25未満で内臓脂肪面積100cm²以上のほうが，BMI 25以上で内臓脂肪面積100cm²以下より過栄養に伴う健康障害指数が多くなることより，心血管疾患予防の観点から内臓脂肪面積がBMIより良い指標となる．したがって，内臓脂肪蓄積をより反映するウエスト周囲径男性85cm，女性90cmがメタボリックシンドローム診断基準に取り入れられている．

内臓脂肪と代謝異常

内臓脂肪組織がメタボリックシンドローム発症にきわめて密接にかかわっている機序として，他の脂肪細胞からの血流は静脈を通って心臓に運ばれるのに対し，内臓脂肪からの血流は門脈を介して直接肝臓に運ばれるという解剖学的特性があげられる．つまり，内臓脂肪蓄積者では蓄えられた中性脂肪が，遊離脂肪酸とグリセロールに分解され大量に肝臓に流入する．

高濃度の遊離脂肪酸は肝臓でのインスリン抵抗性惹起や脂肪肝発症に関与すると考えられている．また，グリセロールは脂肪細胞グリセロールチャネルであるAQPap/7（aquaporin adipose/7）を介して脂肪細胞から放出され，肝臓グリセロールチャネルであるAQP9（aquaporin 9）を通じて肝細胞内に取り込まれる．グリセロールは肝臓において糖に変換されることから，大量のグリセロールは高血糖につながる．肥満，インスリン抵抗性状態では，摂食後の高インスリン血症にもかかわらず，脂肪組織AQPap/7と肝臓AQP9の遺伝子発現が抑制されず，脂肪組織からより大量のグリセロールが放出され，肝臓での糖新生が増加し

高血糖に至ると考えられる[1].

内臓脂肪と炎症

　内臓脂肪組織は解剖学的に腸管の下流に位置する．したがって，腸管由来の菌体からの生体防御の場としても重要である．肥満自体が全身の酸化ストレス増加に関与しており，肥満に伴って脂肪組織中のマクロファージが増加するという現象がヒトにおいても報告された[3]．また，脂肪細胞に過酸化水素を添加することによりアディポネクチンの低下とPAI-1の上昇という内臓脂肪蓄積時に生じるアディポサイトカイン異常が再現できるという*in vitro*の結果から，活性酸素が内臓脂肪蓄積とアディポサイトカイン異常をつなぐ分子の1つであると考えられる．すなわち，本来，生体免疫に関与するアディポサイトカインが内臓脂肪の過剰蓄積により異常をきたし，炎症に傾くことがメタボリックシンドロームのもう1つの側面である．

おわりに

　メタボリックシンドロームは内臓脂肪過剰蓄積が病態の上流に位置し，代謝異常と炎症反応の亢進という異常を有している．したがって，内臓脂肪蓄積の指標としてのウエスト周囲径の増大が，診断の必須項目となっている．糖尿病・高脂血症・高血圧としては比較的軽症であっても，内臓脂肪蓄積が存在する例は，臨床的に血管障害に対しハイリスクと捉え，心血管病の予防に向け，今まさに前向き介入を行う段階にきたと考えられる．

［文　献］

1) Hibuse T, Maeda N, Nagasawa A, *et al*; Aquaporins and glycerol metabolism. *Biochimica et Biophysica Acta* 2006；1758：1004-1011.
2) New criteria for 'obesity disease' in Japan；*Circulation Journal* 2002；66：987-992.
3) Curat CA, Miranville A, Sengenes C, *et al*; From blood monocytes to adipose tissue-resident macrophages: induction of diapedesis by human mature adipocytes. *Diabetes* 2004；53：1285-1292.

III．基礎

アディポサイトカイン

門脇 孝

　肥満，特に内臓脂肪蓄積がメタボリックシンドロームを惹起するメカニズムとして脂肪細胞から分泌される生理活性物質，アディポサイトカイン（アディポカインともいう）の異常が重要である．アディポカインの異常は，インスリン抵抗性，高血糖，脂質異常，高血圧，血液凝固異常，炎症，血管障害などメタボリックシンドロームの諸徴候の原因となる．アディポネクチンは代表的な善玉アディポカインであり，内臓脂肪蓄積によって減少し，その結果，インスリン抵抗性，高血糖，脂質異常，動脈硬化などに関与する．アディポネクチンの血中レベルを測定することにより，将来の糖尿病・心血管病の発症を予測することが出来る．逆に，内臓脂肪蓄積によって増加し，インスリン抵抗性，高血糖を惹起するTNFα・MCP-1・レジスチン，血栓傾向を惹起するPAI-1，高血圧を惹起するアンジオテンシノーゲンなどの悪玉アディポカインもメタボリックシンドロームの病態形成上重要である．アディポネクチンと悪玉アディポカインは悪循環によってメタボリックシンドロームの分子基盤を形成する．

キーワード インスリン抵抗性　アディポネクチン　TNFα　MCP-1　炎症

　肥満，特に内臓脂肪蓄積とそれに伴うインスリン抵抗性はメタボリックシンドロームの基本的病態である．内臓脂肪蓄積とインスリン抵抗性を結ぶ分子的基盤として現在最も重視されているのが，脂肪組織から分泌される内分泌因子を総称したアディポサイトカイン（欧米ではアディポカインと呼ぶことが多い）の異常である（図1）．アディポカインの研究はこの10年余り大きく進展したが，本稿ではメタボリックシンドロームの成因・病態におけるアディポカインの役割に焦点をあてて解説する．

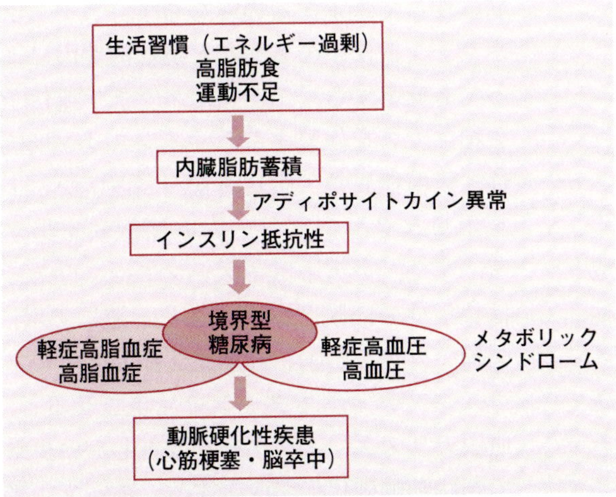

アディポカインとは

　近年脂肪組織は多くの分泌蛋白質を発現していることが明らかにされ，生体において最大の内分泌臓器とされている．発現遺伝子に占める分泌蛋白質の割合は，皮下脂肪組織20％，内臓脂肪組織では30％と言われている．アディポカインは本来生体の恒常性の維持にかかわっているが，肥満や内臓脂肪蓄積によってその産生・分泌が過剰あるいは過少となり，そのバランスの破綻がメタボリックシンドロームの発症・進展に深くかかわっている[1]．

　アディポカインには図2のようにインスリン，耐糖能の調節にかかわるアディポネクチン・TNFα・MCP-1・レジスチン，摂食，エネルギー消費にかかわるレプチン，血栓傾向にかかわるPAI-1，高血圧にかかわるアンジオテンシノーゲン，血管障害にかかわるHB-EGF，など様々な種類がある．また，1つのアディポカインが複数の作用を持つものも多く，例えば，アディ

図1　メタボリックシンドロームとアディポカインの異常
エネルギー過剰の生活習慣は内臓脂肪蓄積・アディポカイン異常・インスリン抵抗性を介しメタボリックシンドロームの原因となる．

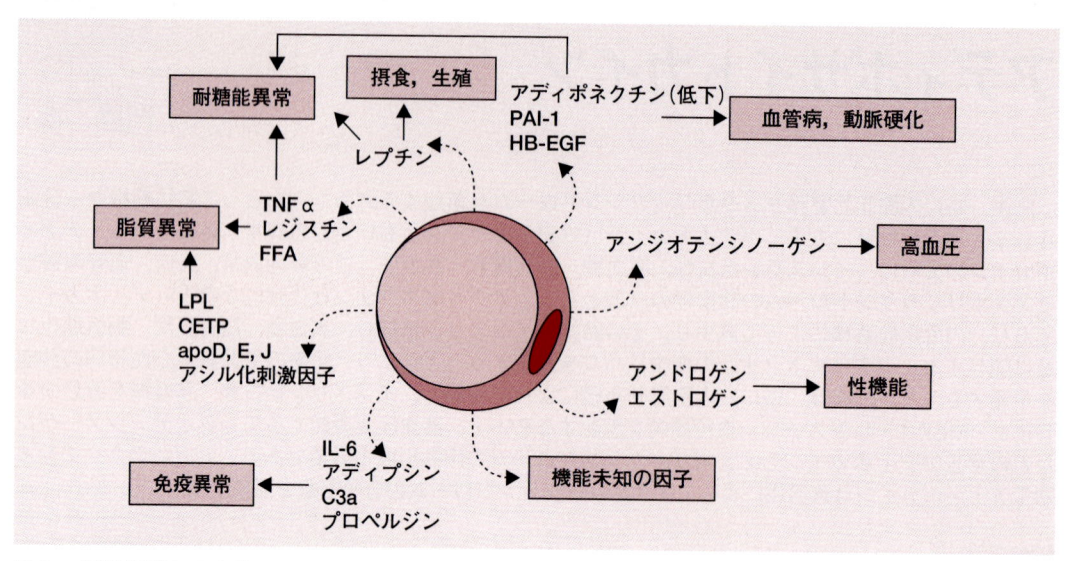

図2　脂肪組織から産生されるアディポカイン

ポネクチンはインスリン感受性亢進と血管障害抑制の両方に直接かかわる．また，脂肪細胞のみから分泌されているレプチンやアディポネクチンのような場合と，それ以外の細胞（マクロファージや肝細胞）からも分泌されているTNFα，MCP-1，IL-6などの場合がある．内臓脂肪蓄積では，脂肪細胞肥大と脂肪組織での炎症や酸化ストレスの亢進が特徴であるが，それに伴って多くのアディポカインはその発現が上昇する．逆に，発現が減少するものもあり，その代表がアディポネクチンである[2]．

アディポネクチン

　アディポネクチンは分子量約30kダルトンの，脂肪細胞で最も豊富に発現しているアディポカインである．補体のC1qと構造上の相同性があり，N末端よりシグナルペプチド，コラーゲン様ドメイン，球状ドメインよりなる[1, 3]．血中では12-18量体の高分子量アディポネクチン，6量体の中分子量アディポネクチン，3量体の低分子量アディポネクチンの3種類の多量体を形成している[3]．肥満や内臓脂肪蓄積に伴って，アディポネクチンの血中レベルが低下するが，アディポネクチンを補充するとインスリン抵抗性やメタボリックシンドロームが改善する[4]．従って，アディポネクチンはインスリン感受性を改善し，メタボリックシンドロームを改善する善玉のアディポカインと考えられる．逆に，内臓脂肪蓄積に伴って，アディポネクチンが不足すること，特に高分子量アディポネクチンが不足することがメタボリックシンドロームの主要な原因と考えられる．アディポネクチンは肥満に伴って低下するのみならず，アディポネクチン遺伝子の多型など遺伝的要因によっても低下する．アディポネクチン遺伝子欠損マウスを作製すると，インスリン抵抗性，耐糖能異常，脂質異常，高血圧などメタボリックシンドロームの諸徴候を呈する．また，アディポネクチン欠損マウスでは炎症性の内膜肥厚が亢進し，逆にアポE欠損マウスなど粥状動脈硬化症のモデルマウスにアディポネクチンを発現させると，血中のリスクファクターが改善しない少量で粥状動脈硬化症が改善する．従って，アディポネクチンには直接の抗動脈硬化作用があると考えられる．実際，アディポネク

チンには，炎症性サイトカインや接着分子の発現抑制作用，HB-EGFなどによる血管平滑筋増殖の抑制作用，スカベンジャー受容体の発現抑制によるマクロファージの泡沫化抑制作用など，一連の抗動脈硬化作用が知られている．これらのデータから次のようなアディポネクチン仮説が提唱されている（図3）[3]．すなわち，肥満をきたす生活習慣・環境因子と遺伝因子の相互作用により，血中アディポネクチンが低下し，それが，インスリン抵抗性・2型糖尿病・メタボリックシンドロームの原因となると同時に，直接的にも動脈硬化の原因となると考えられる．実際，血中のアディポネクチンが下1/4の4μg/m*l*未満のものは将来の糖尿病発症のリスクが約4倍，冠動脈疾患のリスクが約3倍に増加する．

アディポネクチンがインスリン感受性を亢進させるのは，肝臓と骨格筋の両者である．アディポネクチンは両臓器でAMPキナーゼを活性化し，肝臓では糖新生を抑制し，骨格筋では糖取り込みを促進する．また，アディポネクチンは両臓器でPPARα活性化作用を有し，AMPキナーゼ活性化作用と相まって脂肪酸燃焼を促進し中性脂肪含量を低下させることにより，インスリン抵抗性を改善する．アディポネクチンの受容体は2003年に同定され，Adipo R1とAdipo R2とがある[5]．7回膜貫通型の受容体ではあるが，G蛋白質共役型受容体とは異なり，N末端細胞内，C末端細胞外で逆の向きを向いた新規受容体である．Adipo R1は肝臓・骨格筋をはじめいろいろな組織に，Adipo R2は主に肝臓に発現している．これらの受容体を欠損させたマウスでは，アディポネクチンをほとんど結合せず，アディポネクチンによる血糖降下作用も失われることから，Adipo R1とAdipo R2はアディポネクチンの主要な受容体と考えられる[6]．肥満・内臓脂肪蓄積に伴ってアディポネクチンのみならず，アディポネクチンの受容体も低下することが知られている．さらに，

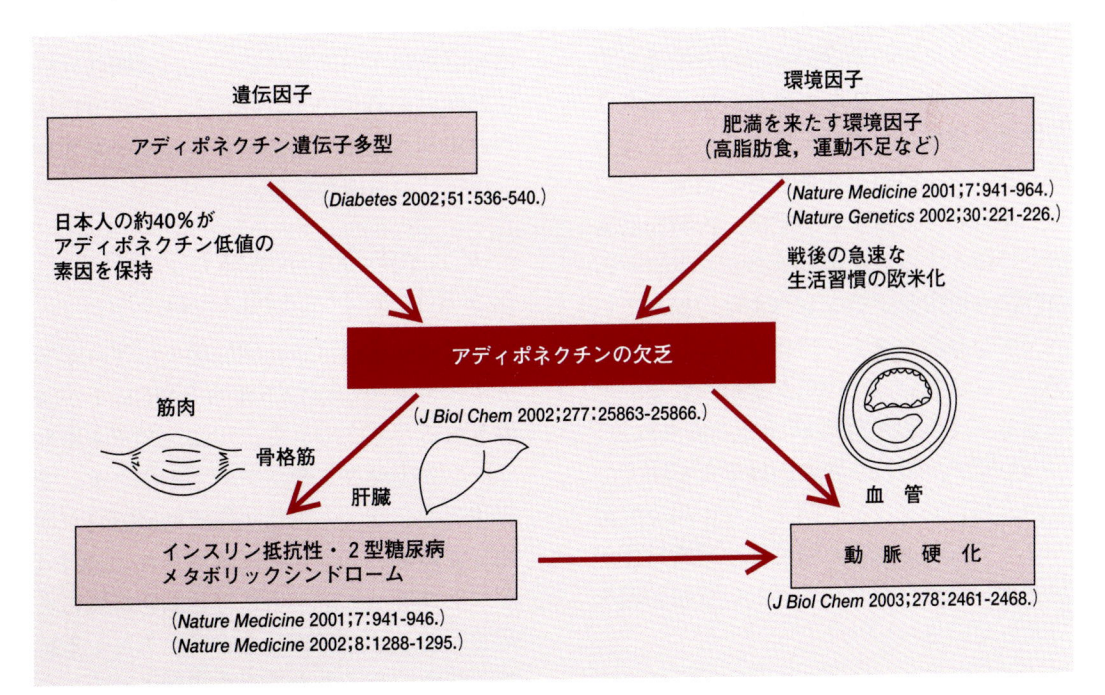

図3　アディポネクチン仮説
アディポネクチンの遺伝的・後天的欠乏は2型糖尿病・メタボリックシンドローム・動脈硬化の主要な原因である．
(*J Clin Invest* 2006；116：1784-1792.)

db/dbマウスの肝臓で約50-60％に低下したアディポネクチン受容体をアデウィルスで補充することにより，糖尿病が改善することから，アディポネクチン受容体の低下自体が肥満に伴う糖尿病の一因となっていることがわかる[6]．Adipo R1とAdipo R2ではシグナル伝達経路が異なり，Adipo R1は主にAMPキナーゼを活性化する受容体であり，Adipo R2は主にPPARαを活性化する受容体である[6]．このように，低下した血中アディポネクチンやアディポネクチン受容体を増やす治療法はメタボリックシンドロームを改善する作用があると考えられる．減量，チアゾリジン誘導体などPPARγ活性化，フィブラート薬などPPARα活性化，またARBなどアンジオテンシン経路の抑制がアディポネクチンやアディポネクチン受容体を増加させることが知られている．

レプチン

レプチンは脂肪細胞のみから分泌されるアディポカインで脂肪組織量が増加することにより増加し，食欲を低下させるとともにエネルギー消費を亢進させ，肥満へのブレーキとして作用する．肥満，内臓脂肪蓄積を特徴とするメタボリックシンドロームの時にも血中レプチンレベルは増加している．すなわちレプチン自体は増加しているが，それに見合った作用が認められないというレプチン抵抗性の状態と考えられる．このレプチン抵抗性の原因は未だ不明であるが，高脂肪食など肥満をきたす環境要因によって惹起されると同時に，肥満自体がレプチン抵抗性を惹起するという悪循環を形成しているらしい．

インスリン抵抗性惹起性アディポカイン（TNFα，MCP-1，レジスチンなど）

TNFαは内臓脂肪蓄積に伴って増加するが，脂肪細胞自体と脂肪組織に浸潤したマクロファージなど炎症細胞の両者がTNFαを発現している．TNFαによってJNKなどのセリン・スレオニンキナーゼが活性化することにより，IRS-1のセリンリン酸化が亢進し，結果としてIRS-1のチロシンリン酸化が抑えられ，インスリン抵抗性が惹起される．レジスチンも内臓脂肪蓄積に伴って，その血中レベルが増加し，インスリン抵抗性やメタボリックシンドロームに関与する．しかし，マウスの場合にレジスチンが主に脂肪組織から分泌されるのに対し，ヒトではマクロファージからの分泌が主で，マウスで得られた結果がヒトであてはまるか否かが現時点では不明である．

MCP-1 (monocyte chemoattractant protein-1) はケモカインの一種であり，炎症を惹起する作用がある．肥満の脂肪組織でその発現が増加しており，その結果，脂肪組織でのマクロファージの浸潤を惹起し，脂肪組織でのTNFαやIL-6，IL-1βの発現増加を惹起する．またTNFαには脂肪分解促進作用がありFFAが増加し，MCP-1自体の血中レベルでの増加と相まってインスリン抵抗性の原因となる．

アディポカインネットワークとメタボリックシンドローム

内臓脂肪蓄積／脂肪細胞肥大に伴ってアディポネクチンが低下するとMCP-1が誘導されると考えられる．実際，アディポネクチン欠損マウスや，アディポネクチン受容体欠損マウスの脂肪組織ではMCP-1が増加している．こうして，誘導されたMCP-1がマクロファージを引き寄せ脂肪組織に炎症を惹起させ，TNFαなどインスリン抵抗性惹起性のサイトカインを増加させる．また，TNFαによる脂肪分解の結果増加するFFAがマクロファージのTLR4などを介し

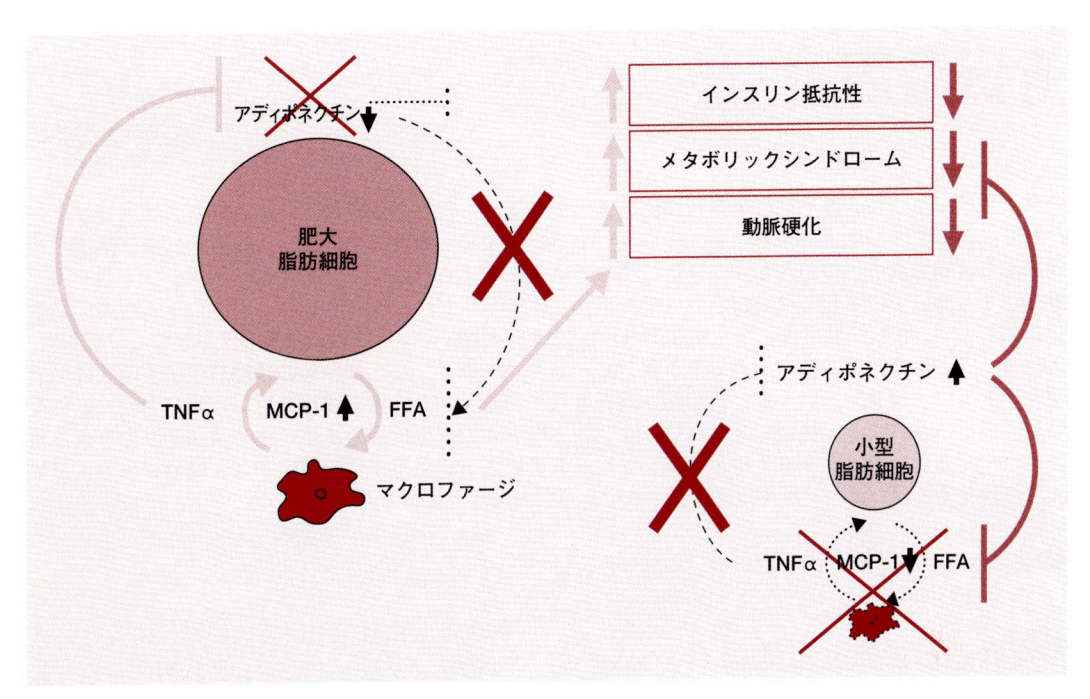

図4 アディポカインネットワーク
肥満に伴うアディポネクチンの低下と炎症性サイトカインの上昇は悪循環を形成しメタボリックシンドロームを惹起する．逆に，肥満の改善やチアゾリジン薬投与により脂肪細胞が小型になると逆の良い循環が形成されメタボリックシンドロームが改善する．

て炎症を強め，これらの炎症性サイトカインがアディポネクチンの発現を更に減少させるという悪循環が惹起され，メタボリックシンドロームの病態を形成する（図4）．逆に，内臓脂肪減少やチアゾリジン薬などで脂肪細胞を小型にするとアディポネクチンが増加し，炎症性サイトカインが低下するという良い循環になることがメタボリックシンドロームの改善に結びつく．

[文 献]

1) Matsuzawa Y : Therapy insight: adipocytokines in metabolic syndrome and related cardiovascular disease. *Nature Clinical Practice Cardiovascular Medicine* 2006 ; 3 : 35-42.
2) Lazar M A : The humoral side of insulin resistance. *Nature Medicine* 2006 ; 12 : 43-44.
3) Kadowaki T *et al* : Adiponectin and adiponectin receptors in insulin resistance, diabetes and metabolic syndrome-Adiponectin hypothesis-. *J. Clin. Invest* 2006 ; 116 : 1784-1792.
4) Yamauchi T *et al* : The fat-derived hormone adiponectin reverses insulin resistance associated with both lipoatrophy and obesity. *Nature Medicine* 2001 ; 7 : 941-946.
5) Yamauchi T *et al* : Molecular cloning of adiponectin／Acrp30 receptors that mediate antidiabetic metabolic effects. *Nature* 2003 ; 423 : 762-769.
6) Yamauchi T *et al* : Targeted disruption of AdipoR1 and AdipoR2 causes abrogation of adiponectin binding and metabolic actions. *Nature Medicine* 2007 ; 13 : 332-339.

Ⅲ. 基礎

遺伝素因

後藤田貴也

　メタボリックシンドロームは生活習慣病の1つであるが，同じ生活環境下にあってもメタボリックシンドロームを発症しやすい人とそうでない人（あるいは家系）があることから，明らかに遺伝素因（複数の疾患感受性遺伝子の組合せ）が発症に関わるものと考えられている．メタボリックシンドロームの原因となる遺伝子に関しては現時点ではまだ不明な点が多いが，メタボリックシンドロームの成因的基盤をなす「インスリン抵抗性」や「内臓肥満」に関連する遺伝子は，有力な候補遺伝子となる．実際に，インスリンシグナル伝達にかかわる分子やアディポサイトカインなどの多数の候補遺伝子上の変異や多型とメタボリックシンドロームとの相関が報告されている．また，連鎖解析を用いた研究も盛んに行なわれ，いくつかの染色体領域にメタボリックシンドロームの疾患感受性を規定する遺伝子が存在する可能性が示唆されている．メタボリックシンドロームの原因（疾患感受性）遺伝子は人種や民族によって大きく異なるといわれ，わが国独自のデータに基づいた解析が重要と考えられる．

キーワード　因子分析　相関解析　連鎖解析　LODスコア

複合遺伝形質としてのメタボリックシンドローム

　メタボリックシンドロームを構成する疾患はいずれも生活習慣病の代表であり，メタボリックシンドローム自体も複数の遺伝因子の存在を背景として，そこに過食や運動不足などの環境因子の負荷が加わり発症にいたるいわゆる複合遺伝形質（complex trait）あるいは多因子遺伝性疾患（multifactorial disease）と考えられている．双生児研究は，疾患や表現型の遺伝度（heritability）を調べる基本的な方法の1つであるが，実際にメタボリックシンドロームを対象とした双生児研究の結果によると，メタボリックシンドロームに特徴的な糖，脂質，血圧，および体重の異常は，いずれも52～80％と高い遺伝度をもつ遺伝形質であることが示されている[1]．

　一方，複合遺伝形質としての観点からメタボリックシンドロームに関する大規模疫学調査の結果を，因子分析（factor analysis）（用語解説）によって解析した結果ではいずれも，メタボリックシンドロームは遺伝的には少なくとも3～4個以上の互いに独立した構成成分からなることが示されている（表1）．約2千名の日本人を対象として筆者らが行った因子分析の結果でも，1)

表1　因子分析を用いたメタボリックシンドロームの構成因子の抽出

Kaiser Permanente Women Twin Study	Framingham Offspring Study	Strong Heart Study of American Indians	Honolulu Heart Program of Japanese American	日本人健診受診者
体重 脂肪分布 グルコース インスリン 血圧 中性脂肪 HDL-C	BMI W/H比 インスリン 中性脂肪 HDL-C グルコース インスリン BMI 血圧	BMI グルコース インスリン 血圧 インスリン 中性脂肪 HDL-C	体重 胴囲 インスリン グルコース インスリン 血圧 中性脂肪 HDL-C	インスリン BMI 血圧 グルコース 中性脂肪 HDL-C BMI

肥満関連因子，　糖代謝関連因子，　高血圧関連因子，　脂質代謝関連因子

表2 メタボリックシンドロームの候補遺伝子

遺伝子名	染色体上の局在	多型／変異*	関連する表現型**
ADRB2（β2アドレナリン受容体）	5q32-q34	G16R	MetS（男性で）
ADRB3（β3アドレナリン受容体）	8p12-p11	W64R	Ob, IR
APM1（アディポネクチン）	3q27	I164T, SNP	IR, Ob & MetS
APOC3（アポ蛋白C3）	11q23	455T-C	TG, Ob & MetS
APOC3/A4/A5（アポ蛋白C3A4/A5）	11q23	SNP	Ob, HT, IR, TG
AGT（アンジオテンシノーゲン）	1q42-q43	T174M	HT & MetS
CAPN10（カルパイン10）	2q37	SNP-43	BS, TG（肥満者で）
FABP2（脂肪酸結合蛋白2）	4q28-q31	A54T	TG & MetS
GCCR（グレリン受容体）	3q26	SNP	Ob & MetS
GHSR（グルココルチコイド受容体）	5q31	RFLP, N363S	Ob, HT, IR
GNB3（G蛋白質β3サブユニット）	12p13	C825T	HT & MetS
IL6（インターロイキン6）	7p21	SNP (promoter)	IR, TG, Ob & MetS
INPPL1（SHIP2）	11q23	SNP	HT & MetS
INS（インスリン）	11p15	RFLP	TG & MetS
LEP（レプチン）	7q31	SNP, VNTR	Ob, HT
LMNA（ラミンA/C）	1q21	H566H	TG, HDL & MetS
LPL（リポ蛋白リパーゼ）	8p22	SNP	IR, TG & MetS
LTA（リンフォトキシンα）	6p21	T60N	BS & MetS
NOS3（内皮依存性NO合成酵素）	7q36	7164G-T, D298D, ほか.	HT & MetS
PPARG（PPAR-γ）	3p25	P12A	TG, HT, IR & MetS
PPARGC1A（PGC-1α）	5q32	G482S	HT, HDL-C & MetS
PPARD（PPAR-δ）	6p21	+294T/C	Ob, TG & MetS
PTPN1（蛋白チロシン脱リン酸化酵素1B）	20q13	SNP	TG, HDL, Ob, BS &HT
UBL5（BEACON）	19p13	SNP	BS, TG, Ob
UCP1（脱共役蛋白1）	4q31	SNP	Ob, IR
USF1（上流刺激因子1）	1q22-q23	SNP	TG & MetS

* SNP=単一塩基多型，RFLP=制限酵素切断片長多型 **TG=高トリグリセリド血症，HDL=低HDL-コレステロール血症，MetS=その他のメタボリックシンドロームの表現型，BS=糖代謝異常，HT=高血圧，R=インスリン抵抗性，Ob=肥満

インスリン抵抗性と肥満に関連した因子，2）血圧に関連した因子，3）糖代謝異常に関連した因子，4）脂質代謝異常と肥満に関連した因子，の計4つの因子によってメタボリックシンドロームにみられる表現型の変動の7割以上が説明可能であった．つまり，メタボリックシンドロームは遺伝的な観点から見て単一の病態ではなく，それぞれに高い遺伝度を有する少なくとも3～4個以上の独立した病態を内包するものと考えられる．一方，因子分析では，インスリンが糖や脂質，肥満といった複数の因子と同時に抽出される（表1）ことから，インスリン抵抗性が危険因子重複の背景に共通して存在することが示唆される．

メタボリックシンドロームの候補遺伝子

メタボリックシンドロームの成因的基盤をなすものとして，「インスリン抵抗性の亢進」が重要であり，また，インスリン感受性や糖・脂質代謝，血圧の調節に与る様々な生理活性物質（アディポサイトカイン）を産生する脂肪細胞自体のさまざまな異常（内臓脂肪蓄積に代表されるような質的・量的・機能的異常）も重要である．このようなメタボリックシンドローム成立の根幹にかかわる因子の遺伝子は，メタボリックシンドロームの疾患感受性を規定する有力な候補遺伝子となる．実際に，多数の候補遺伝子上の変異や多型とメタボリックシンドロームに関連する表現型との間で広く相関解析（association study）が行われ，複数の表現型との間に有意な相関がみられる遺伝子がいくつか報告されている（表2）．たとえば，アディポネクチン遺伝子のIle164Thr変異は，日本人において低アディポネクチン血症と糖尿病に関連し，メタ

ボリックシンドロームや冠動脈疾患とも関連することが報告されている[2]．

ゲノムワイド連鎖解析

ヒトゲノムの解読によりゲノム全体に高密度に散在するマイクロサテライトマーカーや単一塩基多型（SNP）などの遺伝子多型のカタログ化が進み，ゲノム全体を俯瞰した連鎖解析（linkage study）（用語解説）や相関解析も行われている．

◆複数の形質を同時に対象とした解析

フラミンガム研究の登録者を対象に，メタボリックシンドロームに関連する5つの形質（収縮期血圧，トリグリセリド，HDL-コレステロール，血糖値，ボディマスインデックス[BMI]）およびこれら5つを複合した形質（メタボリックシンドロームスコア：MSS）に対して，マイクロサテライトマーカーを用いて行った全ゲノム解析の結果が報告されている[3]．それによると，血糖値，HDL-コレステロール，収縮期血圧ではそれぞれの最大LODスコアが，2.37，2.27，1.93とsuggestiveなレベルの連鎖が確認されたのに対して，MSSでは1.82とむしろそれらを下回るLODスコアしか得られていない．すなわち，メタボリックシンドロームを構成する主要な5つの形質に関して，それらの組み合わせや重みづけに関する考慮をせずに単純にその総和をもってメタボリックシンドロームを定義するとすれば，遺伝因子の検出力はそれぞれの形質単独の場合に比べて必ずしも改善されないことになる．これは，「メタボリックシンドロームは複数の独立した構成因子（病態）からなる」という因子分析の結果に合致し，メタボリックシンドロームの遺伝解析を行う上では，各構成因子に焦点を合わせた解析が重要になるものと思われる．

◆インスリン抵抗性と肥満あるいは高血圧に焦点を絞った解析例

罹患同胞対を用いて複数の形質を対象としたゲノムワイド解析として，KissebahとRotterらによる研究が有名である．インスリン抵抗性と肥満に関連した表現形質に重点をおいた白人における全ゲノムマッピングの結果では，3番染色体の長腕領域（3q27）に，BMI，ウエストおよびヒップ周囲径，体重，血漿インスリン値，血中インスリン/ブドウ糖比に対する連鎖のピークが重複して存在し，この領域にメタボリックシンドロームの主要な疾患感受性遺伝子の存在が示唆された[4]．この3番染色体領域には候補遺伝子としてアディポネクチン遺伝子などが存在する．

同様に，インスリン抵抗性と高血圧に関連した表現形質に重点をおいたヒスパニック系を対象とした全ゲノムマッピングの結果，7番染色体の長腕領域（短腕端から112-137cMの領域）に，空腹時インスリン値，血圧（収縮期血圧および平均動脈圧），インスリン抵抗性指数HOMA（homeostasis model assessment），および血漿レプチン値に関する連鎖のピークがやはり重複して存在することが明らかとなった[5]．この領域の候補遺伝子としては，レプチン遺伝子やプロテインフォスファターゼ1調節サブユニット3遺伝子（PPP1R3）などがあげられている．

◆構成因子を対象とした解析例

メタボリックシンドロームに注目したゲノムワイド連鎖解析は，従来は上記のように関連する複数の形質を同時に対象としたものが主であったが，最近では因子分析によって抽出された各構成因子（コンポーネント）を解析対象として全ゲノムワイド連鎖解析を行ったものも報告されつつある．HERITAGE Family Study対象者におけるこのような研究では，いくつかの連鎖を示

表3　メタボリックシンドロームのゲノムワイド連鎖解析の結果

疾患感受性遺伝子座の染色体上の局在位置	解析対象（人種など）	文献
各構成因子(component)を対象とした研究		
66q24-25, 7q21-31	Mexican Americans	Diabetes 51: 841-7, 2002.
1p34, 1q41, 2p22, 7q31, 9q13-21, 10p11, 19q13	Whites & Blacks	JCEM 88: 5935-5943, 2003.
2q36, 7q31, 12q21	Americans	Diabetes 52: 2840-7, 2003.
1p36, 3p12, 4p15, 6q13	Mexican Americans	Hum Biol 76: 651-65, 2004.
3p26, 8p23, 11q24, 13p12, 15q15	Americans	Obes Res 13: 1885-90, 2005.
17q23, 18p11	Whites, Blacks, Hispanics, Asians	Hypertension 45: 751-7, 2005
複数の形質 (multiple trait)を対象とした研究		
1q21, 7q22-31	Pima Indians	Diabetes 48 (Suppl A182), 1999.
3q27, 17p12	Caucasians	PNAS 97: 14478-83, 2000.
7q31-32	Hispanics	Circulation 104: 1255-60, 2001.
6q22-26	Mexican Americans	AJHG 68: 1149-64, 2001.
2q14-21, 5p13, 6q22, 17pter	Framingham	BMC Genetics 4 (S57), 2003.
12q13	Framingham	BMC Genetics 4 (S96), 2003.
1q21-31	Hispanics	Diabetes 53: 1170-4, 2004.
1q21-25	Chinese	Diabetes 53: 2676-83, 2004.
7q11.23	Mexican Americans	Hum Biol 77: 231-46, 2005.

唆する領域が得られたが，驚いたことに，示された連鎖領域は白人と黒人の対象者の間で大きく異なっており，重複する領域は全く認められていない．このことは，メタボリックシンドロームの成因に人種差が極めて大きく関与することを意味し，わが国におけるメタボリックシンドロームはやはりわが国の独自のデータに基づいて診断および解釈されるべきであることを示している．

◆ゲノムワイド連鎖解析のまとめ

現在までに多数の疾患感受性遺伝子座位が報告され，表3に主な報告の結果をまとめて示す．当然ながら，重点を置く構成因子や形質によって解析結果が異なり，また対象となる人種の違いも結果に大きな影響を及ぼしうる．しかしながら，7番染色体の長腕（7q21-31）や6番染色体の長腕（6q22-26），および1番染色体の長腕（1q21-31）の各領域は複数の研究で報告されており，これらの領域にメタボリックシンドロームの主要な疾患感受性遺伝子が存在する可能性が高い．以前より，この1番染色体の長腕領域（1q21）には，やはりインスリン抵抗性に関連した高脂血症と高率な冠動脈疾患の合併を特徴とする家族性複合型高脂血症（FCHL）の原因遺伝子が存在するとされてきた．近年，その有力な候補遺伝子としてUSF1（upstream transcription factor 1）遺伝子が同定され[6]，FCHLとメタボリックシンドロームの臨床的なオーバーラップを考えると，USF1はメタボリックシンドロームとの関連でも注目される．

用語解説

因子分析　体重や血圧，インスリン値といった互いに密接な関連をもつ量的形質に関して行なう多変量解析の一つであり，複雑に絡み合った因子を幾つかの互いに独立した因子のもとに抽出する方法である．

相関解析　いわゆるcase-control studyであり，患者群と正常対照群との間で候補遺伝子の変異や多型の頻度を比較して，疾患との相関（association）を調べる．検出力は高いが，偽陽性が多いことが問題となる．

連鎖解析　家系内や集団中で複数の遺伝子座が同時に分離（遺伝）されていく現象を連鎖（linkage）と呼び，それは各遺伝子座が同一染色体上の近傍に位置することを意味する．こ

の「連鎖」の概念に基づき遺伝子マーカーと原因遺伝子との間の組み換え率から原因遺伝子の染色体上の位置を推定する方法が連鎖解析法である．

LODスコア　連鎖の有無を判定する基準として用いられ，連鎖の有る無しを仮定した場合の各々の尤度（likelihood）の比の対数として表される．通常，LODスコアにおいて3.3以上で有意（significant）な，1.9以上で示唆的（suggestive）な連鎖が認められるとされる．

[文　献]

1) Poulsen P, Vaag A, Kyvik K, *et al*：Genetic versus environmental aetiology of the metabolic syndrome among male and female twins. *Diabetologia*. 2001；44：537-543.
2) McQueen MB, Bertram L, Rimm EB, *et al*：A QTL genome scan of the metabolic syndrome and its component traits. *BMC Genetics*. 2003；4(Suppl I)：S96.
3) Ohashi K, Ouchi N, Kihara S, *et al*：Adiponectin I164T mutation is associated with the metabolic syndrome and coronary artery disease. *J Am Coll Cardiol*. 2004；43：1195-1200.
4) Kissebah AH, Sonnenberg GE, Myklebust J, *et al*：Quantitative trait loci on chromosomes 3 and 17 influence phenotypes of the metabolic syndrome. *Proc Natl Acad Sci USA*. 2000；97：14478-14483.
5) Cheng LS, Davis RC, Raffel LJ, *et al*：Coincident linkage of fasting plasma insulin and blood pressure to chromosome 7q in hypertensive Hispanic families. *Circulation* 2001；104：1255-1260.
6) Pajukanta P, Lilja HE, Sinsheimer JS, *et al*：Familial combined hyperlipidemia is associated with upstream transcription factor 1 (USF1). *Nat Genet* 2004；36：371-376.

Ⅲ. 基礎

インスリン抵抗性

岡　芳知

　インスリン抵抗性とは，インスリンが血中に存在するにもかかわらず，期待されるほどのインスリン作用が発揮されない病態をいう．最も簡便には，空腹時の血糖値とインスリン値から推測される．しかし，頻用されているHOMA-R指数がインスリン抵抗性の指標となるのは，血糖値がそれほど高値でない場合に限られることを忘れてはならない．インスリン抵抗性の優れた臨床指標の開発が望まれている．インスリン抵抗性は，たとえば，脂肪分解抑制の低下を招来し，これによるFFA増加はインスリン抵抗性を生み出す．このようにインスリン抵抗性はさまざまな代謝異常の重積を起こし，それらがまたインスリン抵抗性を悪化させるという悪循環が起こる．これがメタボリックシンドロームの根底にあると考えてよい．

キーワード　遊離脂肪酸　レニン・アンジオテンシン系　動脈硬化　悪循環

インスリン抵抗性とは

　インスリンが存在するにもかかわらず，期待されるほどのインスリン作用が発揮されない病態をいう．肥満や運動不足もその原因の1つである．

　インスリン抵抗性はさらにインスリン抵抗性を生むという悪循環が形成される．すなわち，インスリン抵抗性は糖代謝異常の重要な要因であり，高血糖はインスリン抵抗性をさらに増悪させる．また，インスリン抵抗性は脂肪組織からの遊離脂肪酸(FFA)の放出を増加させるが，これは骨格筋と肝臓においてさらなるインスリン抵抗性を引き起こす．インスリン抵抗性とも関わる高血圧がインスリン抵抗性を悪化させるメカニズムも知られている[1]．

　このようなインスリン抵抗性の悪循環がメタボリックシンドロームの根底にあると考えてよい（**図1**）．

インスリン抵抗性の評価

　では，インスリン抵抗性があるか否か，どの程度かはどうやって知るのか．インスリンが存在するにもかかわらず，期待されるほどのインスリン作用が発揮されないのであるから，最も簡便には，「インスリン値の割には血糖値が下がっていない」，「正常血糖値を保つためのインスリン値が高い」，といったことで認識される．すなわち，空腹時の血糖値とインスリン値から推測される．これを数式化したのが，HOMA-Rである．さらに精密な評価には，高インスリン正常血糖クランプ法などがある．

◆HOMA-R

$$\frac{空腹時血糖値（mg/dl） \times 空腹時インスリン濃度（\mu U/ml）}{405}$$

　境界型で検討すると，この数式で算出される数字がインスリン抵抗性のよい指標になる，というのが原典[2]であることを忘れてはならない．空腹時血糖値が高値，たとえば200mg/dlの患者では検討されていない．何でもこの数式に入れて算出しているのを散見するが，それは誤りである．空腹時血糖値が上昇するとともにインスリン値が上昇してくるが，この上昇は日本人では空腹時血糖値が140mg/dlくらいまでで，これを超えるとインスリン値は低下してくる．したがって，HOMA-Rがインスリン抵抗性の指標になるのは，空腹時血糖値が140mg/dlくらいまでと考えるのが妥当と思

われる．

◆高インスリン正常血糖クランプ法

インスリンを注入（点滴）して，高インスリン血症，すなわち，血中インスリン値を高く100μU/mlくらいに保ち，このままでは血糖値が低下するのでグルコースを同時に注入して，正常血糖を保つようにする．この時に必要になった注入グルコース量で判定する．すなわち，インスリン抵抗性が高いとインスリンの効きが悪いので，高インスリンにもかかわらず，正常血糖を保つための注入グルコース量は少なくて済む，というわけである．精密な評価法ではあるが，100μU/mlくらいのインスリン値で評価しているのは骨格筋へのグルコースの取り込みであり，肝臓のインスリン抵抗性は評価していないと考えられている．

インスリン抵抗性とメタボリックシンドローム

◆インスリン抵抗性と高脂血症

インスリン抵抗性は脂肪分解抑制の低下を招来し，これによるFFA増加はインスリン抵抗性を生み出す．もう少し詳しく説明する．インスリンには脂肪分解を抑制する作用があるが，これは，脂肪組織のホスホジエステラーゼ３Bを活性化させることによりcAMPを減少させてプロテインキナーゼAを抑制し，これによりホルモン感受性リパーゼ（HSL）を抑制するからである．インスリン抵抗性の状態では，この脂肪分解抑制が起きにくくなり，脂肪組織における中性脂肪（トリグリセド：TG）の分解が進み，FFAの放出を引き起こす．この血中FFAは，肝臓においてTG合成に利用され，高TG血症（高VLDL血症）を引き起こす．

インスリン抵抗性によって起こった血中FFAの増加は，骨格筋のインスリン感受性を悪化させる．その分子機構として，1）プロテインキナーゼC（PKC）θの活性化，2）IKKβの活性化が主に知られている．

米国Shulmanのグループは，ヒトにFFAを注入した場合，骨格筋でインスリン抵抗性が起こることを高インスリン正常血糖クランプを用いて証明し，その際インスリン刺激によるインスリン受容体基質-1（IRS-1）のチロシンリン酸化やIRS-1に結合するPI 3-キナーゼ活性化が低下していることを示した．さらに同グループは，この低下にはPKCθの活性化が関与していることを示

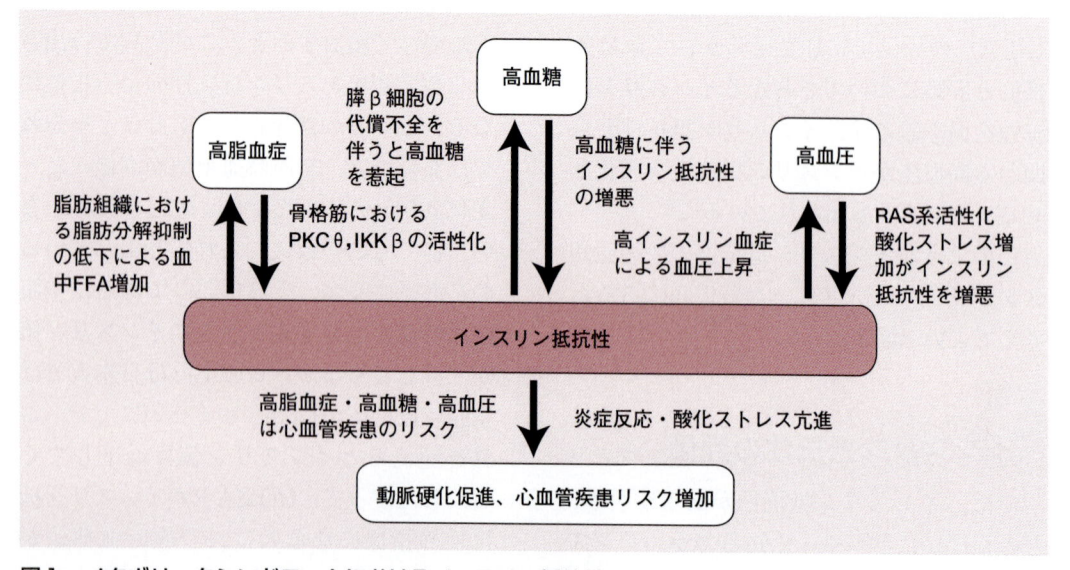

図1　メタボリックシンドロームにおけるインスリン抵抗性

した[3]．インスリン抵抗性による血中FFAの増加は，骨格筋細胞内のジアシルグリセロール（DAG）またはfatty acyl CoAを増加させ，これがPKCθを活性化する．PKCθはIRS-1のセリンをリン酸化することにより，IRS-1のチロシンリン酸化を阻害し，インスリンシグナル伝達を抑制すると考えられる．

また，IKKβも高脂肪食や肥満によるインスリン抵抗性と関わる．IKKβはIRS-1をセリンリン酸化し，インスリンによるIRS-1のチロシンリン酸化を低下させる．米国Shoelsonのグループは高脂肪食や肥満によるインスリン抵抗性が高用量salicylate（IKKβを阻害する）投与やIKKβ欠損マウスで改善することを示している．

◆インスリン抵抗性と高血圧

インスリン抵抗性の状態では，代償的に高インスリン血症が起き，これは高血圧の引き金になると考えられている．高インスリン血症が高血圧を引き起こすメカニズムは，インスリンが1）腎でのナトリウム（Na）再吸収を増加させ循環血液量を増やす，2）交感神経を活性化させ血管を収縮させる，3）血管平滑筋を増殖させる，4）脂肪組織においてアンジオテンシノーゲンの発現を増加させレニン・アンジオテンシン系（RAS）を活性化する，などのさまざまな報告がある．一方で，荻原，藤田らは，ラットに高食塩食負荷すると血圧増加に伴いインスリン抵抗性が促進されることや，アンジオテンシン注入により酸化ストレスの増加を伴いインスリン抵抗性が起こることを示し，高血圧自体がインスリン抵抗性を増悪させる可能性を示唆した．

◆インスリン抵抗性と高血糖

高血糖自体が，インスリン分泌能を低下させ，またインスリン抵抗性も悪化させることが知られている．これは一般には糖毒性glucose toxicityと呼ばれている．この証明として，動物実験ではあるが，腎からの糖排出閾値を変えるフロリジンによって腎性糖尿を起こし高血糖を改善すると，悪化していたインスリン抵抗性が改善することが示されている．

◆インスリン抵抗性と動脈硬化

メタボリックシンドロームにおけるインスリン抵抗性は，糖・脂質代謝異常や高血圧など動脈硬化のリスクを集積させるが，インスリン抵抗性自体が動脈硬化を促進する機序もさまざまな報告がある．

それらのうち重要なものは，1）炎症反応の増加と2）酸化ストレスの亢進であろう．高インスリン血症は炎症性マーカーである高感度CRPと相関することが報告されている．高感度CRPは心血管障害の予測因子としても重要である．一方で，炎症性蛋白であるCRP自体，血管内皮細胞でのeNOS活性化を低下させたり，凝固系を亢進させたりするなどの作用を持ち，動脈硬化の増悪因子でもある．また，インスリン抵抗性ではアンジオテンシンIIの作用が亢進しており，血管内皮細胞のNADPHオキシダーゼの発現増加を介して活性酸素の産生が促される．さらにインスリン抵抗性によって血管内皮細胞のeNOSの活性低下，NO産生低下が起こるため，活性酸素の除去が低下し酸化ストレスが亢進する．このことが血管内皮細胞でのNF-κBを活性化し，炎症性蛋白の発現異常を引き起こし，動脈硬化が促進されると考えられている．

[文 献]

1) Ogihara T, Asano T, Fujita T : Contribution of salt intake to insulin resistance associated with hypertension. *Life Sci* 2003 ; 73 : 509-523.
2) Turner RC, Holman RR, Matthews D, *et al* : Insulin deficiency and insulin resistance interaction in diabetes-estimation of their relative contribution by feedback analysis from basal insulin and glucose concentrations. *Metabolism* 1979 ; 28 : 1086-1090.
3) Griffin ME, Marcucci MJ, Cline GW, *et al* : Free fatty acid-induced insulin resistance is associated with activation of protein kinase C theta and alterations in the insulin signaling cascade. *Diabetes* 1999 ; 48 : 1270-1274.

III. 基礎

メタボリックシンドロームとレニン・アンジオテンシン系
ーメタボリックドミノからのアプローチー

篠村裕之, 伊藤 裕

　高血圧症, 糖尿病, 高脂血症などの生活習慣病は, 生活習慣のゆらぎに基づく肥満などの共通基盤の上に一定の時系列のなかで順次発症し, その重積と連鎖により心血管イベントが引き起こされる. この状況をダイナミックにとらえたのが"メタボリックドミノ"の概念である. レニン・アンジオテンシン系 (RAS) はメタボリックドミノの進行に重要な役割を演じることが当教室の検討を含めて, さまざまな動物実験・臨床検討から明らかにされている. これらの結果から, RASの早期阻害が高血圧・糖尿病などの生活習慣病の発症そのものを抑制できる可能性が期待される.

キーワード メタボリックシンドローム　レニン・アンジオテンシン系　高血圧　糖尿病　発症抑制

　本邦における生活習慣の変化に伴い高血圧, 糖尿病, 高脂血症などの生活習慣病が急増しており, 今世紀の最大の医学問題の1つとなっている. これら生活習慣病は同一患者に同時に発症することはなく, その人の一生の中で時系列的に発症することであり, その時間経過と因果関係をダイナミックに表したのがメタボリックドミノ[1]である (図1). この図から明らかのように, 最上流には生活習慣のゆらぎが存在し, そのゆらぎがドミノ倒しのこまを倒す引き金となって肥満やインスリン抵抗性を惹起し, その結果, 高血圧, 高脂血症, 食後高血糖などの生活習慣病が発症し, 種々の動脈硬化性疾患の発症が始まる. さらに進行すると糖尿病も発症し, 糖尿病による微小血管障害も合併し, 著しくQOLが損なわれることになる.

　近年, レニン・アンジオテンシン系 (RAS) がメタボリックドミノの進行に, 上流の時点からすでに重要な役割を果たすことが示されており, RAS抑制薬 (ACE阻害薬ACEI)

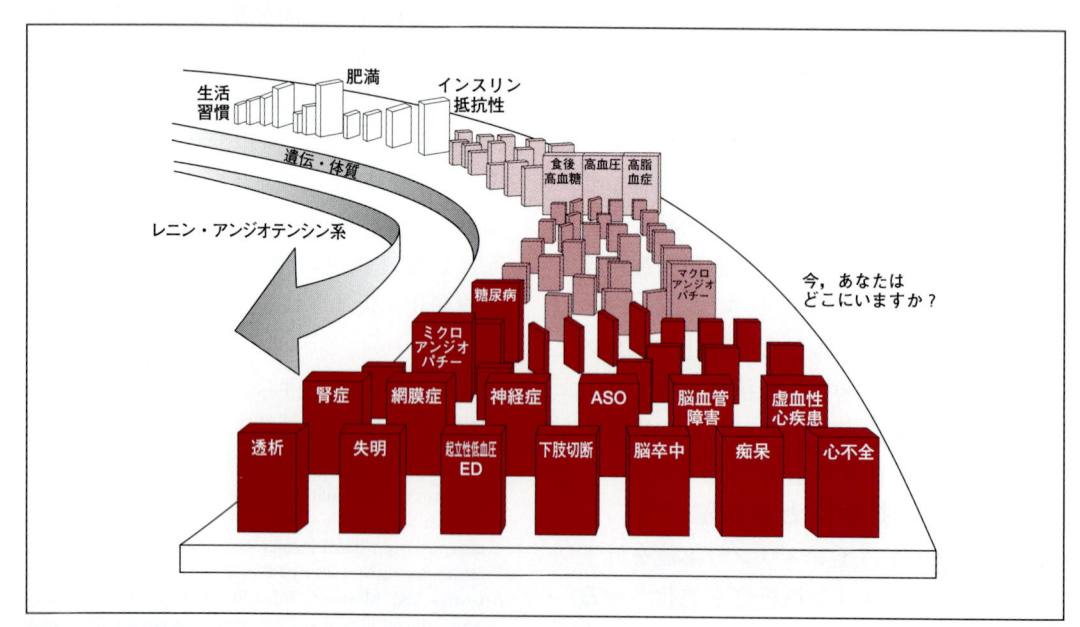

図1　メタボリックドミノとレニン・アンジオテンシン系
(伊藤　裕：メタボリックドミノとは. 日本臨床2003；61：1824-1843より改変)

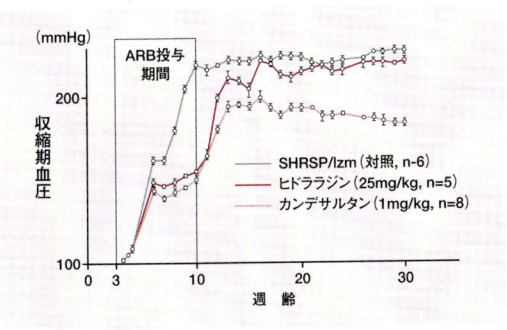

図2-a　ARBの一過性投与による高血圧発症抑制
(Nakaya H, et al : JAw Soc Nephrol 2001 ; 12 : 659-666より改変)

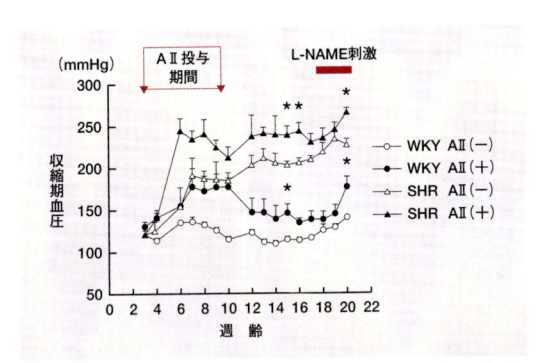

図2-b　AIIの一過性投与による血圧持続上昇作用
(Ishiguro K, et al : Hypertens Res 2007, in pressより改変)

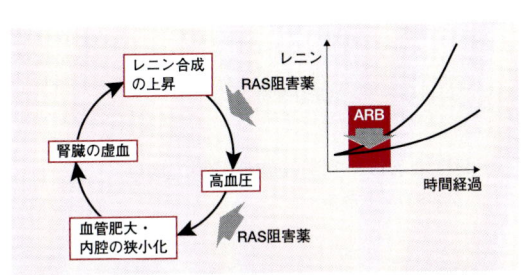

図2-c　ARBの一過性投与による高血圧発症抑制機序（RASブロックメモリー現象）：Reno-vascular amplifier仮説
(Ishiguro K, et al : Hypertens Res 2007, in pressより改変)

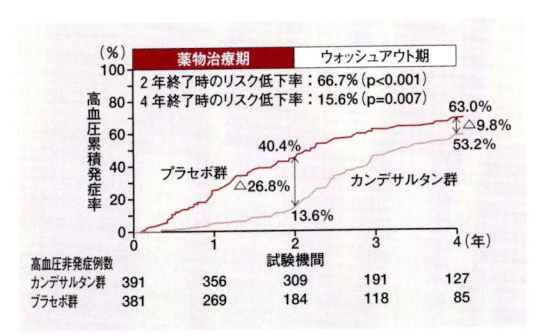

図2-d　TROPHY試験の主な結果
(Julius S, et al : N Engl J Med 2006 ; 354 : 1685-1697より改変)

やアンジオテンシン受容体拮抗薬（ARB）が高血圧や糖尿病などの生活習慣病の発症そのものを抑制できる可能性がさまざまな動物実験や臨床試験から明らかにされている．本稿ではRASがメタボリックシンドロームの進行に与える影響とRAS阻害薬による生活習慣病発症抑制の可能性について，当教室の実験結果を交えて概説する．

高血圧発症とRAS

　高血圧の治療薬は多数存在するが，いずれも血圧を一時的に低下させる対症療法と認識されていた．ところが，ACE阻害薬やARBなどのRAS抑制薬は，高血圧発症前の段階で一時的に投与すると，その後も血圧の上昇を抑制することより，高血圧の発症自体の抑制に有効である可能性が期待されている．
　われわれは高血圧モデル動物である脳卒中易発症性高血圧自然発症ラット（SHRSP）に高血圧発症前のいわゆるprehypertensionの段階でRASの阻害薬を一時的に投与すると，その後の血圧上昇が抑制されることを報告した[2]（図2-a）．この現象は血管拡張薬（ヒドララジン），カルシウム拮抗薬（ニトレンジピン）ではみられず，ACEIやARB特有のものであった．最近，RAS阻害薬ではなく，RASの最終活性ペプチドであるアンジオテンシンII（AII）そのものを正常血圧ラット（WKY）および高血圧ラット（SHR）に一時的に投与する実験を行った[3]．図2-bに示すように，WKY，SHRともにAII投与中のみならず，AII投与中止後も血圧の上昇が持続することが明らかとなった．図には示していないがprehypertensionの段階でのRAS阻害薬の一過性投与が腎の抵抗血管の血管肥大・内腔狭窄の抑制，さらにはレニン合成の抑制をもたらすこと，またAIIの一過性投与は逆に血管肥

大・狭窄，それにレニン合成の促進を惹起することを見いだした．これらの結果に示される，いわゆる「RASブロックメモリー現象」(すなわち一過性のRAS阻害薬によりもたらされる高血圧持続抑制効果)の機序にはvascular amplifer とそれに伴うレニンのresettingが重要であると考え，その両者を含めたreno-vascular amplifier仮説を提唱している．図2-cに示すように血圧が上昇すると血管の代償性肥大が生じ，血管抵抗が増加，さらなる血圧の上昇を招くことが想定される．また血管の内腔の狭小化が進行するとJG細胞への血流が低下し，レニン合成が促進され，高血圧の発症をもたらす悪循環が加速されると考えられる．RAS阻害薬はreno-vascular amplifierの悪循環を直接遮断することにより，高血圧の発症を抑制する効果を有する可能性が考えられる．

　RAS阻害薬一過性投与による高血圧発症抑制効果を検証する臨床試験(TROPHY試験)の結果がJuliusらにより最近発表された[4]．この試験では高血圧前症の患者に2年間ARB(カンデサルタン)を投与した後，実薬投薬を中止しプラセボのみの投与とした．ARB投与中止直後のみならず，投与中止2年後においても高血圧の新規発症が有意に減少していた(図2-d)．TROPHY試験は今後の高血圧治療対策に大きな影響を与える可能性を秘めた先駆的な試験と考えられる．

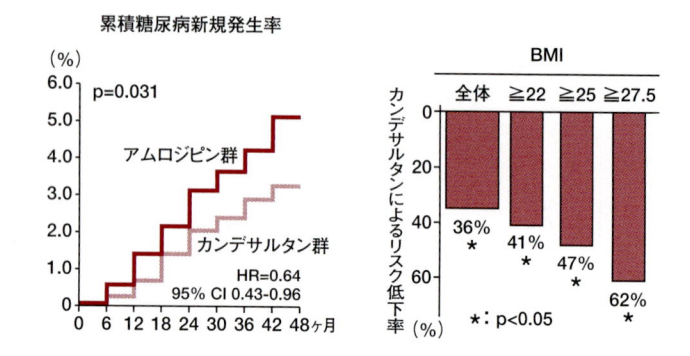

図3-a　CASE-J試験で認めたARBによる糖尿病新規発症抑制効果
(CASE-J研究会．第21国際高血圧学会，2006年より)

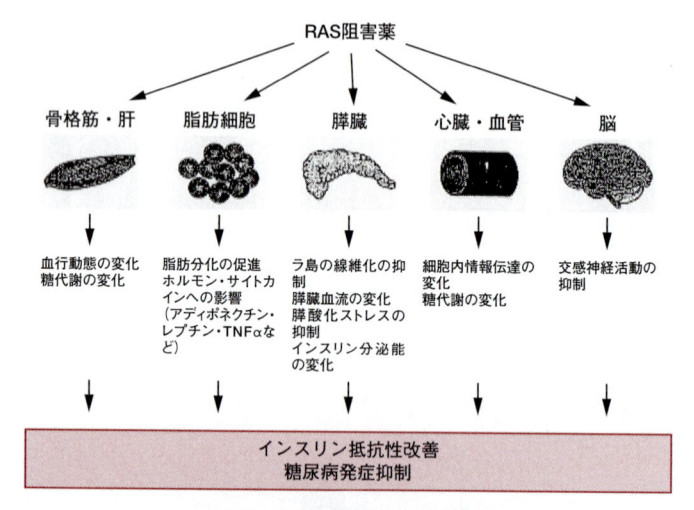

図3-b　ACEI・ARBによる糖尿病新規発症抑制の機序
(篠村他，血圧2006；13：533-537より改変)

糖尿病発症とRAS

　RAS阻害薬を服用している患者では糖尿病の新規発症が抑制されるという現象は多数の大規模臨床試験で観察されている．最近ARBとカルシウム拮抗薬の効果を本邦で初めて比較した大規模試験(Candesartan Antihypertensive Survival Evaluation in Japan：CASE-J)の成績が発表されているが，この試験でもARBの糖尿病新規発症抑制効果が確認され，糖尿病新規発症のリスク低下率が肥満の患者でより顕著になることが明らかとされた(図3-a)．

RAS阻害薬によるインスリン抵抗性改善・糖尿病発症抑制作用には複数の機序が関与していると想定される（図3-b）．

◆骨格筋に対する作用

RAS抑制薬は骨格筋の血流を増加させる作用を有する．その結果，骨格筋でのブドウ糖やインスリンの供給が上昇し，インスリン抵抗性が改善されると考えられる．

◆膵臓に対する作用

RAS抑制薬は膵臓の血流を増加させることにより，インスリン分泌の促進をもたらす可能性が提唱されている．またRAS抑制薬投与はインスリンの産生分泌を行う膵臓ランゲルハンス島のβ細胞の線維化を抑制することにより，糖尿病の新規発症を抑制する可能性が示されている．

◆心臓・血管に対する作用

心臓・血管などの標的臓器ではインスリンとアンジオテンシンIIの細胞内情報伝達系の間の直接のクロストークが存在することが示されている．

◆交感神経系に対する作用

RAS阻害薬はその中枢作用により，交感神経活動を抑制することが知られている．交感神経活動の抑制が血中カテコールアミン濃度の低下をもたらし，糖代謝の改善作用に寄与している可能性が考えられる．

肥満・脂質代謝とRAS

脂肪組織にはRASの各構成要素が発現していることより，固有の組織RAS系が存在すると考えられており，この組織RASが脂肪細胞の形態や機能を調節している可能性が明らかとなっている．

最近，脂肪細胞に特異的にアンジオテンシノーゲン遺伝子を過剰発現させたトランスジェニックマウスが開発され，この動物では血中アンジオテンシノーゲン濃度の上昇とともに脂肪細胞の肥大と肥満も認めた．一方，AT1ノックアウトマウスと野生型マウスに高脂肪食を負荷すると，AT1ノックアウトマウスでは体重増加が野生型マウスに比べ軽度であることも明らかにされた．

また，上述したCASE-J試験ではARBの糖尿病新規発症抑制効果は肥満患者で特に顕著であることが示された．これらの成績は，メタボリックシンドロームの基盤病態である肥満とRASの密接な関係を物語っている．

おわりに

メタボリックシンドロームとそれに伴う心血管合併症は，悪性腫瘍とならんで，本邦における今世紀の最大の医学問題の一つである．メタボリックシンドロームの発症と進行にはRASが関与することが動物実験・臨床検討より示唆されており，今後のメタボリックシンドロームの治療戦略にはRAS阻害薬が重要な役割を担う可能性が予想される．

［文 献］

1) 伊藤 裕：メタボリックドミノとは―生活習慣病の新しいとらえ方. 日本臨床 2003；61：1842-1843.
2) Nakaya H, Sasamura H, Hayashi M, et al：Temporary treatment of prepubescent rats with angiotensin inhibitors suppresses the development of hypertensive nephrosclerosis. J Am Soc Nephrol 2001；12：659-666.
3) Ishiguro K, Sasamura H, Sakamaki Y, et al：Developmental activity of the renin-angiotensin-aldosterone system during the 'critical period' modulates later L-NAME-induced hypertension and renal injury. Hypertens Res 2007, in press.
4) Julius S, Nesbitt SD, Egan BM, et al：Feasibility of treating prehypertension with an angiotensin-receptor blocker. N Engl J Med 2006；354：1685-1697.

III. 基礎

食欲調節

勝浦五郎, 中尾一和

　食欲は主に血中ホルモンや視床下部性神経ペプチドなどによって調節されている．最近注目を集めているメタボリックシンドロームの中核的症状である肥満はこの食欲調節系の異常，即ち過食によって発症する．従って，肥満抑制には食欲抑制剤が最も有効であり，最終的にメタボリックシンドロームの治療に繋がると考えられる．

キーワード 視床下部　神経ペプチド　メタボリックシンドローム

食欲調節機構

　食欲は血中ホルモンと中枢神経系によって調節されている（表1）[1]．特に，血中ホルモンとしては，脂肪細胞から分泌されるレプチン（Leptin）が強力な食欲抑制作用を示す．逆に，血中の食欲促進ホルモンとしてグレリン（Ghrelin）が存在している．これらの血中ホルモンは直接あるいは間接的に脳内の食欲調節系に作用して，それぞれの効果を発揮する．特に，脳内の食欲調節系の中心は視床下部である．視床下部の弓状核（Arcuate nucleus; AC）には食欲調節系の2群の主要な神経系が存在する．食欲促進系の神経ペプチドとしてNeuropeptide Y（NPY）とAgouti-related protein（AGRP）が存在し，食欲抑制系の神経ペプチドとしてa-melanocyte-stimulating hormone（a-MSH）とCocaine and amphetamine-regulated transcript（CART）が存在している（図1）．さらに，それぞれの調節系の2種類の神経ペプチドが同一の神経細胞に含まれていることである．そして，視床下部内の種々の神経核（Paraventricular nucleus; PVN, Dorsomedial hypothalamus; DMH, Ventromedial hypothalamus; VMH）に投射し，これらの神経核間にも複雑かつ巧妙な情報伝達が行われている．最終的に，これらの情報は視床下部内のLateral hypothalamic area（LHA）へ入力され，そこから食欲促進系の神経ペプチドであるMelanin-concentrating hormone（MCH）およびOrexin AとOrexin Bを含有する神経線維が大脳皮質および海馬へ投射し，食欲調節系の情報が高次中枢神経機能調節系へと伝達される．これらがメインの伝達系であるが，このように摂食亢進神経系が主軸をなしている．このことは，人類は食欲を促進する系を維持しながら進化・適応してきたと考えられ，本来は「貧食」の遺伝素因（Greedy genes）を保持してきていると考えられる．

　近年，この食欲調節系については肥満モデル動物を用いて精力的に研究が進められており，アディポサイトカインと脳内食欲調節機構とのネットワークが解明されつつあり，そこには情動などの高次神経機能も複雑に関与していることが明らかになりつつある．

食欲調節とメタボリックシンドローム

　メタボリックシンドロームは肥満（特に腹腔内脂肪の蓄積）やインスリン抵抗性などを基盤として，高血圧，脂質代謝異常，高血糖などが出現し，最終的に動脈硬化症を促進する危険因子となる病態である．このメタボリックシンドロームの中核である肥満は正常な食欲調節系が破綻し，食欲亢進系への過剰な傾き，すなわち過食が主要

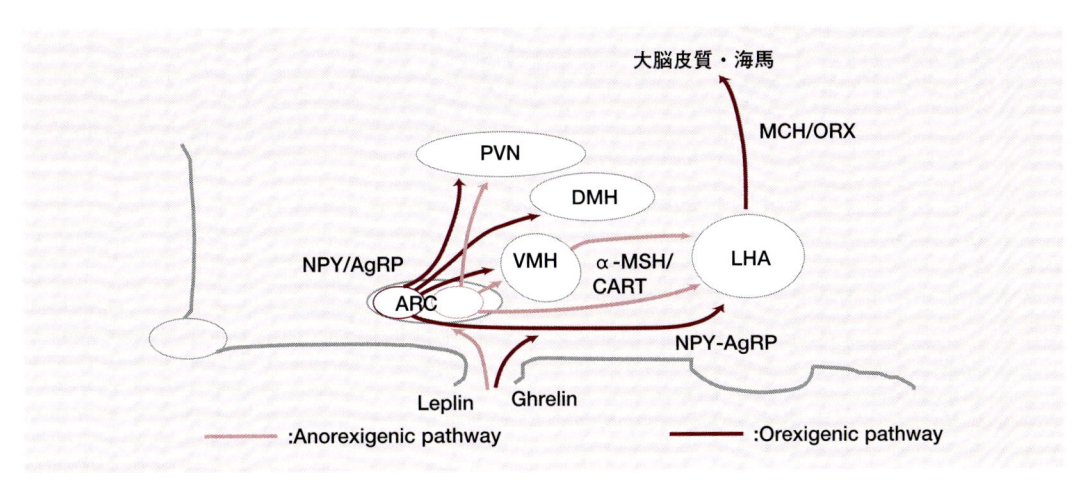

図1 視床下部神経核の主な食欲調節系

な原因で誘発されると考えられる．したがって，この食欲亢進系を抑制することが有効なメタボリックシンドローム治療薬となる可能性が高く，抗肥満薬としての食欲抑制剤はメタボリックシンドローム治療薬として最も有望であると考えられる[2]．

食欲調節薬

実験動物を用いた結果から，脂肪細胞から分泌されるレプチンは脳内摂食抑制系であるα-MSH系を刺激して強力な摂食抑制作用を示すことが明らかになっている．このことはレプチンのヒトへの投与でも確認されており，著明な体重減少効果が認められている[3]．さらに，生体内に存在する物質，すなわち内因性物質であることから，毒性などの副作用の問題を回避できる．さらに，カンナビノイド受容体アンタゴニストであるRimonabant（SR141716）が摂食抑制作用を主作用とする抗肥満薬として臨床治験が進められている．

おわりに

食欲調節は長い飢餓の歴史の中で生存してきた人類にとって基本的な生理機能である．しかし，現代ではその破綻による過食は肥満誘発の根本的な原因であり，さらに肥満はメタボリックシンドロームの中核的症状である．そこで，この過食を抑制することにより，脂肪組織の蓄積の抑制ならびにインスリン抵抗性の改善が期待され，最終的にメタボリックシンドロームの治療に繋がると考えられる．

表1 食欲調節因子[1]

食欲促進因子
Ghrelin Neuropeptide Y（NPY） Agouti-related peptide（AgRP） Melanin-concentrating hormone（MCH） Orexin A Orexin B

食欲抑制因子
Leptin α-melanocyte-stimulating hormone（α-MSH） Cocanine and amphetamine-regulated transcript（CART） Corticotropin-releasing hormone（CRH） Interleukin-1β（IL-1β） Glucagon-like peptide 1（GLP-1） Endocannabinoid

（Schwartz, et al : Nature 2000 ; 404 : 661-671）

[文 献]

1) Schwartz MW, Woods SC, Porte Jr D, et al：Central nervous system control of food intake. *Nature* 2000 ; 404 : 661-671.
2) 中尾一和：現代病としてのmetabolic syndromeの意義と今後の課題．日本臨床 2006 ; 64(Suppl 9) : 1-6.
3) 勝浦五郎：レプチンについて．*Bio Clinica* 2002 ; 17 : 152-155.

III. 基礎

酸化ストレスとメタボリックシンドローム

荒木栄一，西川武志，水流添覚

酸化ストレスは蛋白やDNAなど生体の構成成分を変性させ，動脈硬化や糖尿病などさまざまな疾患の発症・進展に関与する．また，メタボリックシンドロームの状態ではTNFαや遊離脂肪酸，高血糖などがさまざまな臓器に酸化ストレスを誘導する．このような酸化ストレスはJNK/SAPKなどのストレス経路を活性化し，さらにインスリン作用伝達障害（インスリン抵抗性）を惹起する．インスリン抵抗性は耐糖能障害のみならず高血圧，脂質代謝異常の成因や病態にも関与する．このように代謝異常と酸化ストレスは悪循環を形成し，メタボリックシンドロームの病態進展へとつながっている．

キーワード インスリン抵抗性　糖尿病　活性酸素種　ミトコンドリア　TNFα

酸化ストレスは，「生体内の酸化反応と還元反応のバランスが崩れ，前者に傾いた状態」と定義される．エネルギー代謝などさまざまな細胞活動の過程で活性酸素種〔reactive oxygen species（ROS）；スーパーオキサイド（O_2^-）や過酸化水素（H_2O_2）など〕が産生される．ROSは通常，抗酸化物質により直ちに除去されるが，ROSの過剰産生やROS消去系の減弱により産生と消去のバランスが乱れ，酸化ストレスが生じる．増加したROSは生体の構成成分である蛋白質，脂質，糖質，DNAと反応し，これらを変性させ，さらに過酸化物を産生して反応を拡大させていく．また，ROSは種々のストレス感受性シグナル（nuclear facter-κB（NF-κB），p38 mitogen-activated protein kinase（MAPK），stress-activated Protein Kinase（SAPK）/c-Jun N-terminal Kinase（JNK），hexosamine，protein kinase C（PKC），sorbitolなど）を活性化することで，間接的にも細胞に傷害を与える．酸化ストレスはさまざまな疾患の発症や進展に関与することが報告されており，これには糖尿病やその合併症，あるいは動脈硬化症なども含まれる[1]．また，酸化ストレスはインスリン抵抗性を惹起し，メタボリックシンドロームや糖尿病の発現と関連することも報告されてきている[2]．本稿ではメタボリックシンドロームにおける酸化ストレスの意義について概説する．

メタボリックシンドロームの病態と酸化ストレス

◆代謝異常と酸化ストレス

メタボリックシンドロームの構成因子に，脂質代謝異常と高血糖がある．遊離脂肪酸（FFA）やブドウ糖などの栄養素は，代謝系を経てミトコンドリアTCA回路へ供給される．ブドウ糖は嫌気性代謝を経て，FFAはβ-酸化を経てアセチルCoAにまで変換され，TCA回路へと流入する．TCA回路でアセチルCoA 1分子あたり4分子の還元型補酵素（3分子のNADHと1分子のFADH$_2$）が生成される．還元型補酵素はミトコンドリア内膜での酸化的リン酸化で消費されATP産生の原動力となるが，過剰の栄養素流入の結果としてNADHが過量となると，酸化的リン酸化により消費しきれない1価の電子が酸素分子に供与され，superoxide anion（ROS）が産生される．FFAやブドウ糖などの摂取量がエネルギー消費を上回ると，TCA回路へ供給される基質の増加からTCA回路活性が上昇し，ミトコンドリア内のNADHと，superoxide anionの過剰を生み出す（図1）．栄養素のなかでも，特にFFAが肥満とインスリン抵抗性をリンクする可能性が提唱されている．

一方，レドックスシグナル応答による活

性酸素生成の中心的役割を担うと考えられる細胞膜蛋白NADPHオキシダーゼ（Nox）も，栄養素による酸化ストレスに関与する．NoxによるROS生成は，電子伝達系ROSのような副次的産物ではなく，酵素活性の真の産物と考えられる．すなわち，何らかの細胞刺激に応じて合目的にROS生成を調節する．脂肪細胞にFFAを負荷するとROSが生成されるが，Nox阻害剤であるアポサイニンで細胞を処置するとFFAによるROS生成が著明に減弱することから，FFAによる酸化ストレスにはNoxも関与することが示唆される．

◆炎症性サイトカインやアディポサイトカインと酸化ストレス

内臓脂肪からさまざまなアディポサイトカインが分泌され，メタボリックシンドローム病態形成に重要な役割を果たしている．特に炎症性サイトカインの1つTNFαがインスリン抵抗性を惹起することは広く知られている．TNFαはインスリン作用を伝達する蛋白insulin receptor substrate-1（IRS-1）のセリンリン酸化を亢進させ，チロシンリン酸化の障害をもたらすことによってインスリン作用障害を起こす．肝由来培養細胞をTNFαで刺激すると，IRS-1のセリンリン酸化の亢進とともに，細胞内酸化ストレスの増加が認められる．この細胞にミトコンドリアに局在するROS除去酵素manganase superoxide dismutase（MnSOD）を導入すると，TNFαによるIRS-1セリンリン酸化亢進を阻害できることから，このTNFαによるインスリン作用障害にミトコンドリアROSが関与することが明らかとなった．TNFαはacid spingomyelinase（ASMase）を活性化しセラミドの蓄積をもたらすが，このセラミドにより活性化されるプロテインキナーゼであるceramide activated protein kinase（CAPK）がミトコンドリアROS過剰生成を引き起こすと考えられている．このようにして生じたROSは，JNKを活性化し，IRS-1のセリン残基のリン酸化を惹起し，インスリン受容体を介したIRS-1のチロシンリン酸化を阻害する（図2）[3]．脂肪細胞においてもTNFαはインスリン依存性のブドウ糖取り込みを障害するが，酸化ストレス除去酵素であるMnSODやcopper zinc（Cu/Zn）SOD，カタラーゼなどの導入によりこの障害が改善される．

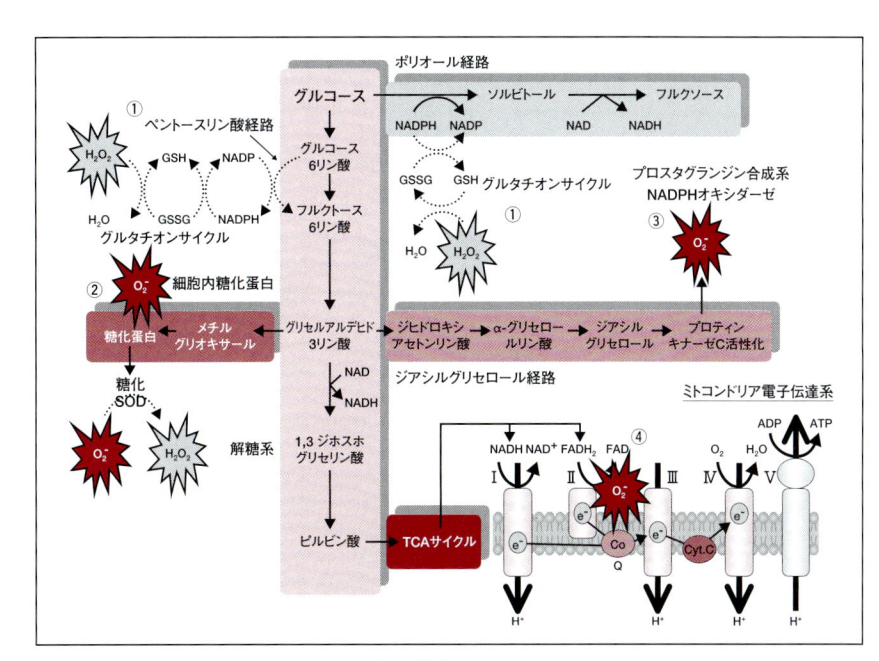

図1　高血糖による酸化ストレス産生機序
高血糖による酸化ストレス発生機序は，解糖系と深く関連している．本図では，①グルタチオンサイクル障害，②糖化蛋白蓄積増加，③プロテインキナーゼC（PKC）活性化，④ミトコンドリア由来活性酸素産生を示している．

また培養脂肪細胞を用いた解析では，酸化ストレスがアディポネクチンやplasminogen activator inhibitor-1（PAI-I），interleukin 6などのアディポサイトカイン発現異常を引き起こすことが示されている．このうちアディポネクチンに関しては，酸化ストレスがアディポネクチン遺伝子の転写抑制をもたらし発現を減少させる．したがって，脂肪組織局所に誘導された酸化ストレスは，アディポサイトカイン発現低下を介して全身のインスリン感受性を減弱させる可能性がある．肥満糖尿病モデルであるKKAyマウスでは脂肪組織で酸化ストレスがみられるが，Nox阻害剤をマウスに投与すると白色脂肪組織におけるROS産生を抑制するとともに，全身の糖代謝改善を示すことが報告されている．

今後の展望

現在，酸化ストレスがインスリン抵抗性，糖尿病および心血管病発症に重要な働きをしているという仮説は数多くの報告から支持されているものの，抗酸化ビタミンなど，既存の抗酸化剤の有効性は確立されていない．メタボリックシンドローム成因の根本は過栄養，運動不足などの環境要因であり，ライフスタイルの改善が内臓脂肪蓄積，さらには酸化ストレス改善に必須であることはいうまでもない．一方，アンジオテンシン変換酵素阻害薬，アンジオテンシン受容体拮抗薬，チアゾリジン誘導体などが細胞内酸化ストレスを抑制しうることが明らかにされつつある．これらの薬剤は高血圧あるいは2型糖尿病の治療に使用されてきているが，臨床的な酸化ストレス抑制効果については今後の検討課題であろう．

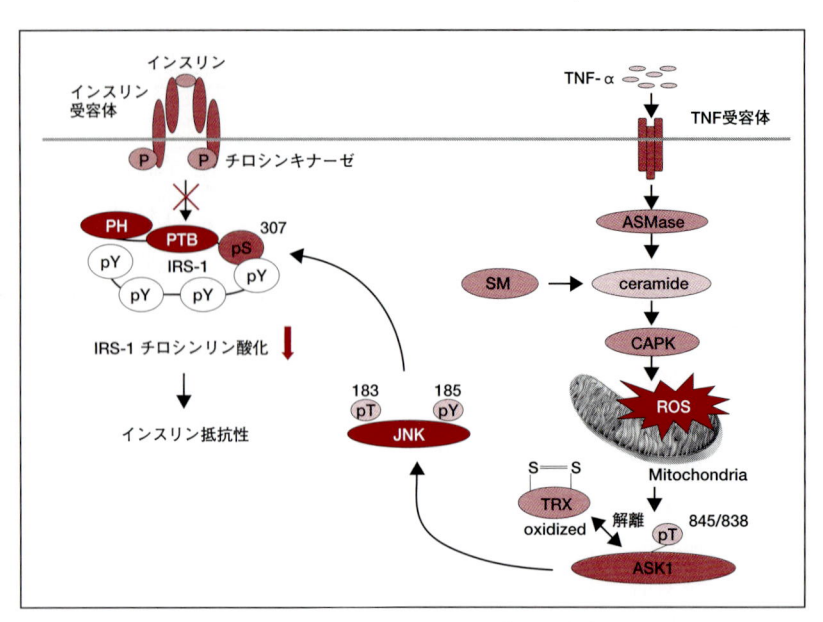

図2 ミトコンドリアROSによるインスリンシグナル障害

炎症性サイトカインTNFαが受容体に結合すると，セラミドを介してミトコンドリアROSの過剰産生をもたらす．ミトコンドリア由来のROSはTRXを酸化し，ASK1との解離を惹起することでASK1の活性化と引き続くJNKの活性化を引き起こす．JNKはIRS-1のセリン307残基をリン酸化することによりIRS-1とインスリン受容体の会合を阻害し，インスリン刺激によるIRS-1チロシンリン酸化を抑制する．その結果インスリン作用障害が起こると考えられる．

IRS-1；insulin receptor substrate-1, TRX；thioredoxin, ASK1；apotosis signal-regulating kinase 1JNK；c-Jun N-teminal kinase；ASMase；acid sphingomyelinase；SM；sphingomyelin；CAPK；ceramide-activated protein kinase

[文献]

1) 西川武志, 久木留大介, 園田和洋, 他：糖尿病性細小血管合併症における酸化ストレスの意義. 糖尿病性細小血管症, 文光堂, 東京; 2006; 17-21.
2) 水流添覚, 西川武志, 荒木栄一：酸化ストレスとインスリン抵抗性. 糖尿病 2006; 49: 845-848.
3) 荒木栄一, 本島寛之, 井形元継, 他：酸化ストレスとインスリン抵抗性. Annual Review 2006 糖尿病・代謝・内分泌, 中外医学社, 東京; 2006; 5-13.

III. 基礎

メタボリックシンドロームと炎症

川上正舒

脂肪組織，特に内臓脂肪組織ではインスリン抵抗性や炎症を誘発するサイトカインと反対にこれを改善するアディポネクチンを産生する．肥満，すなわち脂肪細胞の脂肪蓄積が増加した状態では，炎症性サイトカインの産生が増加し，アディポネクチンの産生は減少する．したがって，メタボリックシンドロームは慢性炎症の状態を誘発する．炎症はインスリン抵抗性と動脈硬化の共通した原因であることから，メタボリックシンドロームは脂肪組織の誘発した慢性の炎症反応がその本態であるととらえることができる．

キーワード 脂肪組織　サイトカイン　インスリン抵抗性　動脈硬化

メタボリックシンドロームの臨床的意義はインスリン抵抗性を介して糖尿病や動脈硬化性疾患を起こすということにあるが，その基礎となる病態として肥満による全身性炎症反応の誘発があげられている．

肥満や2型糖尿病患者で血中のフィブリノゲンや急性相蛋白が増加することは50年近く前から観察されていた．しかし，炎症反応が肥満や糖代謝異常の病因に関係するとは考えられていなかった．最近，フィブリノゲンのほか，CRP，インターロイキン（IL-6），プラスミノゲン活性化因子阻害因子-1（PAI-1），シアル酸などさまざまな炎症性マーカーの血中濃度や白血球数の増加が2型糖尿病の発症と相関することや，代表的な炎症性サイトカインの腫瘍壊死因子（TNFα）がインスリン抵抗性を惹起することなどが明らかになってきた．また，動脈硬化の発症・進展のあらゆる過程で炎症反応が重要な役割を演じていることが知られていることから，メタボリックシンドロームという概念の根幹となるインスリン抵抗性と動脈硬化の両者に共通して炎症が重要な役割を演じていると考えられるようになってきた（図1）．

炎症とインスリン抵抗性

糖尿病患者が感染症や癌にかかると血糖のコントロールが悪化し，インスリンで治療している場合はその必要量が増加する．これは糖尿病の診療にかかわる臨床医であれば誰でも知っていることである．また，アセチルサルチル酸（アスピリン）が糖尿病を改善するということが約50年も前にすでに報告されている．これらの臨床経験から炎症と血糖コントロールの悪化の関係は古くから広く知られ

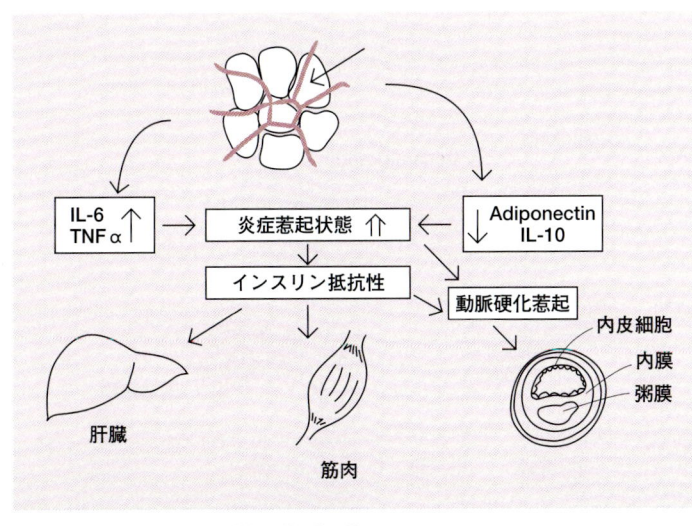

図1　インスリン抵抗性と動脈硬化

ていたことであるが,「インスリン抵抗性」という明確な概念で認識されるようになったのは比較的最近である.

TNFαとインスリン抵抗性

われわれは,生体侵襲時にはマクロファージが代謝異常を誘発するペプチドを分泌することを示し,このペプチドをカケクチンと命名した.これが今日でいうTNFαである.ここで名前の由来について解説する紙数はないが,TNFα/カケクチンがインスリン抵抗性を惹起することをわれわれが報告したのは20年以上も前のことである.しかし,TNFαは主としてマクロファージが産生するサイトカインであることから,インスリン抵抗性におけるTNFαの役割は主として感染症など特殊な状況に限られると考えられていた.ところが,1993年にSpiegelmanらは脂肪細胞がこのTNFαを分泌することを明らかにし,さらに脂肪の蓄積量が多くなるほど,すなわち肥満になるほどその分泌量は多くなることから,肥満者におけるインスリン抵抗性の原因は脂肪細胞由来のTNFαであると提唱した.

脂肪細胞による炎症性サイトカインの産生

現在では,脂肪細胞はTNFα以外にもIL-6,単球走化性タンパク質(MCP-1),アディポネクチン,レジスチン,レプチン,PAI-1,アンジオテンシノーゲン,ビスファチン,レチノール結合蛋白4(RBP-4),SAAなど,さまざまなサイトカインや生物活性物質を産生分泌することが知られている(アディポサイトカインの項参照).肥満,すなわち脂肪蓄積の増加によりインスリン抵抗性や動脈硬化を促進するTNFα,IL-6,MCP-1の産生が増加し,反対にこれらを抑制するアディポネクチンの産生が減少する.

炎症と動脈硬化

動脈硬化は血管壁にコレステロールが蓄積する病変であるが,その発症と進展の過程は慢性炎症反応ととらえることができる(図2).初期病変として血管内皮細胞に単球やリンパ球が接着し,次いでこれらの細胞が血管壁の内膜内に移入することが重要

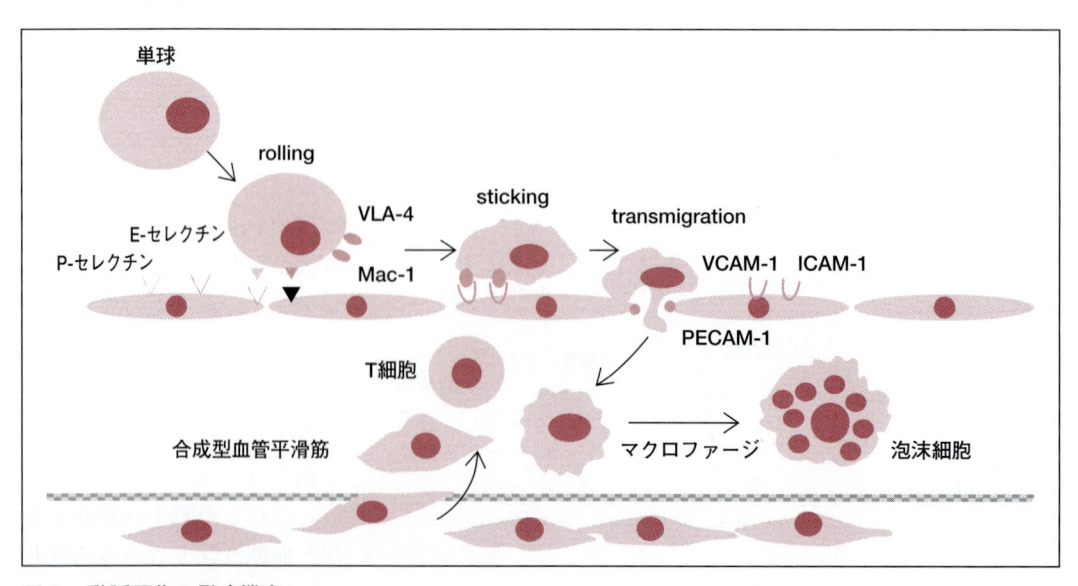

図2 動脈硬化の発症機序

であり，この過程には多くの炎症性サイトカインや接着分子，血液凝固因子，細胞増殖因子が関与している．血管の内膜内で単球はマクロファージに成熟するが，TNFα/カケクチンやIL-6などのサイトカインはマクロファージや血管平滑筋を活性化し，これらの細胞自身による炎症性サイトカインの産生を刺激する．さらに，血管壁基質のコラーゲンを分解するマトリックスプロテイナーゼの分泌も促進し，これによりプラークは脆弱になる．プラークの破綻は急速な血栓形成をもたらし，いわゆる急性冠動脈症候群を起こす．このように，動脈硬化の形成にはその初期病変から最終的なイベントに至るまで，多くの炎症性サイトカインが関与している．血管壁の細胞自体もTNFαやIL-6を含む炎症性サイトカインを産生するが，メタボリックシンドロームにおいてはその発端として脂肪組織由来の炎症惹起物質による全身性炎症反応が重要な意義をもつとされている．

脂肪組織と炎症反応

上述のように脂肪細胞はTNFα，IL-6，レジスチン，MCP-1，PAI-1やアンジオテンシノーゲンなどを産生する．これらのうち，レプチン，アディポネクチン，レジスチンなどは脂肪細胞のみで産生されるとされているが，TNFα，IL-6などの主たる産生細胞はマクロファージである．脂肪組織にはマクロファージが多数存在し，また，肥満になると脂肪組織中のマクロファージが増加することから，脂肪組織におけるこれらの炎症性サイトカインは主として脂肪細胞が産生しているのか浸潤している免疫細胞が産生しているのかは不明である．遺伝子工学的手法により，脂肪細胞によるサイトカインの産生は阻害せずに選択的に骨髄細胞による炎症性サイトカインの産生を阻害すると，肥満に伴うインスリン抵抗性が軽減することから，脂肪組織におけるサイトカインの産生はマクロファージをはじめとする免疫細胞の役割が主であるとの報告もあるが，この事実だけでは，脂肪の蓄積が脂肪組織のマクロファージを増やして炎症性サイトカインの産生を促進する機序は説明できない．しかし，脂肪細胞（特に内臓脂肪組織の）に多量の脂肪が蓄積することが肥満におけるインスリン抵抗性の原因であることは確かであるので，脂肪細胞が炎症反応を惹起してマクロファージがこれを増幅すると推測されている．

単球（マクロファージ），樹状細胞およびT細胞に対する走化因子としてはMCP-1が知られるが，脂肪細胞は細胞内の脂肪蓄積量に応じてMCP-1の産生も増加させることが知られており，肥満に伴う一連の炎症反応は脂肪細胞によるMCP-1の産生が始まりであるとの説がある（図3）．実際にMCP-1受容体をノックアウトしたマウスでは高脂肪食により誘発されるインスリン抵抗性が軽減することが示されている．ただ，完全には阻止できないことからMCP-1以外の要因も関与することは確かである．

肥満と肝臓

肥満に伴い肝臓でも炎症関連遺伝子の発現が増加する．これが，脂肪細胞と同様に肝細胞内の脂肪の蓄積によるものであるのか，あるいは内臓脂肪で作られた起炎性物質が門脈を介して肝臓に働き炎症を起こすのかは不明であるが，いずれにせよ，脂肪肝ではTNFα，IL-6，IL-1の過剰産生がみられる．肝臓にはもともとマクロファージ由来のKupffer細胞がある．脂肪組織と違って脂肪蓄積に伴ってKupffer細胞の数が増加するということはないが，活性化されることが観察されている．肝臓には

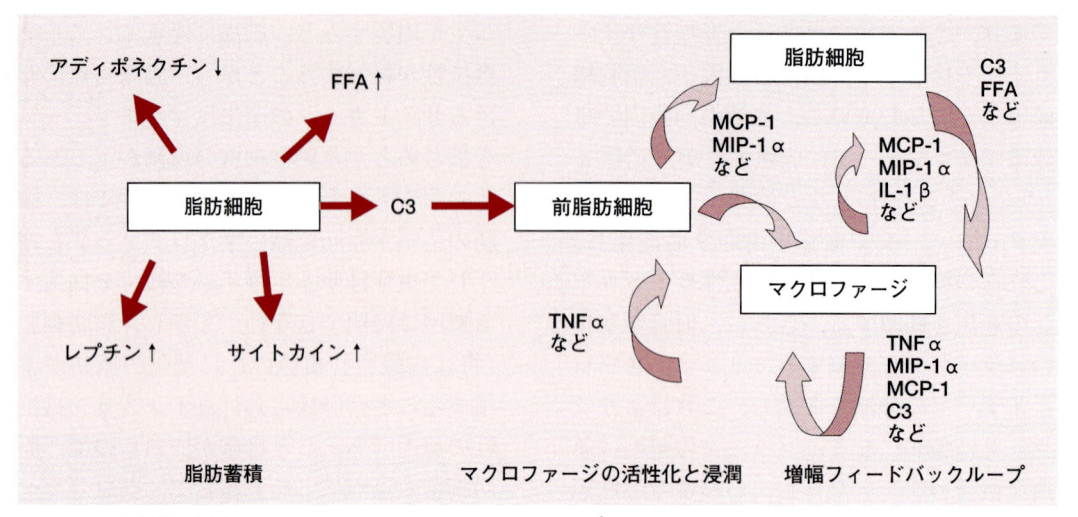

図3 脂肪組織と炎症
(Xu H, et al: J Clin Invest 2003; 112: 1821)

Kupffer細胞以外にもT，Bリンパ球，樹状細胞，NK細胞などの免疫担当細胞が存在する．脂肪肝ではNK細胞が減少することが知られ，NKT細胞を外部から補充するとNASH（非アルコール性脂肪肝炎）や耐糖能異常の改善することが観察されている．

抗炎症治療によるインスリン抵抗性の治療

肥満に伴うインスリン抵抗性にTNFαが重要な役割を演じているとされることから，TNFαの阻害によりインスリン抵抗性の改善することが期待されるが，これまでのところ抗TNFα抗体による治療が期待されたほどの効果を示したという報告はない．その理由として，肥満者では上述のようにTNFα以外にも多くの起炎性物質が増加するということがあげられている．このような観点からより広範に炎症性サイトカインを抑制する治療法が望まれる．そのような作用を示す薬物として，チアゾリジン誘導体とHMG-CoA還元酵素阻害薬（スタチン）の有用性が検討されている．ピオグリタゾンやロシグリタゾンは糖代謝や脂質代謝に対する作用に加えてマクロファージによる炎症性サイトカインの産生を抑制す

る作用も示す．これらの薬物のインスリン抵抗性改善作用の一部はこの抗炎症作用も関与すると考えられる．

スタチンも炎症性サイトカイン産生を抑制するとされ，臨床的にもスタチンの服用によるCRPや炎症性サイトカインの低下が観察されているが，これによりインスリン抵抗性が改善することは明らかにされていない．

前述のようにアスピリンの大量療法が血糖改善作用を示すことが古くから知られ，今日ではその作用機序の少なくとも一部はNF-κBの抑制を介するものであることが明らかにされている．糖代謝だけでなく，脂質代謝も改善することが示されているが，消化器系の副作用のためアスピリン自体の臨床応用は現実的ではない．現在，抗血液凝固作用や消化管刺激作用をもたないサルチル酸誘導体のメタボリックシンドロームに対する有効性が検討されている．

［文 献］

1) Hostamisligil GS : Inflammation and metabolic disorders. *Nature* 2006；444：860-867.
2) Shoelson SE, Lee J: Goldfine AB. Inflammation and insulin resistance. *J Clin Invest* 2006；116：1793-1801.
3) Esposito K, Giugliano G, Scuderi N, *et al* : Role of adipokines in the obesity-inflammation relationship: the effect of fat removal. *Plast Reconstr Surg* 2006；118：1048-1059.

Ⅲ. 基礎

メタボリックシンドロームと血栓

丸山征郎

　メタボリックシンドロームは血管内を流れている血液に異常を呈する病態である．したがって，始終これらの異常にさらされている血管内皮細胞は酸化的ストレス状態に陥る．結果として，本来の血管内皮細胞の「抗血栓活性」は低下し，「血栓活性」が優位となってくる．すなわちNOの活性低下，NOに対する反応の低下，トロンボモデュリンの発現低下，PAI-1，組織因子などの発現の増加などである．早期段階では，これらの血管内皮細胞の異常は，EDやめまいなどの機能的異常の段階にとどまるが，進行すると血管糜爛，そして器質的なアテローム病変，内腔の狭窄に至り，最終的には高シェアストレス性の血小板凝集，あるいはプラークラプチャーにより血栓を合併する．このように，メタボリックシンドロームは「血管内皮細胞を標的とし，最終的には血栓症に至る病」であるという認識が重要で，常にこのことを念頭に入れて，診療することが大切である．

キーワード　メタボリックシンドローム　動脈硬化　血栓症　血管内皮細胞　PAI-1

　メタボリックシンドロームの臨床で，最も重要な視点は，「メタボリックシンドロームは血栓症のハイリスクグループである」ということである．すなわち，内臓肥満，インスリン抵抗性，高血圧など本症候群を構成する病態の1つひとつは重症ではなくても，重複すると，虚血性心疾患，脳梗塞など虚血性疾患併発のリスクが数倍も高くなって，という事実である．このことは，メタボリックシンドローム患者を診るときに，常に念頭においておくべきことである．

メタボリックシンドロームというミスマッチ症候群

　人類が長くて劣悪な環境との闘いの果てに獲得してきた自慢の身体の仕組みと，生活習慣（ライフスタイル）とのミスマッチによって起きてくる生活習慣病，すなわち代謝的にはメタボリックシンドロームは，一種の「検査レベルでの未病」である．ヒトは飢餓との闘いのなかで，すばらしい血糖維持の機構を，怪我との闘いの過程で，瞬間的止血系と，それに連続した創傷治癒の仕組みを，感染との闘いのなかで，重層的な免疫系を，乏しい塩分環境下で，優れた塩分保持機構を獲得してきた．しかし，現代人の生活は，この優れたシステムが現代人には重装備過ぎてミスマッチとなってきている．これがメタボリックシンドロームの生体システム的基盤である．したがって，われわれは「背広を着た縄文人」であり，現代の代謝的異邦人である，というのが著者の考えである[1]．

血管病としてのメタボリックシンドローム

　メタボリックシンドローム，すなわち，耐糖能異常，糖尿病，高脂血症，肥満，高血圧などはすべて血管内をプライマリーとした病態である．したがって，それらの異常は，最初に血管の最内層の血管内皮細胞に酸化ストレスという歪をもたらす[2]．

　血管内皮細胞は，抗血栓性の機能，すなわちNO，PGI_2産生放出という抗血小板活性，トロンボモデュリン（TM）とヘパリン様分子，tissue plasminoegn activator（t-PA）などの産生とそれらの内皮細胞表面への発現，などの機能を有しているが，これらの機能は，メタボリックシンドロームで損なわれてくる．特に，メタボリックシンドロームにおける内皮への酸化ストレスは血管内皮細胞の機能を，抗凝固から，凝

固へ，抗炎症から炎症へとベクトルを変換させる[2]．すなわち，メタボリックシンドロームは内皮細胞へ酸化ストレスとして作用し，内皮細胞を「抗血栓⇒血栓」へとベクトル変換する．これは内皮細胞によるNOの産生不全，TMのダウンレギュレーション，t-PA inhibitor-1（PAI-1）などのアップレギュレーションなどによってもたらされる．これ自体で，血栓傾向，血管拡張不全（＝高血圧）となるが，さらにこれらが持続してくると，病変の「場」は血管内皮細胞から血管平滑筋細胞にまで波及してきて，血管壁の器質的変化，すなわち血管平滑筋細胞の内膜への移行，形質の変換，増殖，そして単球・マクロファージの浸潤，泡沫化なども起きてきて，血管壁肥厚と慢性の炎症が起こってくる．いわゆる動脈硬化，アテローム化である．すなわち，「メタボリックシンドロームは血管を標的とし，動脈硬化／血栓症を惹起する血管病」なのである．

メタボリックシンドロームは血液凝固系をも活性化する

上述のごとく，代謝生化学的にみると，高血糖，高血圧，高脂血症は，血管内皮細胞を標的とし，内皮細胞を「酸化ストレス」状態とする病態である[3]．これらは，最終的には血管内皮細胞，血管平滑筋細胞のNF-κBを活性化し，炎症性サイトカイン（IL-1, IL-6, TNFα），ケモカイン（MCP-1など），細胞接着因子のP-セレクチン，V-CAM-1, E-CAM-1など，増殖因子（PDGF, GM-CSF, VEGFなど），凝固線溶系因子tissue plasminogen activator（t-PA）inhibitorのPAI-1，組織因子など）の発現を強め，動脈硬化巣では，向炎症，向凝固的なベクトルを発揮するようになる．さらにマトリックス分解酵素（MMPs）の発現もアップレギュレーションされ，活動性の

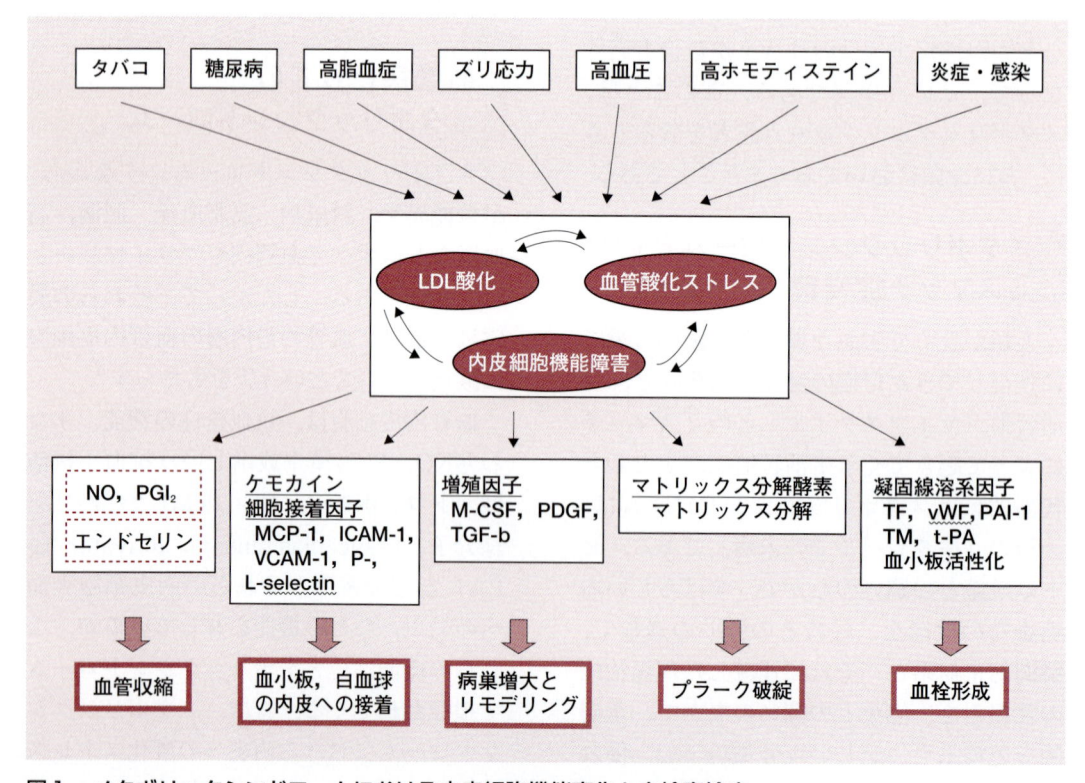

図1 メタボリックシンドロームにおける内皮細胞機能変化と血栓塞栓症

アテローム部位は，力学的に脆弱な場所ともなっている．さらに，結果として，動脈硬化巣へ集簇してきたマクロファージ（その一型の泡沫細胞），浸潤T，B細胞なども上述の向炎症と向凝固のベクトルを発現し，活動性のアテローム部位は血栓形成的となる．そして逆に，内皮細胞によるNO産生低下と血管平滑筋細胞のNOに対する感受性低下も起きている．これらのことから，メタボリックシンドロームの血管壁は，本来の抗血栓性から，血栓性のベクトルが優位となっている（図1）．

また内臓肥満では，内臓脂肪細胞からはレプチンが分泌されるため，血中のレプチン濃度が高値を示すが，教室の中田らは，レプチン受容体が血小板膜上に発現しており，レプチン刺激で血小板は機能亢進状態になることを観察し，これもメタボリックシンドロームにおける血栓症の一因となると報告している．

メタボリックシンドロームにおける血栓傾向の診断と血栓予防策

メタボリックシンドロームにおける臨床上重要な視点は，上述したように，これが血栓症を併発するということであるということは前述した．それでは，本症候群における血栓のリスクをどのようにキャッチし，どのような対策を立てればいいであろうか？

まず，本症候群患者の凝血状態を正確に把握しておく必要がある．メタボリックシンドローム患者の凝血状態は，凝固亢進に傾いている．それは上述の内皮細胞の機能変化のほかに，フィブリノゲン，PAI-1，血小板の増加などである．このような異常がみられた場合には，メタボリックシンドロームの厳重なコントロールのほかに，抗血栓対策が重要となってくる．基準範囲であっても，フィブリノゲン，血小板の増加はリスクとなるので，見逃さずきめ細かな対策が重要である．これらの凝血学的以上は，アテロームの部位でフィブリノゲン，血小板が消耗され（すなわちすでに持続的な微小血栓が起きていること），そして消耗をそれを上回るフィブリノゲン，血小板が合成されているのと，これらが炎症性サイトカインなどで刺激されているためである．またトロンビン・アンチトロンビン複合体や，PAI-1値，D-ダイマーなども重要なマーカーとなるので，これらの増加を見逃さないようにすることである．そして，頸動脈エコー，MRIなどで，血栓形成のオンゴーイングな状態を画像上で把握することが血栓予防上大切である．そして血小板の数の増加，活性化が示唆されたときには，アスピリン，バイアスピリンなど抗血小板剤，あるいは抗凝固剤の使用，スタチンやARB（アンジオテンシン受容体拮抗剤）など抗凝固作用をも有する治療，心房細動などがみられた場合にはワルファリンの適応も考えるべきであろう．

[文 献]

1) 1 丸山征郎：遠近法で観る医学医療．病院 2005；64：34-38.
2) Rakugi H, Kamide K, Ogihara T：Vascular signaling pathways in the metabolic syndrome. *Curr Hypertens Res* 2002；4：105-111.
3) Dondona P, Aljada A, Chaudhuri A, et al：Metabolic syndrome：A comprehensive prespective based on interactions between obesity, diabetes, and inflammation. *Circulation* 2005；111：1448-1454.

脂肪毒性

島袋充生

メタボリックシンドロームの発症には内臓肥満が深く関わる．内臓肥満がどのような機序で，メタボリックシンドロームの構成因子を発現させるのか不明な点は多い．内臓脂肪細胞から合成・分泌される生理活性物質（アディポサイトカイン）の動態や作用の異常からこれを説明する考えがある．内臓脂肪と皮下脂肪から放出される，遊離脂肪酸の血液，組織とアクセスする速度，量には違いがあり，内臓脂肪から供給される遊離脂肪酸の過剰が糖脂質代謝異常をおこす可能性がある．遊離脂肪酸が肝臓，筋肉，膵β細胞といった非脂肪組織に流入し過剰に存在することで，インスリン分泌ならびにインスリン作用を阻害し，糖・脂質代謝異常を起こすと考えられる（脂肪毒性）．

キーワード 糖尿病　遊離脂肪酸　インスリン抵抗性　内臓肥満

脂肪毒性とは

遊離脂肪酸は，脂肪細胞に中性脂肪として蓄積する一方，主としてリパーゼ（ホルモン感受性リパーゼおよびリポ蛋白リパーゼ）の調節下に血中濃度が維持され各臓器で利用される[1,2]．

血中を循環する遊離脂肪酸は膵β細胞にも取り込まれ，インスリン合成，分泌過程や膵β細胞の構造そのものにさまざまな影響を与える．内臓肥満に伴う過剰な遊離脂肪酸がインスリン分泌を障害する現象を，β細胞の脂肪毒性（狭義の脂肪毒性）と呼ぶ．一方，遊離脂肪酸が肝臓，筋肉，脂肪といったインスリン感受性臓器でインスリン作用を阻害することを，（広義の）脂肪毒性と呼ぶ（図1）[1,2]．

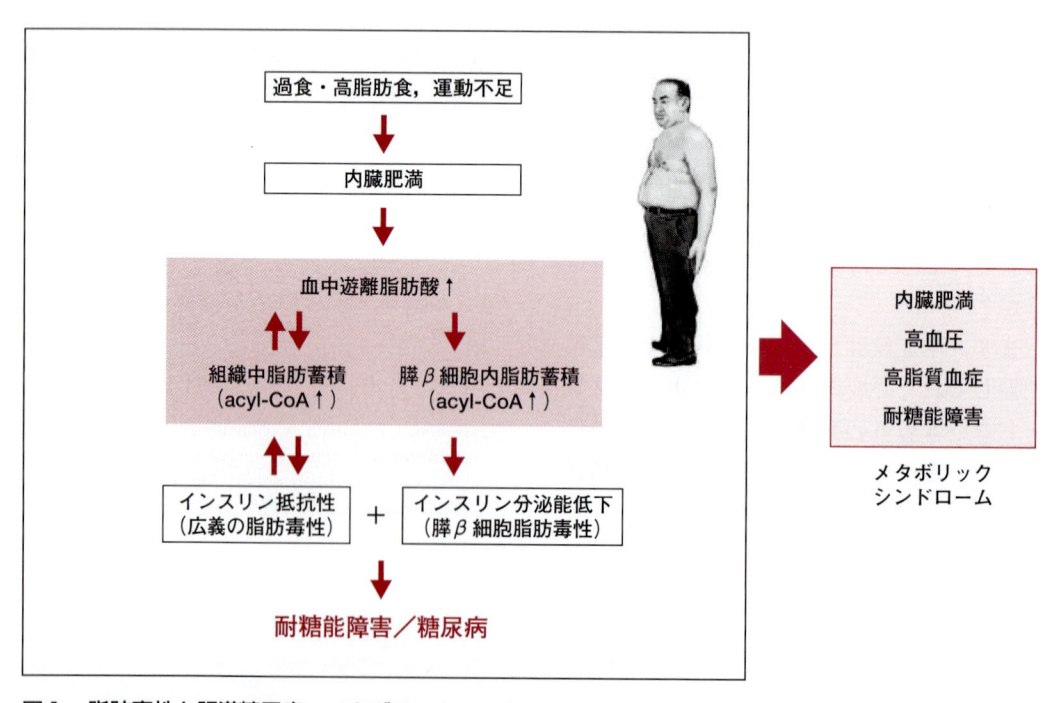

図1　脂肪毒性と肥満糖尿病，メタボリックシンドローム
（島袋充生：遊離脂肪酸の生理活性，代謝2003；24-29）

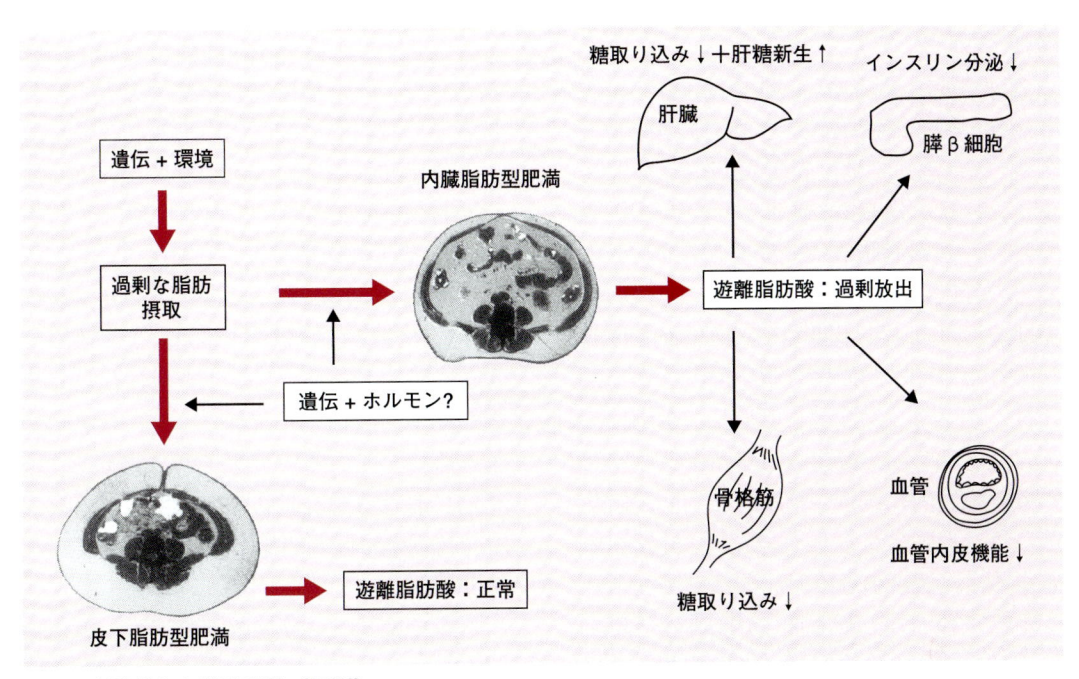

図2 脂肪分布と脂肪毒性（仮説）
（島袋充生：遊離脂肪酸の生理活性，代謝2003；24-29）

内臓脂肪は遊離脂肪酸の供給源である

慢性の運動不足（sedentary lifestyle）で遊離脂肪酸の臓器利用が低下すると，余分な遊離脂肪酸は短期的には内臓脂肪に，長期的には皮下脂肪に蓄積する．内臓脂肪はリポリーシス（脂肪細胞から血中に放出される遊離脂肪酸の程度）活性が亢進しており，非脂肪細胞（肝臓，骨格筋，膵β細胞）に遊離脂肪酸を供給する主なソースとなる．内臓脂肪内に維持できなくなった遊離脂肪酸は，非脂肪組織に過剰に流入し，インスリン分泌およびインスリン作用を阻害する（図2）[1,2]．内臓肥満症例では，インスリン作用は低下して，高インスリン血症を示すことが多い．この現象を説明するひとつの鍵がこの遊離脂肪酸の動きである．

遊離脂肪酸のインスリン分泌に対する働き

遊離脂肪酸は，脂肪細胞由来液性因子（アディポサイトカイン）と連関してインスリンによる糖脂質代謝の恒常性維持に関与する（adipoinsular-axis）．遊離脂肪酸は過剰になると，膵β細胞で血糖センシングとインスリン分泌（glucose-stimulated insulin secretion：GSIS）を障害する[1,2]．

膵β細胞内のインスリン分泌にかかわる脂質シグナルには3経路ある．第一は細胞内遊離脂肪酸の代謝によるAMP活性化蛋白キナーゼ/マロニル-CoA/長鎖脂肪酸アシル-CoA経路．グルコースや他の糖代謝分子が細胞室内のマロニル-CoAを増加させ，長鎖脂肪酸の酸化による代謝が抑制されることで，細胞内のシグナルを増強させる．第二は中性脂肪/遊離脂肪酸サイクリング．グルコースが長鎖脂肪酸アシル-CoAのエステル化を促進する（中性脂肪やダイアシルグリセロールが増える）と同時にリポリーシスも亢進する．第三は細胞膜に存在する遊離脂肪酸受容体（GPR40/ FFAR1）経路[3]．遊離脂肪酸は，グルコース応答性の細胞内カルシウム増加とインスリン分泌を

増強する.

食欲調節因子レプチンの受容体変異により過食・肥満と糖尿病をきたす肥満動物モデル（fa/fa）では，遊離脂肪酸負荷で基礎インスリン分泌量が低下し，GSISが消失する[1,2]．遊離脂肪酸によるインスリン分泌障害の程度は，膵ランゲルハンス島の中性脂肪蓄積量とよく相関する．血中から取り込まれた遊離脂肪酸は，脂肪酸CoAとなった後，インスリン分泌を促進し，余剰はミトコンドリア内で酸化されるか中性脂肪となり細胞質内に蓄積される．しかし，脂肪酸CoAは過剰になるとインスリン分泌を阻害する．高濃度の遊離脂肪酸は，インスリン遺伝子の発現と転写因子PDX1の発現を低下させる．β細胞容量は糖尿病発症前に増加するが発症前後で減少し次第に線維化する．このβ細胞容量の減少には，遊離脂肪酸によるアポトーシス（リポアポトーシス）が関与する．

膵β細胞内の脂質シグナルとインスリン分泌は密接にかかわっており，これらシグナルの調節異常が2型糖尿病発症に関与すると考えられる．

遊離脂肪酸のインスリン作用に対する働き

◆骨格筋

過剰の脂肪摂取は，高インスリン濃度下の全身糖取り込みを低下させる．健常者に脂肪製剤を48時間静脈注入するとインスリン感受性低下とともにインスリン過分泌，高血糖をきたす[1,2]．急性の遊離脂肪酸増加は，骨格筋のIRS-1によるPI3キナーゼ活性化を阻害すると同時に糖輸送体活性を抑制する．PI3キナーゼ不活性化の機序として，遊離脂肪酸に由来するダイアシルグリセロール，アシル-CoA，セラミド増加→PKCθを活性化→IRS-1/IRS-2のセリン・スレオニンキナーゼを活性化→PDK1，Aktシグナルが低下→代謝作用減弱，が想定されている．糖尿病の家族歴を有する若年者で，骨格筋の細胞内中性脂肪含量と血中遊離脂肪酸濃度が最もインスリン感受性（全身の糖取り込み）と相関する．骨格筋で遊離脂肪酸輸送蛋白（FATP1）を不活化させると高脂肪食によるインスリン抵抗性が起こらなくなる[1,2]．また，アディポネクチンは，骨格筋でFATPを活性化して遊離脂肪酸の酸化を亢進してインスリン感受性を維持している[3]．これらのことから，骨格筋における遊離脂肪酸の利用能がインスリン感受性に強く関係しているといえる．

◆肝臓

肝臓ではインスリンの調節下に，絶食時のグリコーゲン分解，糖新生による糖産生，摂食時の糖取り込みが行われる．糖産生の80%は肝臓，20%は腎臓が担っており，空腹時の高血糖は肝臓におけるインスリン抵抗性が主に関係する．内臓脂肪あるいは食事由来の遊離脂肪酸は肝臓における脂肪合成の基質となる．遊離脂肪酸による肝臓でのインスリン作用阻害のメカニズムは複雑であり詳細な機序は不明であるが一部筋肉におけるメカニズムと共通の機序を介している．

◆高中性脂肪血症および低HDL血症

外因性および内因性（主に内臓脂肪由来）の遊離脂肪酸は肝臓に流入し，脂肪合成系酵素を活性化して，中性脂肪として蓄積されるかVLDLの基質となり血中へ放出される．内臓肥満症およびインスリン抵抗性症例では，遊離脂肪酸が空腹時に正常であっても食後増加することがある．このときVLDLリポ蛋白が増加し，VLDLの異化障害を反映したTG-リッチリポ蛋白，small dense LDLおよび酸化LDLが増加していることが多い．これら動脈硬化惹起性（アテロジェニック）リポ蛋白の増加が心血管イベント増加に繋がる．内臓肥満症では，肝

性TGリパーゼ活性増加，インスリン抵抗性によるLPL（リポプロテインリパーゼ）活性低下と相まって，低HDL血症をきたす．低HDL血症はコレステロール引き抜き能低下を介して強力な冠危険因子となる．

◆脂肪細胞，炎症細胞

脂肪細胞特異的にインスリン受容体を欠損させるとやせになり肥満に関連した耐糖能異常は出現しない[1,2]．一方，脂肪細胞の遊離脂肪酸結合蛋白（fatty acid binding proteins；FABP）であるap2, mal1を欠損させると過食に伴う肥満とインスリン抵抗性が出現しない．脂肪細胞におけるインスリン作用の存在は糖代謝異常と何らかの関与があるかもしれない．慢性炎症は，肥満におけるインスリン抵抗性と関係している．特にマクロファージの浸潤はさまざまなサイトカインを分泌することでインスリン抵抗性状態を惹起すると考えられる．飽和脂肪酸はマクロファージの活性化に重要である[1,2]．

◆血管，高血圧症

米国日系人の断面調査では，BMI（オッズ比1.04）や総脂肪面積（0.84）ではなくて内臓脂肪面積（1.68）が高血圧と関係する[2]．内臓脂肪における脂肪細胞機能異常が抵抗血管のトーヌス調節に関与することを示唆する．血管内皮機能の指標である血流依存性の前腕血流量増加の程度は，肥満の程度（BMI，ウエスト周囲径）と逆相関し血中アディポネクチン濃度と正相関する．遊離脂肪酸は血管内皮に直接作用し血管NO産生，利用障害を介して血管抵抗を増加させる可能性がある[1,2]．

おわりに

内臓肥満とそれに伴う高遊離脂肪酸血症がインスリン分泌およびインスリン感受性を障害する機序すなわち脂肪毒性について述べた．

沖縄県はかつて平均余命が全国1位であったため長寿県と称されたが，近年男性でその延びが鈍化している（平成12年，男性平均余命26位）．沖縄県における高脂肪食摂取，運動不足といったライフスタイルの急激な変化が，内臓肥満/メタボリックシンドロームを増やして，血管内皮機能の障害をきたし，心血管イベント（脳血管障害，冠動脈疾患）を増加させた可能性がある（図3）[2]．脂肪摂取と脂肪蓄積を防ぐことで脂肪毒性を解除し，糖尿病発症および心血管イベントが減らせるか検証が必要と考える．

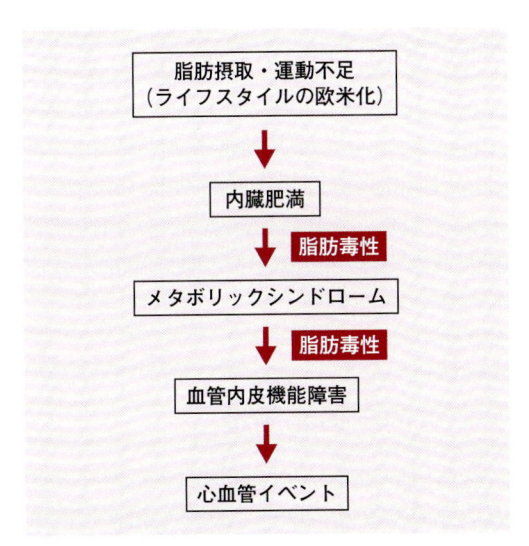

図3 心血管イベントにおける脂肪毒性：沖縄モデル（仮説）
（島袋充生：脂肪酸受容体とインスリン分泌, カラー版 糖尿病基礎と臨床（印刷中）より引用）

［文 献］

1) 島袋充生：遊離脂肪酸の生理活性：脂肪毒性の基礎と臨床．Annual Review 内分泌，代謝 2003：24-29.
2) 島袋充生：メタボリックシンドロームと脂肪毒性．日本内科学会雑誌 2006；95：1721-1725.
3) 島袋充生：2005年, 脂肪酸受容体とインスリン分泌．門脇 孝編：カラー版 糖尿病基礎と臨床，西村書店，東京，(印刷中), 分担執筆

血管内皮

山下智也，横山光宏

　血管内皮細胞は血管の内腔を覆って常に血液と接しており，代謝性変化など血液中の情報や血流自体を察知し，自らが内分泌細胞として働き生理活性物質を分泌することで血管の恒常性を維持している．高血圧，脂質代謝異常，耐糖能異常などメタボリックシンドロームで起こりうる病態では血管が最も重要な標的臓器となり，さまざまな要因により内皮細胞の機能が障害される．「人は血管とともに老いる」という言葉があるように，血管の機能異常が動脈硬化の下地となり，虚血性心疾患や脳血管障害などの発症に関連することがわかっている．生活習慣病を治療する際には，内皮機能を維持したり改善することを意識した生活指導と薬剤療法が必要である．

キーワード　内皮依存性血管弛緩反応　血管内皮機能　内皮機能不全　一酸化窒素　テトラハイドロバイオプテリン

血管内皮細胞の働きと内皮機能不全

　内皮細胞は，血管の内腔を覆って血液細胞と血管組織を直接触れないようにしているだけではなく，自ら種々の生理活性物質を産生し，血管の恒常性維持につとめている．1980年にFurchgottが薬理学的な実験から，内皮依存性の血管弛緩反応を証明し，その後，その主体が一酸化窒素（NO）であることが示された．血管内皮細胞より産生されるNOは，内皮に存在する内皮型NO合成酵素からカルシウム依存性に産生される．内皮で産生されたNOは平滑筋の可溶性グアニル酸シクラーゼに作用してサイクリックGMPを産生させ，平滑筋を弛緩させることで血管トーヌスの調節作用に関与する（図1）．さらに，NOは内皮細胞自身の血管透過性調節・血小板凝集抑制・白血球接着抑制作用にも関与している．平滑筋に対しては，上記の弛緩作用以外にも，平滑筋遊走抑制・増殖抑制作用を示す．また，NOには活性酸素産生低下や不活化作用，それに関連すると考えられる脂質酸化の抑制作用などが報告されている．すなわち，NOは血管内皮細胞の働きのなかで中心的な役割を担っている生理活性物質である．内皮細胞からはNOだけではなく，プロスタグランディン，エンドセリン，内皮由来過分極因子などが産生されてさまざまな血管機能に関与している．血管内皮機能と総称される機能のなかには，活性酸素産生機構と消去機構も含まれ，これらの多因子が複雑に影響しあって血管の恒常性を維持している．

　内皮機能不全（内皮機能障害・内皮活性化とも呼ばれる）では，上記の恒常性維持機構が破綻して，動脈硬化症が発症・進展しやすい条件となる．内皮機能のなかで，血管透過性が亢進するとさまざまな血液中の物質が血管内皮より外側へ漏れて血管に沈着することになり，血小板凝集抑制作用が障害されると容易に血栓形成が起きるし，白血球接着抑制作用が障害（接着因子の発現亢進）されると，血管への白血球浸潤が進み炎症を基盤とする動脈硬化が発症しやすくなる．

血管内皮機能測定

　臨床で障害された内皮機能をどのような方法で診断するのか，また何を指標に治療をすべきかが重要となる．古典的には冠動脈造影時にアセチルコリンなどを冠動脈に注入して冠動脈の反応性を評価する方法で侵襲的に評価された．最近では，前腕にマンシェットを巻いて上腕動脈をいったん駆

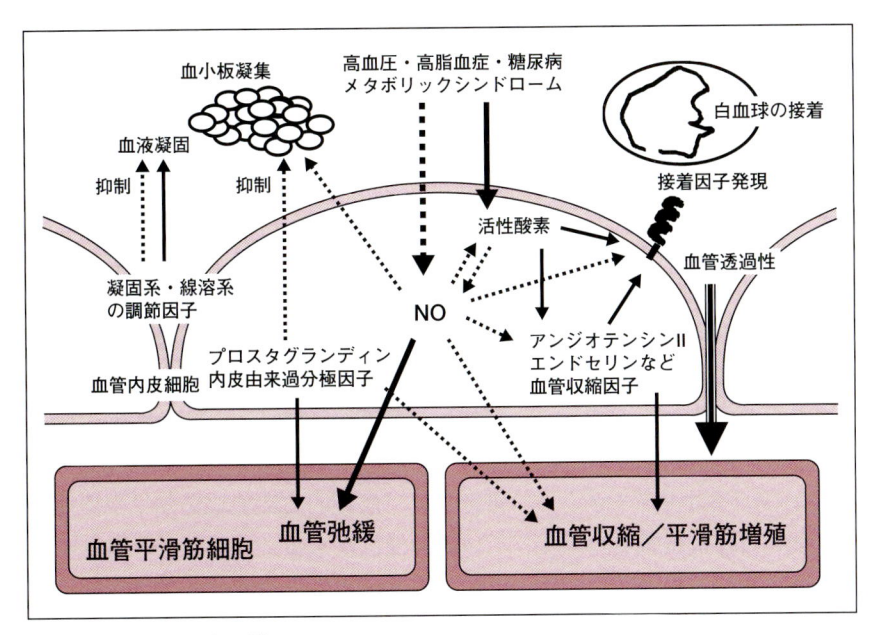

図1 血管内皮細胞の働き
血管内皮細胞より産生されるNOは、平滑筋を弛緩させることで血管トーヌス調節に関与しており、その他平滑筋遊走抑制・増殖抑制作用も示す。さらに、NOには血管透過性調節・血小板凝集抑制・白血球接着抑制作用もあり、血管の恒常性の維持に関与する。NOには活性酸素産生低下や不活化作用、それに関連すると考えられる脂質酸化抑制作用なども報告されている。内皮細胞からはNOだけではなく、プロスタグランディン、エンドセリン、内皮由来過分極因子なども産生されて様々な血管の機能や病態にも関与している。
実線矢印は機能促進、点線矢印は機能抑制を示す。

血して、その後解除することで反応性充血を起こして、そのときの上腕動脈の血管径がどの程度拡大するかをみる血流依存性血管拡張反応（flow-mediated dilatation；FMD）を測定することで内皮依存性血管拡張反応を血管エコーで評価するのが一般的であり、比較的容易に内皮機能を評価できる。しかし、これらは血管の拡張反応のみで血管内皮機能の評価をしているのであって、その他のさまざまな機能については関連があるかもしれないが、評価できていない。確かに、これらの方法で評価した内皮機能と臨床的な虚血性心疾患の予後が相関するというデータが数多く報告されており[1]、予後予測因子としてこの指標を使うことは重要であり、これを改善させる治療を行うことで予後改善も期待される。

さらに、臨床で採血などにて検査できる指標があれば、もっと簡単に内皮機能判定ができて経過観察が容易となり普及すると思われる。今のところ、直接的に内皮機能を反映する血液マーカーはまだないが、炎症性マーカー高感度C-反応蛋白（CRP）が内皮機能異常との関連さらには循環器疾患イベントの予知因子として注目されている。酸化ストレス関連のマーカーでは、古典的な脂質酸化物、尿中8イソプロスタン、酸化LDLなどが測定されているが、本当に血管での酸化ストレスの状態を反映しているかどうかは不明である。最近、NO産生時に必要な補酵素のテトラハイドロバイオプテリン（BH4）が新たな血液マーカーとして注目されている[2]。この物質は、内皮細胞でも産生されていること、NO産生時に必要であること、酸化されてBH2という物質に変換されてBH4自身が不足すると内皮細胞のNO合成酵素からNOではなく活性酸素が産生されることなどから、今まで利用可能なマーカーより内皮機能をより強く反映しているのではないかと期待されている。

心血管危険因子と内皮機能不全

高血圧、糖尿病、高脂血症、喫煙などが血管内皮機能障害を引き起こし、動脈硬化

形成の初期病変の形成から進展に関連していることは，これまでの多数の基礎的な動物実験とヒトでの臨床研究により証明されている．メタボリックシンドロームは，内臓脂肪蓄積を基盤にして，高血圧・脂質代謝異常・耐糖能異常が存在し，それらが軽症であっても複合的に存在することで心血管疾患発症のリスクが上昇するという概念である．つまり，内臓肥満がどのように内皮機能障害を引き起こすかを考えることが病態を考えるうえで重要である．内臓脂肪は，さまざまなサイトカイン（アディポサイトカイン）を分泌して，単なる脂肪蓄積臓器のみならずホルモン産生臓器としてインスリン抵抗性などの病態に関連するとされている．レプチンやアディポネクチンなどが研究されており，本誌のなかでも一部紹介されている．最近の報告では，脂肪細胞から産生される炎症性サイトカインである単球走化因子（MCP-1）が，脂肪周囲へのマクロファージの遊走を引き起こし，さらにその活性化されたマクロファージから腫瘍壊死因子（TNF-α）が産生されることで，さらに脂肪細胞を増殖・活性化するという悪循環が存在するようである．内臓脂肪と血管内皮機能障害を結びつける因子としては，完全に解明されたわけではないが，脂肪毒性，インスリン抵抗性，炎症性サイトカイン，酸化ストレス増大などの要因があり研究が進められている．炎症の関与は，慢性炎症と考えられるようになった動脈硬化への直接の関連も示唆され，さらに研究が進められ明らかにされていくであろう[3]．

内皮機能を意識した治療薬とは

基礎疾患（高血圧，高脂血症，糖尿病）があればその治療・コントロールをすること，喫煙があれば禁煙することは内皮機能を正常に保持するために必要である．肥満があれば，体重減少や運動を指導することが内皮機能を意識した指導といえる．高血圧があればアンジオテンシンⅡ受容体拮抗薬やアンジオテンシン変換酵素阻害薬を処方したり，高脂血症がある場合にはスタチン製剤を処方してコレステロール低下作用以外の多面的作用としての内皮機能改善作用も期待して治療を行う[4]．日本で行われたn-3脂肪酸（魚油）に関しての大規模臨床試験（JELIS）では，n-3脂肪酸に脂質低下作用以外の心血管イベント抑制効果が報告され，血管内皮機能改善効果が関連している可能性がある．一部のインスリン抵抗性改善薬にも内皮機能改善効果が報告され，糖尿病の治療時には考慮すべきである．ビタミンEなどの抗酸化薬は，理論的には内皮保護的に作用しそうであるが，大規模臨床研究においては虚血性心疾患の予防効果はないとする報告が主流であり，現状では勧められない．

おわりに

心血管疾患の病態を考えるときに，血管内皮機能は非常に重要な因子であり，かつ予後を規定するマーカーでもある．高血圧・糖尿病・高脂血症など生活習慣病の指導や治療薬を決定する際には，各疾患のコントロール目標達成のみならず，内皮機能を意識した対応が必要であると考える．

［文　献］

1) Heitzer T, Schlinzig T, Krohn K. et al：Endothelial dysfunction, oxidative stress, and risk of cardiovascular events in patients with coronary artery disease. *Circulation* 2001；104：2673-2678.
2) Kawashima S, Yokoyama M：Dysfunction of endothelial nitric oxide synthase and atherosclerosis. *Arterioscler Thromb Vasc Biol* 2004；24：998-1005.
3) Kim J, Montagnani M, Koh KK. et al：Reciprocal relationships between insulin resistance and endothelial dysfunction. *Circulation* 2006；113：1888-1904.
4) Anderson TJ：Assessment and treatment of endothelial dysfunction in humans. *J Am Coll Cardiol* 1999；34：631-638.

Q&A アディポサイトカインとメタボリックシンドロームの病態との関連は？

山内敏正，門脇 孝

　肥満がインスリン抵抗性を基盤として糖尿病・高脂血症・高血圧が重複する所謂メタボリックシンドロームを惹起することはよく知られているが，肥満がインスリン抵抗性を惹起するメカニズムは不明であった．

　メタボリックシンドロームの原因となる肥満はもっぱら脂肪細胞肥大によって生ずる．脂肪組織は余剰のエネルギーを中性脂肪の形で貯蔵するという従来から知られている機能に加えて，種々のシグナル分子「アディポサイトカイン」を分泌する内分泌器官としての機能を有することが明らかとなってきた．肥大した脂肪細胞は機能異常に陥り，インスリン抵抗性を惹起するTNFα，FFAや，高血圧に関連するアンジオテンシノーゲンなどが多量に産生・分泌されるのに対し，インスリン抵抗性・高脂血症・動脈硬化を改善させるアディポネクチンの発現・分泌は低下している．TNFαやFFAは，骨格筋や肝臓でそれぞれJNKやIKKβといったセリンリン酸化酵素を活性化し，インスリンの細胞内情報伝達に重要なインスリン受容体基質のチロシンリン酸化を阻害する．一方，アディポネクチンは肝臓や骨格筋において，アディポネクチン受容体AdipoR1，R2を介して，AMPキナーゼやPPARαといった鍵分子を活性化し，糖新生の抑制や糖取り込みの促進，脂肪酸の燃焼やエネルギー消費の亢進を介し，インスリン抵抗性や高脂血症を改善させ，動脈硬化巣においては，脂質の取り込みの抑制や抗炎症作用などの直接作用も発揮する．

　最近，肥大化した脂肪細胞からケモカインの1つであるMCP-1が多く発現・分泌されマクロファージが脂肪組織に浸潤し，肥大化した脂肪細胞と相互作用することによって炎症が惹起されインスリン抵抗性が増悪する，という仮説が注目されている．この悪循環に関わる悪玉アディポサイトカインが多種類存在するのに対し，悪循環を遮断しうる善玉アディポサイトカインは，アディポネクチンしか知られていない．さらに，アディポネクチンの低下が糖尿病発症の最良の予知マーカーになることが示されていることから，肥満に伴う炎症・インスリン抵抗性惹起の発症・増悪において，アディポネクチンの低下が中心的な役割を果たしていることが推察される．アディポネクチンの低下は，ノックアウトマウスを用いた成績および臨床データの両方から，高血圧とも関連していることが示唆されている．

　インスリン抵抗性が高脂血症を惹起するメカニズムに関しては，LPL活性の低下などによるTGの分解の低下などが報告されており，高血圧に関しては内皮依存性の血管拡張作用の低下や代償性高インスリン血症による腎でのナトリウム再吸収の亢進などが報告されている．

Q&A メタボリックシンドロームにおいて糖代謝異常，脂質代謝異常，高血圧が重積しやすい原因は何ですか？

曽根博仁

　早期から冠動脈リスクファクターとしての地位が確立していたLDLコレステロールと喫煙に対して，高血圧，高トリグリセリド（TG）血症，耐糖能異常（早期糖尿病）は，後にはいずれも独立したリスクファクターであることが証明されたものの，以前はLDLコレステロールと比較すると，冠動脈疾患発症に及ぼすインパクトは相対的に弱いと思われていた．ところが，肥満（特に内臓脂肪型肥満）を呈する者にはこれらが重積しやすく，さらに重積した者に，高コレステロール血症者と同様の高い冠動脈疾患発症率がみられることに注目が集まった．これがメタボリックシンドロームが提唱されるに至った経緯である．

　過食と運動不足がもたらした肥満が，脂肪細胞由来の生理活性物質と共同して惹起させたインスリン感受性の低下，すなわちインスリン抵抗性がメタボリックシンドロームの中心的病態であり，その構成因子の共通背景であると考えられている．したがって，遺伝的背景も影響するものの，最も重要な病態基盤は，エネルギー過剰蓄積状態をもたらした生活習慣である．生活習慣療法が，肥満改善を伴って，重積した因子を一斉かつ著明に改善させることは，このことをよく裏付けている．

　インスリン抵抗性とそれによる高インスリン血症は肥満と共に，耐糖能異常（早期糖尿病）の特徴的な所見であるため，インスリン抵抗性と糖代謝異常の結びつきは比較的理解しやすい．インスリン抵抗性（高インスリン血症）が，高血圧ならびに血清脂質異常（高TG血症 and/or 低HDL血症）を惹起する機序については，現在の主な考え方を表1にまとめた．

表1　インスリン抵抗性（高インスリン血症）が，高血圧ならびに血清脂質異常を惹起させる現在想定されている主なメカニズム

	高血圧	血清脂質異常
インスリン抵抗性と各異常を結びつける機序	① 脂肪細胞からのTNFαなどを介するレニン・アンジオテンシン系の活性化 ② 腎尿細管のNa再吸収増大による循環体液量の増大 ③ インスリンやレプチンによる交感神経系の亢進 ④ 血管内皮機能障害によるNO低下を介する内皮依存性血管弛緩反応の低下 ⑤ 血管平滑筋増殖による血管壁肥厚	① 遊離脂肪酸（FFA）や糖の供給増大による肝のTG産生増大（高TG血症） ② リポタンパクリパーゼ（LPL）活性の低下によるTG-richリポタンパク（VLDL，カイロミクロン）の異化障害（高TG血症，低HDL血症） ③ 肝性リパーゼ（HL）活性の亢進によるHDL$_2$からHDL$_3$への変換促進（低HDL血症） ④ コレステロールエステル転送タンパク（CETP）の活性亢進により，HDL中のCE量減少（低HDL血症）

# IV

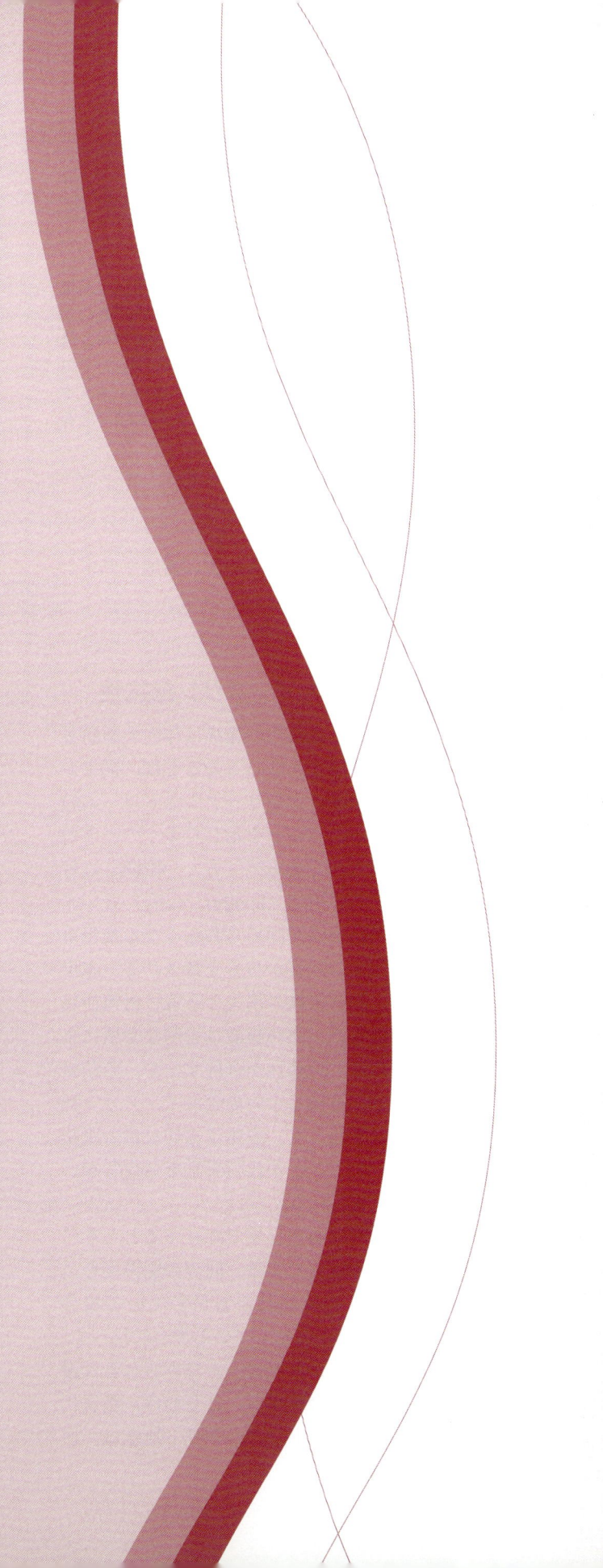

病態

IV. 病態

メタボリックシンドロームと肥満症

武城英明

脂肪過多および運動不足を基盤にして発症するメタボリックシンドロームは，病態基盤にインスリン抵抗性が存在するとともに臨床的に肥満症の診断に重要な内臓脂肪蓄積が特徴である．内臓領域に蓄積した脂肪細胞は皮下脂肪細胞とは異なった包括的遺伝子プロファイルを示すとともに，高脂肪摂取により鋭敏に細胞機能を変化させる細胞群が出現する．このような脂肪細胞の質的（病的）変化がTNFα発現をはじめとするサイトカイン分泌に至る可能性がある．一方，皮下脂肪蓄積がメタボリックシンドロームと関連しないように，皮下に蓄積した脂肪細胞では高脂肪により病的変化は誘導されない．メタボリックシンドロームの治療は脂肪細胞の質的変化を制御する長期にわたるライフスタイルの管理が重要である．

キーワード　メタボリックシンドローム　内臓脂肪　インスリン抵抗性　脂肪細胞　TNFα

メタボリックシンドロームと肥満症

メタボリックシンドロームは，肥満，とりわけ，体内の脂肪分布（腹部肥満，内臓肥満，上半身肥満）とのかかわりが特徴である．従来から欧米では肥満体型による冠動脈疾患発症のリスクの差異が述べられ，いわゆるウエスト/ヒップ比を基準にした腹部（上半身）肥満がリスクとなることが示されてきた．腹部肥満は，内臓脂肪が蓄積することによることが明らかになり，脂肪が蓄積する場所として主に腸間膜領域に蓄積した内臓脂肪の量が代謝異常の発症と関連する．このような肥満症の研究を基盤にして，メタボリックシンドロームが代謝異常と動脈硬化症に結びつく機序に内臓領域に蓄積した脂肪細胞とインスリン抵抗性とのかかわりがあげられる．内臓領域に蓄積した脂肪は皮下脂肪とは異なった機能を呈しインスリン抵抗性を惹起するサイトカインの分泌を制御することが一因としてあげられる．すなわち，メタボリックシンドロームは肥満症の特徴である内臓蓄積脂肪におけるサイトカインの調節障害を介して筋肉などのインスリン感受性を低下させ，耐糖能異常，脂質代謝異常，血圧異常等を合併し動脈硬化の進みやすい病態を形成する可能性がある．

脂肪蓄積とインスリン抵抗性

インスリン抵抗性の発症は体内の脂肪蓄積と密接に関連する．このことは，従来から脂肪蓄積がメタボリックシンドロームの病態にかかわることを示した多くの疫学研究から明らかである．一方で，肥満とは対照的な脂肪萎縮症（lipodystrophy）という全身の脂肪組織が認められなくなる疾患を用いた臨床的観察からも支持される．本疾患では，脂肪組織の消失とともに耐糖能異常を合併する．脂肪組織は過剰な蓄積によりインスリン抵抗性を合併するが，脂肪組織が十分に蓄積しない場合もインスリン抵抗性をひき起こす．生体は適切な量の脂肪細胞を有することが代謝異常を発症しない状態と考えられる．

脂肪細胞は適切な量で存在するとともに蓄積部位が重要である．同等の肥満度を呈していても内臓脂肪が蓄積している場合は，皮下脂肪が蓄積している場合に比べて，メタボリックシンドロームにみられる代謝異常を高率に合併する．とりわけ，脂質代謝異常である高トリグリセリド血症は，血

中トリグリセリドの代謝がインスリン作用に依存するリポ蛋白リパーゼの作用を受けることから，肥満症患者において内臓脂肪の蓄積量と密接に相関する（図1）[1]．両者は，それぞれ高インスリン血症で観察されるインスリン抵抗性の程度と相関する．

このように内臓脂肪蓄積がインスリン抵抗性の発症とともにメタボリックシンドロームにみられる代謝異常と関連することがわかる．

脂肪細胞とサイトカイン分泌

脂肪分布の変化がメタボリックシンドロームにみられる代謝異常の重積と関連する機序として，脂肪細胞が蓄積する部位により機能を変化させることがある．内臓脂肪と皮下脂肪は糖取り込み能や脂肪の合成分解能など異なった代謝特性を示す．さらに，脂肪組織はレプチン，プラスミノゲンアクチベータインヒビター1（Plasminogen Activator Inhibitor-1：PAI-1）や腫瘍壊死因子（Tumor Necrosis Factor-α：TNFα），アディポネクチン，レジスチン，血管内皮増殖因子（vascular endothelial growth factor：VEGF），アンジオテンシノーゲンなどの多数の分泌蛋白の遺伝子を発現し，その産生は脂肪蓄積の部位により変動する．実際にマウスの腸間膜（内臓）領域と皮下領域におのおの同一の培養脂肪細胞を移植

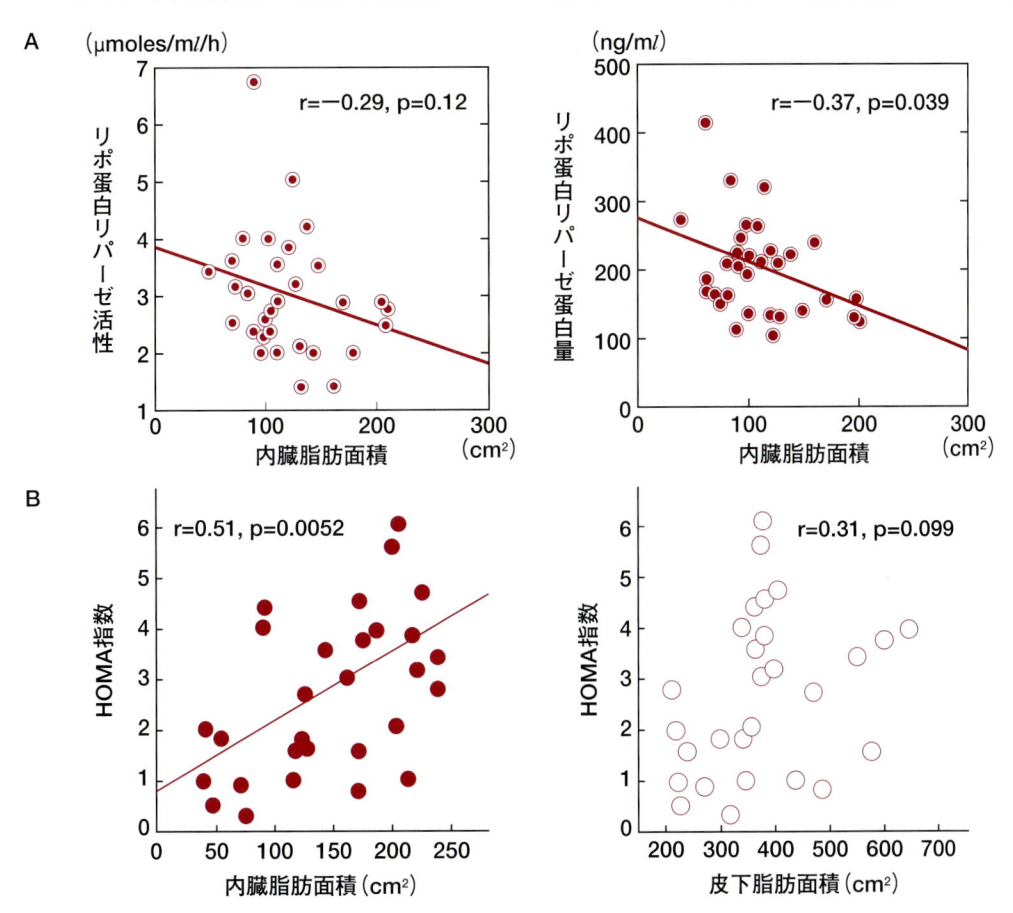

図1 脂肪分布とインスリン抵抗性
A 内臓脂肪面積（臍高部CT断面による）と血中ヘパリン静注後リポ蛋白リパーゼ活性と蛋白量の相関
B 内臓脂肪および皮下脂肪面積（臍高部CT断面による）とHOMA指数（インスリン抵抗性の指標として）の相関
（Kobayashi, et al：Horm Metab Res 2001；33：412-416より改変）

すると，内臓領域に移植した脂肪細胞においてTNFα遺伝子発現が亢進し血中のTNFα濃度が高値となる．内臓脂肪モデルマウスでは糖負荷後のインスリン値が高値となりインスリン抵抗性をひき起こす（図2）[2]．これに伴い内臓脂肪モデルでは血中のリポ蛋白リパーゼ活性が低下し血中トリグリセリド値が増大する．これらの代謝異常は皮下脂肪蓄積モデルには認められない．代謝異常の程度は血中のTNFαおよびインスリン値と密接に相関し，内臓脂肪より分泌されたTNFαにより，インスリン抵抗性，耐糖能異常，高脂血症がひき起こされたと考えられる．内臓領域に蓄積した脂肪細胞は，機能変化とともにTNFαや他の生理活性物質の産生を変化させ，インスリン感受性を低下させメタボリックシンドロームの病態を形成すると考えられる．

一方，成熟マウスより皮下脂肪をほとんど除去するとインスリン抵抗性がみられるようになる．除去マウスの皮下領域に脂肪組織を移植することにより，インスリン抵抗性が改善する．皮下脂肪除去モデルでは，内臓脂肪組織における脂肪蓄積が亢進し，TNFαをはじめとするサイトカイン分泌が増加する．皮下脂肪の増減は，内臓脂肪細胞の機能異常を誘導する可能性がある．若年女性に認められる皮下脂肪型肥満ではメタボリックシンドローム発症にいたらないのはこのような機序にかかわると考えられる．

脂肪細胞の質的（病的）変化

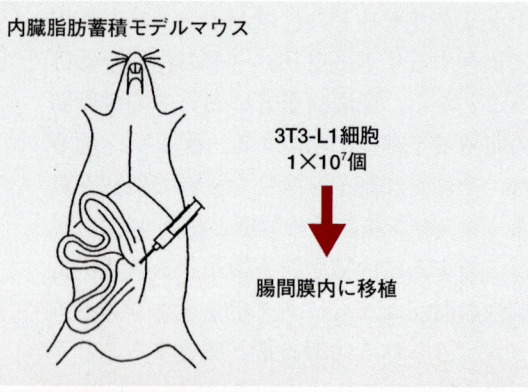

		対照	内臓脂肪蓄積モデル	p値
血清TNFα	(pg/ml)	12±8	142±31	<0.005
空腹時血糖値	(mg/dl)	73±33	88±47	n.s.
インスリン値	(μU/ml)	3.9±0.7	33.6±11.1	<0.05
HOMA指数		0.7±0.2	7.3±1.3	<0.01
総コレステロール	(mg/dl)	86±22	84±17	n.s.
トリグリセリド	(mg/dl)	26±4	47±9	<0.05
HDL-コレステロール	(mg/dl)	74±16	72±13	n.s.

図2　脂肪細胞移植を用いた内臓脂肪蓄積モデルにおける代謝変動
同数の培養脂肪細胞を腸間膜領域（内臓脂肪蓄積モデル）および対照として皮下領域（皮下脂肪蓄積モデル）に移植して4週間後に移植脂肪細胞の生着を確認し代謝学的解析を行った．
(Shibasaki, et al：Diabetologia 2002；45：518-526)

内臓領域に蓄積した脂肪細胞はどのようにしてTNFαをはじめとするサイトカイン分泌に至るのであろうか．培養脂肪細胞をマウス腸間膜領域に移植するとさまざまな遺伝子を発現するようになる．著明に誘導される遺伝子にはTNFαに加えて，マトリックスメタロプロテアーゼ（MMP）-3がある（表1）[3]．脂肪細胞は内臓領域に蓄積することによりさまざまなマトリックスプロテアーゼを発現変動させる．このような包括的に調節された遺伝子発現により脂肪細胞と周辺環境との相互作用を活発にして脂肪組織は急速に脂肪を蓄積することが可能になると考えられ，この過程における機能変化が脂肪細胞自体からTNFαを細胞外に分泌することに結びつくかもしれない．脂肪細胞中のトリグリセリド蓄積に重要な酵素であるジアシルグリセロールO-アシルトランスフラェーゼ（Diacyl Glycerol O-

表1 細胞移植を用いた内臓脂肪蓄積モデルにおける内臓領域の脂肪細胞において顕著に発現誘導された遺伝子群

遺伝子名	遺伝子記号	増加（倍）
immunoglobulin kappa chain variable 21（V21）-12	Igk-V21-12	24.3
immunoglobulin heavy chain 4（serum IgG1）	Igh-4	7.5
similar to Keratin, type II cytoskeletal 8（Cytokeratin 8）（Cytokeratin endo A）	LOC434261	5.7
matrix metallopeptidase 3	**Mmp3**	**5.3**
transformed mouse 3T3 cell double minute 2	Mdm2	4.9
B-cell leukemia/lymphoma 6	Bcl6	4.9
keratin complex 2, basic, gene 8	Krt2-8	4.3
myelin and lymphocyte protein, T-cell differentiation protein	Mal	4.0
protein phosphatase 1, regulatory（inhibitor）subunit 3C	Ppp1r3c	3.2
catenin beta interacting protein 1	Ctnnbip1	2.8
major urinary protein 1 /// major urinary protein 2	Mup1 /// Mup2	2.8
actin, gamma 2, smooth muscle, enteric	Actg2	2.8
polymerase I and transcript release factor	Ptrf	2.6
sorting nexin associated golgi protein 1	Snag1	2.5
splicing factor proline/glutamine rich（polypyrimidine tract binding protein associated）	Sfpq	2.5
RIKEN cDNA 0610037M15 gene	0610037M15Rik	2.5
cyclin G2	Ccng2	2.3
DnaJ（Hsp40）homolog, subfamily A, member 1	Dnaja1	2.1
Tumor necrosis factor（TNF）	**Litaf**	**2.1**
apolipoprotein D	Apod	2.0
leptin	Lep	2.0
insulin-like growth factor binding protein 3	Igfbp3	2.0

（Unoki, et al：Biochem Biophys Res Commun 2006；350：392-398より改変）

Acyl Transferase：DGAT）が活性化するとTNFα分泌が誘導される．脂肪細胞の成熟化過程における環境とのかかわりがサイトカイン分泌であらわされる脂肪細胞の質的機能変化を誘導する可能性がある．

脂肪細胞がサイトカインを分泌するようになる原因に脂肪摂取があげられる．高脂肪食負荷したマウスでは内臓脂肪からTNFαの発現が誘導されるが，この過程で，内臓脂肪細胞の30％ほどがtoll-like receptor 2（TLR2）を発現する．一方，皮下脂肪細胞では変化が認められない．内臓脂肪におけるTNFαはこのTLR2を発現した細胞から分泌される．メタボリックシンドロームでは，高脂肪摂取が内臓に蓄積した脂肪細胞をTLR2/TNFα発現細胞へと誘導し，内臓領域という環境要因にもとづく脂肪細胞のMMP-3発現にみられる包括的遺伝子変化とともにサイトカイン分泌が促進され，インスリン抵抗性へと結びつく可能性がある．

脂肪細胞がサイトカインを分泌するに至る特性は，脂肪細胞が存在する環境に応じて細胞機能変化を鋭敏に引き起こす過程で発現されると考えられる．このような脂肪細胞の病的変化がインスリン抵抗性の発症に結びつく可能性がある．メタボリックシンドロームの病態と治療を考えるうえで，脂肪蓄積の程度に加えて脂肪細胞の機能変化をどのように臨床的に評価できるか，またライフスタイルを修正することによりどの程度改善されたかを理解することが重要と考えれらる．

[文 献]

1) Kobayashi J, Saito K, Fukamachi I, et al：Pre-heparin plasma lipoprotein lipase mass: correlation with intra-abdominal visceral fat accumulation. Horm Metab Res 2001；33：412-416.
2) Shibasaki M, Takahashi K, Itou T, et al：Alterations of insulin sensitivity by the implantation of 3T3-L1 cells in nude mice. A role for TNF-alpha? Diabetologia 2002；45：518-526.
3) Unoki H, Bujo H, Saito Y：Metalloproteinase-3 mRNA expression in visceral fat in the mice implanted with cultured preadipocytes. Biochem Biophys Res Commun 2006；350：392-398.

Ⅳ.病態

メタボリックシンドロームとインスリン抵抗性・糖代謝異常

松下由実,戸邉一之,原　一雄,門脇　孝

　糖尿病の患者は最近,急速に増加しており,2002年度の調査では糖尿病者が740万人,境界型まで入れると1620万人の多きに至っている.1970年代には糖尿病の有病率は2～3％であったが,1980年代以降,肥満・インスリン抵抗性が主体のメタボリックシンドローム型の2型糖尿病が,急速に増加してきた.合併症も三大細小血管合併症である網膜症,腎症,神経障害に加え,高血圧,脂質代謝異常を合併するメタボリックシンドローム型では,心筋梗塞,脳梗塞などの動脈硬化による心血管合併症が増加し,その重要性を増してきている.これらの疾病は,脂肪細胞から分泌される生理活性物質であるアディポサイトカインの変化によって説明される.すなわち,メタボリックシンドローム状態では,レプチン抵抗性,アディポネクチン分泌の低下,炎症性サイトカイン(悪玉アディポサイトカイン)の増加により,インスリン抵抗性が惹起される.

キーワード　メタボリックシンドローム　アディポサイトカイン　アディポネクチン　インスリン抵抗性

メタボリックシンドローム型の糖尿病の増加

　糖尿病の患者は最近,急速に増加しており,2002年度の調査では糖尿病者が740万人,境界型まで入れると1620万人の多きに至っている.

　1970年代には糖尿病の有病率は2～3％であったが,1980年代以降,肥満・インスリン抵抗性が主体のメタボリックシンドローム型の2型糖尿病が,急速に増加してきた.合併症も三大細小血管合併症である網膜症,腎症,神経障害に加え,高血圧,脂質代謝異常を合併するメタボリックシンドローム型では,心筋梗塞,脳梗塞などの動脈硬化による心血管合併症が増加し,その重要性を増してきている.近年,日本においても糖尿病に合併した虚血性心疾患が増加し,発症率も欧米に徐々に近づきつつある.

　メタボリックシンドローム型の糖尿病が増加している原因は,高脂肪食や運動不足の生活習慣を長く続けることにより,エネルギー過剰状態をきたし,肥満及びインスリン抵抗性をきたすことである.2000年度の調査では男性1300万人,女性1000万人に至っており,肥満者も増加している.肥満

度が高くなればなるほどインスリン抵抗性が増悪し,糖尿病の発症率は増加していく.

　また,日本人の糖尿病の特徴は,比較的,肥満が軽い状態,小太りの状態でも糖尿病を発症することである.この理由は,日本人はインスリン分泌が欧米人に比べて低いからである.この少ないインスリン分泌を有効に使うためにも,インスリン抵抗性のコントロールが重要になってきている.

　2005年4月に日本内科学会を中心にして,動脈硬化のハイリスクグループを初期より抽出するために,メタボリックシンドロームの診断基準がまとめられた.内臓肥満を反映する腹囲を必須項目として,血圧,脂質代謝異常,空腹時血糖値の異常のうち2つ以上を満たすものをメタボリックシン

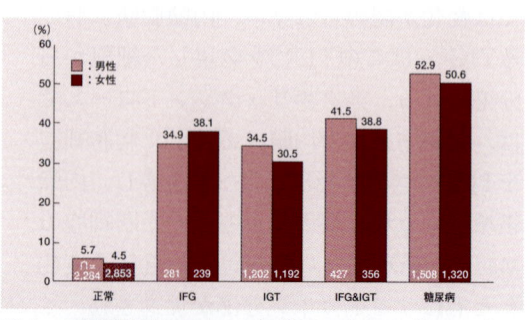

図1　耐糖能別にみたメタボリックシンドロームの頻度
(Progress in Medicine 2005;25:69-73)

ドロームと診断するものである．

石田，伊藤らは，広島の健診受診者について耐糖能別にメタボリックシンドロームの頻度を算出した．WHOの基準を用い，インスリン抵抗性の診断は，HOMA-R（Homeostasis model assessment of insulin resistance）が2以上のものとした．耐糖能低下群では男性が34.5〜41.5％，女性は30.5〜38.8％，糖尿病ではそれぞれ52.9％，50.6％であり，糖尿病では半数以上がメタボリックシンドロームと診断されたが，性差はほとんどみられなかった（図1）．

メタボリックシンドロームの病態はエネルギー過剰状態＝インスリン抵抗性の病態である（図2）

メタボリックシンドロームの基盤病態であるインスリン抵抗性とはどのような病態であろうか．

インスリンの標的臓器は肝臓，骨格筋および脂肪細胞である．そのうち特に，エネルギー過剰の肥満状態や糖尿病者で糖の取り込みが低下しているのは，骨格筋・肝臓である．

高脂肪食・運動不足のエネルギー過剰状態が長く続くと，過剰なエネルギーは脂肪細胞の肝臓骨格筋もエネルギー過剰蓄積の状態になり，これ以上ブドウ糖や脂質などの栄養素を取り込みにくい状態（「満員電車」のような状態）になっており，より多くのインスリンを必要とする状態になっている．これが「インスリン抵抗性」の病態である．いわば「満員電車（エネルギー過剰のインスリン標的臓器）にさらに押し屋（インスリン）を使って乗客（栄養素）を乗り込ませようとする」状態と考えられる．この過程で，脂肪細胞がさらに肥大し，

インスリン感受性を調節する様々なアディポサイトカインの変化を生み出す原因となると考えられる．また，肥満者は，十分に食欲が抑制できないという点が共通している．

肥満でなぜインスリン抵抗性をきたすのか？

◆インスリン抵抗性を「改善する脂肪細胞」と「増悪する脂肪細胞」

私どもは，インスリン抵抗性をきたす2つの対照的な病態，肥満と脂肪萎縮性糖尿病を比較し，その病態を説明するため，「インスリン抵抗性を改善する脂肪細胞」と「増悪する脂肪細胞」の存在を想定した．チアゾリジン誘導体は，前駆脂肪細胞に発現しているペルオキシゾーム増殖薬活性化受容体（PPARγ）のリガンドとして作用し，脂肪細胞への分化を誘導する．一方，肥満インスリン抵抗性モデル動物に投与すると，著明なインスリン抵抗性改善作用を有する（図3）．肥満インスリン抵抗性モデル動物の脂肪細胞をチアゾリジン誘導体の投与前後で検討すると，投与前の脂肪細胞が肥大化した脂肪細胞が多数存在するのに比べ，投与後の場合には，多数の小さな脂肪細胞に置き換わっていた（図3）．こ

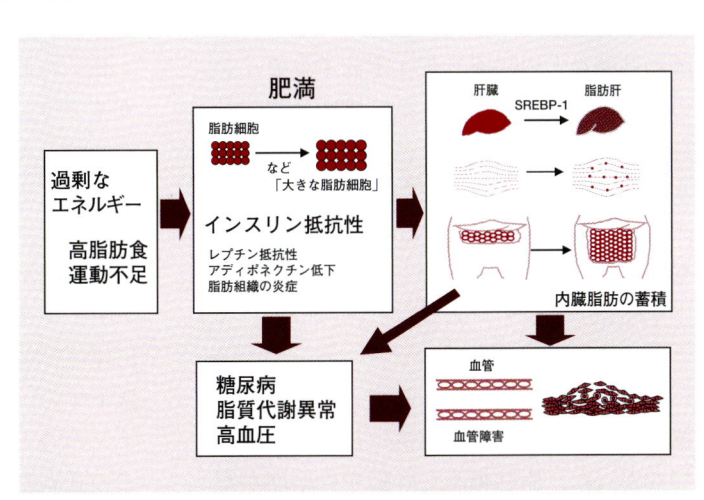

図2　メタボリック症候群はどのように発症するか？

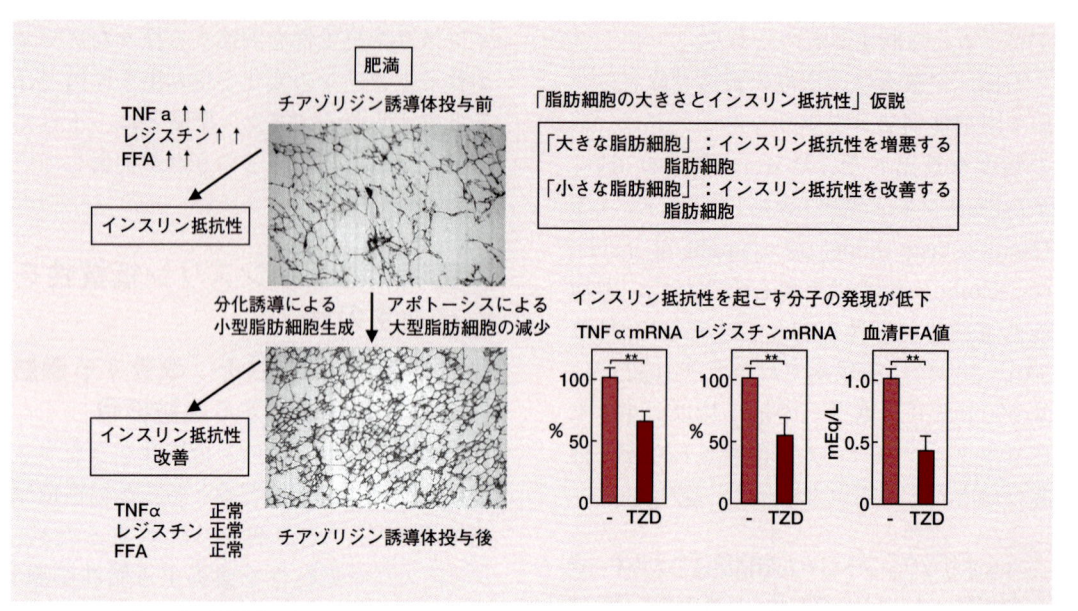

図3 チアゾリジン誘導体（TZD）によるインスリン抵抗性改善のメカニズム
(Okuno A, et al：J Clin Invest 1998；101：1354より)

のことから，私どもは，「大きな脂肪細胞はインスリン抵抗性を増悪する脂肪細胞」であり，「小さな脂肪細胞はインスリン感受性を改善する脂肪細胞」であると考えた．実際，チアゾリジン誘導体投与後の脂肪組織におけるレジスチン・腫瘍壊死因子（TNFα）の発現や血中の遊離脂肪酸濃度は低下しており，大型脂肪細胞がインスリン抵抗性を増悪する脂肪細胞であることをサポートするデータであった[1]．すなわち，大型脂肪細胞は，レジスチン・TNFα・遊離脂肪酸などの悪玉アディポサイトカインの放出によりインスリン抵抗性や代謝症候群の原因となる．それでは，小型脂肪細胞が全身にインスリン感受性を与えるメカニズムは何なのか．

◆**脂肪細胞はホルモンを分泌し肝臓や骨格筋でのインスリン感受性を調節している（図4）**

脂肪細胞が肝臓や骨格筋でのインスリン抵抗性を調節する分子機構は長い間明らかでなかった．脂肪細胞と肝臓や骨格筋が解剖学的に異なる位置に存在するため，何らかの脂肪細胞から分泌される液性の因子の関与が想定されていた．その1つは，肥満・過食・インスリン抵抗性・糖尿病のモデルマウスであるob/obマウスからポジショナルクローニングにより同定されたレプチンであり，もう1つはアディポネクチンである．レプチンは脂肪細胞から分泌されるホルモンで視床下部に作用し食欲の抑制作用や脂肪酸の燃焼の亢進作用を有する．また，アディポネクチンも骨格筋・肝臓に働き脂肪酸の酸化を亢進させる．

ヒトにおいてこの2つのアディポサイトカインを調べると，レプチンについては肥満度が上昇すれば高値となる．リコンビナントレプチンを投与しても十分に効果が認められず，中枢でのレプチン抵抗性が肥満者で食欲が抑制されない理由である．一方，アディポネクチンは肥満・脂肪細胞の肥大に伴って遺伝子の転写・分泌・血中濃度も低下する．レプチン抵抗性やアディポネクチンの低下は，高脂肪食の負荷に伴う動物での肥満の場合も認められた．

最近，2つのグループからob/obマウス

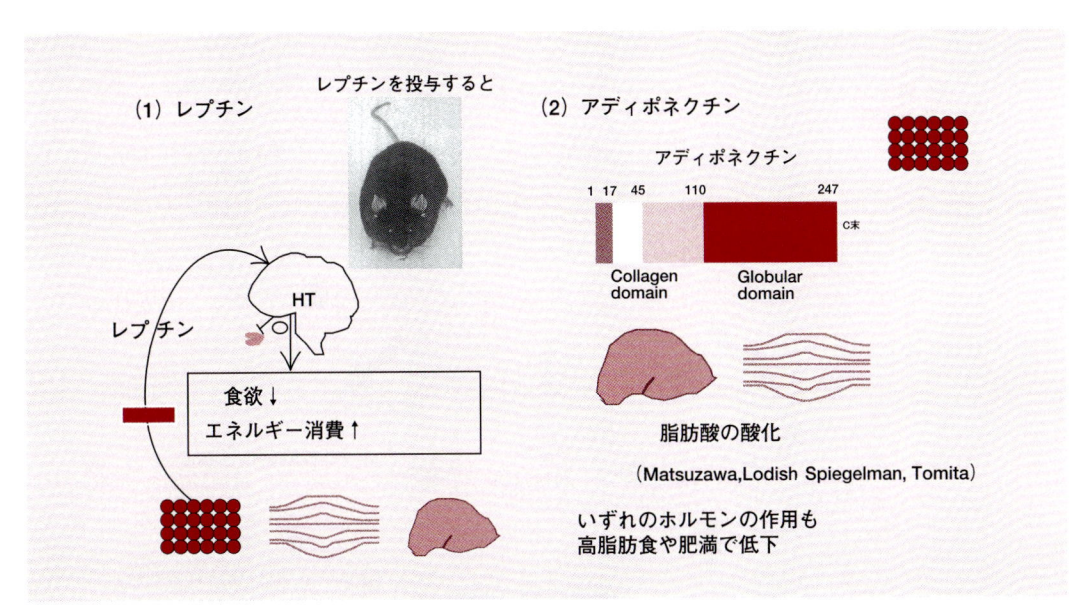

図4 脂肪細胞から分泌されるインスリン感受性のホルモン

などの肥満モデル動物の脂肪組織にはマクロファージが集積していることが報告された．肥満者の脂肪組織ではマクロファージの集積により慢性の炎症の状態にあるという．このマクロファージから分泌されるTNF-α，MCP-1などのサイトカインが全身でのインスリン抵抗性を誘導する悪玉アディポサイトカインとなったり，脂肪細胞の代謝状態の変化，前駆脂肪細胞の分化の抑制，血管新生などの間質（SVC分画）を調整するというものである．

実際，私どもはマクロファージを誘引するケモカインであるMCP-1を脂肪組織に高発現するマウスを作製し，脂肪組織でマクロファージの数が増加し炎症が生じ，全身ではインスリン抵抗性をきたすことを明らかにした[2]．

以上，肥満におけるインスリン抵抗性，あるいはメタボリックシンドロームをアディポサイトカインからみるレプチンやアディポネクチンの作用低下と脂肪組織における炎症性サイトカインの発現・分泌亢進（悪玉アディポサイトカイン）の3要素が基本病態と考えられる．

肥満におけるインスリン抵抗性はレプチン抵抗性と低アディポネクチン血症が関与（図5）

肥満者においては，体脂肪量に応じて血中レプチン濃度が上昇する．レコンビナントレプチンを肥満者に投与しても十分な摂食抑制作用や減量が達成されなかったことから，レプチン抵抗性が問題ではないかと考えられた．このレプチン抵抗性のため，高レプチン血症であっても十分な効果がえられず，また，インスリン抵抗性や減量が困難な原因ともなっている．一方，アディポネクチン値は肥満により発現・分泌は低下し肥満者でのインスリン抵抗性の原因となっている．

◆肥満では，レプチン抵抗性が誘導――ヒト肥満におけるレプチン抵抗性

生活習慣，特に食生活の改善は，インスリン抵抗性に対する最も根本的な治療法である．しかし，ここで障害となるのがレプチン抵抗性の問題である．レプチンは中枢（視床下部）に働き，強力な食欲抑制作用をもつアディポサイトカインであるが，肥満者ではその感受性が著明に低下している

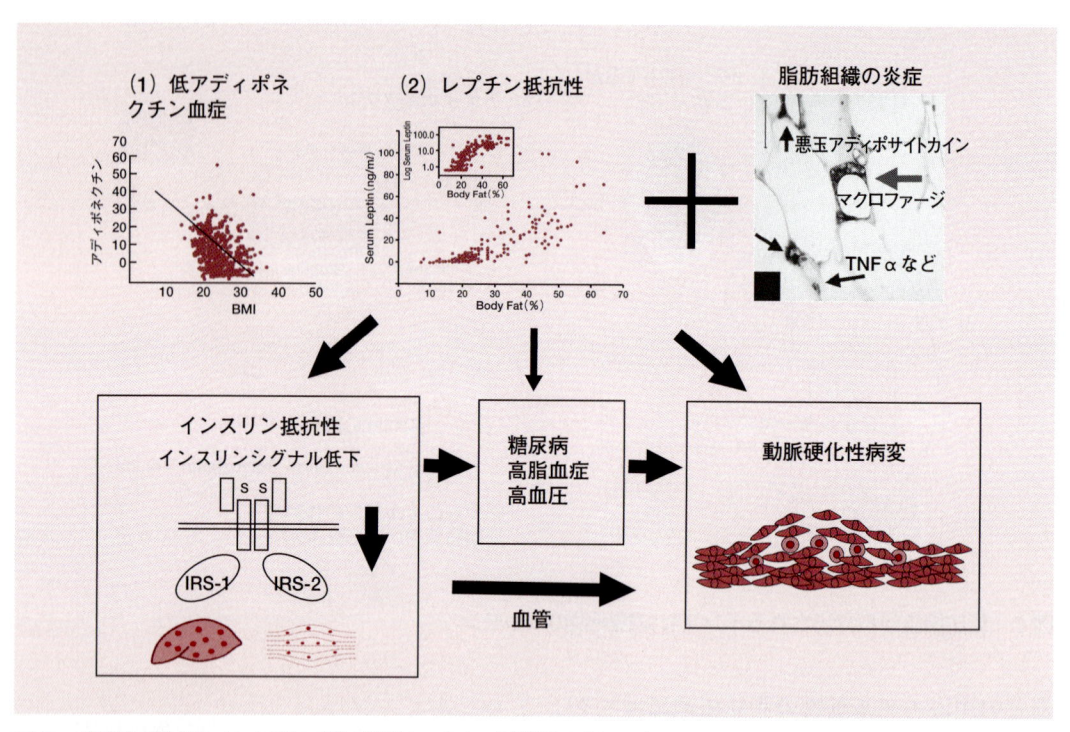

図5 肥満におけるインスリン抵抗性はレプチン抵抗性と低アディポネクチン血症が関与

ことが明らかになっている．減量すると，脂肪細胞量が減少し，レプチン分泌量が低下する．レプチン抵抗性の改善は体重の低下に比べて遅れるため，減量の結果，血中レプチン値が低下していても中枢でのレプチン抵抗性の状態が続いている期間（入院時の場合は1週間位）が存在する．この期間はレプチン作用の不足の結果，食欲の抑制が効かず，食欲が著しく亢進し，脱力感が強くなる．これは中枢レプチン感受性が回復するまでの一時的な現象であるが，多くの肥満者がこの段階を乗り越えられず，つい身近にある食べ物を食べてしまい，ダイエットに挫折してしまうと考えられる．日常の肥満者の減量指導でも，一度，体重が減っても再び体重がもとに戻るのを繰り返すのは「ヨーヨー現象」としてしばしば遭遇する．従って，"Commonな肥満"の治療を考えるうえで重要なのは，肥満に伴うレプチン抵抗性や高脂肪食に伴うレプチン抵抗性をいかに改善していくかである．

◆肥満・高脂肪食では血中アディポネクチンが低下

　アディポネクチンは脂肪細胞から分泌される分子量約30kDaの分泌蛋白質で，シグナルペプチド・コラーゲン領域・球状領域よりなる．N末側のコラーゲン領域は，トリマー，ヘキサマー，高分子量多量体（HMW型）の形成に重要である．脂肪細胞にエネルギーの負荷がかかり肥大していくとアディポネクチンが低下をしていく．血中アディポネクチン濃度は肥満者，特に内臓脂肪蓄積者，あるいはインスリン抵抗性と相関する．実際に，ヒト肥満では血液中アディポネクチンが低下している．多くのヒトでのスタディーは，アディポネクチンはインスリン抵抗性や糖尿病の発症のリスクに関与していると報告されている．最近では，特に高分子量型のアディポネクチン（HMW型）が受容体結合能・AMPキナーゼ活性化能とともに高活性を有し，インスリン抵抗性・糖尿病の発症と相関すること

が明らかにされた．インスリン抵抗性改善剤であるチアゾリジン誘導体で上昇するのはこのHMW型である．

　高脂肪食を負荷すると脂肪細胞が肥大化し，インスリン抵抗性が増悪する．この時，血中アディポネクチン値が著明な低下をする．Yamauchiらは，血中アディポネクチン値の低下が肥満によるインスリン抵抗性の原因ではないかと考え，生理的な量のアディポネクチンを補充したところ，インスリン抵抗性は部分的に回復した．このことは，高脂肪食・肥満時のインスリン抵抗性の原因にアディポネクチンの低下が関与しているものと考えられた[3]．さらに，アディポネクチンは脂肪酸の燃焼や骨格筋での糖の取り込みに関与するAMPキナーゼを活性化しエネルギー過剰により肝臓や骨格筋に蓄積した脂肪を燃焼し最終的なインスリン感受性の改善にいたる．アディポネクチンの受容体はホモロジーが約67％のR1とR2の2種類存在し，細胞膜7回貫通型の構造を有するN末が細胞内にありG蛋白質共役型の受容体とは異なる構造を有している[4]．

　筆者らは，アディポネクチン遺伝子に存在する一塩基多型を調べイントロン2に存在するSNP276が糖尿病の発症の有無と相関することを示した．すなわち，日本人に40％存在するGG多型は血液中アディポネクチンが30％低い値を示し，糖尿病の発症率は約2倍を示した．これらの結果より，以下のような仮説に至る．すなわち，高脂肪食・運動不足により過剰のエネルギー負荷が脂肪細胞にかかる結果，アディポネクチンの転写・翻訳・分泌が低下し血中アディポネクチン値が低下することと，アディポネクチン遺伝子多型による遺伝的にアディポネクチン値の低いG/G genotypeが40％も日本人に存在するということが，メタボリックシンドロームの増加，糖尿病，動脈硬化性疾患の増加の原因の1つと考えられる．

[文　献]

1) Okuno A, Tamemoto H, Tobe K, et al：Troglitazone increases the number of small adipocytes without the change of white adipose tissue mass in obese Zucker rats. *J Clin Invest* 1998；101：1354-1361.
2) Kamei N, Tobe K, Suzuki R, et al：Overexpression of MCP-1 in adipose tissues causes macrophage recruitment and insulin resistance. *J Biol Chem* 2006；281：26602-26614.
3) Yamauchi T, Kamon J, Waki H, et al：The fat-derived hormone adiponectin reverses insulin resistance associated with both lipoatrophy and obesity. *Nat Med*. 2001；7：941-6.
4) Yamauchi T, Kamon J, Ito Y, et al：Cloning of adiponectin receptors that mediate antidiabetic metabolic effects. *Nature* 2003；423：762-9.

IV. 病態

メタボリックシンドロームと高血圧

安東克之, 藤田敏郎

　メタボリックシンドロームは過食，運動不足などの生活習慣が関与し，高血圧の成因として重要である．わが国におけるメタボリックシンドローム診断基準では130/85mmHg以上が該当する．高血圧の成因としてインスリン抵抗性に基づく高インスリン血症，アディポサイトカインとしてのアンジオテンシンIIならびにアルドステロン分泌促進物質，酸化ストレス亢進や交感神経系刺激状態などがあげられている．降圧目標値は130/85mmHg未満を目指す．このための生活習慣修正としては特に過栄養と運動不足を是正すべく，摂取カロリー制限と軽度の定期的有酸素運動を行う．さらに，野菜・果物の積極的摂取とコレステロール・飽和脂肪酸の摂取制限からなるDASH食もインスリン抵抗性改善作用が示唆されている．降圧薬としては大規模臨床試験で新規糖尿病発症を抑制するという多くの成績があるRAS抑制薬が第一選択薬として推奨される．

キーワード 高インスリン血症　酸化ストレス　交感神経系　減量　レニン-アンジオテンシン系抑制薬

　メタボリックシンドロームは過食，運動不足などの生活習慣が関与するいくつかの病態を含み，高血圧もその一因子として重要である．このため最近の主要な高血圧治療ガイドラインではメタボリックシンドロームを意識した記載がなされている．米国合同委員会の第7次報告（JNC 7）では，危険因子の表に高血圧，肥満，脂質代謝異常，糖尿病がメタボリックシンドロームのコンポーネントであると脚注を入れている．2003年の欧州高血圧学会/欧州心臓病学会（ESH/ESC）のガイドラインは危険因子のなかに「腹部肥満」を入れている．さらに，日本高血圧学会のガイドラインにおいても2000年版（JSH 2000）では危険因子として「肥満」は入っていなかったが，2004年版（JSH 2004）[1]では「肥満（特に内臓肥満）」が取り入れられている．

血圧の基準値

　WHO基準では140/90mmHg以上，NCEP ATP-III基準および最近報告されたAHAの基準では130/85mmHg以上が用いられている．ある疫学調査では，ウエスト周囲径を必須基準として，血圧基準に140/90mmHg以上を用いた場合には心イベント発症率は非メタボリックシンドロームに比べて2.1倍，130/85mmHg以上を用いた場合には1.8倍で，正常高値でも心血管リスクの明らかな上昇を認め，血圧基準値としては130/85mmHg以上が妥当であることが示されている．わが国において8学会が合同で発表した診断基準[2]でも130/85mmHg以上となっている．

インスリン抵抗性と高血圧

　基本的病態として知られているインスリン抵抗性とは骨格筋・脂肪組織・肝臓といった臓器におけるインスリンに対する反応性の低下をさしており，高血糖，高中性脂肪血症，低HDLコレステロール血症を生じる．一方，高血圧はインスリン抵抗性の結果生じた高インスリン血症が腎臓に作用しNa貯留をきたす結果生じると説明されている．この仮説では腎臓ではインスリン抵抗性がないことが前提になる．しかし，組織によってインスリン抵抗性に選択性があることに対してはこれまで十分な説明がなされていなかった．最近，われわれの教室のSekiらはインスリンの腎作用を検討し，この疑問に対する1つの解答を示唆した．インスリンはPI3-キナーゼを介してNa$^+$-重炭

酸共輸送体を刺激し，Na貯留を引き起こす．インスリン受容体基質（IRS）にはIRS-1とIRS-2の2つの基質があり，骨格筋・肝臓・脂肪細胞などではIRS-1がインスリン作用に重要であることが知られていたが，インスリンの腎作用に関与するIRSについてはわかっていなかった．IRS-1ノックアウトマウスではインスリンのNa$^+$-重炭酸共輸送体に対する影響は保たれていたが，IRS-2ノックアウトマウスではこれが減弱していた．すなわち，腎臓のNa代謝に対するインスリン作用にはIRS-1の関与は少なく，IRS-2などの他のIRSがその一翼を担っている可能性がある．

この成績は組織によるインスリン抵抗性の相違があるという可能性を示唆し，従来のインスリン抵抗性に基づく高血圧発症仮説を説明しうるものである．

RASと高血圧

近年，脂肪細胞から種々の生理活性物質であるアディポサイトカインが分泌されることが明らかになってきた．これらはメタボリックシンドロームの病態に関与すると考えられている．肥満動物の内臓脂肪においてはアンジオテンシノーゲンの発現が亢進しており，肥満者ではレニン-アンジオテンシン系（RAS）の亢進が指摘されている．さらに，内臓脂肪からアルドステロン分泌促進物質が放出されていることが示されており，実際，われわれの教室でもNagaseらが肥満高血圧自然発症ラット（SHR/n-cp）においてアルドステロンレベルの上昇と脂肪細胞から分泌されるアルドステロン分泌促進物質の存在を示唆する所見を得ている．以上より，RAS亢進やアルドステロンもまたメタボリックシンドロームにおける高血圧発症に関与している可能性がある．

酸化ストレス，交感神経と高血圧

さらに，メタボリックシンドロームの特徴的病態の1つとして活性酸素種（ROS）産生亢進があげられている．酸化ストレス亢進は内皮細胞において産生される一酸化窒素（NO）に影響を与えて血管収縮をきたす．すなわち，NO産生酵素のアンカップリングやNOのスカベンジによって，NOを減少させる．また，最近，われわれの教室のFujitaらは脳のROS産生亢進が中枢性に交感神経活性を刺激し，血圧を上昇させる可能性を示した．すなわち，内因性抗酸化物質であるアドレノメデュリンを欠損したマウスにおいて食塩負荷によって酸化ストレス亢進状態を引き起こすと，脳室内高張食塩水投与による交感神経亢進・血圧上昇反応はROS産生亢進を伴って増強した．これらは高血圧の一因である可能性がある．

生活習慣修正

メタボリックシンドロームに伴う高血圧の降圧目標値はその定義から130/85mmHg未満を目指す．このために生活習慣修正と必要に応じて降圧薬投与を行う．

生活習慣修正では特に過栄養と運動不足を是正すべく，摂取カロリー制限による減量と軽度の（最大酸素摂取量の50％くらい）定期的有酸素運動を中心とする．減量はBMI 25kg/m^{2}未満のみでなくウエスト周囲径においても正常値（男性85cm未満，女性90cm未満）を目指すべきである．運動は早歩き，ジョギング，水中歩行などを1日30分～1時間，できるだけ毎日行う．さらに，最近，野菜・果物の積極的摂取とコレステロール・飽和脂肪酸の摂取制限からなるDASH食もインスリン抵抗性改善作用が考

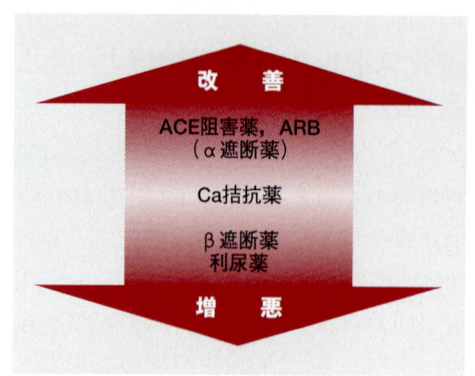

図1 降圧薬とインスリン抵抗性

表1 大規模臨床試験におけるRAS抑制薬の抗糖尿病効果

大規模臨床試験	優れている薬剤	対照
ACE阻害薬		
CAPPP（1999）	カプトプリル	アテノロール
HOPE（2000）	ラミプリル	プラセボ
ALLHAT（2002）	リシノプリル	クロルタリドン
SOLVD（2003）	エナラプリル	プラセボ
ANBP-2（2003）	ACE阻害薬	利尿薬
ARBLIFE（2002）	ロサルタン	アテノロールプラセボ
CHARM（2003）	カンデサルタン	プラセボ
SCOPE（2003）	カンデサルタン	アムロジピン
VALUE（2004）	バルサルタン	

（Ando K, et al：Diab Obes Metab 2006；8(4)：396-403）

えられており，有用である．

降圧薬治療

　降圧薬のインスリン抵抗性への影響は薬剤間で差があることが知られている．インスリン抵抗性改善作用がいわれているのはα遮断薬とRAS抑制薬（アンジオテンシン変換酵素［ACE］阻害薬やアンジオテンシン受容体拮抗薬［ARB］）である（図1）．特にRAS抑制薬は大規模臨床試験で新規糖尿病発症を抑制するという多くの成績があり（表1）[3]，メタボリックシンドロームを伴う高血圧で推奨される．130/85mmHg未満を目指す場合，単剤でのコントロールは困難な場合も少なくない．α遮断薬は大規模臨床試験で有用性を認めたという成績に乏しく，第二次薬としてはむしろインスリン抵抗性に関してはニュートラルなCa拮抗薬がよいとされている．サイアザイド利尿薬やβ遮断薬はインスリン抵抗性を悪化させると考えられているが，第三次薬としては利尿薬がRAS抑制薬を始めとする降圧薬の降圧作用を増強し，副作用が相殺されうることから選ばれる．利尿薬は少量を投与すれば副作用も少なく，併用薬としての有用性は高い．また，インスリン抵抗性に対する悪影響は血清Kの低下と密接に関連しているとされ，血清Kを上昇させうるRAS抑制薬との相性はよい．

[文　献]

1) 日本高血圧学会高血圧治療ガイドライン作成委員会：高血圧治療ガイドライン2004．日本高血圧学会，東京，2004.
2) メタボリックシンドローム診断基準検討委員会：メタボリックシンドロームの定義と診断基準．日本内科学会雑誌 94：794-809.
3) Ando K, Fujita T：Anti-diabetic effect of blockade of the renin-angiotensin system. Diab Obes Metab 2006；8(4)：396-403.

Ⅳ. 病態

メタボリックシンドロームと脂質代謝異常

平野 勉

　LDL-コレステロール（C）が冠状動脈疾患（CHD）の最も重要な危険因子であるが，LDL-C値が正常でもCHDを発症する場合も数多く存在する．そこでbeyondコレステロールとして注目されているのが内臓性肥満を背景にインスリン抵抗性から動脈硬化の危険因子が集積するメタボリックシンドロームである．メタボリックシンドロームの病態には内臓脂肪の蓄積とインスリン抵抗性が重要であり，これらが脂質異常と密接に関連している．メタボリックシンドロームに認められる代表的な脂質代謝異常はトリグリセリド（TG）の増加，HDL-Cの低下およびLDLの小型化である．小型で高密度のLDLはsmall dense LDL（sdLDL）と称され動脈硬化惹起性が強い．sdLDLはコレステロールに乏しいため，LDL-C濃度では正確に評価されない．インスリン抵抗性はTG代謝のさまざまな過程に作用してsdLDL生成に関与する．過食・運動不足は肥満，インスリン抵抗性，高TG血症，低HDL-C血症をもたらすため，メタボリックシンドロームに伴う高脂血症の治療には生活習慣の是正に加え，薬物療法としてピオグリタゾン，フィブラート，スタチンが有効である．フィブラートはLDLを小粒子から大粒子に変化させる．スタチンはLDL粒子の構成には変化を生じないが，すべての分画のLDL粒子数を減少させることから，sdLDLの絶対数も減少する．

キーワード　メタボリックシンドローム　small dense LDL　トリグリセリド　VLDL　インスリン抵抗性

メタボリックシンドロームと血清脂質

　LDL-コレステロール（C）が動脈硬化，とりわけ冠状動脈疾患（CHD）の最も重要な危険因子であることは大規模な疫学調査や薬剤の介入試験によって明らかとなっているが，LDL-C値が正常でもCHDを発症する場合も数多く存在する．そこでbeyondコレステロールとして注目されているのが内臓性肥満を背景にインスリン抵抗性から動脈硬化の危険因子が集積するメタボリックシンドロームである．メタボリックシンドロームの病態には内臓脂肪の蓄積とインスリン抵抗性が重要であり，これらが脂質異常と密接に関連している．メタボリックシンドロームに認められる代表的な脂質代謝異常はトリグリセリド（TG）の増加，HDL-Cの低下およびLDLの小型化である．小型で高密度のLDLはsmall dense LDL（sdLDL）と称される．sdLDLは大型で低密度のlarge buoyant LDLに比して動脈硬化惹起性が強い．sdLDLはコレステロールに乏しいため，LDL-C濃度では正確に評価されない．インスリン抵抗性はTG代謝のさまざまな過程に作用してsdLDL生成に関与する．

メタボリックシンドロームとTG代謝

　インスリン抵抗性はTGの分泌を亢進させる．これはインスリン作用の減弱で脂肪細胞から動員される遊離脂肪酸が増加して，これが肝臓に流入するとTGの内因性の担体であるVLDL粒子が構築されて肝臓から分泌されるからである．インスリン抵抗性はアポリポ蛋白Bの細胞内分解を阻害し，超低比重リポ蛋白（VLDL）の構築に必要な酵素の活性を高めてVLDL過剰分泌に向かわせる．肝臓から出てきたVLDLはTGの分解酵素であるリポ蛋白リパーゼ（LPL）により分解されるが，LPLはインスリンの影響を強くうけ，インスリン抵抗性ではその作用が減弱し，TG分解が低下する．VLDLには大型でTGに富むVLDL1と小型のVLDL2があり肝臓から独立して分泌されることがわかってきた[1]．血中でVLDL1はLPLによりVLDL2に変換される．

VLDL2からは正常サイズのLDLが生成され これは肝臓のLDL受容体で代謝される．インスリンはVLDL2の合成には影響しないがVLDL1の合成を抑制する．したがってインスリン抵抗性ではVLDL1の産生が選択的に増加する．VLDL1は小型のVLDL2よりも代謝速度が遅く，血中での脂質転送の影響を強く受けてコレステロールに乏しいsdLDLになる[1]．VLDL1はLPLの作用でVLDL2になるがインスリン抵抗性ではLPLの作用が減弱し，VLDL1の異化が低下して，これもsdLDL生成の促進に寄与する[1]．以上のVLDLとLDL亜分画に及ぼすインスリン抵抗性の関係を図1に示した．

高TG血症とLDL，HDLの小型化

インスリン抵抗性とは別に高TG血症はLDLの小型化およびHDLの小型化に関連する[2]．図2に示すように食事由来のカイロミクロンやそのレムナント，または肝臓由来のVLDLはTGリッチリポ蛋白（TGRL）と総称されるが，TGRLが増加すると他のリポ蛋白と脂質転送が活発となり特にコレステロールエステル転送蛋白（CETP）を介してTGRLのTGとLDLまたはHDLのコレステロールが置換されて，LDLまたはHDLはTGが豊富でコレステロールが少なくなる．その粒子にTGを分解する肝性TGリパーゼ（HTGL）が作用すると最終的にはコレステロールに乏しい，LDL，HDLが生成される．これがsdLDL，sdHDLである．

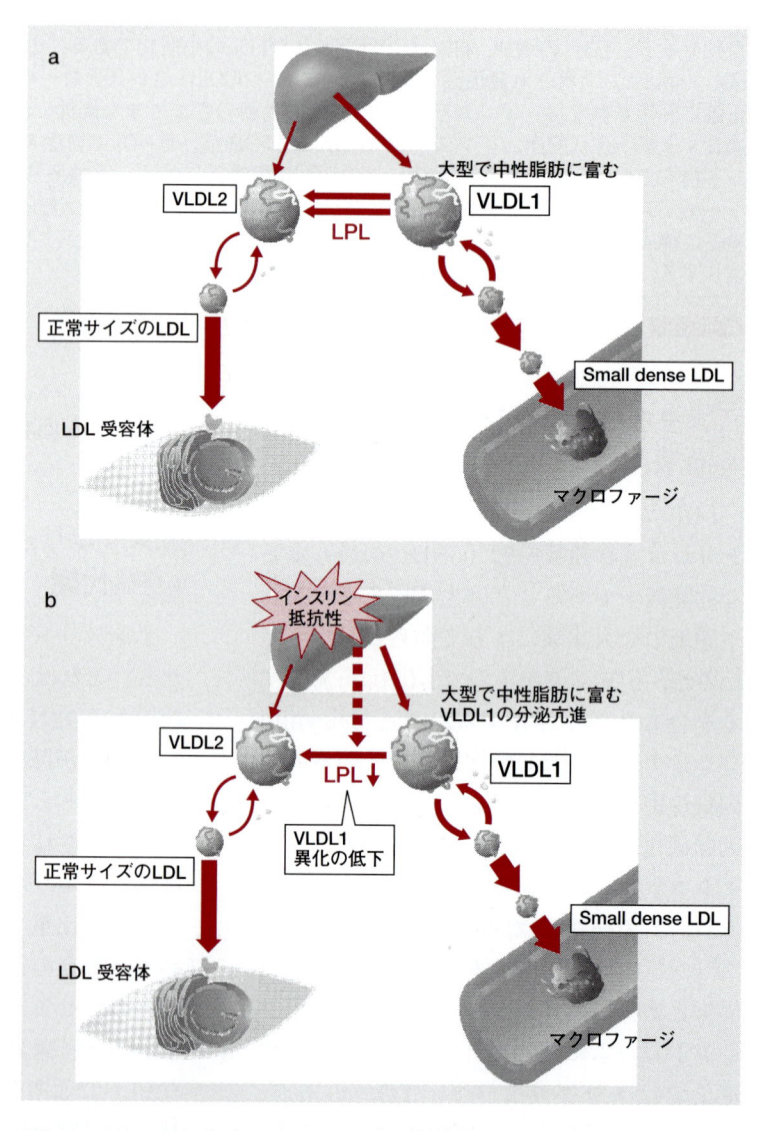

図1 VLDLおよびLDLとインスリン抵抗性

a：VLDLには大型でTGに富むVLDL1と小型のVLDL2があり肝臓から独立して分泌される．血中でVLDL1はLPLによりVLDL2に変換される．VLDL2からは正常サイズのLDLが生成されこれは肝臓のLDL受容体で代謝される．

b：インスリン抵抗性ではVLDL1の産生が選択的に増加する．VLDL1は血中での脂質転送の影響を強く受けてコレステロールに乏しいsdLDLになる．インスリン抵抗性ではLPLの作用が減弱し，VLDL1の異化が低下して，これもsdLDL生成の促進に寄与する．

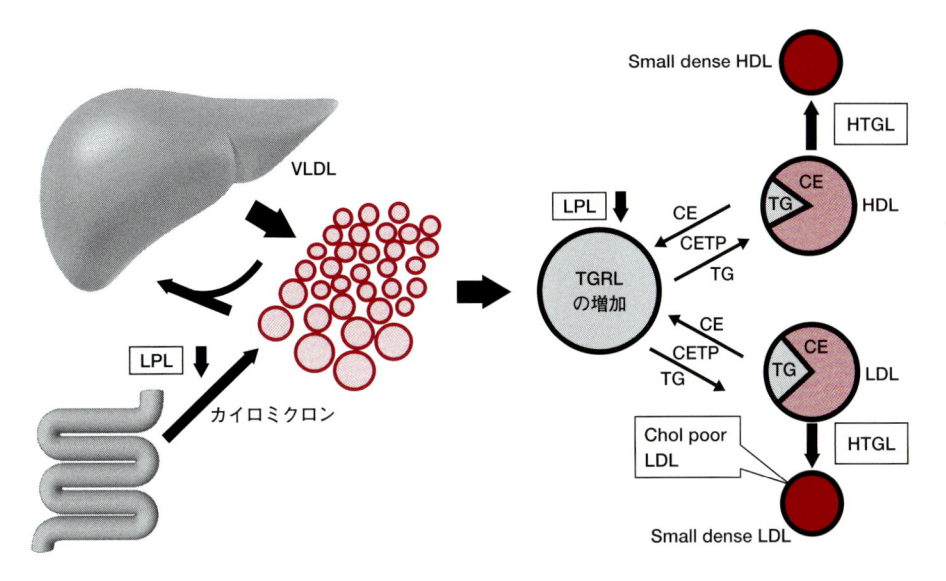

図2　トリグリセリドの増加はLDL，HDLを小型化する
TGリッチリポ蛋白（TGRL）が増加すると他のリポ蛋白と脂質転送が活発となりコレステロールエステル転送蛋白（CETP）を介してTGRLのTGとLDLまたはHDLのコレステロールが置換されて，LDLまたはHDLはTGが豊富でコレステロールが少なくなる．その粒子にTGを分解する肝性TGリパーゼ（HTGL）が作用すると最終的にはコレステロールに乏しい，LDL, HDLが生成される．これがsdLDL, sdHDLである．

small dense LDL（sdLDL）

　LDLは粒子の直径が22～27nm，比重1.019～1.063g/mlの幅広いリポ蛋白の集合である．Austin, Kraussらはポリアクリルアミドグラヂュエントゲルによる電気泳動法（GGE）を用い，平均LDL粒子直径を測定し，直径の小さい25.5nm以下のものをsmall dense LDL（sdLDL）と規定しこれを主に有するヒトをパターンB，25.5nm以上のLDLを有するヒトをパターンAと分類した．超遠心法でのsdLDLは比重1.044～1.063g/mlに相当する．sdLDLは通常のLDL粒子に比べLDL受容体に対する親和性が低く，血中での停滞時間が長く，小型ゆえ血管壁を透過しやすく，酸化変性を受けやすい特徴をもち，酸化LDLとなり，動脈壁のマクロファージに取り込まれて，コレステロール沈着を起こしやすい．sdLDLを主に有するパターンBのCHDのリスクがパターンAの3倍高いことがさまざまな臨床研究から判明している．

　標準的なLDLサイズ測定は電気泳動法（GGE）であるが煩雑で長時間の泳動条件と，染色，脱色時間を必要とする．われわれは比重1.044～1.063g/mlのリポ蛋白を分離定量できる簡便なsdLDLの測定法を考案した[3]．本法は，1）ヘパリンとマグネシウムを組み合わせた沈殿試薬によるsdLDLと他アポB含有リポ蛋白との分離，2）直接LDLコレステロール測定，の2つのステップから成り立っている．測定時間はわずか30分で，結果はわかりやすいコレステロール（C）濃度（mg/dl）で示される．CHDのLDL-Cは対照と変わらないのにsdLDL-C濃度が特異的に著明に高値を示す．

sdLDLとメタボリックシンドローム

　メタボリックシンドロームではLDL-Cや正常サイズのLDL-Cは増加しないが，sdLDL-Cは著明に高値を示す（図3）．米

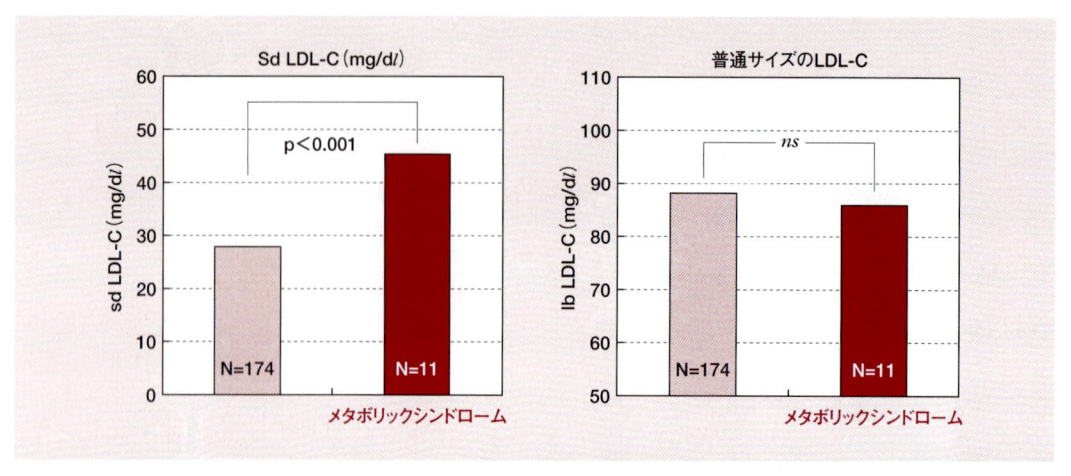

図3　メタボリックシンドロームではsdLDL-Cが特異的に増加する

国のメタボリックシンドロームの診断基準5因子の保有数の増加とともにsmall LDL粒子数は増加し，large LDL粒子数は減少した．岡崎らは高速液体クロマトグラフィーを用いて肥満男性のリポ蛋白分画を分析し，内臓脂肪蓄積が進むにつれて，sdLDL-Cは著明に増加し，large LDL-Cはむしろ有意に減少したことを報告し，内臓脂肪の蓄積とsdLDLの関連を明らかにした．メタボリックシンドロームではTGリッチVLDLやsmall dense LDLが著明に増加し，コレステロールリッチのlarge LDLはむしろ減少するため，LDL-C値は上昇せずに，アポ蛋白BおよびTG値が高値を示す．

治療

過食・運動不足は肥満，インスリン抵抗性，高TG血症，低HDL-C血症をもたらすため，メタボリックシンドロームの治療には食事療法，有酸素運動が必須である．生活習慣の是正に加え，薬物療法としてピオグリタゾン，フィブラート，スタチンが有効である．フィブラートはリポ蛋白リパーゼの合成を促進し，TGを低下させ，HDL-Cを増加させることから，メタボリックシンドロームに有用である．フィブラートはLDLを小粒子から大粒子に変化させる．生じたlarge buoyant LDLはLDL受容体に取り込まれるため，LDL-Cとアポ蛋白Bが軽度ながら低下する．

脂質低下薬で冠動脈イベント抑制効果が確立されているスタチンはアポ蛋白B含有リポ蛋白粒子数を減少させるため，アポ蛋白Bの増加したメタボリックシンドロームには有効である．スタチンはLDL粒子の構成には変化を生じないが，すべての分画のLDL粒子数を減少させることから，small dense LDLの絶対数も減少させることが示されている．

［文　献］

1) Packard CJ, et al : Apolipoprotein B metabolism and the distribution of VLDL and LDL subfractions. *J Lipid Res* 2000；41：305-317.
2) Syvanne M, et al : Lipids and lipoproteins as coronary risk factors in non-insulin-dependent diabetes mellitus. *Lancet* 1997；350：SI20-SI23.
3) Hirano T, et al : A novel and simple method for quantification of small dense low-density lipoprotein. *J Lipid Res* 2003；44：2193-2201.

Ⅳ.病態

メタボリックシンドロームと粥状動脈硬化

北　徹

高LDL-コレステロール血症を基盤とした，粥状動脈硬化病変の発症・進展，さらに心血管イベントの発症過程はよく知られている．一方，メタボリックシンドロームは，耐糖能異常・高血圧に加え，リポタンパクの質的変化（レムナントリポタンパク，small dence LDLの上昇，HDLの低下）が促進され，また脂肪細胞から種々の炎症性サイトカインが分泌される．高LDL-コレステロール血症がもたらす，炎症反応を主体とした早発性粥状動脈硬化の分子機序が，メタボリックシンドロームにおいて，どこまで当てはまるのかを概説し，今後の問題点を指摘したい．

キーワード　粥状動脈硬化　リポタンパク　炎症反応　メタボリックシンドローム　スカベンジャー受容体

粥状動脈硬化の初期病変

Gerrityらは，ブタにコレステロール食を与え続けることにより，粥状動脈硬化病変の成り立ちについて病理学的解析結果を報告してきた．つまり，粥状動脈硬化には，好発部位があり，そこに単球の接着が起こることを見出した．この事実は，さらに血管細胞生物学的研究手法により，より詳細にメカニズムが解明されることに繋がってきた．単球は，血管内皮細胞に発現した接着分子を介して，血管内皮細胞に接着し，血管内皮細胞と反応しながら，MCP-1の濃度勾配を，単球に存在する，その受容体CXCR-2が感知し，単球はさらに血管内膜に遊走し，そこでM-CSFと単球に存在する受容体c-*fms*の働きによりマクロファージ（Mφ）に分化することが明らかにされてきた．Mφは，さらにレムナントリポタンパク，酸化LDLなどを受容体を介して取込み，泡沫化し，泡沫細胞になるが，その集簇がいわゆる脂肪線条（fatty streak）である（図1）．マクロファージの集簇に続いてTリンパ球が集簇することが明らかにされ，この事実は，炎症細胞と血管構成細胞とサイトカインを交えた炎症反応が粥状動脈硬化の発症，進展に関わっていることを強く示唆する所となった．すでに炎症性サイトカインによる血管内皮細胞，血管平滑筋細胞，マクロファージ，（Mφ），Tリンパ球などの活性化，さらに炎症反応が示されており，今後，高脂血症による粥状動脈硬化症のみならず，糖尿病・高血圧・メタボリックシンドロームによる粥状動脈硬化症などの病態研究が発展すると思われる．

従来，心筋梗塞（MI）は，冠動脈硬化による管腔の狭窄によると考えられていたが，1990年代になり，MI患者の約60％のヒトは，狭窄が50％あるいはそれ以下であることが明らかにされてきた．つまり，MIの発症は，泡沫細胞に富んだ，つまりリピッドコアが増大した不安定プラークの破綻による血栓形成による血流遮断が直接の原因である（図2）[1]．泡沫細胞はメタロプロテアーゼを大量に分泌し，その結果繊維性肥厚を破壊することになる．さらに，ティッシューファクター（TF）が分泌され，その結果血栓が形成され，最終的に急性冠症候群を引き起こす．

粥腫の主役

粥腫は泡沫細胞の集簇を中心に，細胞残渣，遊離コレステロールの結晶，細胞外マトリックスなどから形成されるが，主役は，活性化された血管構成細胞と炎症細胞であり，炎症性サイトカインを巻き込んだそれ

それの反応・障害・修復の繰り返しであると理解されている．また，そのコアを形成するのは，泡沫細胞を形成するマクロファージでありそれにかかわるのは酸化LDL，レムナントリポタンパクである．酸化LDLのもとは，LDL粒子であるが，1980年代後半にsmall denceLDLの概念が出された．つまりサイズが小さく，比重が重いLDLをsmall dence LDLと称した．このsmall dence LDLを多く持ち合わせている人はLDLの増加がなくとも心筋梗塞になる危険性が，そうでない人に比べ約3倍高いことが報告されている．2型糖尿病患者が健常人に比して心血管イベントが2〜3倍高いことが明らかであるが，2型糖尿病患者においてこのsmall denceLDLを持つ患者の頻度が高いことと無縁ではないであろう．small denceLDLは酸化変性を受けやすいことが示されており粥状動脈硬化を進展させると考えられている．small denceLDLは中性脂肪の豊富な大型のVLDLから代謝過程で生じるが，血中クリアランスの悪い大型のVLDLからメカニズムは明らかでないが，small denceLDLが生じることが既に知られている．VLDLの異化を促進するにはリポタンパクリパーゼが必須であるが，その作用が弱いとVLDLの異化が遅延して，中性脂肪の豊富な大型のVLDLが生じることになる．この状態は，インスリン抵抗性の結果と考えられている．したがって，メタボリックシンドロームの病態がこれに当てはめられることになる．またこのような状態では，VLDLの代謝遅延の結果レムナントリポタンパクが増加し，これもマクロファージの泡沫化に関与する．

マクロファージの泡沫化

泡沫細胞の中心をなすマクロファージは，LDLを取り込むLDL受容体を発現していないにもかかわらず，胞体内にはレムナントリポタンパク，LDL由来のコレステリルエステルを大量に取り込み泡沫化することが in vivo, in vitro の研究の結果，証明されてきた．1979年この謎を解明したのが，Goldstein, Brown両博士である．つまりMφは陰性に帯電した物質を取り込む性質があることを利用し，in vitro でLDLを無水酢酸で処理し，LDLを全体として陰性帯電させたところ（acetyl LDL：変性LDL）Mφは，これを受容体を介して取り込み泡沫化することを明らかにし，スカベンジャー受容体と名づけた．しかしながら，生体内には acetyl-LDLは存在せず，真の変性LDLの存在が問われるところとなった．現在では，活性酸素などで脂質過酸化を受けたLDL，つまり酸化LDLが in vivo で存在する変性

注：small dense LDLは，酸化を受けやすい．
LDL：低比重リポタンパク質，M-CSF：マクロファージコロニー刺激因子，LOX-1：酸化LDL受容体

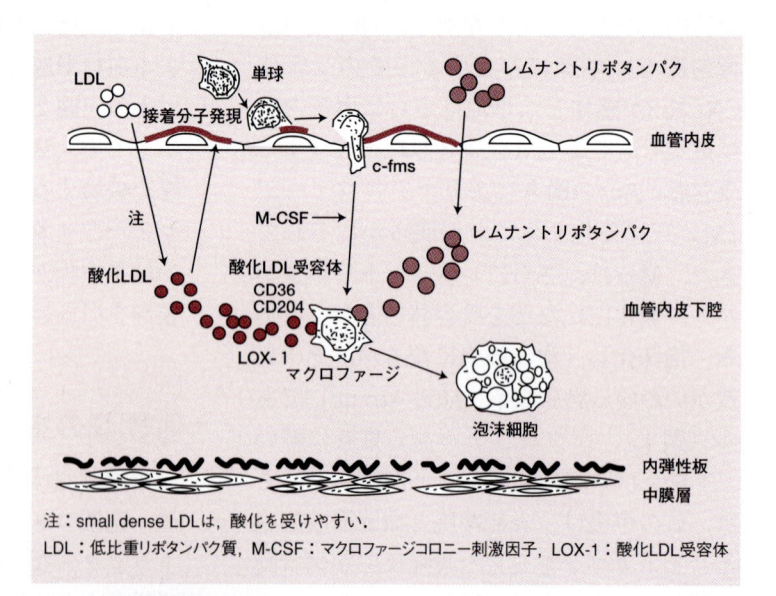

図1　泡沫細胞の形成
（北　徹：最新医学2006；61：111）

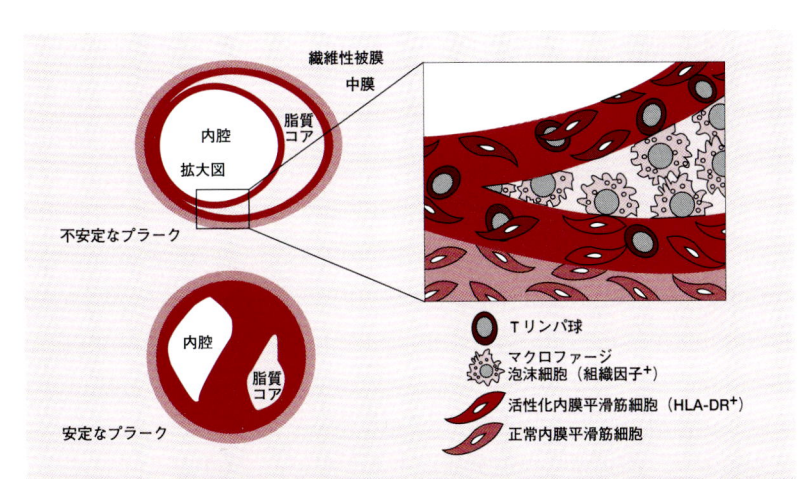

LDLであることが証明されるにいたった．どのような機構でLDLが酸化を受けるのか詳細は不明であるが，*in vitro*の成果を考え合わせると，血管壁で，単球，血管内皮細胞，血管平滑筋細胞などで作られた活性酸素が，LDLの脂質過酸化を引き起こすのではないかと考えられているが，その過程が*in vivo*で証明されたわけではない．著者らは抗酸化剤であるプロブコールをFHモデルWHHLウサギに投薬し続けたところ，粥状動脈硬化の進展をほぼ完全に抑制できたことから，酸化LDLの存在を証明できた．さらに，酸化LDLのモノクローナル抗体で，病変部位の酸化LDLの存在が証明されているので，存在そのものは疑う余地がないといえよう．Mφは，酸化LDLを少なくとも10数種類のスカベンジャー受容体を介して取り込み泡沫化を起こしていることが知られている（図3）．1997年，沢村，久米らは血管内皮細胞に酸化LDLに対して特異的に結合する受容体LOX-1を発見した[2]．LOX-1はマクロファージ，血管平滑筋細胞にも存在するが，いずれの場合も炎症性サイトカインTNFαなどにより誘導される．また血管内皮細胞のLOX-1はshear stressにも反応することから，血管機能を制御することを示唆している．また粥状動脈硬化初期巣にはLOX-1は血管内皮細胞に，成熟病変ではマクロファージ，血管平滑筋細胞に発現することが明らかにされている．最近angiotensin-2がLOX-1を誘導することが明らかにされ，血管障害とLOX-1の関係は今後さらに明らかにされるであろう．

CD204（スカベンジャー受容体Class A）のノックアウトマウスの成績から，1つひとつの受容体でではなく，共同して泡沫化が行われているようである．

Evanceのグループは，泡沫細胞の起源である単球において，酸化LDLを介したさまざまな作用にペルオキシゾーム増殖薬活性化受容体（PPAR-γ）がどのようにかかわるかについて興味深い結果を発表した．すなわち，LDLが酸化変性を受けることにより酸化脂肪酸（9-HODE，13-HODE等）のような代謝産物が生成され，これらの代謝産物はマクロファージのPPAR-γのアゴニストとして働くことにより，それがかかわる遺伝子群の発現を誘導する．そのなかの1つとしてCD-36のようなスカベンジャー受容体の発現を誘導することにより，酸化LDLの取り込みを増加させる．この結果は，マクロファージが酸化ＬＤＬを取り込み続ける機構を説明できることになった．

さらに，Mφは酸化LDL以外にも，Ⅲ型

図2 不安定なプラークと安定なプラークの比較病理像
（Circulation Insights 1999；4：Life Science Publishing p3図1を改変）

高脂血症，糖尿病，メタボリックシンドロームなどの際に増加するレムナントリポタンパクやβVLDLをそれに対する受容体を介して取り込み泡沫化する性質を持ち合わせている．したがって，Ⅲ型高脂血症，糖尿病，メタボリックシンドロームなどの血管病変，少なくともmacroangiopathyに関しては，βVLDLあるいはIDLなどレムナントリポタンパクが血中に増加しており，これらが，Mφに取り込まれ，泡沫化することにより，粥状動脈硬化が進展すると考えてよさそうである．

酸化LDLの血管内皮細胞，血管平滑筋細胞に対する作用

血管内皮細胞に酸化LDL，あるいはリゾフォスファチジルコリンを作用させると，血管平滑筋細胞の増殖因子である，HB-EGF，PDGF-A，B鎖の遺伝子発現が惹起されることが，久米らにより明らかにされてきた．したがって，泡沫細胞化に続く，advanced lesionの中心をなす血管平滑筋細胞の増殖に対しても，酸化LDLは，血管内皮細胞を介して作用しているといえよう．西らは，T細胞にリゾフォスファチジルコリンを作用させるとHB-EGFを発現させることを見い出している．この増殖因子の発現の詳細な機構は，これからの解明を待たねばならないが，今後の課題といえよう．血管平滑筋細胞には，酸化LDLの受容体であるLOX-1が発現してい

ることが証明され，酸化LDLがLOX-1に働くと血管平滑筋細胞のアポトーシスを惹起し，その機構にBAX,Bcl-2が関与することが示された．LOX-1,BAXは粥腫部位に共発現していることが示された．可溶型LOX-1が存在するが，急性冠症候群で上昇することが明らかになりつつある．また酸化LDLは血管平滑筋細胞に働くと，CD40,CD40L，マトリックスメタロプロテアーゼなどの発現を誘導することもよく知られている．さらに，2004年Shin等は，レムナントが血管内皮細胞のアポトーシスを惹起するという成果を発表した．すなわち，レムナントは血管内皮細胞のLOX-1を発現させ，さらにレムナントがLOX-1に作用してアポトーシスを惹起することも明らかにされた．また，内皮細胞から炎症性サイトカインの分泌を促しており，酸化LDLによって明らかにされてきた仕組みがメタボリックシンドロームの血管病変形成にも関わることが，示されつつあり，今後の研究成果が期待される．

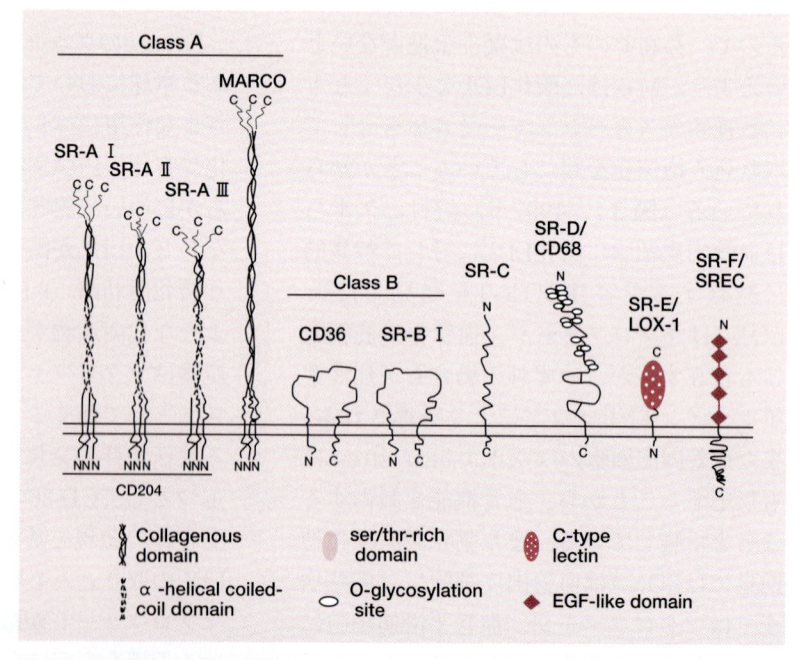

図3　スカベンジャー受容体
（北　徹：最新医学2006；61：114）

新生内膜平滑筋の由来

最近，新生内膜の血管内皮細胞，血管平滑筋細胞の由来に関する論文がいくつも出てきているが，果たしてそれらは中膜由来であるのか，骨髄由来の細胞であろうか．この点に関するATVBに発表されたので，ここに紹介する[3]．粥状動脈硬化病変中の血管平滑筋細胞の由来は，40年以上に渡り議論が続けられてきたテーマである．どこに由来するかは大問題であり，将来の治療介入のターゲットと見込まれるからである．ATVB2006Vol.26,No.12発表のBentzonらの論文は，移植した同系の頸動脈においてカラーにより病変形成を誘導するという精巧なモデルを用いて，粥状動脈硬化性病変中の血管平滑筋細胞が，移植血管に由来することを観察した．高分解性能を有する共焦点解析を用いた最近の一連の研究では，全身低酸素誘発による動脈形成や，後脚虚血により誘発される血管新生・側副血行，肺再生，腫瘍血管新生など，様々なモデルにおいて骨髄由来細胞の血管平滑筋細胞系への寄与がほとんど，あるいは全く示されなかった．また，apoEノックアウトマウスを用いた別の方法で，骨髄由来細胞は，高脂血症により誘発された粥状動脈硬化性プラーク中の血管平滑筋細胞の起源ではないという優れたエビデンスを示した．この問題はまだまだ議論を呼ぶところであるが，解析方法，細胞のマーカーの選択の問題など，方法論の選択にも十分な配慮が必要で，今後の新たな治療法の開発にも大きな影響を与えると考えられる．また，研究者の姿勢，独自性にも影響を与えかねない問題で，常に批判精神を持ち続けることの大切さを教えている．

おわりに

以上述べてきたように，粥状動脈硬化の形成過程の分子機構を概説した．メタボリックシンドロームは内臓脂肪蓄積がその上流にあり，その結果インスリン抵抗性を中心に高血圧・高脂血症・耐糖能異常・糖尿病が生じる病態として考えられている．したがって，インスリンの作用不足は様々な形で粥状動脈硬化を進展させると考えられる．また，本稿では述べなかったが，脂肪細胞自身が様々なアディポサイトカインを分泌し，それ自身の分泌量の増減が直接血管構成細胞に作用し，病変の進展増悪に関与するデータが蓄積されつつある．今後は，メタボリックシンドロームに代表される粥状動脈硬化に結果として陥る病態と炎症反応を中心として解明されてきた高LDL血症を中心とした病態に共通項があり，さらにそれぞれ独自の病態が絡み合って形成される病態の本質へと研究が発展することを期待している．最後に述べた新生内膜平滑筋の由来についても，今後解明すべき大きなテーマである．

[文 献]

1) Libby P : Molecular bases of the acute coronary syndromes. *Circulation* 1995 ; 91 : 2844-2850.
2) Kita T : Lox-1, a possible clue to the missing link between hypertension and atherogenesis. *Circ. Res.* 1999 ; 84 : 1113-1115.
3) Hoofnagle M H, Thomas J A, Wamhoff B R, et al : Origin of Neointimal Smooth Muscle-We've Come Full Circle-Arterioscle. *Thromb. Vasc. Biol* 2006 ; 26 : 2579-2582.

Ⅳ. 病態

メタボリックシンドロームと肝脂肪蓄積

加藤眞三，菊池真大，山岸由幸

　肝臓への脂肪の蓄積（脂肪肝）はメタボリックシンドロームに高頻度に合併しており，またメタボリックシンドロームの患者の前向き研究で将来脂肪肝になりやすいことも明らかにされている．また，脂肪肝のなかには，炎症と線維化が進行するものがあること，肥満はC型慢性肝炎やアルコール性肝障害の進展の危険因子であることも明らかにされており，メタボリックシンドロームは肝臓病を全般に悪化させる因子であると考えられる．
　一方，肝機能障害は心・血管死の予測因子となる点からも注目されている．最近の前向き研究により，血清γGTP値は脳卒中や心筋梗塞での死亡の危険因子であることが明らかにされ，インスリン抵抗性やアディポネクチンの低下，動脈硬化と関連することが報告されている．これらの結果から，メタボリックシンドロームの診断項目の1つとして，肝機能が検討されることが望まれる．

キーワード　肥満　γGTP　脂肪肝　アルコール　肝機能障害

　脂肪肝は内臓脂肪の1つの表れであり，メタボリックシンドロームの患者では，肝臓の脂肪の蓄積，すなわち脂肪肝が高頻度に合併する．そして，そのような脂肪肝のなかに炎症と線維化が進行し肝硬変や肝癌に至るなど致死的な疾患に進展するものがあることが明らかにされ注目されている．そして，このことは肝臓病全体の治療や管理にも大きな影響をもつ．
　一方，近年血清のγGTP活性やALT活性の高値が心・血管系の死亡と関連することが最近の前向き調査研究により明らかにされてきている．脂肪肝は採血による肝機能検査や超音波検査などにより簡便な検査で容易に診断されるため，メタボリックシンドロームの構成要素の候補としても注目されてきている．
　本稿では，メタボリックシンドロームと肝臓内への脂肪の蓄積の関係性についてのこの2つの方向から最近の知見を含めて紹介する．

わが国での急激な脂肪肝の増加

　脂肪肝は肝臓に中性脂肪が蓄積した状態であり，湿重量として5％以上，組織学的に肝小葉内に3分の1以上の面積に達した状態である．わが国では1980年より脂肪肝

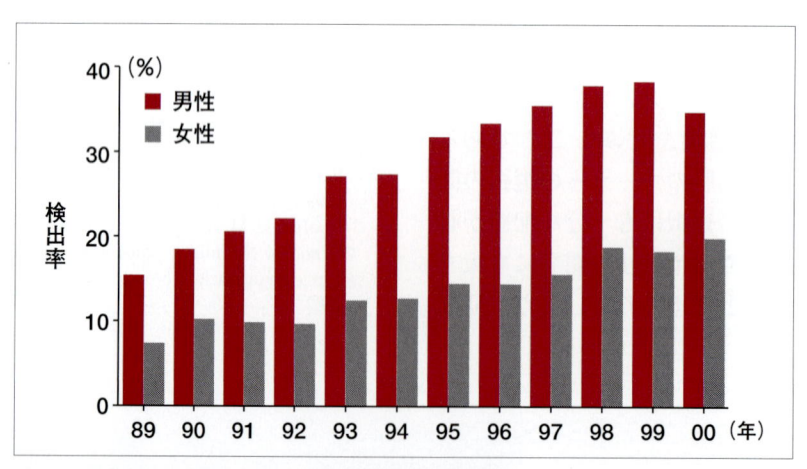

図1　日本での人間ドックでの脂肪肝検出率の推移
(Kojima S, et al：J Gastroenterol 2003；38(10)：954-961)

が急激に増加し，社会的な問題となっている．全国の人間ドックの集計結果によれば，1984年には10%以下だった肝機能障害が1995年には25%を超えるほどに増加し，高脂血症の頻度よりも高くなり異常所見として最も頻度が高い項目になっている[1]．そして，この肝機能障害の大部分は脂肪肝である．

脂肪肝の異常頻度は男女差があり，女性が男性に比べて低く，特に20～30歳代の女性で低いことが特徴的である．その性別・年齢別分布はBMIが25以上の肥満のものとほぼ近い形を示し，肥満が脂肪肝の誘因として大きいことを示唆している．小島らの報告（図1）[2]でも，脂肪肝の頻度はBMIが30以上では75%であり，BMIが25～30では50%と，高度の肥満者で脂肪肝はより多い．しかし，この報告で注目すべきことは，むしろ全脂肪肝患者の半数以上はBMIが25以下の人々である点であり，脂肪肝発症の観点からは，日本人ではBMIが25以下であっても安心できないことを示している．

わが国ではBMIが30以上の肥満が諸外国に比べて少ないため，肥満が深刻な問題として意識されていないが，人種差を考慮して日本人ではBMIが25以上を肥満であるとすれば，30歳以上の男性ではすでに30%以上の人が肥満であり，諸外国に匹敵する肥満大国である（図2）．肥満の増加に伴ってみられる近年の急激な脂肪肝の増加は，わが国でも肥満に伴う健康被害がすでに深刻な状況になってきていることを示唆している．

メタボリックシンドロームと脂肪肝

脂肪肝はアルコール性と非アルコール性の2つに大きく分類され，アルコールに由来しない脂肪肝はnon-alcoholic fatty liver disease（NAFLD）と総称される．NAFLD発症の危険因子には，肥満，2型糖尿病，高脂血症，高カロリー輸液，飢餓や急激な体重の減少，小腸バイパス手術後，薬物などがある．NAFLDは，自覚症状に乏しく，それほど悪化せず，原因をとれば治癒するため，可逆性の良性疾患であると考えられ，今まであまり注目されることはなかった．しかし，1980年代より脂肪肝のなかにも炎症と線維化を伴い肝硬変や肝癌にいたる進行性のものがあることが明らかにされ，NASH（non-alcoholic steatohepatitis）と呼ばれ注目されている．わが国でのNASHの頻度は明らかではないが，欧米ではNAFLDの約10%がNASHであると推定され

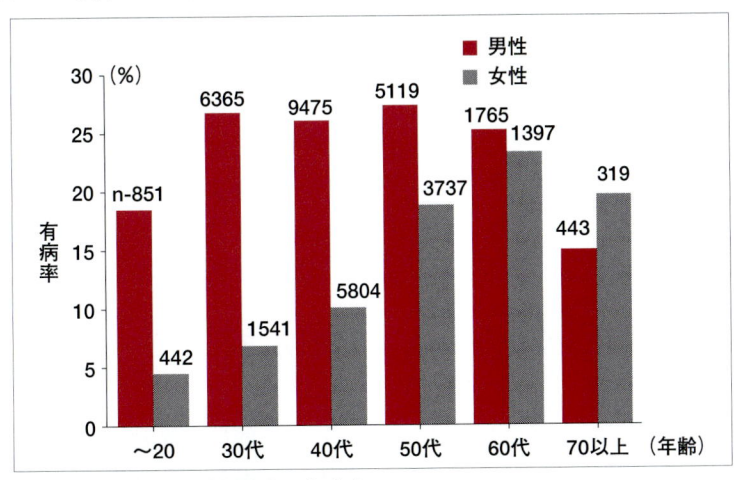

図2 日本の年齢別脂肪肝の有病率
(Kojima S, et al：J Gastroenterol 2003；38(10)：954-961)

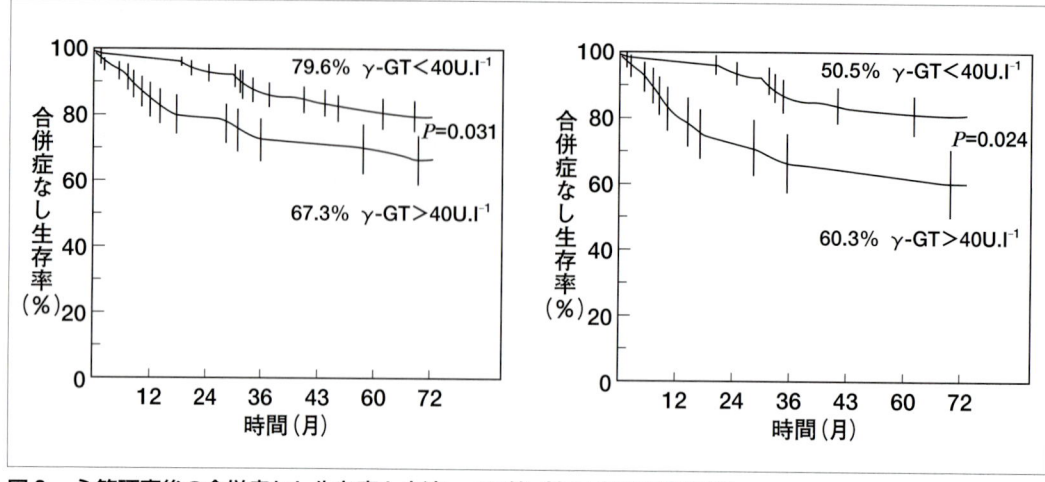

図3　心筋硬塞後の合併症なし生存率と血清γ-GT値（左は多枝病変患者）
（Emdin M, et al：Eur Heart J 2001；22(19)：1802-1807より引用）

ている．

　浜口らは，日本人のメタボリックシンドロームの患者を前向き調査研究し，調査の開始時にNAFLDは18%にみられ，平均414日の追跡期間で新たに10%の発症があったと報告している[3]．この調査結果より，メタボリックシンドロームがNAFLD発症の予測因子になると報告しており，両者に密接な関連が理解される．

　脂肪肝の研究では，アルコールの1日平均摂取量が20g以上か以下でアルコール性と非アルコール性に分類される．この分類は，非アルコール性脂肪肝にも進行性のものがあることを証明し，そのメカニズムを研究するために必要であるが，実際には肥満者で大量に飲酒するものも多く，両者は重なり合う．アルコール性肝障害の進展因子として肥満があげられており，アルコール性肝障害（ASH）にNASHが重なる病態に相当すると考えられる．

C型肝炎とメタボリックシンドローム

　わが国の慢性肝炎や肝硬変の約7割はC型肝炎によるものであるが，C型肝炎の患者では，肥満がインスリン抵抗性，脂肪変性，炎症，線維化の程度と関係し，インターフェロン単独療法やリバビリン併用療法の治癒率を悪化させることが明らかにされてきた[4]．したがって，C型肝炎患者では肥満を避け減量することが，治療上重要な意味をもつ．

　従来，わが国では，肝臓病に安静と高エネルギー・高蛋白食が推奨されてきたが，両者は肥満をもたらす生活指導であり，肝臓病をむしろ進行させる可能性がある．わが国の肝硬変患者では，BMIが25以上を超える症例が25%を超えており肥満傾向にあることを考えると，上述した生活指導はむしろ脂肪の蓄積を助長し肝病変を悪化させていた可能性がある．

　今後，肝臓病患者では，体重のコントロールを指導すること，すなわちバランスのとれた食事と適度な運動，が重要な課題となり，メタボリックシンドロームにならないような生活指導が望まれる．

脂肪肝と心・血管疾患による死亡

　肝機能検査異常の大部分は脂肪肝によるものであるが，肝機能障害が肝臓死ではなく心臓死など他の心・血管系疾患による死

亡の予測因子となることが近年相次いで報告されている．すなわち，血清γGTP活性やALT活性の高値は，肥満，高脂血症，高血圧症，糖尿病と並んで，心血管系の予後を予測する因子であるのである．これらの研究結果より，メタボリックシンドロームの診断基準の項目の1つとして脂肪肝を採用することを検討すべき時期が来ていると考えられる．

血清γGTP活性と生命予後

2000年頃より，血清γGTP値が心血管系疾患による生命予後の指標として注目され始めた．従来，γGTP値は飲酒のマーカーとして利用されてきた．そのため，γGTP高値と脳卒中の関係が明らかにされても，それは飲酒の影響であろうと考えられた．しかも，自己申告による飲酒量と脳卒中死が関係しないことから，γGTP値が飲酒のマーカーとして自己申告よりも信頼性が高いと結論されていた．しかし，その後の検討によりγGTPは飲酒習慣とは関係なく脳卒中死の予測因子になることが明らかにされ，γGTP値が改めて注目されることとなった．

また，心筋梗塞をおこした患者の追跡調査でも，血清γGTP値が40IU/l以上の患者では，再梗塞をきたす頻度が高いことが示され，γGTP値と心血管系の関係が注目される（図3）[5]．Wannamethee らは，英国において冠状動脈疾患死と身体活動についての大規模な前向き調査を行い，血清γGTP活性がインスリンやインスリンに関係する因子（心拍数，高尿酸血症，拡張期血圧，HDLコレステロール）と同様に身体活動の指標になることを報告し，γGTP活性が肝臓のインスリン抵抗性の指標になるだろうと推測している．実際，横山らは，検診者の結果よりインスリン抵抗とγGTPの

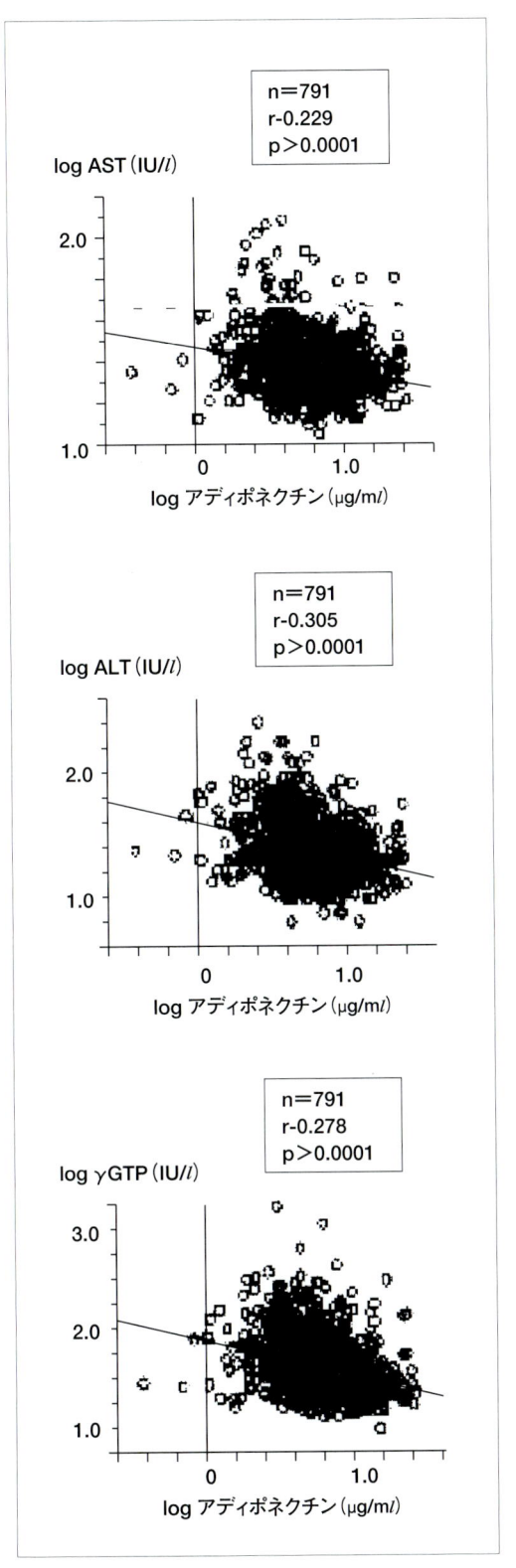

図4 血清アディポネクチンとAST，ALT，γGTPが逆相関
（Yokoyama H, et al：J Hepatol 2004；41(1)：19-24）

関係性を報告している[6]．Sakutaらは，わが国でもγGTP活性が心疾患死と関係することを明らかにした．さらに，最近の大規模な前向き研究でもγGTP値は心血管死と関連することが報告されている[7]．

脂肪肝（肝機能障害）と動脈硬化

肝機能障害が動脈硬化に関連することが，相次いで報告されている．Schindhelmらは50〜75歳の住民を対象として10年間の追跡調査を行い，いわゆるメタボリックシンドロームの因子とは独立して，ALT高値と心血管系の発症が関係していることを報告した．NAFLDの患者で，頸動脈の内膜が厚く，メタボリックシンドロームの因子の陽性頻度も高いことを明らかにした．そして，肝臓の脂肪蓄積の組織的な重症度はメタボリックシンドロームの他の因子で補正してもなお頸動脈内膜の肥厚を予測する因子であることを明らかにした．横山らは，血清ALT活性が高値のものではアディポネクチンが低値となることを報告し，メタボリックシンドロームとALTが深く関係することを明らかにした（図4）[8]．

以上の研究結果より，NAFLDはメタボリックシンドロームの診断の項目の1つにする価値は高いものと考えられる．今後メタボリックシンドロームの診断の改訂に肝機能をいれることが望まれる．

[文 献]

1) 笹森典雄：平成14年 人間ドック全国集計成績．日本病院会雑誌 2003；50(12)：1867-1912
2) Kojima S, Watanabe N, Numata M, et al：Increase in the prevalence of fatty liver in Japan over the past 12 years：analysis of clinical background. J Gastroenterol 2003；38(10)：954-961.
3) Hamaguchi M, Kojima T, Takeda N, et al：The metabolic syndrome as a predictor of nonalcoholic fatty liver disease. Ann Intern Med 2005；143(10)：722-728.
4) Charlton MR, Pockros PJ, Harrison SA：Impact of obesity on treatment of chronic hepatitis C Hepatology 2006；43(6)：1177-1186.
5) Emdin M, Passino C, Michelassi C, et al：Prognostic value of serum gamma-glutamyl transferase activity after myocardial infarction. Eur Heart J 2001；22(19)：1802-1807.
6) Yokoyama H, Hirose H, Moriya S, et al：Significant correlation between insulin resistance and serum gamma-glutamyl transpeptidase (gamma-GTP) activity in non-drinkers. Alcohol Clin Exp Res 2002；26(8 Suppl)：91S-94S.
7) Ruttmann E, Brant LJ, Concin H, et al：Vorarlberg Health Monitoring and Promotion Program Study Group. Gamma-glutamyltransferase as a risk factor for cardiovascular disease mortality：an epidemiological investigation in a cohort of 163,944 Austrian adults. Circulation 2005；112(14)：2130-2137.
8) Yokoyama H, Hirose H, Ohgo H, et al：Inverse association between serum adiponectin level and transaminase activities in Japanese male workers. J Hepatol 2004；41(1)：19-24.

Q&A 内臓肥満のない肥満は心配しなくてもよいのですか？

矢作直也

厚生労働省研究班（厚生労働省健康科学総合研究事業：糖尿病発症高危険群におけるインスリン抵抗性とその生活習慣基盤に関する多施設共同追跡調査—介入対象としての内臓肥満の意義の確立—）に関連する施設の検診または人間ドック受診者860名のデータを表1に示す．この調査結果によると，内臓肥満のない肥満は，内臓肥満のある肥満に比べ，高血糖，高脂血症，高血圧症の合併が確かに少ないが，内臓肥満のない非肥満者に比べると，健康障害の合併頻度は有意に高い，というデータが得られている．従って，「内臓肥満のない肥満は心配しなくてよい」ということはなく，やはりBMIも正常であることが望ましいと考えられる．ただし，肥満に伴うインスリン抵抗性の病態の本質は今以上に太らないようにするネガティブフィードバック機構であると考えられ，「どれだけ肥満しているか」（＝肥満度）よりも「どのくらい余力があるか」（＝肥満余力）が重要であり（文献2），同じ肥満度でも肥満余力には個人差があって，一律にはBMIの目標値を定めにくいことに留意する必要がある．

[文 献]

1) The Examination Committee of Criteria for 'Obesity Disease' in Japan, Japan Society for the Study of Obesity : New Criteria for 'Obesity Disease' in Japan. Circ J 2002 ; 66 : 987-992.
2) 矢作直也, 山崎力, 永井良三 他：臨床生命情報学入門. 杏林図書, 東京, 2006 ; 18-33.

表1 肥満，内臓肥満の有無別に見た肥満合併健康障害の数

	非肥満群		肥満群	
	内臓脂肪正常群	内臓肥満群	内臓脂肪正常群	内臓肥満群
n	429	160	66	205
男性／女性(%)	251(42)／178(66)	139(23)／21(8)	41(7)／25(9)	161(27)／44(16)
健康障害なし(%)	210(49)	44(28)	27(41)	34(17)
健康障害1つ(%)	184(43)	84(53)**	23(35)*	94(46)**, #
健康障害2つ以上(%)	35(8)	32(20)	16(24)	77(38)

健康障害：高血糖（空腹時血糖≧110mg/dl），高脂血症（総コレステロール≧220mg/dlまたは中性脂肪≧150mg/dlまたはHDLコレステロール＜40mg/dl），高血圧（収縮期血圧≧140mmHgまたは拡張期血圧≧90mmHg）

非肥満群：BMI＜25，肥満群：BMI≧25；内臓脂肪正常群：VFA＜100cm^2，内臓肥満群：VFA≧100cm^2

*p<0.001, **p<0.0001：非肥満かつ内臓脂肪正常群に対するカイ2乗検定
#p<0.001：肥満かつ内臓脂肪正常群に対するカイ2乗検定

（厚生労働省健康科学総合研究事業：Circ J 2002 ; 66：987-992）

Q&A 肥満症とメタボリックシンドロームの異同について，お教えください．

白井　厚治

　肥満症は，肥満を原因とした疾患を持つ場合，あるいは，合併症を起こしやすい内臓脂肪蓄積が更新している場合である．定義としては，日本肥満学会の基準がある．すなわち，2006年にもあらためて発表されたが，2通りあり，第一は，BMI>25以上で，合併症として，表1に示した10疾患を合併した場合である．第二は，BMI>25に加えて，将来，糖代謝異常，動脈硬化性疾患の誘発が強く予想されるハイリスク肥満で，内臓脂肪型肥満と診断される場合である．その診断は，現在CTによる内臓脂肪面積が，100cm^{2}を標準にしている．

　一方，メタボリックシンドロームは，内臓脂肪の肥大を基本に，生じる高血圧，高血糖，高中性脂肪血症・低HDL-コレステロールを2以上合併するものと定義された病態で，インスリン抵抗性の増大の結果生じた病態と考えられる（表2）．

　したがって，メタボリックシンドロームは，肥満症の一部で，特に脂肪組織の質的異常に基づくインスリン抵抗性の獲得の結果生じた病態と考えてよい．これらは，いわゆるマルチプルリスクを形成することから，動脈硬化性疾患の促進因子として働き，特に若年者心筋梗塞，脳梗塞の原因となっており，減量で諸症状は改善することから，現在，わが国のみならず世界的にもその対策が急がれている．

　肥満でなぜ，全身性の代謝異常をきたすかについては，脂肪細胞の肥大化とともに糖の取り込みを抑制するTNFαの分泌，トリグリセリドを一旦分解し脂肪酸にして取り込む酵素であるリポ蛋白リパーゼの発現低下，血流を減らすため血管収縮をもたらすことになるアンジオテンシノーゲン分泌亢進などが明らかになり，これらは，総じて，脂肪細胞の肥大化を抑制させる方向の作用である．それが結果的には，全身性には耐糖能低下，糖尿病，高血圧，高脂肪症（高中性脂肪血症，低HDL-コレステロール）を発症することになる．

　したがって，治療は，まずは脂肪細胞へのエネルギー供給を元から断つこと，すなわち過食の抑制にあることが理解できる．

表1　BMI>25に加えて，肥満症の定義に含まれる疾患

2つの病態に分けられる
Ⅰ．脂肪細胞の質的異常に起因するもの
　1．2型糖尿病・耐糖能低下
　　　脂質代謝異常：高コレステロール血症，高トリグリセリド血症，低HDL血症
　2．高血圧
　3．高尿酸血症
　4．脂肪肝
　5．冠動脈疾患
　6．脳梗塞

Ⅱ．脂肪細胞の量的異常に起因するもの
　7．骨・関節疾患
　8．睡眠時無呼吸症候群
　9．月経異常

表2　メタボリックシンドロームの定義（日本内科学会）

中心性肥満
　男性 ≧ 85cm，女性 ≧ 90cm
　　（内臓脂肪面積100cm^{2}に相当）
に加えて，
　血　　圧　≧ 130 / ≧ 85 mmHg
　空腹時血糖　≧ 110mg/d*l*
　トリグリセリド ≧ 150mg/d*l*
　　または，HDL-コレステロール < 40mg/d*l*

V

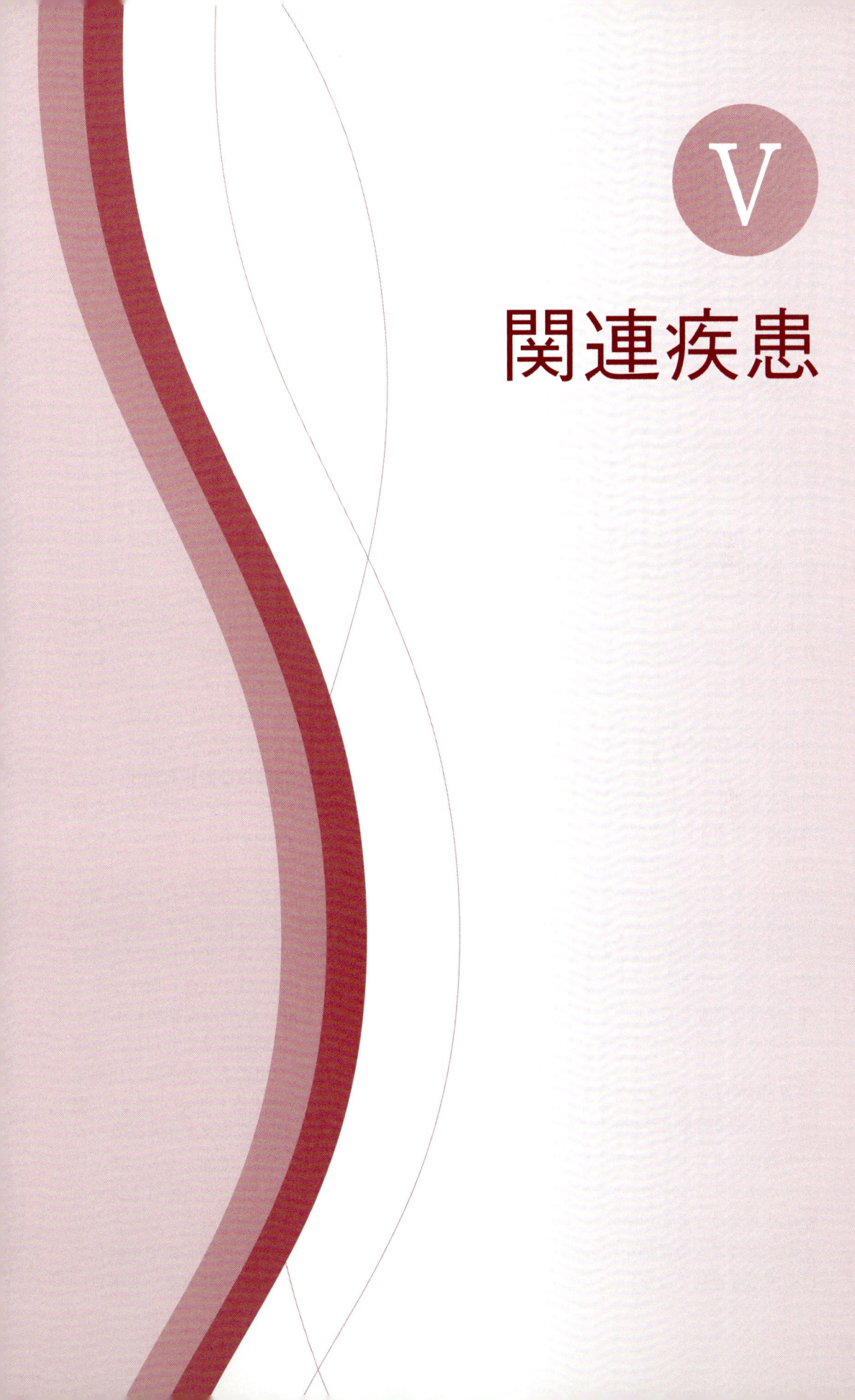

関連疾患

V. 関連疾患

深部静脈血栓症

後藤信哉

メタボリックシンドロームの概念確立後に，メタボリックシンドロームと深部静脈血栓症の関連を示した臨床研究の数は少ない．しかし，疾患概念の確立前から腹囲の増加した肥満症例における深部静脈血栓症の発症頻度の高さは，質の高い前向きコホート研究により確認されていた．メタボリックシンドロームと関連するアディポサイトカインと血栓性亢進の関連を示唆する基礎研究も活発である．メタボリックシンドロームの概念に基づいた，深部静脈血栓症とメタボリックシンドロームの関連をさらに詳細に検討する臨床研究が今後の課題である．

キーワード 深部静脈血栓症　メタボリックシンドローム　アディポサイトカイン　肺血栓塞栓症

メタボリックシンドロームの疾患概念の確立からまだ歴史が浅いため，メタボリックシンドロームと深部静脈血栓症の関連を直接示した臨床研究の数はいまだに多くない．Agenoが示したcase control研究が論文として公表されているデータとしては唯一であるかもしれない．彼らは年齢，性別，リスク因子などを補正したのちにもメタボリック症候群の存在が深部静脈血栓症の独立したリスク因子であることを示したcase control研究を報告している[1]．直接メタボリックシンドロームとの関連を示した論文は少なくても，メタボリックシンドロームの診断と関連する内臓脂肪の蓄積，高血糖，高血圧，などが深部静脈血栓症発症のリスク因子であることは以前から明らかにされていた．

本稿では，全身性の代謝状態であるメタボリックシンドロームが，局所的な病態である深部静脈血栓症の発症にかかわるメカニズムを含めて包括的に解説したい．

メタボリックシンドロームの症例では深部静脈血栓症が増加する？

少数例のケースコントロール研究では，メタボリックシンドローム症例における血栓症リスクの亢進が示唆された[1]．しかし，そのメカニズムの詳細を明らかにすることは必ずしも容易ではない．メタボリックシンドロームの病態には脂肪細胞の分泌するいわゆるアディポサイトカインが関与する．アディポサイトカインと血栓性疾患の関連についての基礎研究は活発に行われている．いくつかの例をあげると，代表的なアディポサイトカインであるアディポネクチンをノックアウトしたマウスの頸動脈血栓の形成が亢進すると報告された[2]．動物実験で示された，アディポネクチンが内因性抗血栓物質かもしれないとの結果がヒトにおいても事実であれば，メタボリックシンドロームにおける深部静脈血栓症好発の理由の1つとして，アディポネクチンの減少が関与しているのかもしれないことを示唆する結果である．

また，脂肪細胞から分泌され，食欲調節に関与する重要なアディポサイトカインの1つであるレプチンは，それ自身が血管壁の肥厚，炎症，血栓性の亢進に関与すると理解されている[3]．血管内皮細胞における接着蛋白の発現を増加させる作用は，血管内皮とその相互作用による血小板，白血球の活性化にも関与すると想定される[3]．肥満し脂肪細胞の増加したメタボリックシンドロームの症例では，増加したレプチンによる血栓性が亢進している可能性もメカニズムの1つとして考えられる．ノックアウトマウスに代表される，きわめて単純化された実験系では，メタボリックシンドロー

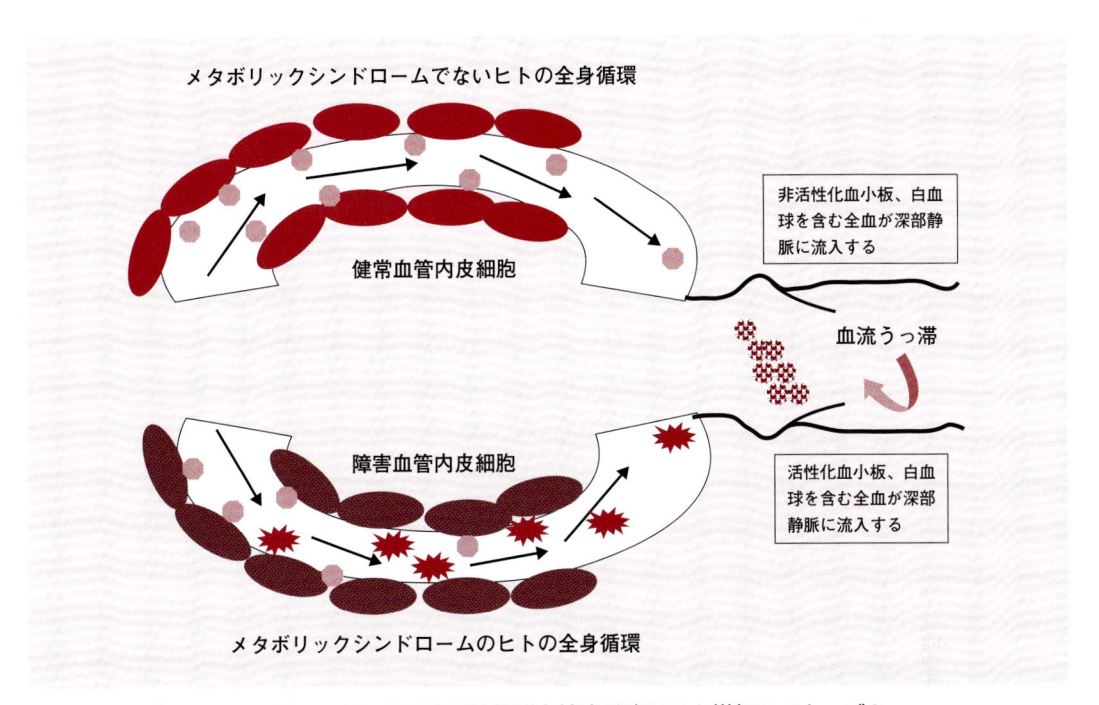

図1　メタボリックシンドロームにおける深部静脈血栓症発症リスク増加のメカニズム
図左には末梢血管，肺を含む全身の微小循環の血液流動動態を，図右には深部静脈の弁周囲を示す．メタボリックシンドロームの症例では血管を被覆する内皮細胞の血栓性が低下し，また接着蛋白の発現が増加しているため，全身循環の過程において，血小板，白血球は部分的に活性化される．このため，これらの活性化血小板，白血球を含む全血の血栓が亢進する．この状態の血液が深部静脈に流れて切るメタボリックシンドローム症例では深部静脈血栓症の発症率が高いと考えれば，全身の代謝病であるメタボリックシンドロームが局所の血栓性亢進に関与するメカニズムを説明できる．

ムに相当する病態においてアディポサイトカインと血栓性の関連を説明しうる結果が得られている．複雑な陽性，陰性フィードバック調節機構を有している人体における真のメカニズムを解明することは容易ではないが，筆者は，図1に示すようなメカニズムを考えることにより，全身循環の過程における血小板，白血球の活性化と血栓性の亢進を説明できると考えるが，この仮説の直接的証明は困難である．

メタボリックシンドロームの概念確立前のことを振り返ると

病態の真の理解に迫るためには，単純なモデル，単純な実験系による研究が有用である．一方，複雑系である人体における病態の理解のためには，多数の変数のなかから，多変量解析的な手法を用いて関与する因子を見いだす臨床研究も重要である．コンピューターを用いた理論的多変量解析より，臨床医の「いわゆる経験的直感」がより明確に真実を示す場合もある．実際，メタボリックシンドロームの概念が確立されるはるか以前から，臨床医は腹囲の大きな内臓肥満の症例における血栓塞栓症の発症率が高いことを経験的に知っていた．筆者自身の経験でも，入院中に血栓塞栓症を発症する症例には肥満者が多いとの印象がある．メタボリックシンドロームの概念にかかわる代謝，内分泌の因子の関与が明確にされていなかった時代には，肥満者では物理的に静脈の圧迫が起こり，灌流が障害されているのではないかと想像していた．

メカニズムの理解は不十分であったが，臨床研究として腹囲の大きな肥満症例における血栓塞栓症の発症リスクの高さは，質

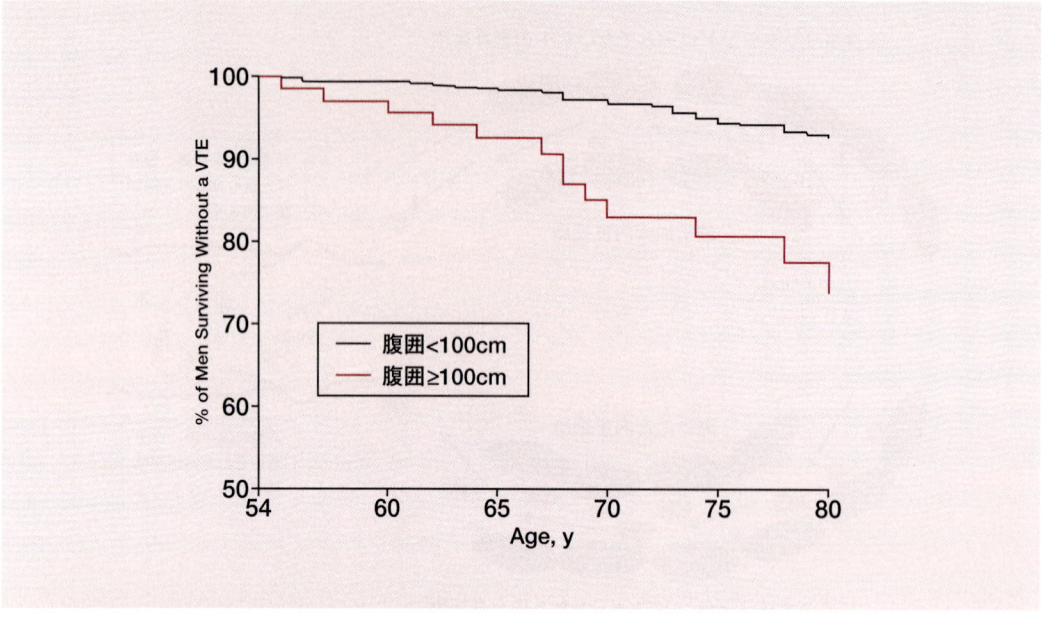

図2 腹囲と深部静脈血栓症発症リスクの関係
メタボリックシンドロームの疾患概念確立以前の研究であるが，本研究ではメタボリックシンドロームに相当する腹囲の大きな症例が深部静脈血栓症のhigh risk症例であることを明確に示している．
(Hansson, P.O. et al：Arch Intern Med 1999；159：1886-1890)

の高い臨床研究によって科学的に証明されていた．特に，1913年に生まれた男性コホートを対象とした"The Study of Men Born in 1913"は重要な成果を示した重要な研究である．1999年にArchives of Internal Medicineに報告された本研究成果は，26年との長期の観察期間内における深部静脈血栓症の発症率は，腹囲100cm以上の症例で明らかに高いことが示唆した（図2）[4]．メタボリックシンドロームの概念確立前の臨床研究であるが，メタボリックシンドロームにおける深部静脈血栓症，肺血栓塞栓症の発症リスクが高いことを強く示唆する貴重な臨床研究であった．メタボリックシンドロームの概念と日本および海外における診断ガイドラインの確立により，改めてメタボリックシンドロームと血栓塞栓症に関する臨床研究が活発化することに期待している．

[文　献]

1) Ageno W, Prandoni P, Romualdi E, et al：The metabolic syndrome and the risk of venous thrombosis：a case-control study. J Thromb Haemost Sep 2006；4(9)：1914-1918.
2) Kato H, Kashiwagi H, Shiraga M, et al：Adiponectin acts as an endogenous antithrombotic factor. Arterioscler Thromb Vasc Biol 2006；26(1)：224-230.
3) Kougias P, Chai H, Lin PH, et al Yao Q, Lumsden AB, Chen：Effects of adipocyte-derived cytokines on endothelial functions：implication of vascular disease. J Surg Res 2005；126(1)：121-129.
4) Hansson PO, Eriksson H, Welin L, et al：Smoking and abdominal obesity：risk factors for venous thromboembolism among middle-aged men："the study of men born in 1913". Arch Intern Med 1999；159(16)：1886-1890.

V. 関連疾患

痛風・高尿酸血症

大野岩男，細谷龍男

高尿酸血症は生活習慣病やその集族であるメタボリックシンドロームと密接に関連しており，またメタボリックシンドロームの基盤であるインスリン抵抗性は高尿酸血症，酸性尿を介して痛風・高尿酸血症の腎合併症である痛風腎とも密接に関連することが知られている．メタボリックシンドロームの源流に位置する内臓脂肪蓄積は，尿酸産生の亢進およびインスリン抵抗性による腎での尿酸排泄低下の両面から高尿酸血症を惹起すると考えられている．高尿酸血症はメタボリックシンドロームの有用なパラメーターであるとされているが，最近，メタボリックシンドロームモデルラットにおいて，尿酸はメタボリックシンドローム発症において病因的役割を担っている．すなわち高尿酸血症は血管内皮細胞障害を介してメタボリックシンドロームを引き起こしているのではないかと報告されており，メタボリックシンドロームにおける尿酸の役割を考えるうえで興味深い．

キーワード 痛風 高尿酸血症 酸性尿 インスリン抵抗性 メタボリックシンドローム

痛風は1960年頃まではまれな疾患であると考えられていた．しかし食生活の欧米化やアルコール摂取量の増加などにより，現在では本邦において約60万人以上の痛風患者がいると推定されている．痛風の基礎病態である高尿酸血症も増加しており，現在，成人男性の約20％が高尿酸血症であると考えられている[1]．高尿酸血症は生活習慣病やその集族であるメタボリックシンドロームと密接に関連することが知られており，またメタボリックシンドロームの基盤となっていると考えられているインスリン抵抗性は痛風・高尿酸血症の腎合併症である痛風腎と密接に関連することも明らかになってきている．本稿ではこれらの点を含め，痛風・高尿酸血症とメタボリックシンドロームの関連を中心に概説する．

高尿酸血症とメタボリックシンドローム

成人男性における高尿酸血症の頻度，高尿酸血症と他の生活習慣病との合併状況を調査した教室の成績では，当大学の人間ドックを受診した成人男性例5,227例において，高尿酸血症（血清尿酸値7.0mg/dlを超えるもの）は1,162例（22.2％）に認められた[1]．さらに高尿酸血症症例における他の生活習慣病の合併の検討では，高尿酸血症症例では他の生活習慣病を高率に合併していることが明らかとなった（図1，下段）．また高尿酸血症症例における生活習慣病の合併数についての検討では，高尿酸血症1項目のみを認めた症例は20.1％にすぎず，高尿酸血症症例の大部分は他の生活習慣病を複数項目同時に合併していることがわかり（図1，上段），高尿酸血症症例の多くは生活習慣病の集族状態であることが明らかとなった．さらに，生活習慣病の合併数と高尿酸血症の関連をみると，生活習慣病の合併数と高尿酸血症の頻度および血清尿酸値は有意に相関していた．以上のことから高尿酸血症は生活習慣病と密接に関連していることがわかる．

肥満，特に内臓肥満が心血管疾患発症の危険因子であることは以前から報告されているが，最近では内臓脂肪蓄積を源流とし高脂血症，高血圧，耐糖能異常などの生活習慣病の集族であるメタボリックシンドロームが注目を集めており，メタボリックシンドロームと心血管疾患との密接な関連が明らかとなってきている．内臓脂肪蓄積と血清尿酸値の関連を検討した教室の成績で

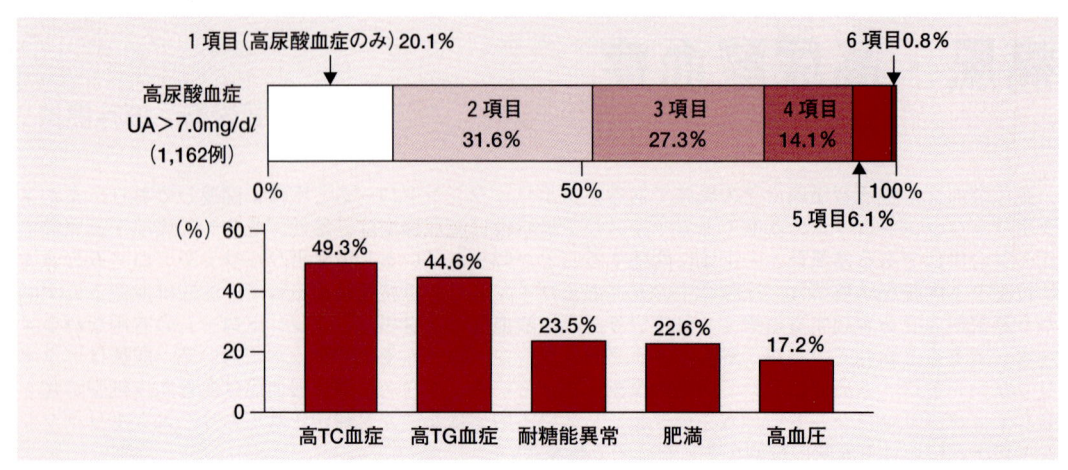

図1 高尿酸血症症例における生活習慣病の頻度（下段）と合併数（上段）
（疋田美穂：痛風と核酸代謝 2004；24：139-151より改変）

は，内臓脂肪面積は血清尿酸値と正の相関を示しており，血清尿酸値の4分位別の検討においても血清尿酸値の増加と内臓脂肪面積の増加は有意な相関を呈していた（図2）．このように内臓脂肪蓄積と高尿酸血症との間には密接な関連があることが明らかとなっている．内臓脂肪蓄積（内臓肥満）により高尿酸血症が惹起される機序としては，内臓脂肪蓄積に伴う尿酸産生の亢進，およびインスリン抵抗性による腎臓での尿酸の排泄低下などが考えられている（図3）．すなわち，内臓脂肪の増加により門脈中に遊離脂肪酸が増加し，肝臓での脂肪酸合成が亢進する（中性脂肪増加を起こす）．この際に肝臓における脂肪酸合成亢進時に消費されたNADPHを回復するためにペントースリン酸経路が活性化されて，プリン体の de novo 合成が亢進すると推定されている．一方，尿酸排泄低下の機序としては，インスリン抵抗性あるいは高インスリン血症により，腎尿細管でのナトリウムおよび共輸送される尿酸の再吸収が亢進して，高血圧および尿酸排泄低下による高尿酸血症がおこると考えられている．また図2の対象群において，メタボリックシンドロームの有無で血清尿酸値を比較すると，血清尿酸値はメタボリックシンドロームを有する群で有意に高値を示しているこ

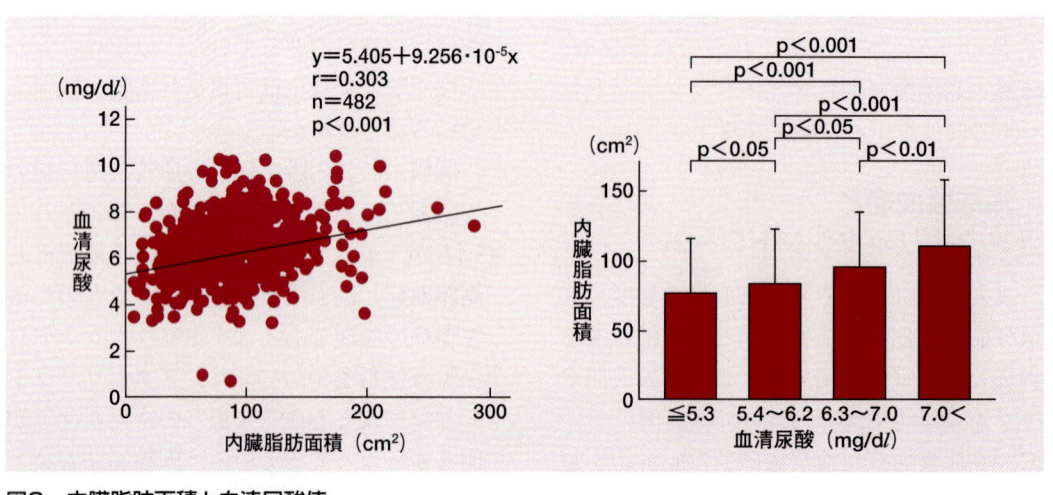

図2 内臓脂肪面積と血清尿酸値

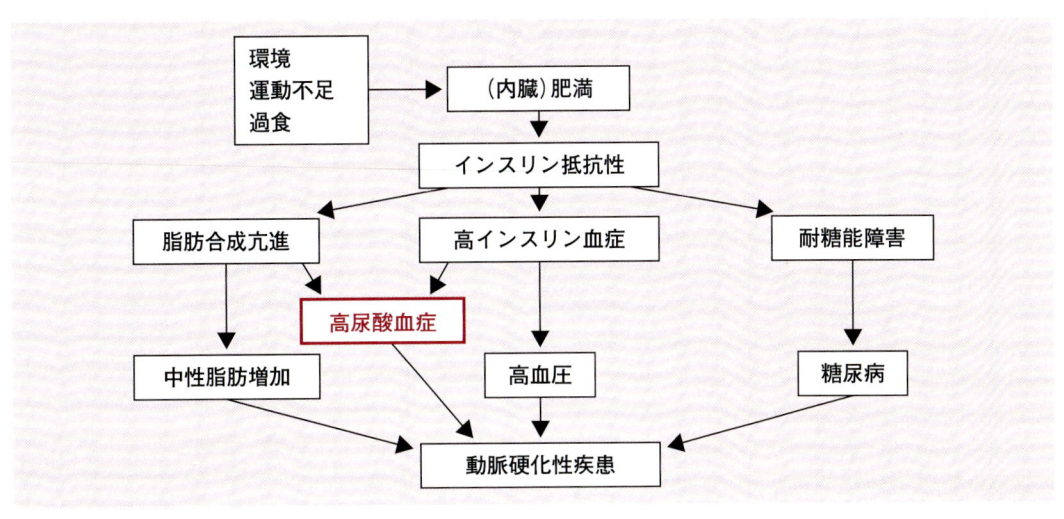

図3 肥満，インスリン抵抗性と高尿酸血症の関連

とが明らかとなった（おのおの6.67±1.14 mg/d*l*，6.09±1.35mg/d*l*，p<0.0001）．これは血清尿酸値がメタボリックシンドロームと密接な関連を有していることを示している．最近，メタボリックシンドロームモデルラット（フルクトース負荷ラット）において，尿酸はメタボリックシンドローム発症において病因的役割を担っていることが報告されている[2]．このフルクトース負荷ラットでは高尿酸血症を呈し，アロプリノールで高尿酸血症を是正することにより高血圧，高中性脂肪血症などのメタボリックパラメーターは改善を示している．彼らはこのラットモデルの成績から，高尿酸血症は血管内皮細胞障害を介してメタボリックシンドロームを引き起こしているのではないかと推察しており，実験動物の成績ではあるがメタボリックシンドロームにおける尿酸の役割を考えるうえで興味深い．

メタボリックシンドロームと痛風腎

痛風患者のなかには，長い臨床経過を経て軽度蛋白尿，軽度腎機能低下，最高尿浸透圧の低下，高血圧などを呈し，特徴的な腎エコー像（hyperechoic medulla）を示す例が存在する．これは痛風の腎合併症である痛風腎が疑われる病態である．痛風腎の発症には，高尿酸血症，高尿酸尿症，酸性尿が重要な役割を担っていることが知られている．最近，Abateらは24時間尿pHの低下（酸性尿）はインスリン抵抗性と有意に相関しており，尿酸結石患者は非尿路結石患者に比してインスリン抵抗性がより強かったと報告している[3]．これは痛風患者に高率にみられる酸性尿の背景にはインスリン抵抗性が存在していることを示唆している．現在のところ，痛風における腎障害の発症・進展機序としては，インスリン抵抗性を基盤とした高尿酸血症，高尿酸尿症，酸性尿からくる慢性間質性腎炎と高血圧・脂質代謝異常・糖代謝異常などからくる腎硬化症の両者が複雑に関連して形成されると考えられる．

[文 献]

1) 疋田美穂：高尿酸血症と生活習慣病，糖代謝異常の関連に関する研究．痛風と核酸代謝 2000；24：139-151.
2) Nakagawa T, Hu H, Zharikov S, et al：A causal role for uric acid in fructose-induced metabolic syndrome. *Am J Physiol Renal Physiol* 2006；290：F625-631.
3) Abate N, Chandalia M, Cabo-Chan AV, et al：The metabolic syndrome and uric acid nephrolithiasis：Novel features of renal manifestation of insulin resistance. *Kidney Int* 2004；65：386-392.

V. 関連疾患

腎障害

神崎資子, 和田　淳, 槇野博史

　メタボリックシンドロームは，内臓肥満，耐糖能異常，高血圧，脂質代謝異常などの疾患群の総称で，冠動脈疾患や脳血管障害などの動脈硬化性疾患を高率に併発する．腎臓もその例外ではなく，心血管疾患の予後に慢性腎疾患が多大な影響を及ぼすことが明らかとなっている．メタボリックシンドロームによる腎障害には，肥満関連腎症（ORG）と各代謝異常に伴う二次性の腎障害があり，その機序は，肥満に伴う腎血漿流量の増加や高インスリン血症，レニン・アンジオテンシン系（RAS）の活性化から惹起される糸球体高血圧が主な病因と考えられている．内臓肥満に伴う高インスリン血症や，脂肪組織より分泌されるアディポサイトカインの1つであるレプチンの高値も，交感神経系の活性化から高血圧をきたし糸球体高血圧に寄与する．

　メタボリックシンドロームで認められる腎障害に対しては，肥満とそれに伴う代謝異常の改善や腎血行動態の改善の双方を考慮した包括的な治療が有効であると考えられる．

キーワード　メタボリックシンドローム　糸球体高血圧　微量アルブミン尿

　メタボリックシンドロームは，中心性肥満，耐糖能異常，高血圧，脂質代謝異常といった病態が，共通の代謝異常によって惹起され，動脈硬化性疾患合併の著明なリスク増加を認める症候群である．これらのメタボリックシンドローム構成因子は，いずれも単独で慢性腎疾患のリスクとなりうるためそれらが集積したメタボリックシンドロームが慢性腎疾患のリスクになることは当然予想される．本稿ではメタボリックシンドロームと腎障害についてとりあげる．

腎障害の病態

　メタボリックシンドロームに伴う腎障害は，下記のように複数の機序が考えられている．肥満に伴い内臓脂肪が蓄積すると交感神経系の活性化を起こすことや，レニン・アンジオテンシン系（RAS）の活性化などから，ナトリウム再吸収の増加や圧利尿の破綻をきたし，体液貯留により血圧が上昇する．また高インスリン血症も尿細管でのナトリウム吸収を高めてRASの活性化を起こし血圧上昇に関与する．肥満者では，血圧上昇時にもRASの抑制よりむしろRASの活性化が起こり，糸球体輸入細動脈の拡張をきたす．それらにより濾過率（FF）の上昇や糸球体内圧の上昇をきたし，腎機能障害が起こりうると考えられている．また，肥満，高血圧，インスリン抵抗性を有するメタボリックシンドロームにおいてはアンジオテンシンIIが還元型ニコチンアミドアデニンジヌクレオチドホスフェート（NADPH）オキシダーゼを介して種々の活性酸素を増加させ，さらに炎症性サイトカインが誘導され，血管内皮，心筋や腎組織を障害することが判明している．

　また，脂質も腎機能障害の要因とされ，尿蛋白陽性の段階でアルブミンと結合して糸球体で濾過された遊離脂肪酸は，尿細管障害と炎症を増悪させる[1]．

　また脂肪細胞から分泌される生理活性物質（アディポサイトカイン）の関与もある．脂肪組織から分泌されるアディポサイトカインの1つであるレプチンは中枢に働き食欲を低下させるホルモンとして同定されたが，尿細管にレプチン受容体の発現が認められ，高濃度ではナトリウム利尿を増加させることが明らかになった．しかし，ラットにおける検討では高血圧モデルではレプ

チンのナトリウム利尿作用は消失している．これはレプチンの交感神経活性化作用により尿細管でのナトリウム再吸収が逆に高まっていることによると考えられている（尿細管のレプチン抵抗性）．またレプチンは糸球体内皮細胞やメサンギウム細胞へ直接的に作用し腎障害に寄与する可能性があると考えられている．

臨床症状・所見・診断

メタボリックシンドロームに合併する腎障害組織は，肥満そのものが腎障害の原因となるものと，メタボリックシンドロームに合併する高血圧，糖尿病，高脂血症，高尿酸血症などの代謝異常に伴う腎障害とに分類される．

◆肥満関連腎症（ORG）

メタボリックシンドロームの基盤病態である肥満そのものによる腎障害はORGとして提唱されている．組織学的に糸球体肥大のみのもの（O-GM）（図1左）と単状分節性糸球体硬化症（FSGS）様所見を伴い糸球体肥大があるもの（O-FSGS）（図1右）に分類される．Kambhamらの報告によると，71人の肥満関連腎症と50人の特発性単状分節性糸球体硬化症（I-FSGS）を臨床所見と腎生検組織において比較検討した結果，臨床所見では，ORGではI-FSGSに比べて尿蛋白量が少なく，血清アルブミンは維持され，ネフローゼ症候群をきたしにくいという特徴がみられた．組織所見では，ORGでは糸球体肥大が著しいが，巣状糸球体硬化所見はI-FSGSに比べ観察される率が少なかった．一般的にI-FSGSと比べORGが腎予後は良いとされるが，Kambhamらも，上記患者を経過観察したところORGの方が腎障害の進行が遅いことを示している[1]．

◆糖尿病・高血圧に伴う腎障害

◎高インスリン血症による腎障害，糖尿病性腎症

高インスリン血症は腎におけるRAS活性化により血圧上昇と糸球体過剰濾過に関与しており，腎障害を起こすと考えられてきた．高血糖による過剰濾過や非酵素的糖化反応による内皮細胞障害，ポリオール代謝異常によるメサンギウム細胞機能異常などの要因で腎症が発症し進展することは知られている．

◎高血圧による腎硬化症

肥満は高率に本態性高血圧を合併するが，高血圧が長期間持続することにより血管病変が生じ二次的に腎障害を合併し，腎硬化症に至る．腎臓の小動脈および細動脈レベルでの動脈硬化性病変が主体で，最も典型的なものは糸球体血管極，輸入細動脈部の硝子様細動脈硬化症であり，動脈硬化が高度になると糸球体は虚血から硬化に至り，それに所属する尿細管の萎縮，間質の増生がみられるようになる．

◎検査

微量アルブミン尿は，1型糖尿病，2型糖尿病患者における早期腎障害を検出するマーカーとして注目されていた．しかし，

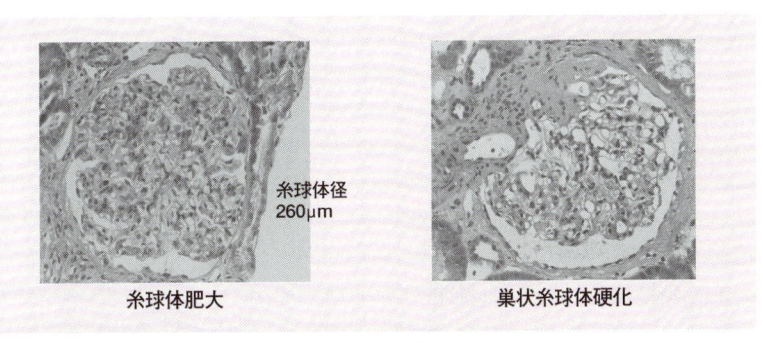

図1 肥満に伴うglomerulomegaly病変（左）focal segmental glomerulosclerosis（FSGS）病変（右）（自験例，Masson染色）

糖尿病患者に限らず，本態性高血圧患者でも出現することが明らかとなり，全身の血管内皮細胞障害，インスリン感受性の低下，慢性炎症，血栓形成傾向などの病態と関連していると考えられていることから，現在では全身血管の動脈硬化のマーカーとして，また動脈硬化発症の原因の1つであるとの認識が高まってきている．微量アルブミン尿が心血管イベント，心不全による入院，全死亡率の最も強い予測因子であることが，数々の臨床研究で示されている．

腎機能評価のためには糸球体濾過率（GFR）またはクレアチニンクリアランスを測定する．糖尿病性腎症の初期，また肥満に伴う腎障害の初期には糸球体高血圧による過剰濾過を反映してGFRの増加がみられることが多いが，病期の進行に伴って低下する．

◉治療

メタボリックシンドロームに伴う腎障害進行の予防には，病態の中心をなす肥満と背後に存在するマルチプルリスクを改善することが，重要である．食事，ライフスタイル改善による減量は必要不可欠である．高血圧を合併した場合，アンジオテンシン変換酵素阻害薬（ACEI）やアンジオテンシンII受容体拮抗薬（ARB）によるRASの抑制は，微量アルブミン尿陽性の心血管疾患を有するメタボリックシンドロームの患者において，蛋白尿減少効果が期待できる．また，糖尿病新規発症抑制も報告されている．1型糖尿病，2型糖尿病における腎保護効果もすでに証明されていることから，ACEI，ARBは，糖尿病を合併したメタボリックシンドロームの患者において，第一選択とすべき薬剤と考えられる．

次に糖尿病合併例では，血糖コントロールが重要となる．日本で行われたKumamoto Studyにおいて，空腹時血糖110mg/dl未満，食後血糖値180mg/dl未満，HbA1c 6.5%未満にコントロールすることにより，観察期間中腎症の発症・進展を認めなかったと報告されている．

ペルオキシソーム増殖薬応答性受容体（PPARγ）のリガンドであるチアゾリジン誘導体は大型脂肪細胞のアポトーシスを誘導し，その結果脂肪細胞から産生されるアディポネクチンが低下することで，内皮依存性の血管拡張反応を改善すると考えられる．さらにチアゾリジンが微量アルブミン尿を低下させること，不飽和脂肪酸や中性脂肪の蓄積を改善し，直接的また抗炎症効果を介し，近位尿細管を含めた組織障害を最低限に留める効果も報告されている．われわれがメタボリックシンドロームを呈するOLETFラットで検討したところ，チアゾリジン誘導体であるピオグリタゾンは血糖降下作用以外に腎臓への直接効果があり，糸球体肥大や糸球体硬化を抑制することが判明した[2]．

高コレステロール血症や高中性脂肪血症に対しては，心血管イベント抑制のエビデンスから考えると，スタチンやフィブラート系薬剤が第一選択となる．特にスタチンは，糖尿病性腎症に対しても直接的に進展を抑制する可能性があり[3]，推奨される．その他，抗血小板剤，抗酸化薬としてビタミンC，Eの内服も有効との報告がある．

以上のように，早期からエビデンスの確立された集約的な治療を行うことが，メタボリックシンドロームに合併した腎機能障害の進行抑制に必要であると考えられる．

[文 献]

1) Kambham N, Markowitz GS, Valeri AM, et al : Obesity-related glomerulopathy : an emerging epidemic. Kidney International 2001 ; 59 : 1498-1509.
2) Okada T, Wada J, Hida K, et al : Thiazolidinediones Ameliorate Diabtic Nephropathy via Cell Cycle-Dependent Mechanisms. Diabetes 2006 ; 55(6) : 1666-1677.
3) Usui H, Shikata K, Matsuda M, et al : HMG-CoA reductase inhibitor ameliorates diabetic nephropathy by its pleiotropic effects in rats. Nephrol Dial Transplant 2003 ; 18(2) : 265-272.

V.関連疾患

睡眠時無呼吸症候群

安田　京，腰野結希，佐藤　誠

睡眠時無呼吸低呼吸症候群（OSAHS）は高血圧のみならず，虚血性心疾患の原因となる糖尿病，高脂血症とも関連が深いことから，メタボリックシンドロームにも深く関与することが示唆されている．日本人は肥満に対する感受性が高いため，高血圧症や糖尿病など，肥満に基づく疾病を発症しやすいといわれているが，OSAHS発症に関しても肥満に対する感受性が高く，欧米人より体重増加の程度が軽くてもOSAHSになりやすい．すなわち，日本人のOSAHS患者ではメタボリックシンドロームを合併している可能性が高い．日常診療の現場において，OSAHSあるいはメタボリックシンドロームに遭遇する機会はきわめて多く，両者のかかわりについて理解し，適切な診断・治療を行うことが臨床医に求められる．

キーワード 睡眠時無呼吸低呼吸症候群　メタボリックシンドローム　肥満・糖尿病・高血圧

睡眠時無呼吸症候群（Sleep Apnea Syndrome：SAS）は1976年にGuilleminaultらによって，7時間の睡眠中に30回以上の無呼吸（10秒以上の換気の停止）が観察され，かつnon-REM期に反復して認められる病態と定義された．その後1999年American Academy of Sleep Medicine（AASM）は，睡眠関連呼吸障害（Sleep-Related Breathing Disorders：SRBD）として，①閉塞型睡眠時無呼吸低呼吸症候群（Obstructive sleep apnea-hypopnea syndrome：OSAHS），②中枢型睡眠時無呼吸低呼吸症候群（Central sleep apnea-hypopnea syndrome：CSAHS），③チェーンストークス呼吸症候群（Cheyne-Stokes breathing syndrome：CSBS），④睡眠低換気症候群（Sleep hypoventilation syndrome：SHVS）の4つに分類し，臨床的に用いられている[1]．

本稿では，SRBDのほとんどを占めるOSAHSの診断，発生機序（肥満との関係），病態（特にメタボリックシンドロームとのかかわり），治療について概説する．

OSAHSの診断

OSAHSは睡眠ポリグラフィー（Polysomnography：PSG）検査によって正確に診断される．PSG検査では，脳波（EEG），眼球運動図（EOG），頤筋筋電図（EMG）で睡眠段階を判定し，換気（鼻・口における気流測定），胸・腹部の呼吸運動，経皮的酸素飽和度で呼吸をモニターする．この

表1　閉塞型睡眠時無呼吸低呼吸症候群（OSAHS）の診断基準

以下のA+CあるいはB+Cを満たすこと

A. 日中の眠気があり，他の因子では説明できないこと

B. 下記のうち2つ以上があり，他の因子では説明できないこと
　　睡眠中の窒息感やあえぎ　　　睡眠中の頻回の覚醒
　　熟睡感の欠如　　　　　　　　日中の倦怠感
　　集中力の欠如

C. 終夜モニターで睡眠1時間あたり5回以上の閉塞型呼吸イベントがあること．閉塞型呼吸イベントは閉塞型無呼吸/低呼吸あるいは呼吸努力関連覚醒（RERA）のいずれかの組み合わせによる

（注1）終夜モニターで睡眠1時間あたり5回以上の閉塞型呼吸イベントがあるだけで，AあるいはBの臨床症状がない場合は，OSAHSとは言わず，睡眠呼吸障害（Sleep Disordered Breathing，SDB）とする．
（注2）終夜モニターで，睡眠1時間あたりの呼吸イベント数を，Apnea Hypopnea Index（AHI）と呼ぶ．

（The Report of American Academy of Sleep Medicine Task Force. *Sleep* 1999；22：667-689）

ほか，鼾音，心電図，睡眠体位や脛骨筋電図を測定することが一般的である．睡眠中に10秒以上換気が停止するものを無呼吸とするが，呼吸停止には至らないが換気が低下する低呼吸（hypopnea）や，換気は維持されるものの呼吸努力に伴う覚醒反応（respiratory effort related arousal：RERA）をも含めて閉塞型呼吸イベントとして判定する．睡眠1時間当たりのイベント数（無呼吸低呼吸指数：Apnea Hypopnea Index：AHI）が5回以上認められ，かつ眠気などの症状を伴う場合，OSAHSと診断される（表1）[1]．PSG検査が行えない施設では，パルスオキシメトリーなどの簡易診断装置を用いることもあるが，睡眠の状態を判定しない簡易診断装置では正確なAHIは測定できない．

OSAHSの発生機序と肥満の関係

咽頭腔は硬組織の形態と軟組織の量による解剖学的因子と，呼吸に同期して収縮する上気道開大筋（オトガイ舌筋や口蓋帆張筋など）の筋活動という機能的因子によって規定される．覚醒時に咽頭腔が狭かったり（解剖学的因子），睡眠による上気道開大筋群の緊張低下が著しいと（機能的因子），上気道の抵抗が増し，吸気時の陰圧によって軟口蓋や舌根部が引き込まれ，狭窄音であるいびきが生じる．さらに上気道抵抗が増すと，咽頭腔が閉塞して無呼吸が出現する．これまではOSAHSは肥満者の疾患と考えられていた．しかし，2000年，OSAHS診療を行う全国主要10施設に対して行ったAHIが20以上のSAS患者の肥満度（Body Mass Index：BMI）に関するアンケート調査の結果では，本邦のSAS患者4,814名の28％はBMIが30以上の肥満者で，25以上30未満のⅠ度肥満（WHO基準のoverweight）が42％，BMIが25未満の肥満を伴わない患

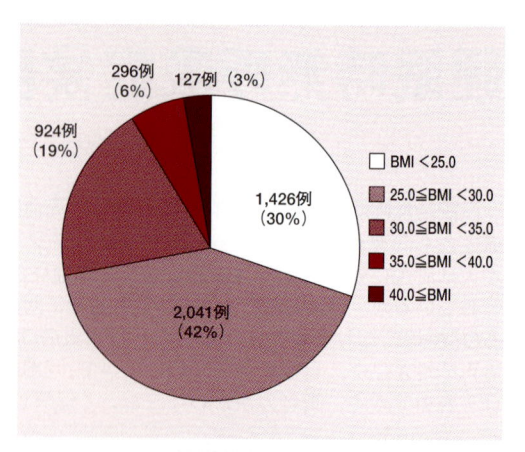

図1　睡眠時無呼吸症候群（AHI≧20）患者4,814例の肥満度（BMI）分布

肥満を認めない患者が約1/4，BMI 30未満の軽度肥満と肥満を認めない患者が約3/4を占める．
（佐藤　誠：日本人の睡眠時無呼吸症候群．睡眠時呼吸障害update．日本評論社，2002；101-108）

者が30％存在することが明らかになった（図1）．すなわち，標準体重か軽度の肥満でもOSAHSを発症する患者が多いことが本邦の特徴である．その理由として，日本人を含めたアジア人は，顔面頭蓋構造が人種的に細く長いため，気道が狭く，欧米人より体重増加の程度が軽くてもOSAHSになりやすいことが明らかになってきた．

OSAHSの病態（図2）

OSAHS患者では入眠とともに無呼吸・低呼吸が生じ，その持続時間に応じて，低酸素血症と高炭酸ガス血症による呼吸性アシドーシスが出現する．無呼吸・低呼吸は短時間の覚醒反応に終わり，換気は再開されるが，入眠すると再び無呼吸・低呼吸が出現する．

OSAHSによる臨床的問題は，反復する無呼吸・低呼吸の結果生じる低酸素血症と高炭酸ガス血症による呼吸性アシドーシスが生体に及ぼす影響と，呼吸再開時にみられる短時間の覚醒反応による睡眠障害（睡眠構築の破壊，深睡眠の欠如，REM睡眠の

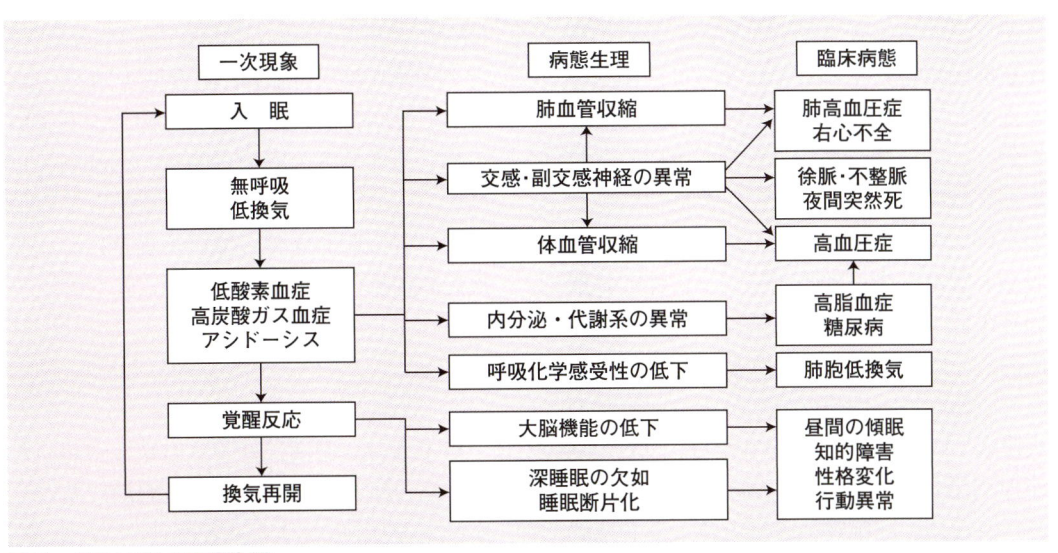

図2　OSAHSの病態生理
無呼吸（呼吸停止時間）の長さに依存した急性の低酸素血症や呼吸性アシドーシス（高炭酸ガス血症）がもたらす病態と，無呼吸を解除するため胸腔内圧が上昇して生じる覚醒反応がもたらす病態とに大別される．
（太田保世：わが国の有病率と症状．睡眠時無呼吸症候群．克誠堂，1996；16-25）

減少）が生体に及ぼす影響に大別される．低酸素血症，呼吸性アシドーシスは自律神経系に影響して本態性高血圧症，糖尿病などの生活習慣病の誘引となり，脳血管障害を発生する原因になる．高度な呼吸障害の持続は，肺高血圧症，右心不全を生じる．

近年，OSAHSがメタボリックシンドロームの発症と深く関係することが示唆されている．中年肥満男性では，AHI値が増加するにつれて空腹時インスリン値や経口グルコース負荷試験の2時間後の血糖値，インスリン値が増加し，AHI≧5になると，BMI，体脂肪率で補正しても，耐糖能異常の頻度が約2倍になると，Punjabiらは報告している[2]．また，Coughlinらは，血圧の上昇，空腹時インスリン値およびトリグリセリド値の上昇，HDLコレステロール値の低下，総コレステロール/HDLコレステロール比の上昇と睡眠呼吸障害が有意な関連があり，睡眠呼吸障害患者群ではメタボリックシンドロームの合併率が約9倍になると報告している[3]．

一方，繰り返される覚醒反応は睡眠構築の障害（深睡眠の欠如，REM睡眠の減少）を起こし，夜間の睡眠の質を低下させる．結果として日中の傾眠が生じ，重症度が増すと，アルコールを飲用した正常者よりも，注意力が散漫になり，日常業務などの社会生活が困難になる．交通事故や職場での事故多発の一因になり，山陽新幹線の居眠り運転事件のような出来事が起き，社会医学的にも，産業医学的にも問題になる．

OSAHSの治療

肥満が要因であるOSAHSの場合，減量治療を行うことによりOSAHSは改善する．しかし，肥満のみではなく，顎顔面形態異常など複数の要因が関与している場合には，減量のみでは治療効果として不十分な場合が多い．

現在，中等症以上のOSAHS患者に第一選択される治療法が，経鼻的持続陽圧呼吸療法（nasal Continuous Positive Airway Pressure：nCPAP）であり，本邦では1998年から保険適応になった．nCPAPは鼻マス

クやフェイスマスクを介して，上気道内腔圧を陽圧に維持することによって，閉塞をきたす上気道に対してpneumatic splintとして働き，軟口蓋および舌を押し上げ，気道を開存維持させるとともに，良好な睡眠状態を確保する．検査所見上は，無呼吸低呼吸の有意な減少，呼吸イベントに伴う覚醒回数の低下，酸素飽和度低下の改善や深睡眠およびREM睡眠の増加が得られ，自覚的にも夜間頻尿，中途覚醒の減少や起床時の爽快感と日中傾眠の改善をもたらし，OSAHSが原因で出現する高血圧症なども改善する．さらに，睡眠呼吸障害を伴ったⅡ型糖尿病患者において，nCPAP治療によりグルコース調節機能が改善したという報告[4]もあり，OSAHSを伴ったメタボリックシンドローム患者におけるOSAHSの治療の必然性を示唆している．

持続肺動脈圧（Continuos Pulmonary Artery Pressure：CPAP）は患者によって異なり，同一患者であっても睡眠姿勢や睡眠段階によって異なるので，睡眠呼吸障害に対して有効であり，かつ適切な圧設定（titration）を行うことがCPAPのコンプライアンス維持に重要な因子になる．下顎を前方に押し出すように固定する歯科的口腔内装具（Oral Appliance）も，2004年4月から医療保険の適応が認められるようになった．この治療法は軽症から中等症のOSAHSに有効である．nCPAPやOral Appliance療法は対症療法であるため，コンプライアンスの良し悪しが，予後を決定する重要な因子になる．中咽頭に局所的な狭窄がある場合には，口蓋垂や扁桃を摘出し，軟口蓋，口蓋弓の粘膜を切除縫合し，咽頭腔を拡大する口蓋垂軟口蓋咽頭形成術UPPP（Uvulo-Palato-Pharyngo-Plasty）などの耳鼻咽喉科的な手術療法も有効である．また，鼻閉がOSAHSの原因となっている場合もある．nCPAPやOral Appliance療法のコンプライアンスを維持するためにも，鼻呼吸障害を伴っている場合には，鼻疾患の治療は重要である．

おわりに

日本人は，肥満に対する感受性が高いため，高血圧症や糖尿病など，肥満に基づく疾病を発症しやすいといわれているが，OSAHS発症に関しても肥満に対する感受性が高いので，日本人のOSAHS患者ではメタボリックシンドロームを合併している可能性が高い．標準体重，あるいは軽度の肥満であるからといって，OSAHSが否定されるわけではない．睡眠呼吸障害の自覚症状がある場合には，PSG検査による精査とともにメタボリックシンドロームに関する検査も行い，適切な治療を行うことが重要である．

[文 献]

1) The Report of American Academy of Sleep Medicine Task Force. Sleep-related breathing disorders in adults：Recommendations for syndrome definition and measurement techniques in clinical research. Sleep 1999；22：667-689.
2) Punjabi NM, Sorkin JD, Katzel LI, et al：Sleep-disordered breathing and insulin resistance in middle-aged and overweight men. Am J Respir Crit Care Med 2002；165：677-682.
3) Coughlin SR, Mawdsley L, Mugarza JA, et al：Obstructive sleep apnoea is independently associated with an increased prevalence of metabolic syndrome. Eur Heart J 2004；25：735-741.
4) Babu AR, Herdegen J, Fogelfeld L, et al：Type 2 diabetes, glycemic control, and continuous positive airway pressure in obstructive sleep apnea. Arch Intern Med 2005；165：447-452.

V. 関連疾患

非アルコール性脂肪肝炎（NASH）

橋本悦子

　非アルコール性脂肪性肝疾患（nonalcoholic fatty liver disease；NAFLD）は，メタボリックシンドロームの肝病変と考えられ，単純脂肪肝（simple steatosis）と非アルコール性脂肪性肝炎（nonalcoholic steatohepatitis；NASH）からなる．肥満による脂肪肝は病態が進行しないという誤った概念が普及していたが，NAFLDの約1割を占めるNASHは肝硬変，肝癌へと進行する病態で，この事実に留意することは日常診療においてきわめて重要である．NASHは自覚症状に乏しく，AST・ALTの上昇も軽度で，画像診断でも単純脂肪肝との鑑別が困難で，肝組織診断のみが診断根拠となる．しかし，NASH診断のためにNAFLD全例に対して肝組織検査を施行することは不可能でまた意味もない．NASH診断において簡便な診断法がない現時点では，すべてのNAFLD症例を放置せず，合併する肥満や生活習慣病の治療をすることがNASH治療に繋がる．そして，進行したNASHでは肝硬変，肝細胞癌発癌も視野に入れた経過観察が必要である．

キーワード　非アルコール性脂肪肝炎（NASH）　非アルコール性脂肪性肝疾患（NAFLD）　脂肪肝

脂肪性肝障害の概念

　肝臓に脂肪が沈着する原因は，アルコール，肥満，糖尿病，脂質代謝異常，薬剤（ステロイド，テトラサイクリンなど），Cushing症候群，中毒（黄燐など），高度の栄養障害などがあげられ，その病態は，脂肪肝（steatosis），脂肪性肝炎（steatohepatitis），肝硬変へと進行していく．そして，脂肪性肝障害は，大きくアルコール性と非アルコール性に分類される．非アルコール性には，アルコール性肝障害をきたさない程度の機会飲酒者を含み，非アルコール性脂肪性肝疾患（nonalcoholic fatty liver disease; NAFLD）と総称される．NAFLDは，内臓肥満を基準に発症するメタボリックシンドロームの肝病変といわれ，単純脂肪肝（simple steatosis）と非アルコール性脂肪性肝炎（nonalcoholic steatohepatitis; NASH）からなる．

NAFLD：単純脂肪肝（simple steatosis）とNASH

　わが国では，肥満人口の増加を受けてドック受診者でのNAFLDの有病率は急増し約20〜30％となった[1,2]．NAFLDのリスク因子別の頻度は，高度肥満者は約80％，糖

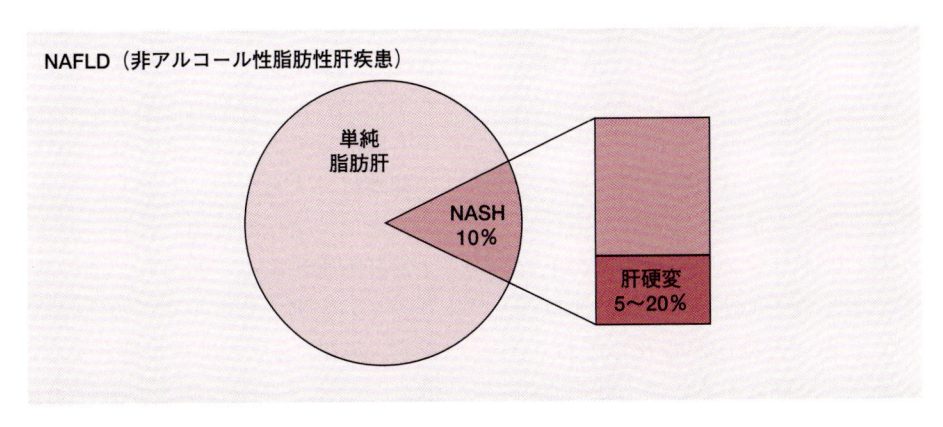

図1　NAFLDは単純脂肪肝とNASHからなる．
　　　NASHは5〜10年で，5〜20％の症例が肝硬変に進行する．

尿病約50％，高脂血症の約40％がNAFLDと診断される．NAFLDは，約90％は病的意義のほとんどない単純脂肪肝であるが，その他の約10％の症例は，前述の肝硬変・肝細胞癌へと進行していくNASHである（図1）．NASHは，肝細胞への脂肪沈着をfirst hitとして，何らかのsecond hitの因子が加わって発症する．Second hitとしては，(1)酸化ストレス，(2)TNFαなどサイトカイン，(3)インスリンの抵抗性，(4)CYP2E1の異常，(5)鉄などがあげられ，さらに遺伝的要因も重要である．

非アルコール性脂肪肝炎（NASH）

NASHの自覚症状は全身倦怠感，易疲労感，右季肋部痛などであるが，自覚症状を欠く症例が多く，診断の契機は，定期健康診断あるいは他疾患にて外来通院中に，画像診断で脂肪肝を指摘され，肝組織検査（肝生検）でNASHと診断されることが多い．合併症としては，肥満，糖尿病，高脂血症，高血圧などの生活習慣病が認められる．診察所見としては，脂肪沈着によって軽度肝腫大を認める症例もあるがその頻度は高くない．

血液・生化学的所見では，ALT優位のトランスアミナーゼの上昇が特徴であるが，その上昇は軽度で100IU/l以下の症例が多い．病態が進行して肝硬変になると，血小板，プロトロンビン時間(％)，アルブミン値が低下し，高ビリルビン血症や高アンモニア血症を呈する．また，食道静脈瘤や腹水などの門脈圧亢進症も併発する．NASHは自覚症状が軽く，トランスアミナーゼの上昇も軽度で，アルコール性以外の脂肪肝は進行しないとの誤った概念が普及しており，約20％の症例が肝硬変あるいは 肝細胞癌で初めてNASHと診断される．

NASHの予後に関しては，十分解明されていない．肝組織の経時的変化から，病態（線維化）の悪化30～50％，不変40～50％，改善は20～30％と報告されている．生活習慣の改善によって，病態の改善する症例も少なくない．NASH肝硬変では約30～60％が肝不全症状を呈し，5年肝細胞癌発癌率は～15％，5年生存率は60～90％である．つまり，NASH肝硬変例では，肝不全や肝細胞癌を視野にいれた経過観察が必要となる．

NAFLDとNASHの診断

NASHの診断は，まず，大きくNAFLDを診断し，その後肝生検にてNASHを診断する．なお，NAFLDではトランスアミナーゼが正常の症例が少なくないので，その拾い上げに，トランスアミナーゼは有用でない

NAFLDは，

(1) 非飲酒者（エタノール換算20g／日以下）
(2) 肝組織あるいは画像診断（エコー，CT，MRI）での脂肪肝の診断
(3) 他の原因による肝疾患の除外

で診断される．

1）非飲酒者には，アルコール性肝障害をきたさない程度の機会飲酒者を含む．アルコール性肝障害の定義は，平均エタノール80g／日以上（日本酒換算3合以上）で5年以上の飲酒歴を有するもので，それ以下の飲酒量であれば，アルコール性肝障害の範疇には入らない．しかし，アルコールの代謝は，遺伝的要因，性差，および合併する肝障害によって異なり，この飲酒量より少ない症例でもアルコール性肝障害をきたす．現在，非アルコール性とする定義は，欧米ではエタノール換算で男性30g／日以下（日本酒換算1合以下），女性20g／日以下の飲酒例までとしている報告が多いが，

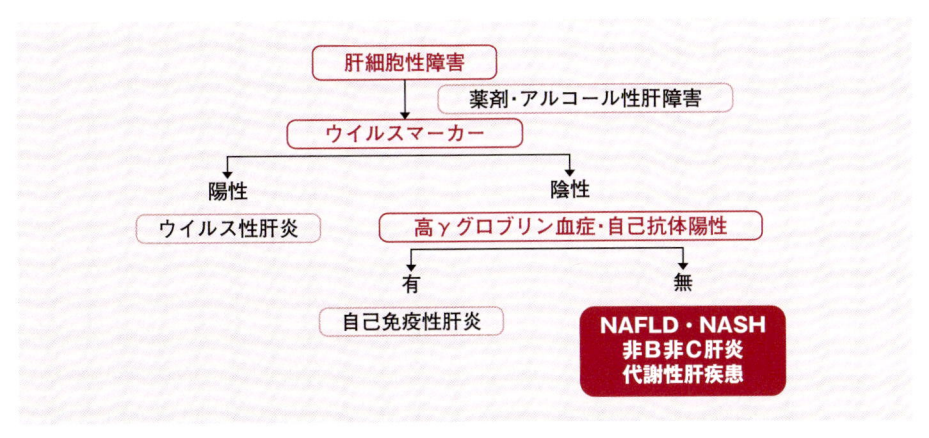

図2　NAFLD・NASHの診断

日本人の体型や遺伝的素因などを考慮すると，本邦ではその2/3が妥当である．2）画像検査での脂肪肝の診断は，エコー検査では，エコーレベルの上昇，肝腎コントラストの上昇，深部エコーの減衰，血管の不明瞭化で診断され，CT検査では，肝CT値の低下が特徴で，肝/脾が0.9未満となる．3）他の原因による肝疾患の除外は，NAFLDは，血清診断マーカーがないため除外診断となる．既往歴から，薬剤性やアルコール性肝障害を，ウイルスマーカーでウイルス性肝障害，さらに，自己抗体やγグロブリンで自己免疫性肝疾患を診断する（図2）．そして，これらが否定された病態が，NAFLD，NASH，非B非C型肝炎（cryptogenic liver disease），Wilson病などの代謝疾患である．

NASHの診断基準は，NAFLDに加えて

肝組織所見でSteatohepatitis
（脂肪性肝炎）

を呈することが必要である．Steatohepatitisとは，脂肪沈着に加え肝炎所見を認めることで，画像診断では診断できず，肝組織検査のみで診断可能である．病理所見の重症度は，活動性（Grade：肝細胞の膨化，脂肪沈着，炎症性細胞浸潤の重症度で診断）と線維化（Stage）の重症度で診断される

（表1）[3]．また，単純脂肪肝（simple steatosis）と脂肪性肝炎（steatohepatitis）の鑑別として，脂肪沈着を0-3，実質の細胞浸潤を0-2，肝細胞の膨化を0-2としてその合計で判断するNAFLD activityスコアー（NASスコアー）も用いられる．NASH診断の問題点は，血清診断マーカーがなく除外診断によることと，診断に肝生検を必要とすることである．

肝組織検査（肝生検）の適応

NAFLD全例に対してNASH診断のために肝生検を施行するのは，その数の多さから現実的ではなく，肝生検の適応を検討す

表1　NASHの組織診断

Grade※	Stage
Mild	stage1 　　zone3　fibrosis&pericellular fibrosis
Moderate	stage2 　　stage1＋periportal fibrosis stage3 　　bridging fibrosis
Severe	stage4 　　cirrhosis

※：脂肪沈着，ballooning degeneration
　　炎症細胞浸潤（実質と門脈域）から活動性を判断する
（Brunt EM：*Semin Liver Dis* 2004；24：3-21より改変）

る必要がある．

　NASHは，脂肪肝を基盤に進行していく．まず，NAFLD全例に対して体重コントロールを中心とする治療を施行し，脂肪肝の改善をめざす．生活習慣が改善できず，脂肪肝が改善しない症例，トランスアミナーゼの高値が継続する症例はNASHの可能性があり，診断のための肝生検の適応例と考える．また，NASHの重症例（線維化の重症度）の予測因子は，高齢，高度の肥満，糖尿病，AST／ALT比1以上，血小板低値，肝機能低下である．これらの因子を持つNAFLD症例でも進行したNASHを疑い肝生検の適応がある．

NASHの治療

　NASHの治療は，合併するメタボリックシンドロームの治療が基本となる．肥満による軽症のNASHでは，体重のコントロールによって病態は治癒する．体重コントロールの基本は，食事療法と運動療法で，適正なエネルギー摂取量は，標準体重（身長（m）×身長（m）×22）×身体活動量で求められる．軽労作（デスクワーク）25～30kcal/kg標準体重，労作（立ち仕事）30～35kcal/kg標準体重，重労働（力仕事）35kcal/kg標準体重である．脂肪は総エネルギーの20％以下とし，動物性脂肪は制限する．蛋白質は，1～1.5kg標準体重/日とする．糖質は，砂糖や菓子などの精製されたものより穀類からとる．食物繊維，ビタミンの補給のため，野菜や海藻類の摂取を多くする．また，運動は筋肉の脂肪酸の利用とインスリン抵抗性が改善する．有酸素運動が勧められ，1回20～30分早歩きで散歩する．週に4回以上は必要である．

　糖尿病合併例ではインスリン抵抗性改善剤（メトフォルミン，ピオグリタゾン），高脂血症合併例はその治療薬（フィブラート系薬剤，HMG-CoA還元酵素阻害剤，プロブコール，EPA），高血圧合併では，肝の線維化抑制，インスリン抵抗性改善，抗酸化ストレス作用がある降圧剤（アンジオテンシンII受容体拮抗薬）が投与され，NASHに有効であったと報告されている．

　NASHは，肝細胞への脂肪沈着に酸化ストレスなどのsecond hitが加わって発症する．このsecond hitに対して抗酸化ストレス薬（ビタミンE，ビタミンC），肝庇護剤としてウルソデオキシコール酸製剤などが投与されている．しかし，NASH薬物治療をエビデンスレベルが高く確立した治療法は，現時点ではない．なお，肝硬変まで進行した症例では，これらの治療は無効で，早期治療が大切である．

［文　献］

1）日本肝臓学会：NASH・NAFLDの診療ガイド．文光堂，2006．
2）橋本悦子：NASH．消化器の臨床2006；9：233-243．
3）Brunt EM：Nonalcoholic steatohepatitis. *Semin Liver Dis* 2004；24：3-21．

Q&A メタボリックシンドロームと多囊胞性卵巣症候群とはどのような関係にありますか？

武谷雄二

多囊胞性卵巣症候群（polycystic ovary syndrome；PCOS）とは主として月経不順や排卵障害あるいはそれによる不妊症を主訴に婦人科/女性科を受診する女性に多くみられるものであり，両側の卵巣に径1cm以下の小囊胞が多数存在するという特徴を有する．したがって，性成熟期にある女性のみが対象となるものであり，婦人科医以外が本疾患の診断を下すことはまれである．よくPCOSと対比されるものにStein-Leventhal症候群がある．これは希発月経/無月経，両側卵巣腫大，肥満，男性化徴候（多毛，低音，陰核肥大など）を伴うものであり，従来よりPCOSと混同されていた．

PCOSとは外見や卵巣機能がほぼ正常に近い女性からさまざまな程度の月経異常，肥満，男性化徴候を呈するものをすべて包括するもので，Stein-Leventhal症候群は幅広いスペクトラムをもつPCOSの最も高度なものといえる．実際にわが国の婦人医が扱うPCOSは月経異常以外の症状は乏しくおよそStein-Leventhal症候群とはかけはなれたものである．また，欧米でとりあげられるPCOSは高度の肥満を伴うものが多く，月経異常や卵巣の多囊胞性変化は肥満による二次的変化のことが多く，体重の是正によりPCOSが軽減することが多い．一方，わが国におけるPCOSの多くは肥満を欠き，月経異常は初経以降持続するもので，体質的な要因が多いと考えられる．

肥満では高血圧，耐糖能低下，高脂血症などを伴いやすく，この意味でPCOSはメタボリックシンドロームを合併することが多いのは当然といえる．またPCOSの女性は中高年以降に高血圧，糖尿病，心虚血性疾患といった生活習慣病を発症するリスクが高いといわれているが，本邦のPCOS例では確認されていない．

一方，わが国のPCOS例の大部分は標準体重であり，明らかなメタボリックシンドロームを伴うことはまれである．しかし，体重の増加がなくてもsubclinicalなインスリン感受性低下がみられることが多く，しかもインスリン感受性亢進剤がPCOSにおける卵巣機能の正常化をもたらすといった事実より，本疾患の背景には軽微な糖代謝の障害があると考えられている．この理由として糖代謝の障害がPCOSの原因のひとつとなるのか，あるいはPCOSの卵巣や副腎で過剰に産生される男性ホルモンがインスリン感受性を低下させることが推察されている．またインスリンは卵巣からの男性ホルモンの産生を促す作用があり，PCOSにおける糖代謝の障害と卵巣機能異常が悪循環を形成している可能性もある．

いずれにせよ，本邦のPCOS例では高度な肥満や明らかな男性化徴候を伴わない限り，定型的なメタボリックシンドロームとの関連は乏しく，生活習慣病を予防する目的で積極的にその有無を検索する必要はないであろう．

Q&A プレクリニカル・クッシング症候群とはどのように鑑別したらよいのでしょうか？

森　昌朋

　プレクリニカル・クッシング症候群とは，コルチゾールの自動分泌能を有する副腎腫瘍が原因で生ずる疾患であるが，その名称のごとく中枢性肥満や，満月様顔貌，赤色皮膚線状などのクッシング症候群でみられる特有の臨床症状を欠く症候群である．しかし，本症候群では肥満を合併しやすく（61.5%），高血圧（64.1%）や高血糖（46.2%），高脂血症（17.5%）も合併しやすい．

　一方，腹部CTや腹部超音波検査を行うと約6～12%の頻度で，偶然発見される副腎偶発腫瘍が認められるが，その偶発腫瘍のなかでコルチゾール産生腫瘍は約12%に認められる．これらの臨床所見は肥満を基盤とするメタボリックシンドロームの所見と大変酷似しており，プレクリニカル・クッシング症候群がメタボリックシンドロームに混在していることは大いに考えられる．

　プレクリニカル・クッシング症候群ではインスリン抵抗性が基本にある[1]ので，本症候群では心血管系病変を伴いやすく，またその原因となる副腎腫瘍の摘出により，それまで認められていた種々の臨床上の異常所見が改善されることが多い[2]．そのためにプレクリニカル・クッシング症候群の正しい診断確定は治療方の決定のうえからも大切である．

　しかし，現在のところ残念ながら，臨床所見だけでメタボリックシンドロームに混在しているプレクリニカル・クッシング症候群を鑑別することはできない．実地臨床上では，少なくとも70歳以下のインスリン抵抗性（例えばHOMA-R >2.5）を示すメタボリックシンドロームの初診の患者では，午前中空腹時に安静臥床を30分以上させて血中のコルチゾールとACTHを測定する．その結果，血中コルチゾール値が正常でも，ACTH値が10pg/m*l*以下を示す際はプレクリニカル・クッシング症候群が疑われる．逆に，血中ACTH値が60pg/m*l*以上を示す際は，下垂体に腫瘍のあるプレクリニカル・クッシング病が疑われる．これらの異常値が認められる際には，さらに副腎CTや頭部MRIで腫瘍の有無などを確認する．プレクリニカル・クッシング症候群が疑われたならば，前夜にデキサメサゾン1mgを内服させ，その翌朝の血中コルチゾール値が3μg/d*l*以上を示す際は本症候群の可能性が非常に高くなるので，内分泌・糖尿病の専門医への受診を勧める．

[文　献]

1) Terzolo M, et al：Subclinical Cushing's syndrome. *Pituitary* 2004；7：217-223.
2) Tauchmanova L, et al：Patients with subclinical Cushing's syndrome due to adrenal adenoma have increased cardiovascular risk. *J Clin Endocrinol Metab* 2002；87：4872-4878.

VI

検査・診断

VI. 検査・診断

診断基準値の設定

寺本民生

わが国の診断基準は腹囲を基本項目として，脂質異常，血圧高値，血糖高値のうち2項目を満たすこととしている．それぞれの基準値は，動脈硬化性疾患発症との関連を示すエビデンスで決定されている．腹囲は危険因子の保有数に応じた数値であり，科学的根拠がある．ただし，女性の腹囲については200名未満の対象者の数値であり，今後さらに検討を要する．脂質異常としてはHDLコレステロール（HDL-C）の男女差をつけず，トリグリセリド（TG）と合わせて一項目とした．HDL-Cに男女差があることは，世界的に一致しているが，動脈硬化性疾患との関連については，はっきりしたエビデンスはなく，今後の検討課題である．また，高TG血症と低HDL-C血症は同じインスリン抵抗性を基盤にしているということから，一項目として扱った．血圧については問題ないと思われるが，血糖については，より低い基準値をめぐって，今後エビデンスの積み上げで検討すべき問題である．

キーワード インスリン抵抗性　small dense LDL　アディポサイエンス　内臓脂肪面積　端野・壮瞥町研究

世界的に急増している心血管病を予防することこそが，世界の寿命を延ばす最も効果的な方法であることは当然である．心血管病の危険因子として高脂血症，高血圧，糖尿病，喫煙などがあげられ，20世紀はまさにその介入効果をエビデンスとして確立し，心血管病の予防に多大の成果をあげた．しかし，近年特に東南アジアを筆頭として，従来低栄養がゆえの問題をもっていた地域において，肥満に伴う心血管リスクが増加しているということが明らかになり，また先進国においても肥満が大きな健康障害の基盤になるという危惧から，肥満への警鐘が鳴らされている．

メタボリックシンドロームの重要性は，きわめてポピュラーであり，かつ心血管病を2倍近く押し上げることであり，後にも触れるが，おのおのの構成危険因子はきわめて軽症であるため，放置される可能性があるということである．したがって，メタボリックシンドロームを原因とする心血管病の実数はかなりのものになる可能性がある．われわれが経験した実例をもとに診断基準値について，そのエビデンスをもとに考察してみたい．

心血管病における危険因子

われわれは，当内科に入院してきた患者で，冠動脈造影を行った連続112例について脂質異常を中心に検討した[1]．この際，いわゆる糖尿病や高脂血症と診断され，その治療をしているものは除外してある．112例中84例に75%以上の冠動脈狭窄病変が認められ，残り28例は明らかな病変は認められなかった．この両群について，脂質について検討したところ，**表1**に示すように総コレステロール，LDLコレステロール

表1　患者背景因子

	有意狭窄(-) n=28	有意狭窄(+) n=84	P
TC (mg/dl)	206.8±41.7	200.1±38.2	0.336
TG (mg/dl)	114.6±54.6	123.1±59.2	0.447
HDL-C (mg/dl)	47.4±11.6	43.3±11.2	0.590
LDL-C (mg/dl)	136.4±36.8	132.3±33.8	0.254
TG/HDL	2.5±1.0	3.2±1.9	0.178
RLP-C (mg/dl)	5.1±2.5	4.6±2.3	0.608
Lp(a) (mg/dl)	22.9±21.1	31.8±21.3	0.336
MDA-LDL (U/l)	111.1±52.2	118.6±36.3	0.543
アディポネクチン (μg/dl)	10.7±6.4	11.8±7.7	0.790
BMI	23.8±5.0	23.2±3.3	0.621
高血圧合併率 (%)	54.5	89.5	0.001
HbA1c	5.4±0.4	5.4±0.3	0.96

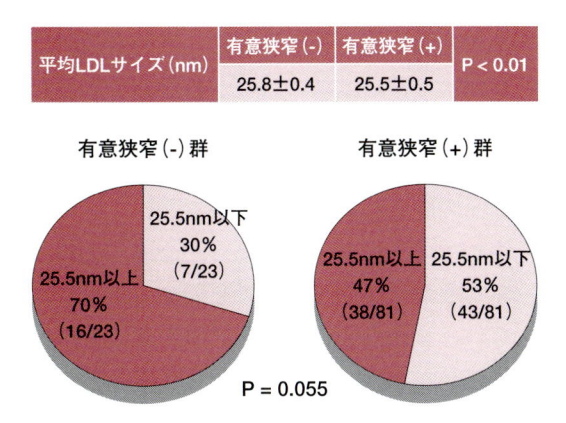

平均LDLサイズ(nm)	有意狭窄(-)	有意狭窄(+)	P < 0.01
	25.8±0.4	25.5±0.5	

有意狭窄(-)群
- 25.5nm以下 30% (7/23)
- 25.5nm以上 70% (16/23)

有意狭窄(+)群
- 25.5nm以上 47% (38/81)
- 25.5nm以下 53% (43/81)

P = 0.055

図1　LDLサイズの比較

（LDL-C）については全く差が認められず，狭窄病変が認められた群でトリグリセリド（TG）がやや高く，HDLコレステロール（HDL-C）がやや低い傾向を示した．肥満度やHbA$_{1c}$については両群間で差はなかったが，高血圧は有意狭窄群で有意に多かった．血清脂質には有意差はなかったが，LDLサイズを検討したところ，図1に示すように，有意狭窄群において明らかにLDLサイズが小さく，いわゆるsmall dense LDLの出現が認められた．つまり，脂質異常はきわめて軽微でも，冠動脈病変にはリポ蛋白異常が伴っている可能性が考えられる．

このような軽微な脂質異常が動脈硬化にかかわっている可能性を示したのが，メタボリックシンドロームの重要な意義であると考えられる．このsmall dense LDLの出現にかかわる病態としてメタボリックシンドロームの中心的病態とも考えられるインスリン抵抗性が考えられる．そこで，この対象者全員に75gブドウ糖負荷試験（OGTT）を行い耐糖能異常について検討した．その結果，図2に示すように有意狭窄群では耐糖能異常を示すものが多く，インスリン抵抗性を表現すると考えられているHOMA-IRも高値を示していた．つまり，このような軽微な脂質異常でもリポ蛋白異常を示すには，インスリン抵抗性が関与しているものと考えられる．

腹部肥満の診断基準値

わが国の診断基準は，内臓脂肪（腹腔内脂肪）蓄積が診断基準の前提になっている．これはグローバルな診断基準と同様である．しかし，その基準値が異なり，特に女性の基準値が男性の基準値より高いという点がわが国の診断基準の特徴となっており，議論になっているところである．また，WHOの診断基準と同様に，前提条件としてインスリン抵抗性をおくべきではないかという議論もある．しかし，公衆衛生学的見地から実際的な診断基準という意味からは，内臓脂肪の蓄積を表現する腹囲で表現するのが妥当であるという結論に達した．その理由として，わが国では肥満に関する研究が進んでおり，また，脂肪細胞に関する研究（アディポサイエンス）も進んでおり，エビデンスとサイエンスという両面から診断基準として腹囲が採用された．

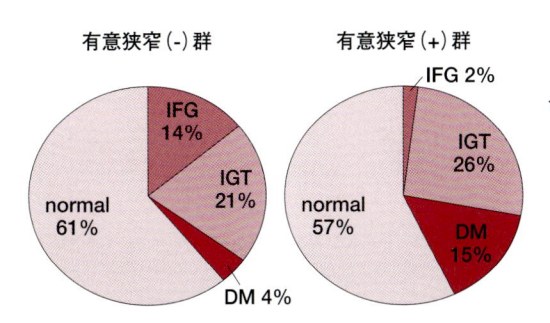

有意狭窄(-)群
- normal 61%
- IFG 14%
- IGT 21%
- DM 4%

有意狭窄(+)群
- normal 57%
- IFG 2%
- IGT 26%
- DM 15%

図2-a　耐糖能異常，糖尿病型を示す割合

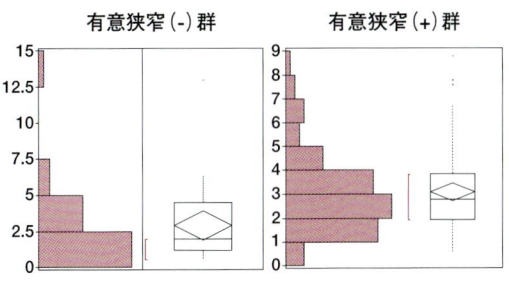

図2-b　HOMA-IRの分布

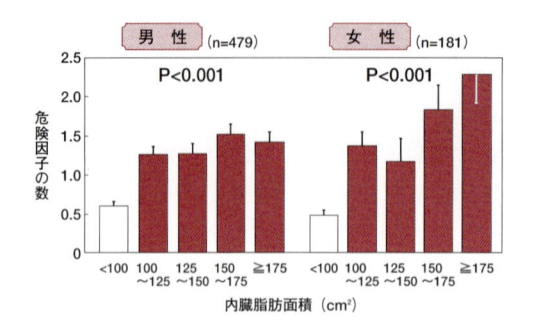

図3　内臓脂肪面積と危険因子の数

内臓脂肪蓄積と腹囲に関するデータはすでに日本肥満学会で肥満症の診断基準[2]を作成したときに決定されていた．そのエビデンスとして，わが国で行われた男性559名，女性196名の調査がある．各人の臍高部でのCT画像から，内臓脂肪面積を求め，それとリスクファクターの数をみた（図3）．すなわち，男性でも女性でも内臓脂肪面積が100cm^{2}を超えると有意にリスクファクター数が増加するということが判明した．CT画像の一般化という観点から，この内臓脂肪面積と腹囲の関係をみたのが図4である．内臓脂肪面積100cm^{2}に該当する腹囲が男性，女性それぞれ85，90cmであったということから，この診断基準値が生まれた．

グローバルの診断基準値と異なるのは当然としても，男女の基準値が逆転している点に質問が集中する．先にも触れたように，わが国の基準値はリスクファクターとの関連で決めているが，諸外国の基準値はBMIとの関連で決めている．もともと，BMIでは冠危険因子との関連は十分に出てこないというところから腹部肥満という概念が生まれたことを考慮すると矛盾したことと思われる．現実に諸外国の診断基準値を用いると，男女のメタボリックシンドロームの頻度はほぼ等しくなるという．実際の心血管イベントの頻度には大きな差があるという事実には

そぐわないものと思われる．その意味ではわが国の診断基準のほうが科学的であると思われる．しかし，この診断基準値の根拠となったもとのデータでは女性の数が少なく，内臓脂肪面積100cm^{2}以上というものも決して多くはないことから，今後，この診断基準値については再考を要するかもしれない．重要なことは腹部肥満があって，後に述べるような代謝異常が存在する場合は心血管リスクが高いという基本認識である．

血清脂質の基準値

血清脂質としてはトリグリセリド（TG）とHDL-Cをあげた．米国では，これらの2つの脂質値をそれぞれ1項目として扱うこととしているが，わが国ではこの2つを合わせて1項目としている．また，特にHDL-Cについては男女で分けて考慮する必要があるのではないかという議論がなされた．

まず，それぞれの診断基準値について触れておきたい．TGとHDL-Cの診断基準値については，『動脈硬化性疾患診療ガイドライン』[3]に則って決定した．その診断基準値の根拠の詳細についてはガイドラインを参照されたい．ここでは，その根拠となった事実である図を掲載することで責を果たしたい．図5には血清TG値と冠動脈疾患（CAD）との関係をみたわが国の大規模

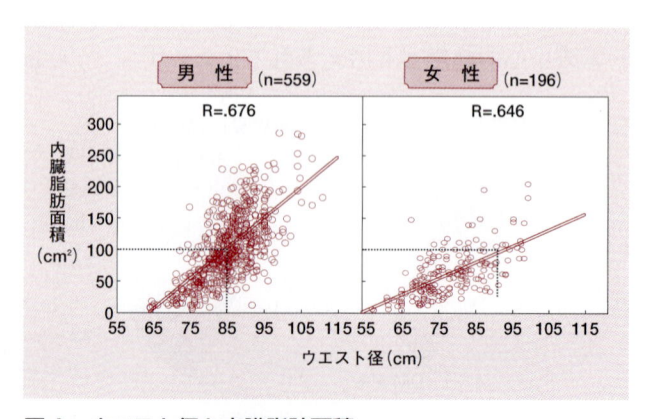

図4　ウエスト径と内臓脂肪面積

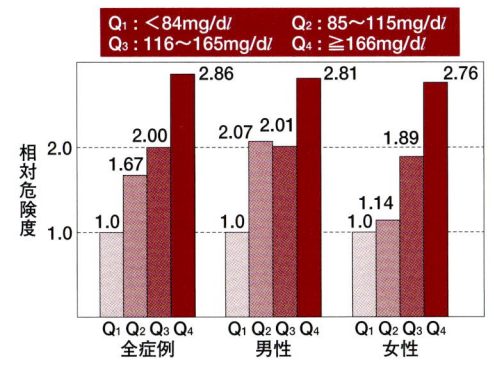

図5 4分割血清トリグリセリド値でみた冠動脈疾患の相対危険度（11,068人の日本人を15.5年間追跡した調査）[4]

(Iso H, et al : Am J Epidemiol 2001 ; 153 : 490-499)

な疫学研究のデータを示す．これは一般健診受診者約11,000人の約15年間にわたるコホート研究[4]である．**図5**に示したように血清TG値84mg/d*l*未満群に比し，116～167mg/d*l*群でCADのリスクが2倍，167mg/d*l*より高い群で2.86倍になることが示されている．

HDL-Cは，わが国においては大規模な調査は十分ではないが，一般の集団でも類似の成績が得られている．長期にわたってprospectiveに観察した北村らの成績[5]では，CADの相対危険度はHDL-Cが64.2mg/d*l*以上の人に比べて，HDL-Cが56.1～63.8mg/d*l*で1.80，48.0～55.7mg/d*l*で48mg/d*l*未満で4.17となっており，やはり低HDL-C血症ではCADのリスクが高かった．このデータをHDL-C値の5mg/d*l*きざみで再解析したデータを**図6**に示すが，虚血性心疾患の発生率はHDL-C=40mg/d*l*を境に，これより低値では発生率が増加していた．

米国の診断基準では，TGについては男女差がないが，HDL-Cについては男女差をもたせ，女性については45mg/d*l*と男性より5mg/d*l*高く設定している．しかし，これはあく

まで平均値が女性では高いことが根拠となっており，冠動脈疾患との関連ではない．冠動脈疾患との関連で調査をしているフラミンガム研究では，女性でも40mg/d*l*未満で急に冠動脈疾患の頻度が増加しており，Lipid Research Clinics Prevalence Mortality Follow up Studyではさらに40mg/d*l*で境界が引けるように思われる．むしろ男性のほうが，HDL-Cが高くてもリスクが高いということができる．フラミンガム研究におけるリスクスコアでもHDL-Cについては，男女関係なく40mg/d*l*未満をリスクとしている．残念ながら，わが国でCADを対象とした，男女のHDL-Cのリスクについての検討はなく，十分なエビデンスはないが，現時点では，男女差をつける意義はないものと考える．

TGとHDL-Cを別項目で扱うべきかという点は，諸外国と大きく異なるところである．基本的に，メタボリックシンドロームが内臓肥満やそれに伴うインスリン抵抗性ということを基盤にして生じてくることを考えると，それに伴う脂質異常として，高頻度にみられるのが高TG血症と低HDL-C血症である．これは，リポ蛋白リパーゼ作用の不足に基づく脂質異常であることから共通基盤で起こっているものと考えられる．また，HDL-C低値と血清TG値との関

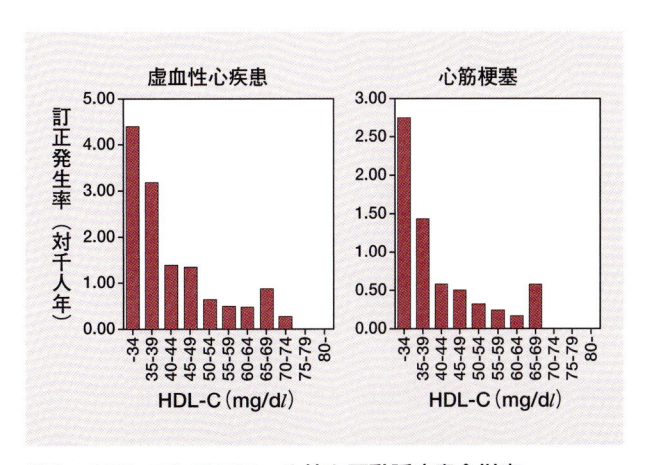

図6 HDL-コレステロール値と冠動脈疾患合併率

連性を糖尿病患者でみた調査では，血清TG値が150mg/dlを超えると低HDL-C血症を呈する患者の割合が急激に増加することを報告している．したがって，耐糖能異常を有する場合は，脂質異常の，一方が起こっていても何らかの形で他方にも影響を与えているものと考えられる．このような観点に立つと，この両者を独立して診断基準に加えるのは問題があると思われる．むしろ，両者が揃う必要はないが，一方が認められた場合は，メタボリックシンドロームの可能性を考えて診療に当たるという意味で，この両者を1項目として扱うのが妥当であると考える．

高血圧と高血糖の基準値

本態性高血圧の50％以上にインスリン抵抗性が認められるという報告以来，高血圧も代謝疾患の1つとして扱う傾向が出ている．そして，高血圧はメタボリックシンドロームの1つのターゲット疾患である脳血管障害の重要な危険因子である．わが国の『高血圧治療ガイドライン2004』[6]では130～139/85～89mmHgを正常高値血圧，140/90mmHg以上を高血圧としている．わが国の端野・壮瞥町研究において，血圧140/90以上と130/85mmHgのグループで比較したところ，心血管イベントの相対危険度は前者で2.1倍，後者で1.8倍であることが判明し，公衆衛生学的見地から130/85mmHgを基準値として用いることとした．その後の端野・壮瞥町研究の調査では，メタボリックシンドロームの構成危険因子のなかでは最も心血管イベントの予測因子となるのが高血圧であり，その重要性が示されている．

高血糖については，日本糖尿病学会の診断基準値[7]である空腹時血糖110mg/dl以上を採用した．軽症の高血糖であっても，心血管イベントの発症率が高いことは久山町研究でも明らかにされており，むしろ耐糖能異常や食後高血糖を診断基準とするべきではないかという意見もある．しかし，診断基準は簡便であるということが重要であり，煩雑さを避けるという意味で，空腹時高血糖を採用している．また，110mg/dlは高すぎるのではないかという意見もあり，100mg/dlとするべきであるとする意見もある．この点については，今後の課題となるであろう．

おわりに

メタボリックシンドロームはきわめてポピュラーでリスクの高い病態であることから，その診断は，第一線の医師にとって重要であるばかりでなく，健康診断医や，産業医において重要である．しかし，第一線の医師においては，病態の認識が重要であり，診断基準値に，あまりとらわれる必要はないものと思われる．つまり，メタボリックシンドロームが疑われるような場合に，腹囲が若干足りないとかいうだけで，メタボリックシンドロームを否定してはならないということである．このような場合でも，十分な注意をもって経過を追う必要があるであろうし，生活指導はきわめて重要である．

［文　献］

1) 工藤三紀子：冠動脈疾患の新たなリスクファクターの検討．帝京医学雑誌 2004；27：373-382．
2) 肥満治療ガイドライン．肥満研究 2006；12：10-15．
3) 日本動脈硬化学会編：動脈硬化性疾患診療ガイドライン2002年版．
4) Iso H et al：Serum triglycerides and risk of coronary heart disease among Japanese men and women. Am J Epidemiol 2001；153：490-499.
5) Kitamura A et al：High-density lipoprotein cholesterol and premature coronary heart disease in urban Japanese men. Circulation 1994；89：2533-2539.
6) 日本高血圧学会編：高血圧治療ガイドライン2004．
7) 糖尿病の分類と診断基準に関する委員会報告．糖尿病 1999；42(5)：385-401．

Ⅵ. 検査・診断

内臓脂肪測定法・腹囲計測法

中村　正

内臓脂肪量の評価はメタボリックシンドロームの診断に不可欠である．正確な測定には腹部CT法が用いられ，撮影時の呼吸位相やスライス位置に注意が必要であり，臍レベル内臓脂肪面積100cm^{2}が基準値となっている．内臓脂肪蓄積の推定指標として腹囲が採用され，CTでの基準値に相当する，男性85cm，女性90cmが基準値となっている．現在，腹部生体インピーダンス法による簡易かつ精度の高い内臓脂肪量測定機器を開発中である．

キーワード　内臓脂肪　腹囲径　CT　腹部生体インピーダンス法

腹部CT法による内臓脂肪量測定

メタボリックシンドロームの病態基盤として，腹腔内内臓脂肪蓄積が最も重要で，わが国のメタボリックシンドローム診断基準では必須項目となっており，内臓脂肪量の適正な評価が不可欠である．本稿では，標準的内臓脂肪量測定法である腹部CT法，内臓脂肪蓄積推定指標の腹囲測定法，さらに，筆者らが開発中の腹部生体インピーダンス法による簡易型内臓脂肪測定器の概要について述べる．

内臓脂肪量の測定法として，腹部CT法が最も一般的である．マルチスライスCTによる内臓脂肪体積と臍レベル内臓脂肪面積はきわめて高い相関があり，内臓脂肪全体量の評価が臍部1スライスで十分可能である．CT法の注意点として，まず，撮影時の呼吸位相があげられる．図1に位相の違いによる脂肪面積の比較と，典型例を示す．

呼吸位相の違いにより，皮下脂肪面積に変化はな

いが，内臓脂肪面積は約20％の誤差が生じた．原因として，吸気時に横隔膜が下方偏位し長軸の短縮により内臓脂肪面積が増大することが考えられる．よって，呼吸位相を統一する必要があり，吸気では横隔膜が下がり画像に腎臓下端が入ることがあり，呼気相終末位が推奨される．次に撮影時のスライス位置の評価も大切である．一般的には臍レベルでほとんど問題はないが，臍部が下垂したタイプでは，臍部断面像に骨盤部が入ることがあり，より上位の計測位に修正する必要がある．

一方，計測法については，誤差を最小限

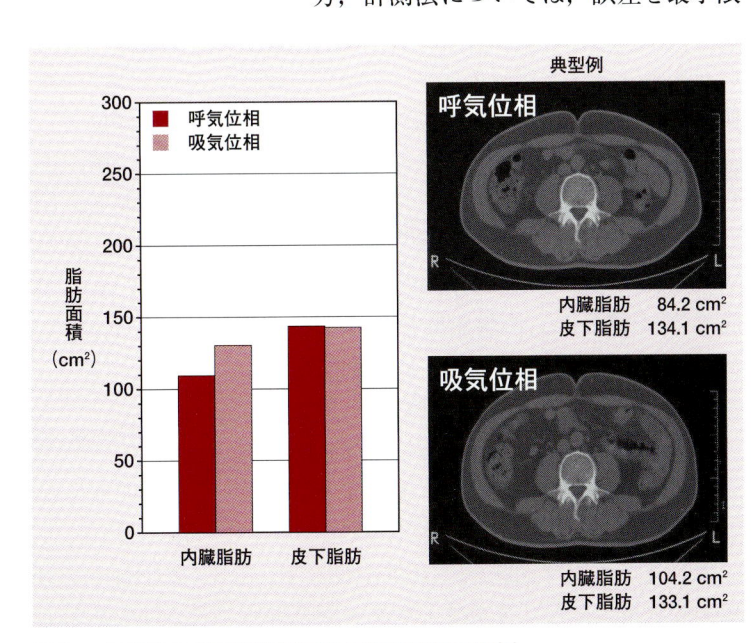

図1　内臓および皮下脂肪面積と呼吸位相の関係

測定部位
①臍レベル
②腹部がせり出し臍が下垂している例
　　肋骨弓下縁と上前腸骨突起部を結ぶ線の中点

姿勢・呼吸
　両足を揃えた立位，両腕を身体の脇に自然に垂らす．
　腹壁の緊張を取り除き，自然呼気終末に計測．

計測時注意点
　メジャーは非伸縮性の布製を用いる．
　0.1cm単位で計測．
　床と水平になるように計測．
　きつくくい込まぬように注意．
　食事の影響を受けないように空腹時に計測．

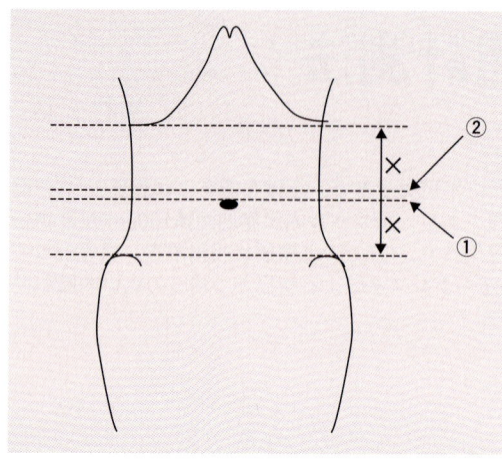

図2　標準的腹囲径測定法と測定時の注意点

にするため，被検者個々の皮下脂肪CT値を脂肪CT値とし，それを基準に，内臓脂肪，皮下脂肪面積を得る方法を筆者らは確立した．さらに，この原理を応用し，X線フィルムからパソコンにスキャナーで画像を取り込み計測するソフトウエア（「Fat Scan」N2システム(株)製）を開発した．これを用いれば，いかなる画像でも共通の方法で計測でき，個体間比較や，一個体の経過を正確に評価することができる．最近，医療業務電子化が進んでおり，DICOM出力で電子カルテなどに直接配信された画像に対する，ネットワーク対応型脂肪分布計測ソフトウエアも開発された．

内臓脂肪蓄積の判定基準

日本肥満学会では，約700例の多数例で腹部CTを施行し，内臓脂肪量とリスクファクターの合併数を検討し，内臓脂肪面積が100cm²を超えてくると合併数が一段と増加する結果から，内臓脂肪蓄積基準を内臓脂肪面積100cm²とすることに定めた．Despresらは，内臓脂肪面積が100cm²以下では，リスクファクターの合併が少なく，100cm²を超えるとリスクファクターが合併する可能性が高くなることを報告しており，この基準値の妥当性を支持している．

腹囲測定法の実際

メタボリックシンドロームの診断において，内臓脂肪蓄積の推定指標として，腹囲基準が定められている．2008年度から厚生労働省が推進する特定健診・特定保健指導プログラムでは，腹囲測定が義務づけられており，腹囲測定の普及が望まれる．標準的腹囲測定法と測定時の注意点を図2に示す．前述のごとく，内臓脂肪量指標が臍レベルCTでの内臓脂肪面積であることから，計測部位としては臍位置が妥当である．しかし，臍が下垂している例では，臍部で計測すると，下位レベルでの計測になるので，内臓脂肪量の推定が不正確となる可能性が高い．よって，その場合は，肋骨弓下縁と上前腸骨棘を結ぶ線の中点で計測する．

腹囲基準値の設定について

腹囲基準については，各国で違った値が設定されている．欧米人では，男性94cm，女性80cmを基準値としている．これはBMI 25以上あるいはウエスト/ヒップ比が男性0.95以上，女性0.8以上に相当する腹囲径で

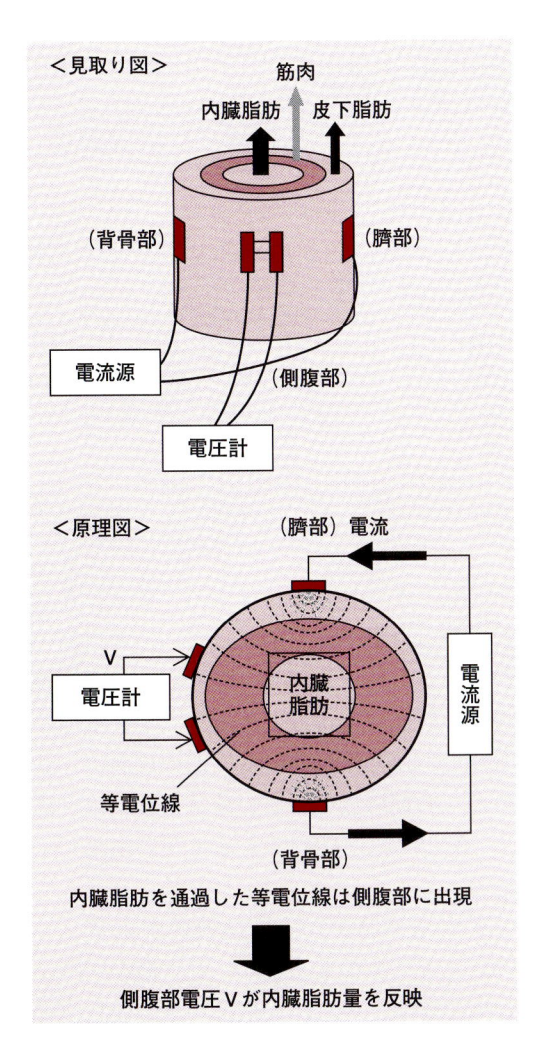

図3 腹部生体インピーダンス法の測定原理

ある．また，アジアの中国などでは，男性90cm以上，女性80cm以上を基準値としており，これは，リスクの重なりを検出するスクリーニング値を根拠にしている．一方，わが国では，腹部CTでの内臓脂肪面積の基準値である100cm^{2}に相当する，男性85cm，女性90 cmが基準値として設定されている．しかし，最近マスコミなどでは，この基準が適切ではないといった議論がとりあげられ，その要因として，女性値が男性値を上回るのがわが国のみであることがあげられる．

メタボリックシンドロームの基盤病態が内臓脂肪蓄積であることから，わが国の基準はそれを正しく反映できるように配慮されている．今，基準値の議論をするよりも，診断基準を積極的に活用し，その有効性を検証することが重要である．

新たな内臓脂肪測定器の開発

昨今，生体インピーダンス法による体脂肪計が一般家庭でも汎用されている．最近，著者らはこの原理を腹部に応用し内臓脂肪量を推定する装置の開発を行っている．この測定原理は，図3に示すように，臍部と背中の間に電流を流した際に，内臓脂肪を通過した等電位線は体表面上の側腹部に現れ，同部での測定電圧が内臓脂肪量を忠実に反映することによっている．腹部CTでの内臓脂肪面積と本器での測定値および腹囲径との相関をみると，本器での値は腹囲径に比べより強い相関があり，かつ非常に高い相関係数が得られている．将来，本装置の臨床応用ができれば大集団を対象に，より簡単で正確に内臓脂肪量を推定することが可能になると思われる．

おわりに

内臓脂肪量評価法として，腹囲測定，簡易内臓脂肪測定，腹部CT法等の方法を適宜組み合わせて用いることにより，メタボリックシンドロームの診断が広く普及し，最終的に心血管疾患早期予防の実現につながることが期待される．

[文 献]

1) メタボリックシンドローム診断基準検討委員会：メタボリックシンドロームの定義と診断基準．日本内科学会雑誌 2005；94：794-809．
2) 善積 透，中村 正，高橋雅彦，他：CTによる腹部脂肪分布評価法の普及をめざして—標準的CT画像撮影条件の確立およびパソコン版脂肪面積計測ソフトウエアの開発—．肥満研究 2000；6：193-199．
3) Ryo M, Maeda K, Onda T, et al：A new simple method for the measurement of visceral fat accumulation by bioelectrical impedance. *Diabetes Care* 2005；28：451-453．

Ⅵ. 検査・診断

インスリン抵抗性の評価方法

田村好史, 河盛隆造

　メタボリックシンドロームとインスリン抵抗性は密接に関連しているのはすでに明らかである．主なインスリン作用は，骨格筋においては糖取り込み，肝臓においては糖放出および糖取り込み，脂肪細胞においては糖取り込みおよび脂肪酸放出抑制と，臓器ごとにそれぞれの作用が独立して存在していると考えられる．正常血糖高インスリンクランプ法は主に骨格筋の糖取り込みや肝臓の糖放出を，正常血糖高インスリンクランプ＋経口糖負荷法は肝糖取り込みを測定するスタンダードな方法である．しかし，手技が煩雑であるためHOMA-R法で簡易的にインスリン抵抗性を評価することが多い．今後，メタボリックシンドロームの病態を考察するうえで臓器特異的なインスリン抵抗性の評価が重要であると考えられ，新たなインスリン抵抗性のマーカーの開発が望まれる．

キーワード　インスリン抵抗性　正常血糖高インスリンクランプ法　正常血糖高インスリンクランプ＋経口糖負荷法　HOMA-R法

　メタボリックシンドロームとインスリン抵抗性は密接に関連しているのはすでに明らかである．主なインスリン作用は骨格筋においては糖取り込み，肝臓においては，糖放出および糖取り込み，脂肪細胞においては糖取り込みおよび脂肪酸放出抑制と臓器ごとに，それぞれの作用が独立して存在していると考えられる．インスリン抵抗性とは，一定量のインスリンに対して，これら末梢臓器でのインスリン作用が減弱している状態を指す．よって，それらの測定法は臓器特異性をもって行われるべきであるが，そのための生理学的な手法は複雑になるため，限界も考えられる．

正常血糖高インスリンクランプ法

　Hyperinsulinemic euglycemic clamp法は1979年にDeFronzoらにより提唱された方法であり，インスリン抵抗性を評価する場合最もスタンダードな方法として支持されている[1]．空腹時の状態では，血糖は主に肝臓からの糖放出と末梢組織での糖の取り込みのバランスにより一定に保たれている．正常血糖高インスリンクランプ（Hyperinsulinemic euglycemic clamp）法では，このような空腹時の状態から患者に対してインスリンを一定量で投与する．インスリン投与量は評価する目的によるが，骨格筋の糖取り込みをトレーサーなしで評価する場合は，100μU/ml以上のインスリン濃度が必要であると推測される．この理由は，肝臓からの糖の放出はこのインスリン濃度により約90％以上抑制できることに由来している．

　インスリン注入後，血糖値が正常（～90mg/dl）となるようにブドウ糖を同時に注入するが，その注入量は約2時間程度で定常状態となり，このときのブドウ糖注入速度は全身のブドウ糖取り込み速度とほぼ同じと考えられる．よって，このときに必要なブドウ糖注入速度（glucose infusion rate；GIR）は，末梢インスリン感受性の指標となる．この間のGIRの決定については，5分おきに採血し，血糖値に応じてGIRを変化させ，90～120分後のGIRの平均値をM値とする．

　日本においては，人工膵臓（STG-22，日機装）を用いて，より簡便にインスリン抵抗性の評価をすることが可能である．内因性の糖産生に対するインスリン抵抗性の評価方法については，高インスリンの状態にしたときにどれだけ糖産生が抑制されたかを指標にする場合がある．同様にして，脂

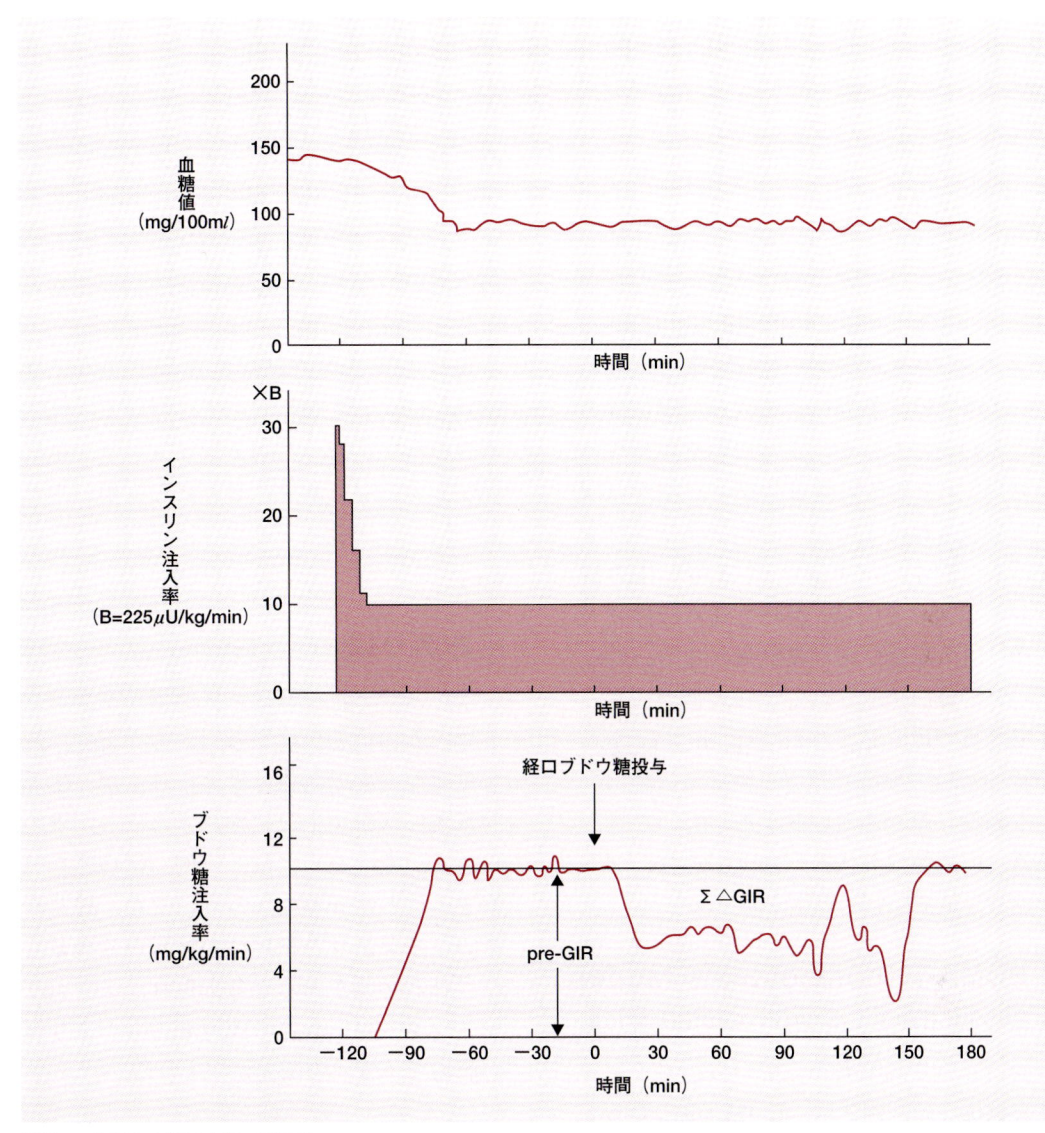

図1 クランプOGL法の概略
(Kawamori R, et al : Diabetes Res Clin Pract 1994 ; 23 : 155-161)

肪組織からの遊離脂肪酸放出抑制についてもトレーサーや，皮下脂肪へのマイクロダイアライシスを用いて評価することを行うこともあるが，手技が煩雑であまり行われていない．

正常血糖高インスリンクランプ＋経口糖負荷法

前述のように，Hyperinsulinemic euglycemic clamp法は主に骨格筋におけるインスリン抵抗性の評価方法である．肝臓における糖取り込みの評価については，イヌにおいては動静脈，門脈へのカニューレの挿入により直接的に測定可能になるが，ヒトにおいては，侵襲度が高く臨床行われることはない．そこで，著者らは，非侵襲的に肝糖取り込みを測定する方法である正常血糖高インスリンクランプ＋経口糖負荷 (Euglycemic hyperinsulinemic clamp with oral glucose load) 法を提唱した[2]．本法の妥当性は，イヌを用いた直接的に肝糖取り込みを測定する方法により確認されてい

る．

具体的な方法としては，まず目標血糖値95mg/d*l*，目標インスリン濃度200μU/m*l*でEuglycemic hyperinsulinemic clampを行う．2時間後にGIRがほぼ一定になった状態で，被験者に対して，ブドウ糖を0.2〜0.5g/kg経口投与する．経口投与されたブドウ糖は，小腸で吸収され門脈へと流入し，肝臓に運ばれる．この一部は肝臓で取り込まれ，残りは大循環へと流入し血糖値は当然上昇傾向になるが，正常血糖を維持するためにGIRを的確に減量しブドウ糖がほぼ全量吸収されるまで（3時間）クランプを続ける．図1に示すように，このGIRの減少分の総和（ΣGIR）が肝と通り抜けて大循環に流入したブドウ糖液量となる．したがって，経口摂取されてから大循環に至るまで内臓で取り込まれた（splanchnic glucose uptake；SGU）ブドウ糖液量は経口ブドウ糖投与量からΣGIRを差し引いた量となる．内臓糖取り込み率はSGUを経口ブドウ糖投与量で除して算出する．

HOMA-R（homeostasis model assessment insulin resistance）法

簡便であり臨床上多く用いられるインスリン抵抗性の評価法は，HOMA-R法であろう[3]．計算式としては，早朝空腹時で採血し，IRI（μU/m*l*）×空腹時血糖値（mg/d*l*）/405で算出される．この式で算出された値は前述したゴールドスタンダードであるEuglycemic hyperinsulinemic clamp法のGIRと良く相関する．しかしながら，対象によりその値の信頼性は異なる．たとえば，2型糖尿病患者では，ある血糖値（120〜140mg/d*l*程度）を越えた時点から血中インスリン濃度が低下する場合が多いため，それ以上の場合には解釈に注意を要する．実際には，血糖値がいくつからインスリン分泌が低下するかは，各個人により異なるため，HOMA-Rをどのような被験者に対して用いているかも一例一例見直す必要があると考えられる．

現在のところ，糖尿病治療ガイドではHOMA-Rの正常値は日本人においては1.6以下の場合は正常，2.5以上をインスリン抵抗性があるとしており，目安として用いられる．

おわりに

インスリン抵抗性は，メタボリックシンドロームの病態生理を考察するうえで，最も重要な要素であると考えられるが，生理的意義，解釈を十分に検討することが求められる．そのためには，一例一例病態を観察することが肝要であろう．また，臓器特異的なインスリン抵抗性の検討が今後多くなされる必要があると考えられ，メタボリックシンドロームとの関連も含め，より良い簡易マーカーの開発が望まれる．

[文　献]

1) DeFronzo RA, Tobin JD, Andres R：Glucose clamp technique: a method for quantifying insulin secretion and resistance. *Am J Physiol* 1979；237：E214-223.
2) Kawamori R, Morishima T, Ikeda M, *et al*：Effect of strict metabolic control on glucose handling by the liver and peripheral tissues in non-insulin-dependent diabetes mellitus. *Diabetes Res Clin Pract* 1994；23：155-161.
3) Matthews DR, Hosker JP, Rudenski AS. *et al*：Homeostasis model assessment: insulin resistance and beta-cell function from fasting plasma glucose and insulin concentrations in man. *Diabetologia* 1985；28：412-419.

Ⅵ. 検査・診断

心血管系の評価法

宮崎俊一

　近年，メタボリックシンドロームの疾患概念が提唱された結果，心血管系における動脈硬化の発症機序に対する理解が深まり，大血管障害の評価法は極めて重要な問題となってきた．個々の症例における形態的評価法としては従来からの血管造影法があるが，近年では血管内超音波法，MDCT検査，MRI検査などの新しい形態検査法が登場している．またこれらの検査法で得られる測定値を組み合わせて新しい指標も考案されており，個々の症例レベルでの評価ではなく多数例の評価を目指した研究目的用の指標なども出てきている．一方，機能面からのアプローチによって大血管障害を評価する方法も開発されており，従来からの核医学的方法に加えて血管内皮機能を調べる負荷試験などは既に臨床研究にも応用されている．将来的にはできるだけ侵襲度が低く，機能と形態共に評価できる検査法が開発されてくると思われる．

キーワード 冠動脈造影検査　血管エコー検査　MDCT　MRI

　従来より冠危険因子として糖尿病，高血圧，高コレステロール血症，肥満などは虚血性心疾患の素因として広く認識されていた．近年，メタボリックシンドロームの疾患概念が提唱された結果，心血管系における動脈硬化の発症機序に対する理解が深まり，医療者のみならず一般社会に対しても注意を喚起するようになってきた．

　メタボリックシンドロームの病的意義は冠動脈疾患に代表される大血管障害の発症原因なのであるから，大血管障害の評価法はきわめて重要な問題である．ここでいう大血管「障害」という定義は若干明確でない面があるが，臨床的には灌流臓器の血流低下を生じうる動脈狭窄といった意味である．したがって，このような「障害」を評価するためには形態的異常（狭窄の有無）と機能的異常（血流低下による機能異常）の両面からのアプローチが重要である．また当該臓器によって評価法は異なるので，本稿では代表的な部位として冠動脈の評価法について述べ，他の血管評価法についても言及する．

冠動脈の評価

◆形態評価
◎冠動脈造影法

　40年前にSonesらによって始められた選択的冠動脈造影法[1]は現在でも冠動脈硬化症の評価法として最も重要な地位を占めている．本検査は血管造影検査の1つであるが収縮拡張を繰り返している能動的臓器である心臓表面に位置する動脈であるという特性に合わせて動画像として撮像し，かつ多方向の画像を用いて評価することで立体的形態の再構成ができる．この画像から得られる指標を以下に示す．

（1）相対狭窄度（% diameter stenosis）：
　　図1に実際の冠動脈造影像を示す．この画像で左主幹部に25%，左前下行枝に

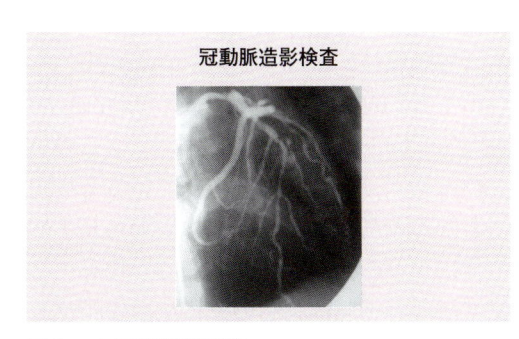

図1　左冠動脈造影像
前下行枝の中間部に75%，対角枝に90%狭窄の有意病変が認められる．その他，左主幹部に25%の非有意狭窄病変が存在する．

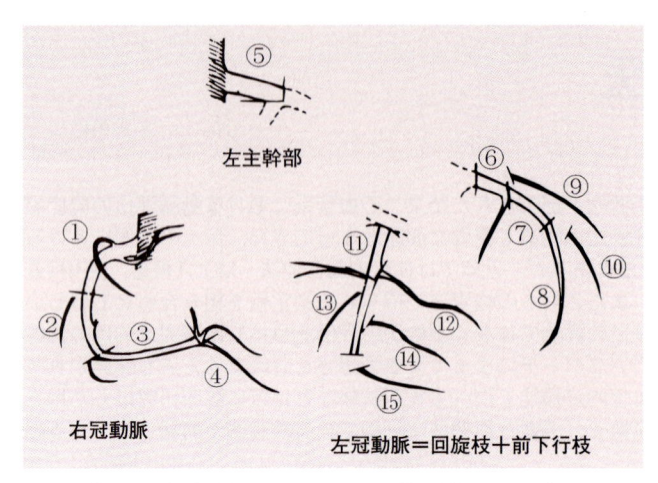

図2 主要冠動脈（造影所見における番号付けを示す）

75%狭窄，対角枝に90%狭窄の冠動脈病変が存在する．これらの狭窄度は75%以上であれば有意狭窄と判定され多くは心筋虚血を生じる動脈硬化である．

(2) 罹患冠動脈病変枝数：上記の有意病変が左前下行枝，回旋枝，右冠動脈の3主要冠動脈枝のうち，何本の冠動脈枝に存在するかを示す数字である．図2に主要冠動脈のイラストと造影所見における番号を示す．基本的に罹患冠動脈病変枝数が多ければ多いほど潜在的に心筋虚血となる心筋量が多くなるので臨床的な立場から重症度が高いと判断される．ここで「重症度が高い」とは死亡率が高いということを意味しており冠動脈内粥腫の物理的体積が大きいかどうかという動脈硬化病変そのものの重症度とは無関係である．ちなみに，左主幹部病変は前下行枝と回旋枝の分岐前の部位なので，もし有意狭窄が存在すればたとえ狭窄長が短い粥腫体積が小さな動脈硬化性病変であっても虚血範囲は広くなり，重症かつ予後不良となる．

(3) 新しい指標：一般に糖尿病例ではびまん性の冠動脈狭窄形態を示すことが多いということが知られている．そこでわれわれは冠動脈造影像をコンピュータを用いてデジタル化し，糖尿病に特徴的なびまん性狭窄を鋭敏に表現する指標を考案した[2]．図3に例を示す．

まず，左前下行枝の全長にわたって画像をデジタル化してコンピュータに取り込む．前下行枝（①）について横軸に距離，縦軸に血管径をプロットすると図中に示すようなグラフができる．このグラフ中で血管径1.5mm以下の距離を測ると61.88mmとなる．同様の操作を右冠動脈（②）および回旋枝（③）に加えるとそれぞれ5.42mm，12.51mmとなった．これら要冠動脈枝における測定値の算術平均を出すと26.60mmとなり，これをaveraged lesion length（ALL）と名付けた．この指標は動脈硬化性狭窄を生じていると推定される冠動脈局所長の平均値であり1個体に1つの指標があって病的変化を生じている冠動脈内粥腫の体積を示す指標と考えられる．したがって，本指標は糖尿病に代表されるびまん性狭窄例の重症度に対しては鋭敏に表現するが，反対に狭

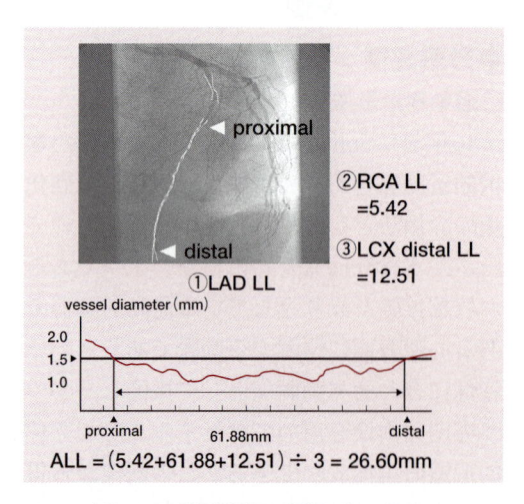

図3 新しい冠動脈狭窄の指標（averaged lesion length；ALL）

LAD=left anterior descending artery；前下行枝，RCA=right coronary artery；右冠動脈，LCX=left circumflex artery；左回旋枝．

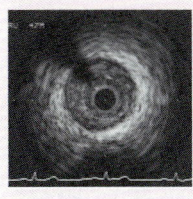

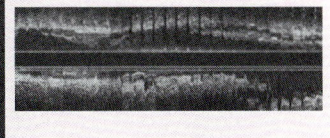

図4　冠動脈内超音波法
左図は断層面画像であり，右図は一定の速度で超音波カテーテルを引き抜いてきた画像を立体的に再構成した画像である．内腔面のみならず，血管外膜および隣接組織までの画像情報が得られる．

狭長が短い病態における重症度に対しては適切な指標とはならないと思われる．

◎冠動脈内超音波法

先端に超音波プローブを装着したカテーテルを用いて内腔面から外膜までの動脈形態情報を得ることができる．本法により内腔だけでなく血管外膜までの画像情報を得ることができるので内腔を投影している血管造影画像とは質的に異なる評価方法である．本法は単に断層面の静止画像を得るだけでなく，図4に示したようにカテーテルを一定の速度で引き抜くことで得られた連続断層面画から立体的画像を再構成することもできるので動脈硬化性変化を血管撮影のように分析することもできる．ただし，高度のびまん性狭窄病変や石灰化病変ではカテーテルが挿入できない場合も珍しくないので，すべての症例で検査できるとは限らない．また冠動脈全体の評価をすることは手技として困難である．

◎心臓MDCT（multidetector-row computed tomography）

近年CT装置の進歩により常に動いている心臓表面の冠動脈画像を正確に映し出すことができるようになってきた（図5）．最近ではX線検出器を64列に並べてきわめて短時間で撮像できるCT機器が主流となっている．1970年代に登場したCT装置は1断層面の撮像に約5分かかっていたが，現在の最新装置では0.35秒で撮像できる．

本法を用いて動脈硬化性病変を評価することは基本的に冠動脈造影の項で述べたことと共通である．本法は画像解像度の点では選択的冠動脈造影検査法よりも劣るが，外来レベルで非侵襲的に撮像できる点において優れている．

◎MRI（magnetic resonance imaging）

MRIは被爆なく任意の断面において心臓，大血管の構造を理解することができる特徴がある．また，血流速度などの機能情報も得られるのでシネMRI法により循環動態を知ることもできる．しかしながら，MDCTに比べると冠動脈内腔の粥腫に関する評価ができるほどの解像度を得ることは困難である．一方，頸動脈や大動脈などの大きな動脈の評価は十分可能である．現時点での使い方としては静止した部位である頭頸部血管の形態評価には用いられるが，動的臓器である心臓の冠動脈形態評価は困難である．

◆機能的評価方法

◎冠血流速度および圧較差

冠動脈内の血流速度を測定し，アデノシンなどの冠拡張薬を投与した前後の血流変化をみる方法である．一般に最大の冠拡張時には血流は4倍程度まで増加する．この比を冠血流予備能と呼び，2以下であれば当該冠動脈狭窄が心筋虚血を生じるような有意狭窄であると診断できる．図6に直接冠動脈内に流速を測定するガイドワイヤを挿入して得られた波形とATP投与による流

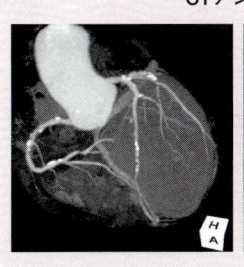

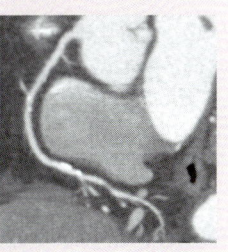

図5　MDCT（multidetector-row computed tomography）別名：CTアンギオ．

速変化の実例を呈示する．今ではこのような波形は左前下行枝に関しては経胸壁からの心臓超音波検査によっても得られるようになっているので外来レベルでの評価が可能である．

冠動脈内に圧センサーを付けたガイドワイヤを挿入し，狭窄部位の前後で圧較差を生じるかどうかを検討すれば当該狭窄が心筋虚血を生じさせるほどの有意狭窄かどうかを判定することができる．Fractional flow reserveは最大冠拡張時の冠動脈内圧較差であるが0.75以下であれば病的な有意狭窄であると診断される．

◎負荷シンチグラム

本法は負荷試験によって心筋虚血を生じさせ，タリウムなどの放射性同位元素を心筋に取り込ませることで有意冠動脈狭窄の局在を検査する方法である．負荷法は運動負荷または薬物負荷を用いるが，いずれも原理は心筋酸素需要の不均衡を生じさせて心筋虚血を誘発することである．トレーサーの集積欠損像をみることで虚血領域の部位と大きさ，つまり罹患冠動脈枝数を診断できるので冠動脈障害の重症度評価法のひとつと見なすことができる．

◆冠動脈以外の評価法

◎IMT（intima-media thickness）；内膜中膜複合体

頸動脈エコー法を用いて総頸動脈の内膜および中膜径を測定し，それらを合計した厚さがIMTである．具体的には内頸動脈と外頸動脈の分岐部から2cm近位部で前後に2cmの幅を設定し，この間の内膜中膜壁厚合計値の最大をIMTとする．あるいはこの方法を修飾して粥腫の平均値をIMTと定義する場合もある．

本指標は動脈硬化の指標として鋭敏であり，冠動脈疾患や大動脈疾患との関連も報告されており，薬物介入試験の非侵襲的指標としても有用である．

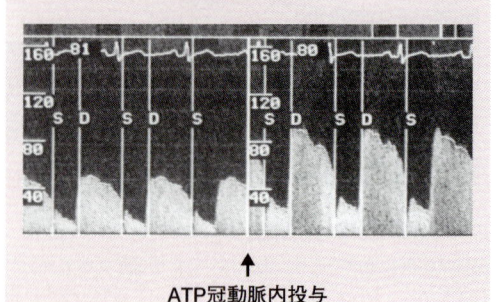

図6 冠動脈内にドプラーワイヤを挿入して記録した冠血流速度の波形

ATPを投与して最大の冠拡張を生じさせると約2倍の増加が認められる．

◎前腕動脈の反応性充血（flow-mediated vasodilation in forearm）

まず橈骨動脈などの前腕動脈をエコー法により描出し，その径とドプラー法による血流速度を測定する．続いて血圧測定と同様に上腕に巻き付けたカフ内圧を上げて前腕血流を途絶させる．3分後にカフ圧を一気に下げると前腕に反応性充血所見として血流速度の増加（約3倍）と遅延性の血管径増大がみられる[3]．これらの反応は血管内皮機能と相関することが知られており，主として臨床研究における指標として用いられる．

◎その他

冠動脈の項で述べた血管造影検査やMDCT，MRI，エコー検査などは原則として冠動脈以外の動脈および静脈に対しても適用可能であり，頭頸部血管，大動静脈，腎動脈，などの評価に用いられている．

[文献]

1) Proudfit WL, Shirey EK, Sones FM, Jr：Selective cine coronary arteriography. Correlation with clinical findings in 1,000 patients. *Circulation* 1966；33(6)：901-910.
2) Kataoka Y, Yasuda S, Morii I, et al：Quantitative coronary angiographic studies of patients with angina pectoris and impaired glucose tolerance. *Diabetes Care* 2005；28：2217-2222.
3) Joannides R, Haefeli WE, Linder L, et al：TF. Nitric oxide is responsible for flow-dependent dilatation of human peripheral conduit arteries in vivo. *Circulation* 1995；91：1314-1319.

Ⅵ. 検査・診断

高感度CRP

庄野菜穂子，野出孝一

近年複数の追跡研究によって，高感度C-reactive protein（hsCRP）の上昇は心血管疾患，2型糖尿病，メタボリックシンドローム発症の予測因子であることが証明されている．hsCRPは古典的動脈硬化危険因子（加齢，男性，喫煙，LDLコレステロール高値，高血圧，糖尿病）とは別に，心血管疾患の新たな危険因子として注目されている．メタボリックシンドロームを代表とした危険因子集積状態においては，血管内皮傷害により血管における慢性炎症状態が惹起され，動脈硬化の発症，進展に深く関与すると考えられる．hsCRP高値の場合，古典的危険因子単独の場合と比較して有意に心血管イベントの発症や再発のリスクが上昇する．メタボリックシンドロームにおける動脈硬化の進展状況を推測するにあたってhsCRPは簡便かつ有効な指標のひとつになりうる．一方，非特異的な指標としての限界など，診断の際考慮すべき点を述べる．

キーワード 高感度CRP　慢性炎症　肥満　インスリン抵抗性　食後糖脂質代謝

高感度CRPとは

従来から急性炎症反応のマーカーとして使用されているCRP（C-reactive protein）は定性法や半定量法でも検出可能であるが，近年主に使用されている定量法（ラテックス免疫比濁法）の場合，最小検出感度は3.0〜5.0mg/*l*（0.3〜0.5mg/d*l*）程度である．最近新たな高感度CRP測定法（ELISA法，ラテックスネフェロメトリー法）の発達によって，急性炎症反応では検出されな

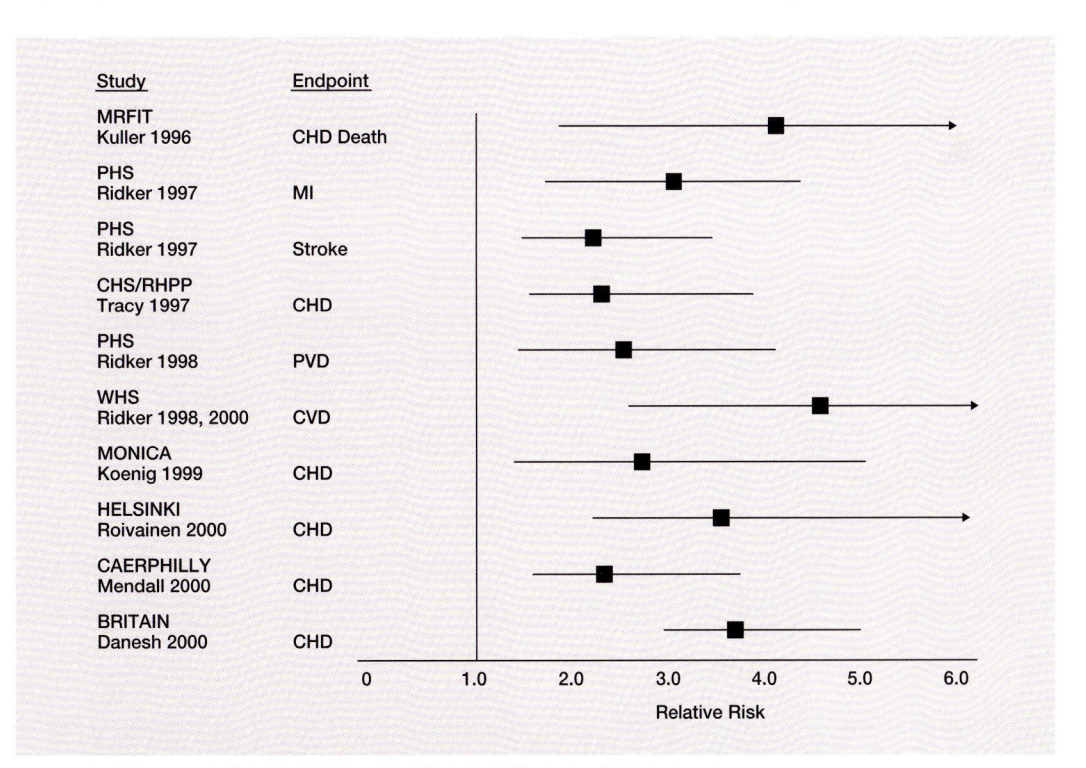

図1　高感度CRP高値を示す場合の将来的な心血管イベント発症リスク
（Ridker PM：*Circulation* 2001；103：1813-1818）

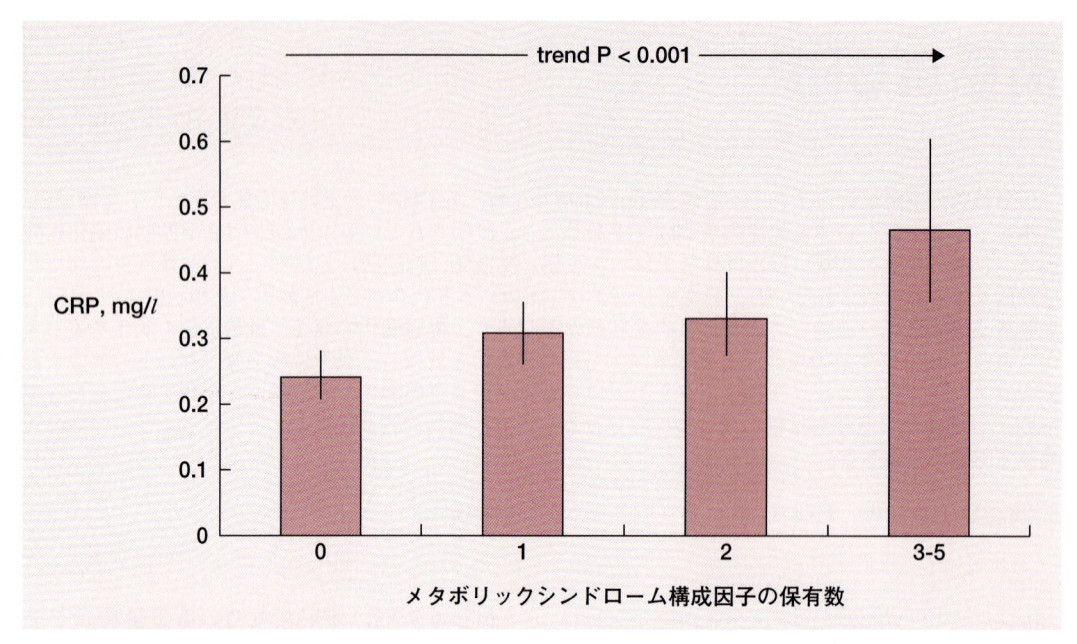

図2 日本人男性におけるメタボリックシンドローム構成因子保有数別にみた高感度CRPレベル（年齢と喫煙補正）
(Matsushita K, et al : *Arterloscler Thromb Vasc Biol* 2006 ; 26 : 871-876)

い，慢性的で微小な炎症状態を評価できるようになった．この方法によるとCRPの最小検出感度が0.01mg/lという微小レベルからの定量が可能である．その結果，従来なら非感染状態と判断されていたCRPの濃度内に，実は，真の健常者と慢性感染者が含まれることがわかってきた[1]．

CRPは肝細胞や炎症局所で産生され，炎症の表現マーカーと考えられてきた．しかし近年，CRPは単なるマーカーではなく，機能性蛋白として炎症反応をさらに促進したり，逆に炎症反応に対して抑制的に働くという説もある．動脈硬化は慢性的な血管組織の炎症であり，炎症に伴う組織の修復過程におけるリモデリングによる血管内腔の狭窄や，血管内皮障害による凝固系の異常が，心血管イベント発症につながると考えられている．

動脈硬化危険因子としての高感度CRP

近年複数の追跡研究によって，血中hsCRPレベルの上昇は，心血管疾患，2型糖尿病，メタボリックシンドローム発症の予測因子であることが証明されている（図1）[2]．古典的動脈硬化危険因子（加齢，男性，喫煙，LDLコレステロール高値，高血圧，糖尿病）とは別に，血中hsCRP上昇が心血管疾患の新たな危険因子として注目されるようになった．メタボリックシンドロームやメタボリックシンドローム予備群である腹部肥満者においてhsCRPはすでに高い傾向がある．近年，メタボリックシンドローム構成因子の保有数が多いほどhsCRPは段階的に高くなることが日本人においても報告されている（図2）[3]．またメタボリックシンドロームとhsCRPの組み合わせによる予後追跡調査の結果をみると，メタボリックシンドロームでかつhsCRP3mg/l以上では相対リスクが4倍も上昇する（図3）[4]．しかしCRP以外の炎症マーカーであるTNFαやインターロイキン-6の関与，あるいはそれ以上にadiponectinの強い影響なども考えられ[3]，不明な部分も残されている．

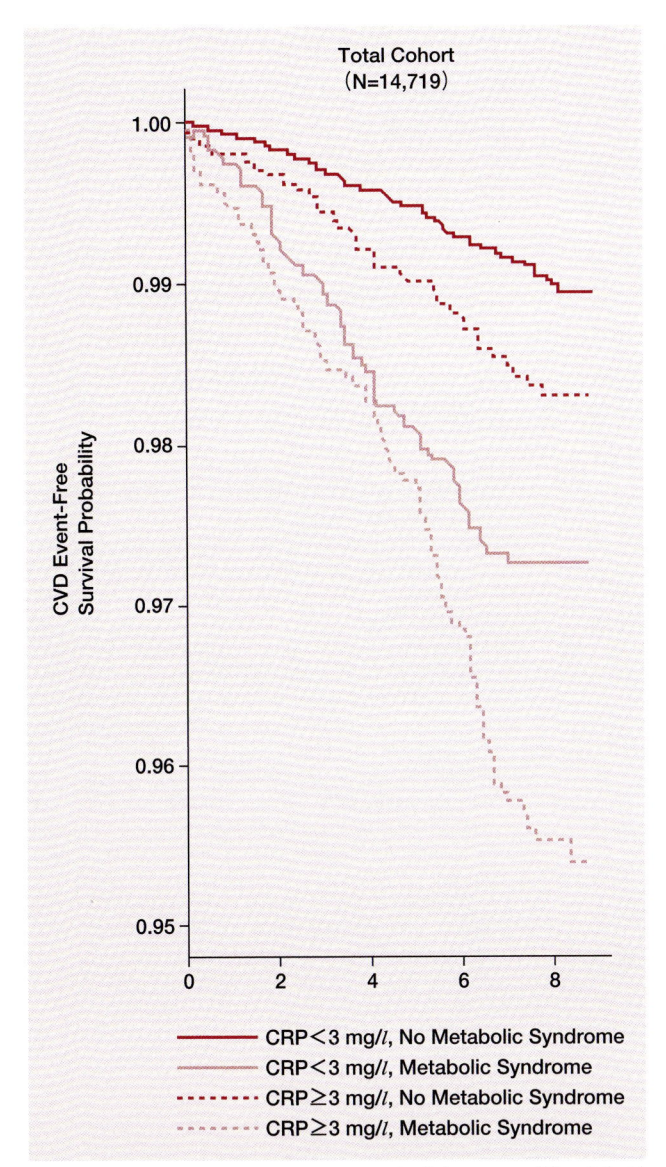

図3 メタボリックシンドロームと高感度CRPの組み合わせによる心血管イベント発症の相対リスク
(Ridker, et al: Circulation. 2003; 107: 391-397)

食後の糖脂質代謝評価指標としての高感度CRP

メタボリックシンドロームの診断基準に直接は含まれないが，肥満者ではすでにインスリン抵抗性による高インスリン血症や食後高血糖が存在する可能性が高い．また食後高血糖者ではすでに循環器疾患のリスクが高い．一方，肥満，非肥満にかかわらず，hsCRPに対して食後血糖やインスリン抵抗性の影響が認められる．すなわち明らかな肥満を呈する以前のインスリン抵抗性初期においても，すでに微小な炎症が存在する可能性がある．われわれは飲酒と喫煙習慣を有していない日本人肥満女性においてhsCRPと食前食後の糖脂質代謝指標を横断的に検討した．その結果，食後のIRIおよびFFAが年齢，肥満度，体力レベルとは独立してhsCRPに影響を及ぼしており，体脂肪量や体脂肪分布に有意差が生じる前の段階でhsCRPレベルには差が生じている可能性を示唆した[5]．このように，hsCRPはインスリン抵抗性初期や，メタボリックシンドロームへのハイリスク肥満者の判別，日常診療では簡便に判定しにくい食後高血糖や食後高脂血症を反映する指標として有用な可能性がある．

肥満およびインスリン抵抗性存在下での慢性炎症発症機序

肥満者では過剰に蓄積している脂肪細胞から分泌されるadipocytokineが血管内の炎症の発症，進展に関与すると考えられている．また，食後は血糖上昇に伴いインスリン濃度が上昇しlipolysisが抑制されて血中FFAが低下する．しかしインスリン抵抗性があれば，lipolysisの抑制が不十分になり，食後も血中FFAは低下しにくくなる．過剰なFFAが逆にインスリン抵抗性を惹起したり，冠動脈内皮細胞でIL-6発現を介して炎症を促す可能性がある．また一方では，慢性炎症の存在がインスリン抵抗性を惹起する可能性があるなど，不明な点も多く残されており，今後の機序解明が期待される．

使用時に考慮すべき点

基本的に食事の影響や日内変動は認められないが、喫煙習慣や加齢による上昇傾向がある。性差に関する成績は一致していない。動脈硬化性疾患以外の慢性炎症や、急性炎症の初期や回復期、他の疾患による消炎鎮痛剤使用などの影響を受けるおそれがある。1週間から1か月の期間をあけて2度測定し、個々人のベースラインを把握することが望ましい。その結果同程度のhsCRP高値が持続していれば、慢性炎症の可能生が示唆される。また慢性炎症には長期持続性があるため、年次変化を追跡する意義があると考えられる[1]。

今後の可能性

以上をまとめると、hsCRPは日常診療においても簡便に慢性炎症レベルを把握できる指標として有用であり、メタボリックシンドローム関連指標と組み合わせて評価すると、いずれか単独の異常者よりも循環器疾患発症および再発における相対危険度が高いと予測してよいだろう。また介入による減量、スタチンやアスピリンなど薬物療法による治療効果判定にも有用な可能性がある。健康診断の一次または二次検査項目として、積極的な保健指導対象者のスクリーニングに利用するなどの応用が考えられる。しかし現時点では保険適応ではなく、費用面でも比較的高価である。

[文 献]

1) 斉藤憲祐:高感度CRP測定法と新しい展開. *Lab Clin Pract* 2002;20:10-16.
2) Ridker PM:High-sensitivity C-reactive protein: potential adjunct for global risk assessment in the primary prevention of cardiovascular disease. *Circulation* 2001;103:1813-1818.
3) Matsushita K, Yatsuya H, Tamakoshi K, et al:Comparison of circulating adiponectin and proinflammatory markers regarding their association with metabolic syndrome in Japanese men. *Arterioscler Thromb Vasc Biol* 2006;26:871-876.
4) Ridker PM, Buring JE, Cook NR, et al:C-reactive protein, the metabolic syndrome, and risk of incident cardiovascular events: an 8-year follow-up of 14 719 initially healthy American women. *Circulation* 2003;107:391-397.
5) 庄野菜穂子, 道下竜馬, 野出孝一, 他:肥満女性における高感度CRPと食後糖脂質代謝との関連. 肥満研究 2005;11:52-57.

VI. 検査・診断

アディポネクチン

山内敏正, 原 一雄, 門脇 孝

　肥満症では，アディポネクチン（Ad）・アディポネクチン受容体（AdipoR）の両方が低下してインスリン抵抗性・メタボリックシンドロームの原因となっており，その作用低下を補充して，AMPキナーゼやPPARαを活性化することがこれらの治療法となりえる可能性が示唆された．高活性型である高分子量Ad（HMW）のヒトにおける測定は，インスリン抵抗性・メタボリックシンドロームのより良い指標となる可能性が示唆された．PPARγ作動薬はHMW-Adを，PPARα作動薬はAdipoRを脂肪組織において増加させ，両者の活性化は相加的に脂肪組織におけるマクロファージの浸潤および炎症を抑制し，インスリン抵抗性・メタボリックシンドロームを改善させる．PPARγ作動薬チアゾリジン誘導体は，Ad依存性・非依存性両方の経路を介して，その抗糖尿病作用を発揮していることを欠損マウスを用いて示した．野菜・果物に含まれるオスモチンがAdipoR作動性分子になりえることを見いだした．

キーワード 多量体構造　PPAR　AdipoR　オスモチン　AMPキナーゼ

　肥満・インスリン抵抗性は，耐糖能障害・高脂血症・高血圧が重複するいわゆるメタボリックシンドロームを惹起し，わが国の死因の第1位を占める心血管疾患（心筋梗塞，脳梗塞など）の主要な原因になっていると考えられる．したがって，メタボリックシンドロームの原因の解明とそれに立脚した診断法や予防法，治療法の確立が心血管疾患予防のためにもきわめて重要である．

　肥満がインスリン抵抗性を惹起するメカニズムは長らく不明であった．メタボリックシンドロームの原因となる肥満はもっぱら脂肪細胞肥大によって生ずると考えられる．脂肪組織は余剰のエネルギーを中性脂肪の形で貯蔵するという従来から知られている機能に加えて，レプチンを筆頭にTNFαやレジスチン，FFAなど種々の生理活性分

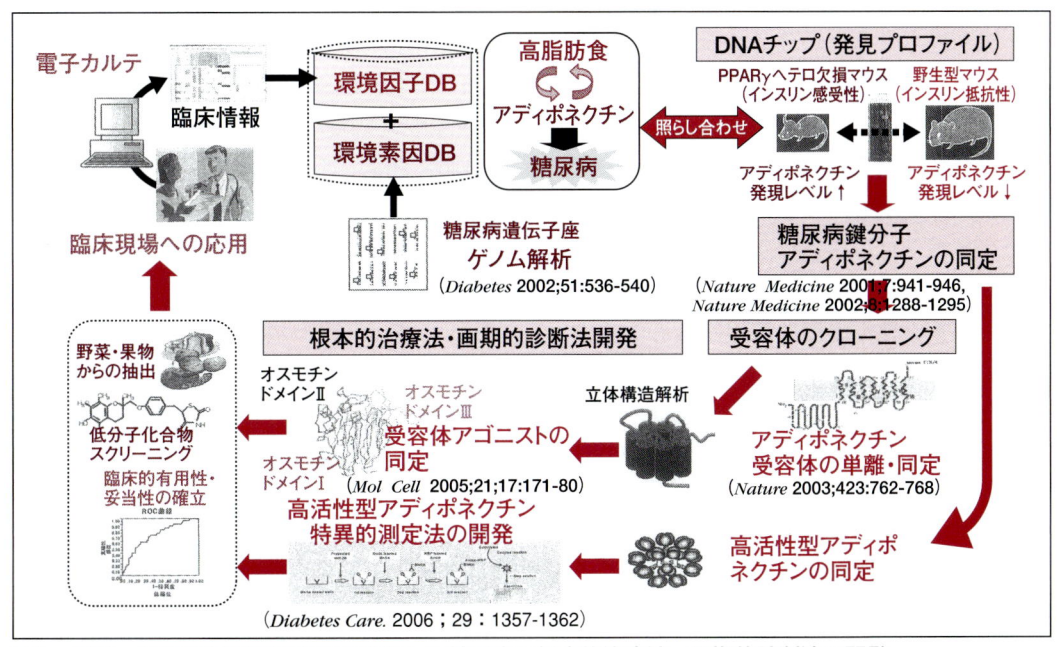

図1　環境・遺伝相互作用研究から出発した糖尿病の根本的治療法・画期的診断法の開発

子"アディポサイトカイン"を分泌する内分泌器官としての機能を有することが知られるようになり，注目されている．肥大した脂肪細胞からはTNFα，レジスチン，FFAが多量に産生・分泌され，骨格筋や肝臓でインスリンの情報伝達を障害しインスリン抵抗性を惹起することが明らかとなってきた．

最近，肥大化した脂肪細胞からケモカインの1つであるMCP-1が多く発現・分泌されることを介してマクロファージが脂肪組織に浸潤してくること，この浸潤してきたマクロファージと肥大化した脂肪細胞が相互作用することによって炎症が惹起されインスリン抵抗性が発症，あるいは増悪する，という仮説が発表され，注目を集めている．このインスリン抵抗性惹起の悪循環にかかわる悪玉アディポサイトカインが多種類存在するのに対し，興味深いことに，この悪循環を遮断しうる抗炎症作用を有する善玉アディポサイトカインは，これまでのところアディポネクチンしか知られていない．そして，このアディポネクチンの低下が将来の糖尿病発症の最も良い予知マーカーになること，さらに冠動脈疾患の予知マーカーにもなるということが臨床データとして示されていることから，肥満に伴うインスリン抵抗性・メタボリックシンドロームの発症・増悪において，アディポネクチンの低下が中心的な役割を果たしていることが推察される．このような観点からメタボリックシンドローム診断においてアディポネクチン血中濃度の測定が最も意義があるものと考えられる（図1）．本稿においては，アディポネクチン，およびその血中濃度の測定のポイントとなる点，問題点，今後の方向性について概説する．

脂肪組織由来の抗メタボリックシンドロームホルモンの存在の可能性

ヒト・マウスにおいて，脂肪がなくてインスリン抵抗性を呈する脂肪萎縮性糖尿病の病態が存在することが知られていた．しかしながら，一見肥満と反対の状態に思えるのに，何故インスリン抵抗性が惹起されるかは不明であった．脂肪萎縮性糖尿病マウスのインスリン抵抗性が正常な脂肪組織の移植により完全に改善したことより，正常な脂肪組織はインスリン感受性ホルモンを分泌しているという可能性も考えられた．まずレプチンにインスリン抵抗性改善作用があることが，Goldstein & Brownらによって報告された．しかしながら生理的な濃度のレプチンの補充では脂肪萎縮性糖尿病のインスリン抵抗性が部分的にしか改善しなかったことより，レプチン以外の脂肪組織由来インスリン感受性ホルモンの存在の可能性も想定された．

インスリン感受性が良好な小型脂肪細胞でアディポネクチンの発現が亢進している

そこで，高脂肪食下の野生型マウスの白色脂肪組織と，高脂肪食下でも脂肪細胞肥大化が抑制されインスリン感受性が良好なペルオキシゾーム増殖剤活性化受容体（PPARγ）ヘテロ欠損マウスの白色脂肪組織における遺伝子の発現パターンの違いをDNAチップを用いて比較検討し，小型脂肪細胞では，アディポネクチンが多く発現しているのを見いだした．アディポネクチンは脂肪細胞特異的に発現している分泌蛋白であるが，当時，機能に関しては未知であったが，上記のわれわれの結果から，アディポネクチンは，脂肪組織由来の抗メタボリックシンドローム因子の有力な候補と考えられた（図1）．

アディポネクチン遺伝子は日本人2型糖尿病の主要な疾患感受性遺伝子である

当研究室はフランスのFroguel博士との共同研究で，日本人2型糖尿病の原因遺伝

子を同定するために，224組の罹患同胞について全ゲノムスキャンを行った．その結果，9か所の染色体領域で日本人2型糖尿病との連鎖が示唆された．これらのなかで3q26-q28領域は，他の民族においても2型糖尿病，あるいはメタボリックシンドロームとの連鎖が示唆された領域であり，民族を超えて普遍的に重要な遺伝子が存在する可能性が示唆された．この領域にアディポネクチン遺伝子が存在する．そこでアディポネクチン遺伝子のSNP（single nucleotide polymorphism）解析を行った．ひとつのSNPで血中アディポネクチンが低値となる遺伝子型があり，その保持者はインスリン抵抗性指標が有意に高値で，2型糖尿病発症リスクも有意に高いことが示された．このSNPがなかったと仮定したら，どのくらい糖尿病の発症が減少するかという仮の計算で，約15%減らすことができることが明らかとなっている．これはこれまでに知られている2型糖尿病原因遺伝子のなかで，最も寄与の高いものである（図1）．

アディポネクチンの白色脂肪細胞由来の主要な抗メタボリックシンドロームホルモンとしての意義

さらにアディポネクチン欠乏をきたす脂肪萎縮やメタボリックシンドロームモデルマウスへの投与実験などにより，アディポネクチンがインスリン感受性を正に調節する主要なアディポサイトカインであることを発見した．すなわち，脂肪萎縮・肥満ではアディポネクチンが低下し，糖尿病・メタボリックシンドロームの原因となっており，その補充がこれらの効果的な治療手段となることを明らかにした．さらに，アディポネクチンはAMPキナーゼや，PPARαを活性化し，インスリン抵抗性・メタボリックシンドロームを改善することを見いだした．また，動脈硬化のモデルであるapoE欠損マウスに，アディポネクチンをtrans-geneとして発現させることにより，脂質蓄積の低減と抗炎症作用などにより，動脈硬化巣の形成が約60%に抑制されていることを見いだした．

脂肪細胞由来の抗糖尿病・抗動脈硬化ホルモン，アディポネクチンの作用メカニズムと病態生理学的意義を明らかにするためにはアディポネクチン受容体の同定が最重要課題である．特異的結合を指標にした発現クローニング法により，7回膜貫通型ながら既知のG蛋白質共役型受容体ファミリーとは構造的・機能的に異なったファミリーに属すると考えられる，アディポネクチン受容体（AdipoR）1とAdipoR2の同定に世界で初めて成功した．siRNAを用いて内因性の発現レベルを低下させる実験などにより，AdipoR1とR2はアディポネクチンの結合に必須であり，AMPキナーゼ，およびPPARαの活性化などを介し，脂肪酸燃焼や糖取込み促進作用を伝達していることを示した．さらに肥満・2型糖尿病のモデルマウスの骨格筋・脂肪組織においては，AdipoR1・R2の発現量が低下し，アディポネクチン感受性の低下が存在することを示した．肥満では血中アディポネクチンレベルとアディポネクチン受容体の発現が低下し，糖尿病・メタボリックシンドロームとそれに伴う動脈硬化の原因となっている．アディポネクチン受容体の作動薬やアディポネクチン抵抗性改善薬の開発は，糖尿病・メタボリックシンドローム・動脈硬化症の根本的な治療法開発の道を切り開くものと強く期待される．PPARγ活性化剤が高活性型高分子量アディポネクチンを，PPARα活性化剤がアディポネクチン受容体を増加させることを[1]，さらに野菜・果物に含まれるオスモチンがアディポネクチン受容体の作動薬となりうることを見いだしている（図1）．

高分子量アディポネクチンの意義と増加させる薬剤の探索

アディポネクチンは血中において，高分子量，中分子量，低分子量の少なくとも3種類以上の多量体構造をとって，存在することが明らかとなっている．われわれは，高分子量アディポネクチンを特異的に形成できなくなる変異を有するヒトが，インスリン抵抗性，糖尿病になることを報告した（図2）．さらに肥満・インスリン抵抗性においては，高分子量のアディポネクチンが特に低下することを見いだした[1]．そこで，高分子量のアディポネクチンの量を増加させる薬剤を探索したところ，PPARγのアゴニストが増加させることを見いだした．また，カロリー制限によっても，部分的ではあるが，増加させることができることも見いだしている（図1，3）[1]．

PPARγ作動薬による抗糖尿病作用におけるアディポネクチンの意義

PPARγアゴニストの作用発現におけるアディポネクチンの寄与は，アディポネクチン欠損マウスを用いて決定することがで

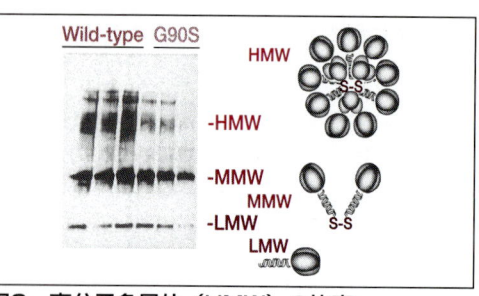

図2　高分子多量体（HMW）の比率
低下する遺伝子変異を有するヒトは糖尿病を呈する．
（*J. Biol. Chem* 2003 278：40352-40363）

きる．われわれはPPARγのアゴニストのインスリン抵抗性改善作用は，アディポネクチン依存性・非依存性両方の経路を介して作用を発揮していることを示した．すなわちPPARγアゴニストは，転写促進を介してアディポネクチンを増加させ，主に肝臓に作用し，AMPキナーゼの活性化などにより，糖新生を抑制するなどして，インスリンの必要量を減らすことなどにより，インスリン抵抗性を改善させる作用を有していた．また一方，直接の転写促進を介したアディポネクチン増加に加え，PPARγアゴニストは，脂肪細胞分化を促進して脂肪細胞を小型化させ，MCP-1，FFAやTNFα，レジスチンといったインスリン抵抗性惹起性のアディポサイトカインを低下

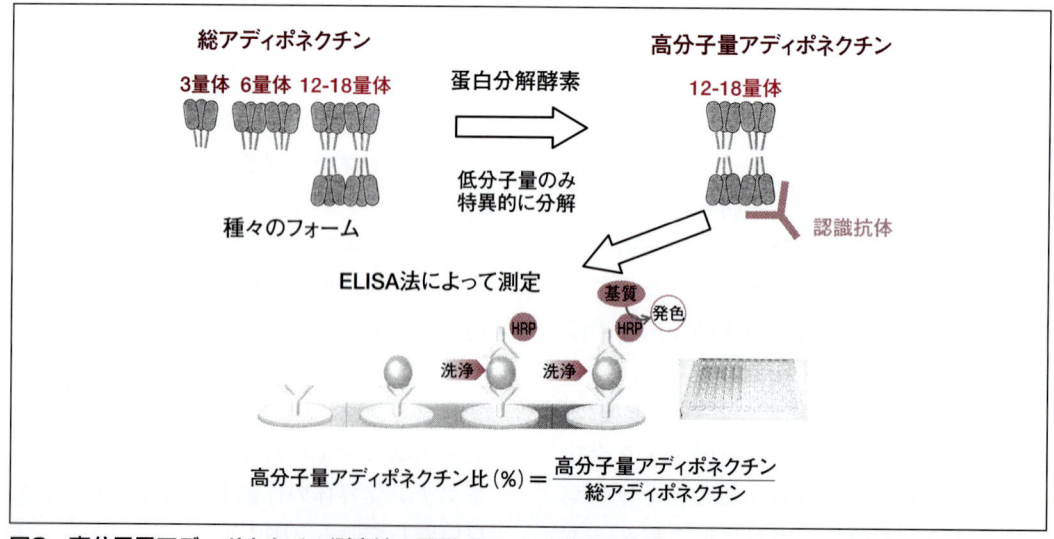

図3　高分子量アディポネクチン測定法の開発（第一化学薬品と共同開発）
（Ebinuma H, et al：*Clinica Chemica Acta* 2006；372：47-53）

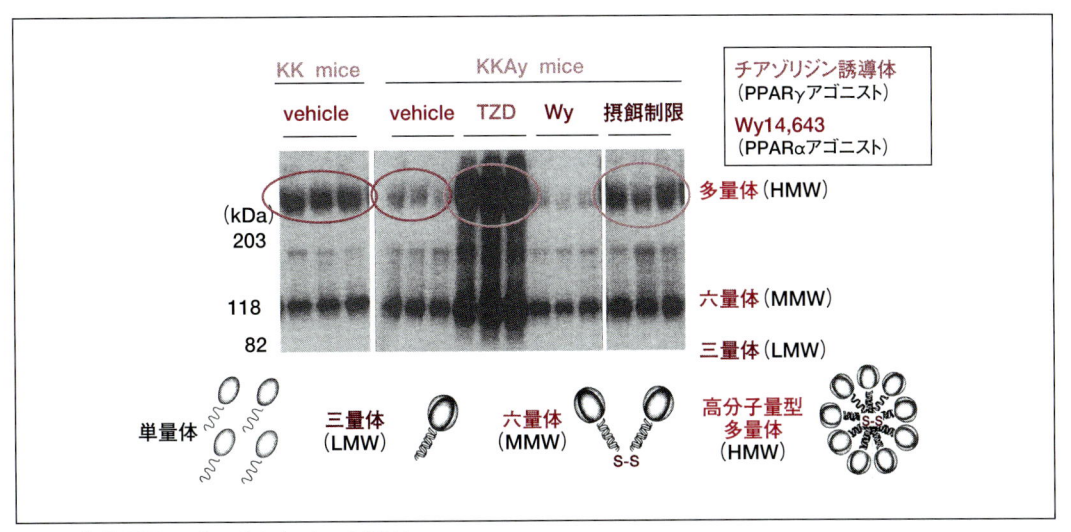

図4 高分子量アディポネクチンの測定
KKマウスに対し，KKAyマウスではアディポネクチン高分子量型多量体の割合が減少し，PPARγアゴニストは高分子量型多量体の割合を増加させた．摂餌制限によっても高分子量型多量体が増加した．
(Tsuchida A, et al : Diabetes 2005 54:3358-3370)

アディポネクチン測定でポイントとなる点 ―高分子量アディポネクチンの測定の意義―

これまで血中アディポネクチンの総量を測定することが，そのときのインスリン抵抗性やメタボリックシンドロームと強く相関すること，また血中アディポネクチンの総量が低いことが，将来の糖尿病発症の最も強い予測因子となること，さらに将来の冠動脈疾患発症の予測因子になることが報告されているが，高分子量アディポネクチンを測定することが，これらのより良い指標となる可能性が考えられたので，その測定系を共同で開発し（図4）[2]，東大病院循環器内科との共同研究でインフォームド・コンセントを取ったうえで実際に測定し，

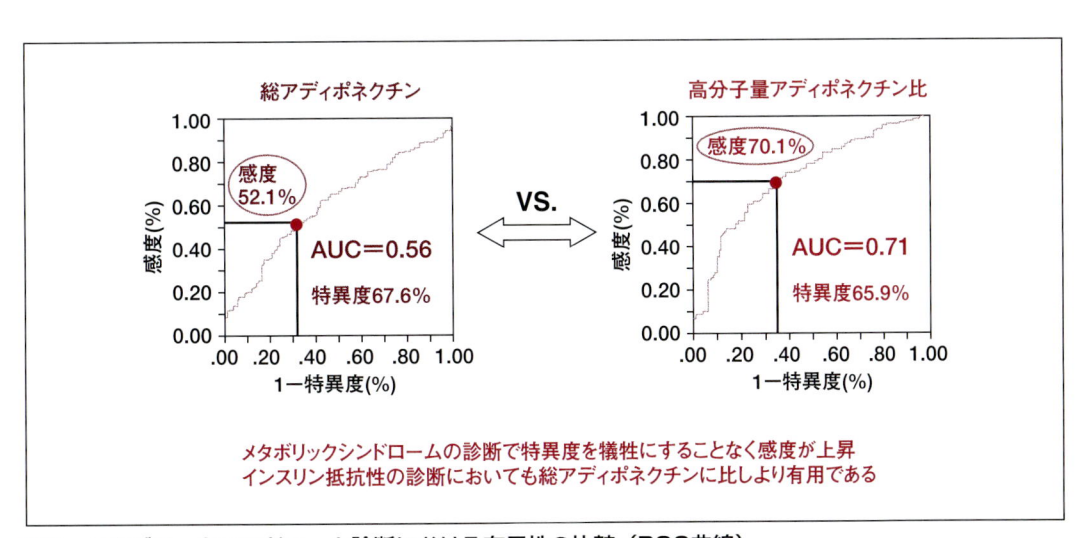

図5 メタボリックシンドローム診断における有用性の比較（ROC曲線）
高分子量アディポネクチン比は総アディポネクチン値に比してもメタボリックシンドロームの診断に有用である．
(Hara K, et al : Diabetes Care 2006 ; 29:1357-1362)

インスリン抵抗性とより良い相関を示し，P値で一桁程度良い指標になること，メタボリックシンドロームの診断においては，特異度を犠牲にすることなく感度が上昇することを示した（図5）[3]．

アディポネクチン血中濃度測定の問題点

これまでに，数社からヒト血中のアディポネクチン測定キットが売り出されているが，測定値の標準化がなされていない．これまで述べてきたように，ヒト血中のアディポネクチン測定は，インスリン抵抗性やメタボリックシンドロームの診断に役立ち，将来の糖尿病や冠動脈疾患発症の予測マーカーとなることが報告されていることより，きわめてその意義は大きく，今後きわめて頻用される測定項目になるものと考えられるだけに，各社測定キット間での測定値の標準化は必須であり，早急に取り組まれることが強く望まれる．

アディポネクチン血中濃度測定の今後の方向性

高分子量アディポネクチンを簡便で特異的に測定するキットの開発を行い，すでに東大病院でインスリン抵抗性・メタボリックシンドロームの良いバイオマーカーとしての臨床的有用性を確認済みである．今後の方向性として，保険適応を目指した臨床試験を開始している．これまでメタボリックシンドロームの病因としての内臓脂肪量測定はCTが用いられてきたが，侵襲性，およびコストが高いので，高分子量アディポネクチンの測定が，内臓脂肪・メタボリックシンドロームの正確かつ簡便なマーカーとなるのではないかということを健診センターとともに調べている．

おわりに

これまでにPPARγアゴニストが総量のアディポネクチンおよび高分子量アディポネクチンを増加させることが明らかとなっている．肥満で，総量のアディポネクチンおよび高分子量アディポネクチンが低下するメカニズム，およびPPARγアゴニストがそのそれぞれを改善させるメカニズムを明らかにしていくことが，メタボリックシンドロームの原因の分子メカニズム解明と新しい診断法や治療法開発にとってきわめて重要と考えられる．

[文献]

1) Tsuchida A, Yamauchi T, Takekawa S, et al：Peroxisome proliferator-activated receptor（PPAR）α activation increases adiponectin receptors and reduces obesity-related inflammation in adipose tissue: Comparison of activation of PPARα, PPARγ and their combination. Diabetes 2005；54：3358-3370.
2) Ebinuma H, Miyazaki O, Yago H, et al：A novel ELISA system for selective measurement of human adiponectin multimers by using proteases. Clinica Chimica Acta 2006；372：47-53.
3) Hara K, Horikoshi M, Yamauchi T, et al：Measurement of the high-molecular-weight form of adiponectin in plasma is useful for the prediction of insulin resistance and metabolic syndrome. Diabetes Care 2006；29：1357-1362.

Ⅵ．検査・診断

新しい診断マーカーの可能性

齋木厚人，白井厚治

　メタボリックシンドロームは，エネルギー過剰を原因として肥満にインスリン抵抗性が加わった病態である．現在メタボリックシンドロームの診断はリスクの集積をもとに行っているが，本来は病態を反映するマーカーで重症度を含めた診断ができることが望ましい．血清リポ蛋白リパーゼ蛋白（LPL mass）は糖尿病で低値，インスリンやインスリン感受性改善薬で増加を示すインスリン感受性マーカーである．LPL massはメタボリックシンドロームの各リスクの集積により低下すること，メタボリックシンドロームの病態に深くかかわる蛋白であることから，メタボリックシンドロームの新しい生化学的マーカーといえる．cut off 値は40 ng/mlである．一方，メタボリックシンドロームは動脈硬化をもたらす病態であるが，動脈硬化を簡便かつ正確に知る指標の出現が待たれていた．動脈硬化を反映するものとして，動脈の硬さを測定できるCAVIが新たに開発された．本法は従来のPWVがもつ血圧依存性を克服したもので，増悪因子として加齢，糖尿病，高血圧があげられ，メタボリックシンドロームの動脈への影響を反映するものとして期待されている．

キーワード　リポ蛋白リパーゼ蛋白　Cardio-ankle vascular index（CAVI）　インスリン抵抗性　動脈硬化

　メタボリックシンドロームは個々のリスクの集積により診断されるが，本来はその病態を根源的に反映する指標で診断することが望まれる．現在アディポネクチンや，インスリン抵抗性を反映するhomeostasis model assessment of insulin resistance（HOMA-IR）などがメタボリックシンドロームの生化学的マーカーの候補とされているが，まだ確立されたものはない．リポ蛋白リパーゼ（LPL）は血管内皮細胞の表面に結合した状態で中性脂肪を分解する酵素であるが，血清中に遊離したリポ蛋白リパーゼ蛋白（LPL mass）はこのLPLの生体産生量を反映し，さらにインスリン感受性の指標になることが知られている．われわれはこのLPL mass がメタボリックシンドロームの重症度を反映することを見いだした．そこでメタボリックシンドロームの新しい生化学的マーカーの1つとして，LPL massの意義や有用性について述べる．

　またメタボリックシンドロームのもつインスリン抵抗性や酸化ストレスは結果として動脈硬化をもたらすが，この動脈硬化を反映するものとして動脈の硬さを測定できるcardio-ankle vascular index（CAVI）が新たに開発された．従来用いられた動脈脈波速度（PWV）と異なる点は血圧依存性がないことであり，現在多くの臨床成績が報告されつつある．

　本章ではメタボリックシンドロームの新しい診断マーカーとして，生化学的指標であるLPL massと動脈硬化の生理学的指標であるCAVIを紹介する．

メタボリックシンドロームの新しい生化学的マーカー

　LPLは血管内皮細胞の表面に結合した状態で血中の中性脂肪を分解する酵素である．その酵素蛋白は活性のない状態で血清中に存在し，それがLPL massである．このLPL massは中性脂肪と逆相関，HDL-Cと正相関する性質をもち，また糖尿病，内臓脂肪蓄積で低下，インスリン，フィブラートやチアゾリジン誘導体で増加することが知られている．

　一方，メタボリックシンドロームの病態を反映する指標としてアディポネクチンやHOMA-IRなどが候補にあげられている．しかし，アディポネクチンは脂肪細胞から分泌されるため，もう1つの重要なインス

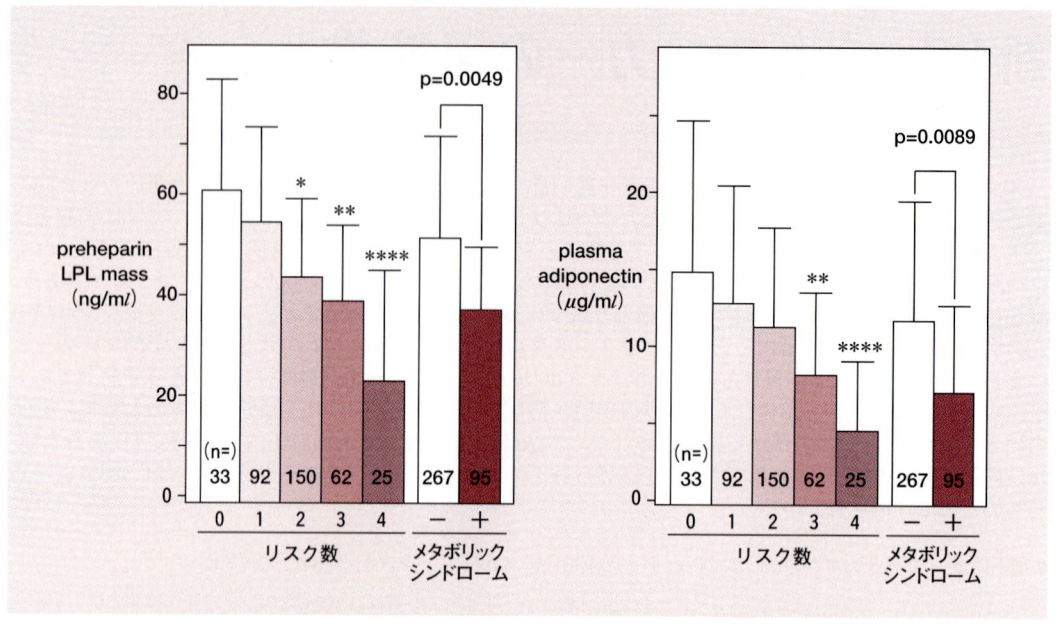

図1 LPL mass，アディポネクチンとメタボリックシンドロームのリスク数
(Saiki A, et al：*Diabetes Res Clin Pract* 2007；76(1)：93-101より改変)

リン標的臓器である筋肉細胞の状態を反映できない．また，HOMA-IRは高血糖状態では適用できず，さらに日本人は比較的早期にインスリン分泌能が低下するため，両者ともメタボリックシンドロームの重症度を示すマーカーとして限界がある．

◆ **メタボリックシンドロームにおけるLPL mass**

LPL massはアディポネクチンと同様インスリン感受性マーカーであるが，生活習慣病患者362人を対象に，わが国のメタボリックシンドローム診断基準（2005年）の各項目重積数と両者の関係を比較検討した（図1)[1]．両者ともリスクが重積するに従い低下する傾向があり，また両者ともメタボリックシンドロームの診断基準に合致する群はそうでない群に比べ有意に低値を示した．しかし，どちらの検討もLPL massがより強い傾向を示した．また，両者とも個々のリスクとの相関関係はほぼ同等の傾向を示したが，一部ではLPL massのほうがより反映する面もみられた．以上よりメ

タボリックシンドロームの新しい生化学的マーカーとして，LPL mass は有用であることが示唆された．

LPL massがメタボリックシンドロームで低下する理由を考えてみる．LPLはインスリン作用により脂肪細胞と筋肉細胞で産生が亢進する．よって脂肪細胞や筋肉細胞がインスリン抵抗性を示せば，LPL産生量を反映するLPL massは低下すると考えられる．LPLはエネルギー供給過剰の際に，血中の中性脂肪を水解して脂肪細胞や筋肉細胞に取り込む役目を果たしている．しかし，これが続き肥満（脂肪細胞の大型化）になると，脂質を取り込むことを拒否する表現としてLPL産生が低下する（LPL massの低下）と考えられる．実際にわれわれは培養脂肪細胞を用いた検討で，大型化した脂肪細胞がLPL発現を低下させることを証明している．メタボリックシンドロームのマーカーとしてのLPL massの特徴は，LPLという酵素活性をもった蛋白がメタボリックシンドロームの病態のなかでどう変化す

るかを根源的に反映できることであり，これが他のマーカーと違う点である．LPL massの観点からメタボリックシンドロームをみると，メタボリックシンドロームは単なる肥満と違い，過食に対し生態が破綻し始めた病態であり，インスリン抵抗性，高血圧，高脂血症などで表現しているといえる．なお，通常LPL mass 40ng/m*l*以下でメタボリックシンドロームを呈すると考えられている．

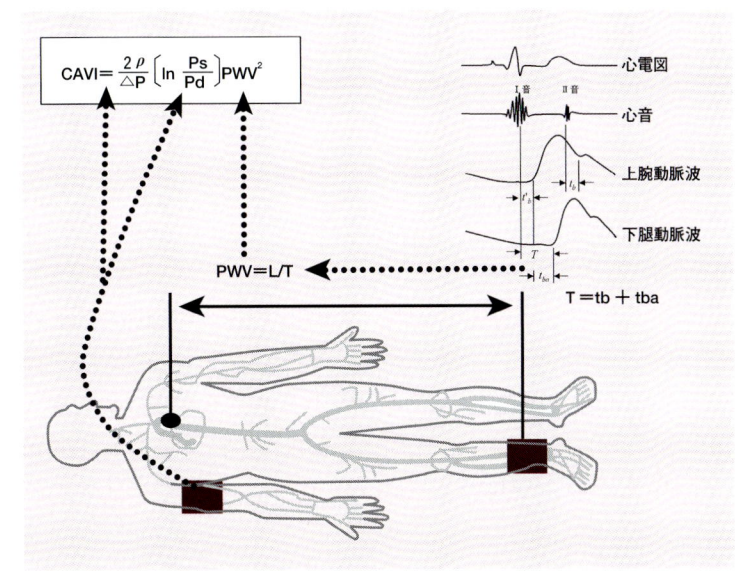

図2　cardio-ankle vascular index（CAVI）の動脈硬化測定原理
（Hitsumoto T, et al : Atherosclerosis 2000 ; 153（2）: 391-396）

◆冠動脈疾患におけるLPL mass

また，われわれは，冠動脈疾患患者の有意狭窄病変枝数が高度になるに従いLPL massが低下することを報告し[2]，海外でもオランダのRipらが7年の追跡調査を行い，低LPL massは冠動脈疾患の危険因子であると報告している．LPL massの低下はレムナント，低HDL-C，small dense LDLに関連することが知られ，またメタボリックシンドロームにおけるLPL massの低下は酸化ストレスの上昇を反映することが報告されている[1]．低LPL massと動脈硬化のかかわりはこれらにより理解される（口絵S00を参照）．

メタボリックシンドロームの新しい動脈硬化の生理学的マーカー

動脈硬化の診断を脳，心血管イベントで行っていては手遅れであり，疾患発症の予知因子の1つとして血管自体の性状変化を定量的に計測できるものが求められていた．血管機能測定系の開発は過去100年行われ，近年はPWVが主流となっていたがこれは原理的に血圧依存性であることが問題であった．

新しく開発されたCAVIは動脈硬化を定量化できること，血圧依存性のないことが特徴の動脈硬化測定法である[3]．

◆CAVIの動脈硬化測定原理

血管機能の測定は血管を1つの弾性体（Windkessel）とした仮定に基づき，計測指標として血管口径D，血管口径変化ΔD，容積Vo，容積変化ΔVo，脈圧P，脈圧変化ΔP，さらに脈波等を測定し，計算式から脈波伝播速度Vなどを算出してきた．CAVIは林，川崎らの開発したstiffness parameter β を発展させ，血圧に依存せずに大動脈，大腿動脈，腓骨動脈を一体として全体の血管固有の硬さを示す検査法として開発された．計算式を以下に示す．

CAVI＝
Ln(Ps/Pd)×(PWV)^2/(PWV)^2/(ΔP/2ρ)
Ps：収縮期血圧
Pd：拡張期血圧
PWV：大動脈心臓起始部から踝までの脈波伝播速度，Ln：eを底とする自然対数

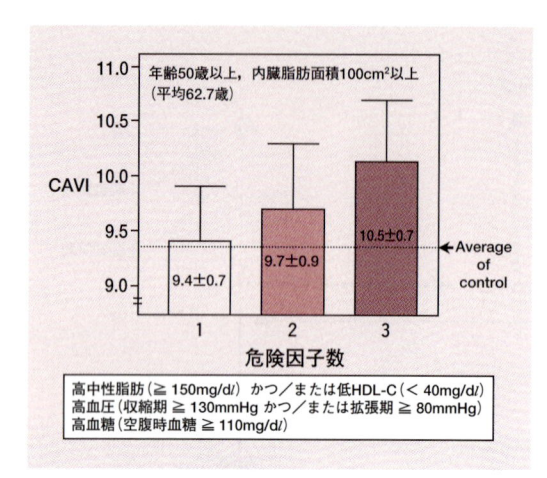

図3　CAVIと冠危険因子数

これは林，川崎らの考案した式，$\beta = \text{Ln}(Ps/Pd) \times (D/\Delta D)$ の $D/\Delta D$ の部分に，$D/\Delta D = PWV^2/\Delta P/h/2\rho$（Bromwell-Hillの変形計算式）を代入し，PWVと血圧を測ることによって求まるようにしたものである．これが大動脈，大腿，下腿動脈を一体とした弾性指標と考えられたためCAVIと命名された（図2）[3]．これにより動脈硬化に対する血圧の真の影響が評価可能となり，また降圧剤の効果を血管固有機能に対する影響として把握できるようになった．問題点は，大動脈に加え大腿，下腿動脈を測定しているので，筋性血管のスパスムも捉えてしまう可能性があることである．計測時は血管へのストレスを減らし，スパスムが起きにくくなるよう工夫されている（VASARA，フクダ電子）．

◆ メタボリックシンドロームにおけるCAVI

（財）日本労働文化協会が1,600例測定し，男女別，年代別の標準値を出した．男女とも年代が上がるにつれてほぼ直線的にCAVIが高くなる傾向があり，男性は女性より5歳相当CAVIが高い傾向があった．われわれは動脈硬化が一般に進んでいる透析患者を対象に，動脈硬化性疾患とCAVIを検討したところ，心血管イベントのあるPTCA既往患者，虚血性心疾患を疑わせる心電図異常，糖尿病すべての群で有意差にCAVI値が高値であり，三者合併群では特に高値であることを報告した[3]．よって，CAVIは臨床的に動脈硬化性疾患の程度を反映できる指標になりうると考えられた．

これを踏まえ，50歳以上，内臓脂肪面積100cm²以上の症例で，メタボリックシンドロームの項目重積数とCAVIの関係を検討したところ，集積数が多いほどCAVIが高くなる傾向がみられた（図3）．これはメタボリックシンドロームが重症であるほど動脈硬化が進んでいることを示唆すると同時に，CAVIがメタボリックシンドロームにおける動脈硬化性疾患予知の指標になりうることも示した．

おわりに

メタボリックシンドロームは動脈硬化性疾患の予備軍であるが，その発症を予知しうるCAVIと，動脈硬化の進行にかかわるメタボリックシンドロームの重症度を反映しうるLPL massについて述べた．LPL massはメタボリックシンドロームの病態に根源的にかかわる蛋白であり，メタボリックシンドロームの生化学的マーカーとして中心的役割を担う可能性がある．CAVIは現在多くの臨床成績が報告されているところであり，今後の可能性が期待される．

[文　献]

1) Saiki A, Miyashita Y, Shirai K, et al：Preheparin serum lipoprotein lipase mass might be a biomarker of metabolic syndrome. *Diabetes Res Clin Pract* 2007；76(1)：93-101.
2) Hitsumoto T, Ohsawa H, Shirai K, et al：Preheparin serum lipoprotein lipase mass is negatively related to coronary atherosclerosis. *Atherosclerosis* 2000；153(2)：391-396.
3) Shirai K, Utino J, Takata M, et al：A Novel Blood Pressure-independent Arterial Wall Stiffness Parameter；Cardio-Ankle Vascular Index(CAVI). *J Atheroscler Thromb* 2006；13(2)：101-107.

Q&A LDL-コレステロールはどうして診断基準に入らないのですか？

石橋　俊

　メタボリックシンドロームの概念は，インスリン抵抗性に密接に関連して，相互に重複しやすい因子の異常を複数有するものという考え方が出発点になっている．そのようなコンセプトに基づいて，メタボリックシンドロームの診断基準が最初にWHOによって作成された．このWHOの診断基準が，その後に次々と発表されたメタボリックシンドロームの診断基準の構造に大きな影響を与えてきた．日本の診断基準も例外ではない．LDLコレステロール（LDL-C）値は動脈硬化（特に冠動脈疾患）の主要なリスクではあるが，インスリン抵抗性との関連性が少ないために，診断基準からはずれているのである．言い方を換えれば，メタボリックシンドロームはインスリン抵抗性が高い人を簡便・安価に拾い上げるための方便として，提唱された考え方であり，たまたま動脈硬化の予知マーカー的な要素も併せもつために，LDL-Cをその主要な構成要素に含むフラミンガムリスクスコア（Framingham Risk Score）などの従来の動脈硬化予測スケールとの関係が問題視されてきた．前者は，横断的な相互連関性に基づく診断であり，後者は縦断的にみた心血管イベントへの寄与から算出される係数である．現行のFramingham Risk Scoreの算出には取り上げられていないが，動脈硬化発症における肥満・インスリン抵抗性の意義は今後ますます重要になると予想されている．そのため，これら2つの体系の統合が今後の課題となっている．しかし，現時点では，これらの統合するために十分な縦断的な疫学データに乏しいため，両者が並立的に用いられている．アメリカ心臓病学会を始め，多くの学術組織で，この並立構造を解消できずにいる．日本の現状も同様である．しかし，動脈硬化のリスク予測にメタボリックシンドローム診断の意義があるとするなら，2種類の診断体系の存在は，非合理的であり，利用者に誤解を与えかねないという批判がある．アメリカ糖尿病学会やアメリカ内分泌学会はメタボリックシンドロームの概念に批判的立場をとっており，Cardiovascular Risk（心血管リスク）をメタボリックシンドロームに代わる言葉として提唱している．そこでは，従来の動脈硬化予知マーカーとメタボリックシンドロームの双方の考え方を統合し，より正確な心血管リスクの計測が目指されている．ここでは，ウエスト周囲径とLDL-Cの情報をともに利用する方向が示されている．

Q&A HDL-コレステロールとトリグリセリドを別項目にしなかったのはなぜですか？

山下静也

　メタボリックシンドロームは粥状動脈硬化の危険因子が1個人に複数集積し，きわめて動脈硬化性疾患や糖尿病を発症しやすい病態である．メタボリックシンドロームは内臓脂肪蓄積を基盤として起こり，その早期診断と治療は動脈硬化性疾患の発症を予防するためにはきわめて重要である．

　メタボリックシンドローム患者に合併するリポ蛋白代謝異常の特徴は，高トリグリセリド（TG）血症，高レムナント血症，small dense LDL，食後高脂血症，低HDLコレステロール（HDL-C）血症である．日本内科学会雑誌に報告されたわが国におけるメタボリックシンドロームの診断基準では，臍周囲径によって診断した内臓脂肪蓄積を必須項目にして，高TG血症（≧150mg/dl）and/or 低HDL-C血症（＜40mg/dl）が3つの項目の1つになっている．NCEP-ATPIIIの基準，WHOの修正基準，IDFの基準では，高TG血症と低HDL-C血症を2項目として扱っているのに対し，わが国のガイドラインでは1項目として扱っている点が大いに異なっている．その理由はガイドライン本文中に記載されているが，以下にその内容を紹介したい．

　メタボリックシンドロームでは，内臓脂肪蓄積を背景に，直接的にあるいはインスリン抵抗性を介して危険因子の集積や動脈硬化が生じていることを考えると，それらに伴う脂質代謝異常として高頻度にみられるのは高TG血症と低HDL-C血症である．これはリポ蛋白リパーゼ（LPL）の作用不足に基づく脂質代謝異常であり，共通の基盤で起こっていると推定される．また，糖尿病患者で血清TG値とHDL-C値との関係をみたOkuboらの報告[1]では，血清TG値が150mg/dl以上で低HDL-C血症の割合が急激に増加していた．したがって，メタボリックシンドロームのように耐糖能異常を有する場合には，脂質代謝異常の一方が起こっていても，何らかの形で他方にも影響が及んでいるものと考えられる．

　このような観点に立つと，高TG血症と低HDL-C血症の両者を独立して，また同格に診断基準に加えることには問題があると思われる．むしろ，高TG血症と低HDL-C血症の両者が揃っている必要は必ずしもないが，一方が認められた場合にはメタボリックシンドロームの可能性を考えて診療に当たるという意味で，両者を1項目として取り扱うのが妥当な線と思われる．

[文　献]

1) Okubo M, Murase T : Hypertriglyceridemia and low HDL cholesterol in Japanese patients with NIDDM. *Diabetes* 1996 ; 45(Suppl 3) : S123-S125.

VII

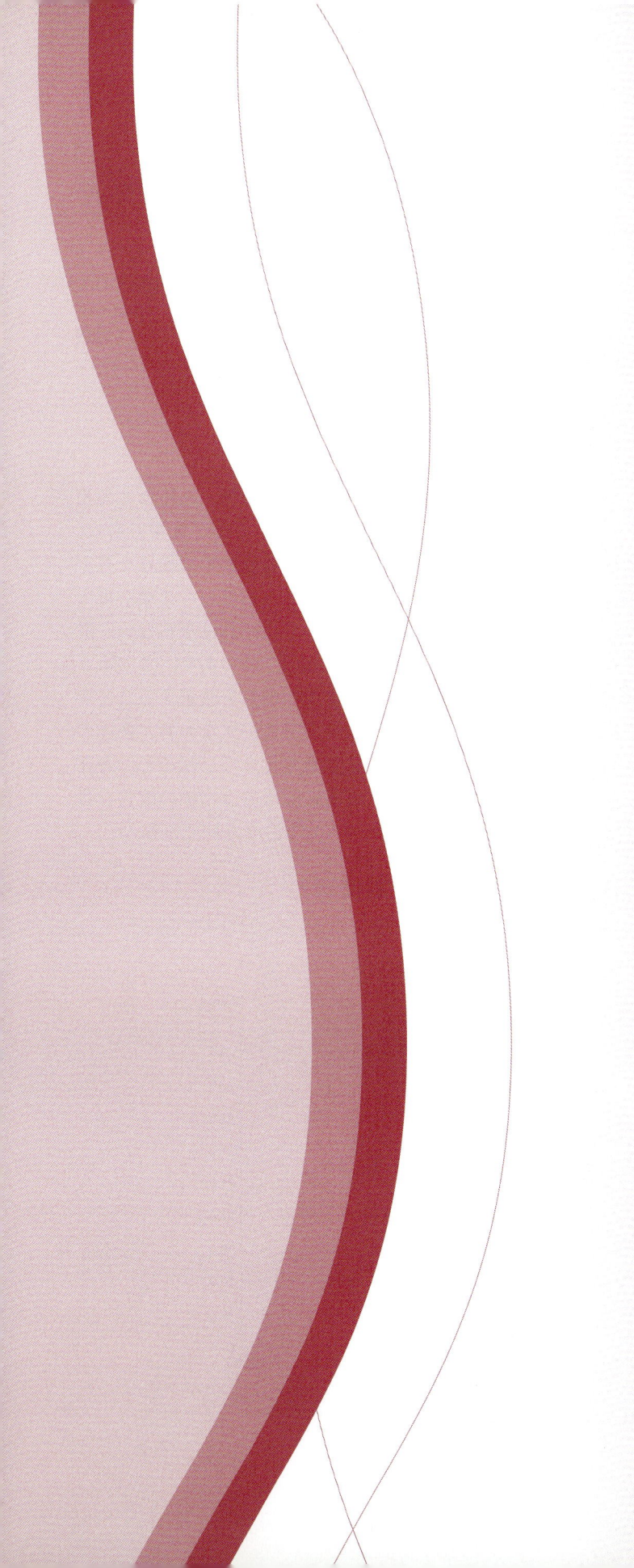

治療

VII. 治療

治療の基本的考え方

及川眞一

メタボリックシンドロームは生活習慣病の1つとしてもっともインパクトの強い病態概念である．このことから治療の原則は生活習慣の改善であることが理解される．また，医療を施行する側については生活習慣の改善を具体的にサポートし，その評価を行うことが求められる．このようなアプローチは一次予防を目指した生活習慣病対策に合致する．特に食事と運動（身体活動）はその要であり，これを持続することがその治療の一歩である．このためには動機付けとともに，患者を鼓舞することが必要となる．

キーワード 生活習慣病　危険因子　インスリン抵抗性　体重日誌

2006年，神戸市で開催された第27回日本肥満学会では「神戸宣言2006」が発表された．これは肥満症やメタボリックシンドロームの予防と改善には食生活の改善と運動の増加を図り，まずは「3kgの減量」，「3cmのウエスト周囲径の短縮」を実現しようという「サンサン運動」を提案したものである．メタボリックシンドローム治療の基本的な考え方の1つは，健康を損なうと考えられる日常生活の問題点を見直し，これを改善させることであるが，患者自身がその効果を実感するための指標としてウエスト周囲径や体重などの身体変化に着目して具体的な数値をあげたものである．一方，臨床的には血清脂質・血糖・血圧などの検査値の改善が得られることが重要であり，このような意味では検査成績の推移を医療機関において検討されることも必要不可欠な過程であるといわなければならない．最終目標は心血管病の予防であり，このような目標に向けて生活習慣を改善することが最も重要な治療である．すなわち，個々の症例に対する意識変化を呼び起こし，身体的な指標とともに臨床的な指標の改善を目指すことが基本的な治療方針である．

生活習慣病とメタボリックシンドローム

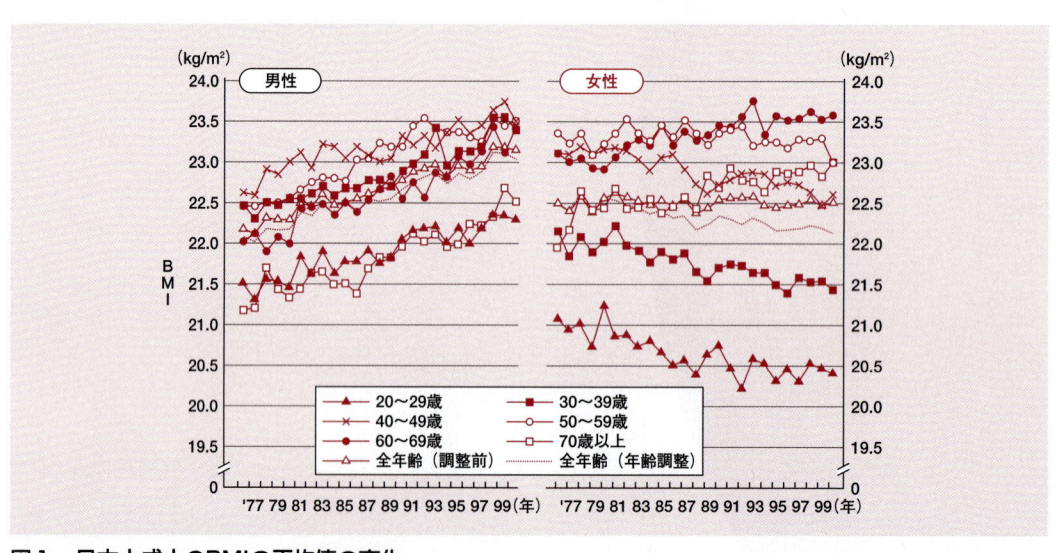

図1　日本人成人のBMIの平均値の変化
（国民健康・栄養調査 1976−2000より）

生活習慣病として糖尿病，脳卒中，心臓病，高脂血症，高血圧，肥満，癌などがあげられている．癌以外の疾患は循環器系疾患の危険因子であり，生活習慣病としてまとめられた意味も心血管疾患の発症防止を目指すものである．また，これらの危険因子が重複することによって心血管疾患の発症はさらに増加することが認められている．危険因子の重複が単に偶発的なものではなく，インスリン抵抗性が関与する共通の基盤があることが示された．すなわち内臓脂肪の蓄積である．したがって，このような病態を改善するためには内臓脂肪蓄積の軽減を目指した治療が最も効果的，かつ重要な治療である．

内臓脂肪が過剰に蓄積する病態には生活習慣の関与がきわめて強いことが考えられる．BMIは直接，内臓脂肪量を測定するものではないが，多くの例ではよく相関するものである．図1は近年の日本人におけるBMIの変化である．女性ではそれほど大きな変化がなく，若年者ではむしろ減じていることが認められる．一方，男性ではむしろ経年的に漸増している．特に中年での変化は著明であり，厚生労働省から出された日本人のメタボリックシンドロームの年代別にみた頻度（図2）に合致するような変化ととらえることができる．

生活習慣の改善とは

脂肪組織での過剰な脂肪蓄積を防止するためには食事摂取量を減じることが必要であるが，年齢や身体活動量を考慮して指導される．また，蓄積した脂肪組織を減少させる（体重の減少やウエスト周囲径の減少）ためには運動療法が有効である．特に，内臓脂肪は皮下脂肪組織に比し，運動に対する反応性が良好である．内臓脂肪は蓄積しやすく，また，一方では運動によって軽減しやすい臓器であるということができる．したがって，生活習慣の改善によって内臓脂肪の減少が期待される．運動療法を怠り，単なる食事制限のみを行う例では，筋肉量の減少が危惧され，好ましくない．このような生活習慣には注意を喚起することが必要である．このように，生活習慣の改善は食事療法と運動療法の両者を組み合わせて行うことが大切なポイントである．

適切な食事療法や運動療法を指導しても継続して実践されることが必要である．これらの治療法をいかに継続するかについては症例ごとの工夫が必要であり，その効果が実感されるような指導が求められる．

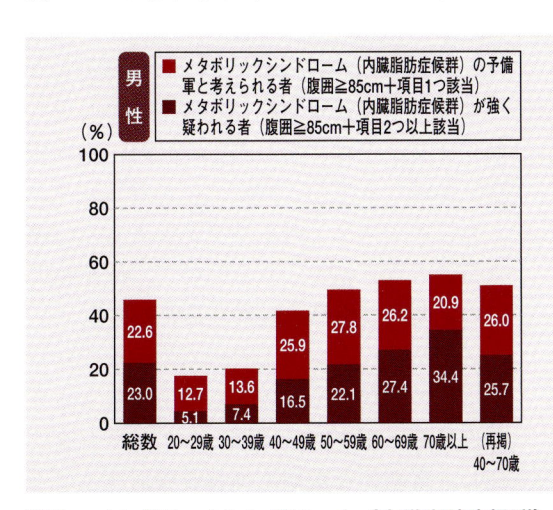

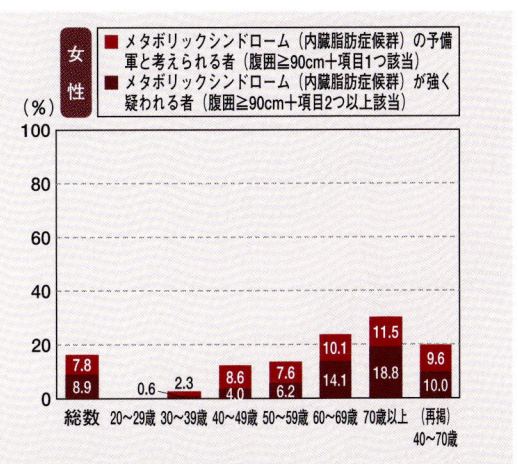

図2 メタボリックシンドローム（内臓脂肪症候群）の状況（20歳以上）

生活習慣の改善がめざすもの

代謝性疾患では検査値の異常を正常化するために，薬物治療が主な手段として行われている．また，食事療法として求められてきたものは血糖値を過度に上昇させないための糖尿病食や，脂質を上昇させないための制限食，血圧を上昇させないための減塩食療法が行われてきた．メタボリックシンドロームでは，まず初めに生活習慣の改善を行って，内臓脂肪の代謝変化を誘導することが目的である．内臓脂肪の減少によってもたらされる代謝変化はインスリン抵抗性の改善である．その結果，空腹時の血清インスリン値や血糖値，血圧値が低下，あるいは正常化することが期待される．また，高トリグリセリド血症が改善され，その結果，HDL-コレステロールが上昇することが期待される．さらに，アディポサイトカイン動態の改善も期待することができる．このような検査成績の改善には数週間から数か月間必要であり，即座に結果が得られなくとも期待はずれではないことを指導することが重要である．

一方，患者自身が実感できる身体変化についての指導が必要となる．すなわち，先に示した「サンサン運動」のような数値目標である．しかし，このような数値に固執する必要はない．ウエスト周囲径や体重変化にそれほどの改善がみられずとも，検査成績の改善が認められることや運動能力が改善されることが期待される．したがって数値目標に向かって努力することが重要な点であり，これにとらわれることなく継続することが必要である．

このように，生活習慣の改善がもたらすものを患者自身が体感する主観的なものとともに，検査値の改善も認められる客観的なものも必要である．したがって，メタボリックシンドロームの治療では患者自身がウエスト周囲径を測定し，体重測定を行って記録すること（体重日誌）や，食事の記録などを行うことによって，自身の身体変化を自覚できるように指導する．一方，このような保健指導のみでは客観的臨床的変化を把握することはできない．医療機関による定期的な観察によって検査結果の推移を検討することも必要となる．

まとめ

メタボリックシンドロームに対する治療は，まさしくテーラーメードあるいはオーダーメード型の治療である．それぞれの日常生活の問題点を明らかにした上での保健指導，医療指導が必要となる．しかし，行動療法としてはこのようなオーダーメード型のものとは逆の発想があってもよい．すなわち，個人個人が行うことよりも集団で行ったほうが効率的であることも考えられる．食事指導もある集団で行うことが食生活のさまざまなアイデアに結びつくこと，あるいは，一人で運動するよりはある集団で行うほうが継続的な効果に結びつくことなどが期待される．「歩け歩け運動」のような組織作りが行われてもよい．医療機関のみならず，地域での保健指導がメタボリックシンドロームに着目して行われることは地域社会の健康を維持する手段としても成立する．これらが行われた結果，内臓脂肪量が減じる方向に向かえば，身体変化とともにインスリン抵抗性を基盤とした代謝の指標も改善する．したがって，医療機関での定期的な指導・観察も必要である．

メタボリックシンドロームの治療では日常生活の問題点を改善することが最も重要な点であるが，医療機関としてはそれを支援し，客観的な数値の推移を検討することから治療が始まると認識される．

Ⅶ. 治療

体重のコントロール 減量の意義・目標・方法

吉松博信

肥満症治療においては，食事療法や運動療法に関する知識の供与ではなく，それらを実行させる方法論が必要である．したがって，食事療法や運動療法の有無や成否にかかわらず行動療法が用いられる．まず食行動質問表やグラフ化体重日記を用い，食行動やライフスタイルの問題点を抽出する．それに基づいて問題行動を修正する．抽出した問題点および修正した行動が適切なものであれば，体重が減少するか，体重増加が抑制されるかの効果が認められる．減量は報酬として患者の動機水準を向上させる．動機水準の向上によって患者は修正行動の数や強度を増加させ，適性行動の長期持続が可能になる．さらに，食事時間やライフスタイルのリズム異常の修正，咀嚼法なども減量やリバウンド防止に寄与する．減量治療の成否の鍵は，治療者の意欲や指導力ではなく，患者自身の気づき，動機づけ，自己管理といった要素が握っている．

キーワード メタボリックシンドローム　肥満　行動療法　グラフ化体重日記　咀嚼法

体重コントロールにおける行動療法の必要性

メタボリックシンドロームの発症因子である内臓脂肪蓄積の改善には，食事療法と運動療法が必要である．しかし，その実行と継続は困難である．患者の理解度や病識が低いわけではない．患者は，減量の必要性を知識としては理解している．しかし，実行に移せない，またはやり始めても長続きさせることができないのである．肥満症患者は，運動療法や食事療法が苦手なのだと考えるとわかりやすい．このような患者を相手に，合併症の恐さを説明したり，栄養学的な教育を施したりすること，すなわち患者の知識量を増加させることだけでは，患者の苦手な課題を克服することは難しい．重要なことは知識量ではなく，知識を行動に移し継続させる方法論である[1,2]．

肥満症治療の成否の鍵

患者の行動変容が医療側の指摘によってなされるか，患者自身の気づきによって行われるかは肥満治療の成否にかかわる重要な分岐点となる[1]．医師や栄養士による過食の指摘は，一過性に患者の反省を促しそれなりの効果を生む．しかし，「過食の是正」が患者の努力と我慢によってなされる限り，その行動の実行と長期的維持には限界がある．患者自身が問題に気づき，自主的に減量に適した行動を選択遂行した場合にのみ，その長期維持が可能になる．したがって，治療の成否の鍵を握る行動療法のキーワードは患者の「気づき」，「動機づけ」，「自己管理」である．

治療にあたって医療サイドが留意すべきポイント[1]

① 医療側は患者の日常生活のすべてには介入できない．
② 肥満症患者には固有のライフスタイルがある．
③ 肥満症患者には食行動の「ずれ」と「くせ」がある．
④ 医療側は教育や指導で満足しがちである．
⑤ 患者は知識の増加で満足しがちである．
⑥ 知識の増加は必ずしも行動変容にはつながらない．

肥満症治療においては，これらの前提にたって患者の生活習慣に介入し，その改善をはかる必要がある．そのためには，なぜ太るのか，なぜやせられないのか，これら

の点を1つずつ患者と一緒に考えてみることが必要である．

減量治療開始時の注意事項[2]

◆減量目標

減量の目的は，肥満に伴う合併症およびメタボリックシンドロームの構成因子の改善および発症予防にある．したがって，体重，減量幅，目標体重に過度にこだわるべきではない．患者の理想体重を算出し，「目標達成には30kgの減量が必要だ」などといった説明をすることはむしろ有害である．「自分には無理だ」と治療意欲に悪影響を及ぼすからである．治療の開始にあたっては，さしずめ3～5kgの減量を目指す．この程度の減量でも，肥満症の合併症である糖尿病などに与える影響は予想以上に大きい．わずかの減量によっても，血糖値が改善するとなると，患者にとっては驚きであり，強力な治療動機にもなる．

◆治療期間

治療期間についても急速な減量ではなく，長期的かつ持続的な減量が必要であること，その達成のためには「続ける」ことの重要性を認識させる．「1週間に0.5kgの減量は，1か月で2kgになり，1年で24kgの減量につながる」．こういった説明は効果的である．

◆実行可能な肥満治療の導入

肥満症や肥満糖尿病の患者は治療では「厳しい食事療法を強いられる」と思い込んでいる．一方で「そんなに厳しい食事療法ができるぐらいなら，こんなに太っていない」とも考えている．そのような患者に対し，初診時から食事内容を必要以上に詳しく問い正し，それを直ちにカロリー換算し，過食を矯正するといった指導を行うことは避けるべきである．治療意欲を低下させるからである．治療の導入期で大切なことは「厳しい食事療法をいきなり実践する」のではなく，「なぜ体重が減らないのかがわかるまでは今までどおりの食べ方でいきましょう」という受容的な態度である．治療意欲が高まれば，患者は自分である程度のカロリー制限を行ったり，運動を取り入れたりするようになる．この時点で初めて治療者は栄養学的な話題を持ち込めるようになる．

◆ストレスについて

ストレスは大きな肥満発症要因であり治療阻害要因でもある．特に，行動療法の遂行がうまくいかない場合にはストレスの存在に注意が必要である．しかし，肥満症患者の食行動の背景に必ずストレスが存在するといった前提は持つべきではない．患者によってはストレスを言い訳にしている場合もある．ストレスに対する介入にも限度がある．したがって，行動論的アプローチが必要であるからという理由で，職場や家庭のストレス状況を過剰に聞き出す必要はない．下手をすると，治療は泥沼にはまって動きがとれなくなる．むしろ，減量の進行や認知が変容する過程で患者自身のストレスへの対応が自然と改善されていくことも多い．

減量の方法

◆肥満を助長する要因の把握と修正

肥満症患者には患者特有の食行動の「ずれ」と「くせ」が存在する[2,3]．

ずれとは「水を飲んでも肥る」という認識のずれ，「お腹いっぱいでも，好きなものなら別のところに入る」という満腹感覚のずれ，たくさん食べているにもかかわらず，自分の食べる量は「それほどでもない」と答える摂食量に対するずれである．「くせ」とは「目の前に食べ物があれば，つい手が出てしまう」，「いらいらするとつい食べてしまう」といった食行動の悪いくせである．いずれも患者が意識していないとこ

表1 食行動質問表

氏名（　　　　　　）　年齢（　　　）　性別（男・女）
身長（　　　cm）　体重（　　　kg）
次に示す番号で以下の問いにお答え下さい．
（1．そんなことはない　2．時々そういうことがある　3．そういう傾向がある　4．全くその通り）

1. 早食いである（ ）	30. ハンバーガーなどのファーストフードをよく利用する（ ）
2. 肥るのは甘いものが好きだからだと思う（ ）	31. 何もしていないとついものを食べてしまう（ ）
3. コンビニをよく利用する（ ）	32. たくさん食べてしまった後で後悔する（ ）
4. 夜食をとることが多い（ ）	33. 食料品を買うときには，必要量よりも多めに買っておかないと気が済まない（ ）
5. 冷蔵庫に食べ物が少ないと落ち着かない（ ）	34. 果物やお菓子が目の前にあるとつい手が出てしまう（ ）
6. 食べてすぐ横になるのが肥る原因だと思う（ ）	35. 一日の食事中，夕食が豪華で量も多い（ ）
7. 宴会・飲み会が多い（ ）	36. 肥るのは運動不足のせいだ（ ）
8. 人から「よく食べるね」と言われる（ ）	37. 夕食をとるのが遅い（ ）
9. 空腹になるとイライラする（ ）	38. 料理を作る時には，多めに作らないと気が済まない（ ）
10. 風邪をひいてもよく食べる（ ）	39. 空腹を感じると眠れない（ ）
11. スナック菓子をよく食べる（ ）	40. 菓子パンをよく食べる（ ）
12. 料理があまるともったいないので食べてしまう（ ）	41. 口一杯詰め込むように食べる（ ）
13. 食後でも好きなものなら入る（ ）	42. 他人よりも肥りやすい体質だと思う（ ）
14. 濃い味好みである（ ）	43. 油っこいものが好きである（ ）
15. お腹一杯食べないと満腹感を感じない（ ）	44. スーパーなどでおいしそうなものがあると予定外でもつい買ってしまう（ ）
16. イライラしたり心配事があるとつい食べてしまう（ ）	45. 食後すぐにでも次の食事のことが気になる（ ）
17. 夕食の品数が少ないと不満である（ ）	46. ビールをよく飲む（ ）
18. 朝が弱い夜型人間である（ ）	47. ゆっくり食事をとる暇がない（ ）
19. 麺類が好きである（ ）	48. 朝食をとらない（ ）
20. 連休や盆，正月はいつも肥ってしまう（ ）	49. 空腹や満腹感がわからない（ ）
21. 間食が多い（ ）	50. お付き合いで食べることが多い（ ）
22. 水を飲んでも肥る方だ（ ）	51. それほど食べていないのに痩せない（ ）
23. 身の回りにいつも食べ物を置いている（ ）	52. 甘いものに目がない（ ）
24. 他人が食べているとつられて食べてしまう（ ）	53. 食前にはお腹が空いていないことが多い（ ）
25. よく噛まない（ ）	54. 肉食が多い（ ）
26. 外食や出前が多い（ ）	55. 食事の時は食べ物を次から次へと口に入れて食べてしまう（ ）
27. 食事の時間が不規則である（ ）	
28. 外食や出前を取るときは多めに注文してしまう（ ）	
29. 食事のメニューは和食より洋食が多い（ ）	

ろが問題で，そのため日常生活と密着して繰り返され，病状を悪化させる要因になる．また，食事療法や運動療法の遂行や効果にも悪影響を与え，肥満症治療の大きな阻害要因ともなる．したがって，これらの「ずれ」や「くせ」を病歴聴取や食行動質問表，グラフ化体重日記を用いてできるだけ多く把握する必要がある．その過程で顕在化した「ずれ」と「くせ」を患者自身に気づかせることが，行動修復の手段になる．

◆**食行動質問表**[2,3]

問題点の把握には**表1**に示すような食行動質問表が有用である．内容はいずれも，肥満症治療の過程で患者自身の言葉や感想として述べられたものを集め，作成したものである．**図1**は質問表の解答を得点化し，その特徴を表示したものである．この患者の場合，ストレス過食など肥満を誘発する外因性の要因は少なく，夜間に偏った食事というリズム異常，油ものが多い食事内容，早喰いなどの食べ方が主な問題点であることがわかる．入院治療によって，それらが是正

されていることも明らかである．このように食行動質問表を用いることで，患者の食生活や肥満に対する認識などを，患者とともに治療者も知ることができる．治療の方向性や問題点を探す上で有用な手段になる．

◆グラフ化体重日記[2,3]
◎体重測定
　肥満症患者は体重を測定しないことが多い．体重測定を意識的に拒否している患者もいる．その意味では体重を毎日測定し，肥満しているという現実に直面することは，行動療法の第一歩でもある．この体重変動をグラフ化し，治療に応用したのが，図2に示すグラフ化体重日記である．体重の測定は起床直後，朝食直後，夕食直後，それに就寝直前の1日4回行う．ベースになる体重は起床直後で，他は食行動やライフスタイルによって，体重変動が起こりやすい時期があてられている．特に，起床直後の体重を前日の同時期と比較することが重要で，この増減によって前日の食行動やライフスタイルの良し悪しを判断することができる．また，夕食直後から就寝直前までの体重変化は，夜間摂食を検討するのに都合がよい．体重の記載は体重測定のたびに行い，1週間分をまとめて記載するような方法はとらない．毎日起床直後の体重測定時に前日の体重と比較し，体重がなぜ増えたか，あるいは減ったか，体重波形をじっくり見直させることが大切である．

◎体重日記による患者とのやりとり
　1週間ごとに記録を見ながら患者と面接する．大事なことは1週間の体重の変化ではなく，毎日の体重の増減が食行動に対応してどう変化しているかを知ることである．患者が予想した以上に1日の体重変化が大きいこと，夕食の内容や時間によって，翌日起床時の基本体重が影響されること，などに注目させる．正常な体重の日内変動は，「食べれば増え，食べなければ減る」という簡単な原則である．この原則からはずれた体重波形，これを異常と判断し，治療に取り込んでいく．

　さらに必要なことは，これらの基本原則からはずれた体重波形を患者と話し合う場合に，治療者側から患者に，異常波形の良し悪しについて，特別にコメントすることは極力避けることである．問題点の抽出が治療者の指摘によってではなく，患者自身によって行われることが重要なのである．治療者の役割は，体重の増減をもたらした具体的な事実が浮かび上がってくるように，患者を導くことにある．多くの場合は食事内容を指示しないでも，食事時間や間食等の是正だけで，ある程度の体重は減少する．

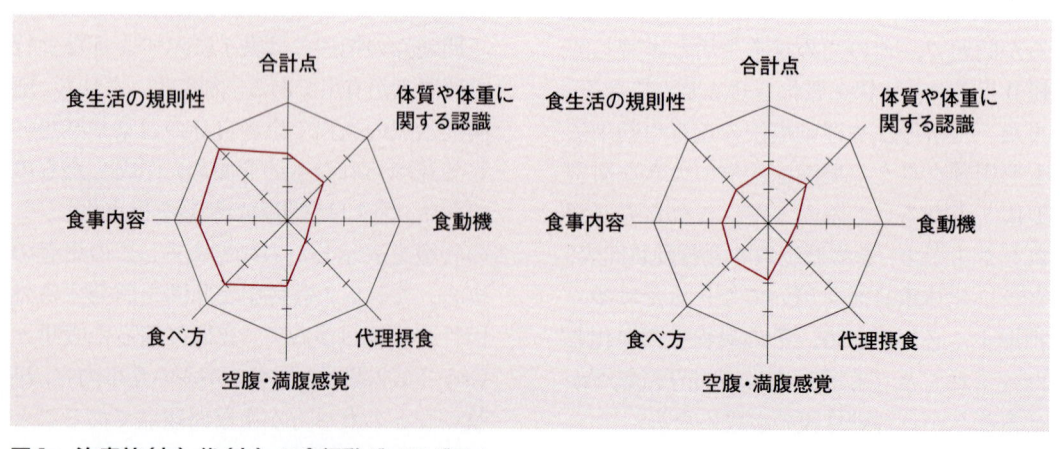

図1　治療前（左）後（右）の食行動ダイアグラム

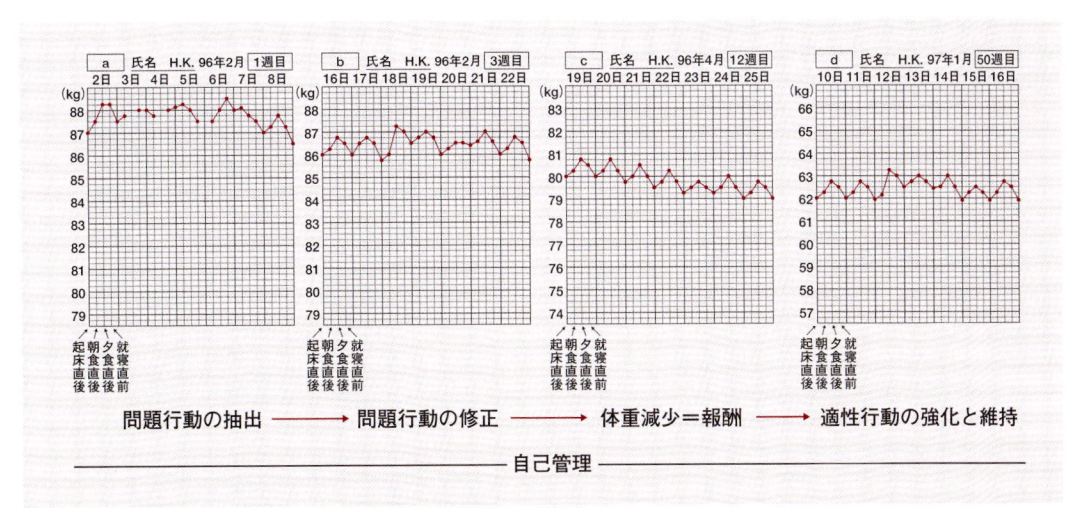

図2 グラフ化体重日記による行動修正療法

◆咀嚼法の併用[2,3]

肥満症患者の大多数は「早食い」である．「早食い」は正常の満腹感から逸脱した過食の原因になる．満腹情報として本来，食行動調節に主要な役割を果たしている消化管の機械的刺激や吸収後の代謝産物等の情報が，「早食い」によって機能しなくなるからである．小児期から習慣化した「早食い」の矯正は困難である．長期にわたる練習によって，その習慣化が必要になる．治療技法としては咀嚼法が有用である．一口30回噛みの食事は咀嚼時間の延長に伴って，食物本来の歯ごたえや味覚の自覚をもたらす．咀嚼自体も満腹感の形成を促進する作用を有する．最終的には，咀嚼法によって生理学的な食行動調節系を回復させ，認知の再構築を促すことを目的としている．

◆リズムの修正

肥満動物モデルの食行動の特徴に，概日リズムの破綻がある．このリズム異常の修正によって体重減少が認められる．このとき，食事摂取量に変化がないことから，この減量には肥満に伴い低下していたエネルギー消費の増加が関与していると考えられる．ヒトでも間食や欠食など食行動のリズムは大きく乱れている．特に朝食の欠食，夕食時間の遅延などは肥満者にもよくみられる食行動パターンである．すなわち，エネルギー消費系が低下している夜間に食事を摂取するという夜型のライフスタイルが定着しつつある．これが肥満を助長させることになる．グラフ化体重日記を用いて減量に成功した患者に共通して認められる変化は，体重波形の規則化と早い時間帯での夕食の摂取である．このことは，患者の食生活および日常生活のリズムの改善がエネルギー収支に好影響を与えていることを示している．

当たり前のことを実行

結論として肥満症治療においては，「患者自身が自分の食行動の問題点を把握し，規則正しい食事をよく噛んで摂取するとともに，体重を計りながらゆっくりと減量する」という，ごく当たり前のことを実行させることが最も適切な治療法であると考えられる．

［文　献］

1) 吉松博信：肥満症の行動療法．糖尿病代謝症候群．医学のあゆみ，門脇　孝，小川佳宏，下村伊一朗　編，医歯薬出版，2004；827-834．
2) 日本肥満学会：肥満症治療ガイドライン2006．肥満研究 2006；12．
3) 吉松博信，坂田利家：肥満症の行動療法．日本内科学会雑誌 2001；90：154-165．

VII. 治療

食事療法の実際

多田紀夫

　メタボリックシンドロームの食事療法では，患者の嗜好，生活様式などを考慮しながら減量を一義的に考え進めていく．さらに，減塩に加え，三大栄養素の中身に対する吟味を喚起する必要もある．特に炭水化物摂取の低減は重要で，摂取エネルギーに占める炭水化物の割合を50％程度とし，血糖上昇係数（Glycemic index：GI）を考慮した食事指導を進める．GIの高い食物の過量摂取はいましめなければならないが，同時に摂取する食物繊維はこうした弱点を補ってくれる．このように各栄養素の質を選択することが大切であり，炭水化物でいえば単純糖質よりも，ゆっくり消化される複合糖質を選ぶこと，脂肪でいえば飽和脂肪酸やトランス型脂肪酸を避け，一価不飽和脂肪酸やn-3族多価不飽和脂肪酸を選ぶことである．最後に食行動是正への指導に多くの時間と労力を費やすことも大切となる．抗酸化を期待したサプリメントの評価は定まっていない．

キーワード　メタボリックシンドローム　インスリン抵抗性　肥満　血清脂質代謝異常　食事療法

　NCEPのstep 1，2ダイエットで代表されるごとく，これまでの高脂血症の食事療法は高コレステロール血症の是正を中心とした指導内容が主体となるものであった．わが国においても，『動脈硬化性疾患診療ガイドライン2002年版』で提唱された食事療法の基本はこれに準拠し，高コレステロール血症（高LDL-C血症）の是正を一義的に考慮した内容である．高LDL-C血症の是正は冠動脈性疾患（CAD）リスクを低下するための最も効果的な治療法であることに間違いはないが，こうした食事内容が同様にメタボリックシンドロームに有効であるかは疑問点が多い．本稿では最近のエビデンスから，メタボリックシンドロームが投げかけた食事療法の変革について述べる．

メタボリックシンドロームにおける食事療法の考え方

　メタボリックシンドロームは内臓肥満やインスリン抵抗性が基盤となり，血清脂質代謝異常，高血圧，耐糖能異常が集合する症候群である．加えて，酸化ストレス，感染傾向，血栓性亢進，線溶系低下などの要素が関与する．かくして，発症の上流には内臓肥満を中心とする肥満症やインスリン抵抗性があり，出現する血清脂質代謝異常は高コレステロール血症よりもむしろ高トリグリセリド（TG）血症と低HDL-コレステロール（HDL-C）血症を主体し，超悪玉LDLともいわれる小型，高比重LDL（small dense LDL）が増加する．

　メタボリックシンドロームの治療は食事療法と運動療法を中心とした生活様式の変革（生活療法）が第一選択となるが，こうしたことから食事療法においては肥満の是正を中心に，インスリン抵抗性，高TG血症，低HDL-C血症に配慮し，食後高脂血症，食後高血糖，高血圧などの是正，ならびに酸化ストレス対策が献立作成の際の要となる．

メタボリックシンドロームに対する具体的食事療法

　メタボリックシンドロームの食事療法には3つの柱がある．その1つは減量を目的とした摂取エネルギーの制限であり，第2の柱として炭水化物（糖質），脂質，蛋白質といった三大栄養素の摂取割合を再調整し，それぞれの栄養素の中身選択への工夫，さらに，第3として食行動の是正があげられる．

◆減塩

　食事療法を開始するにあたり，まず塩分制限の重要性を強調したい．高血圧はメタボリックシンドロームの徴候のなかでも冠動脈疾患発症への寄与率がHDL-C低値とともに高く，減塩にて血圧の是正のみでなく，摂食量の軽減が図れ，減量効果も期待できるからである．

◆内臓肥満と摂食エネルギー

　摂食エネルギーの適正化を適切な身体活動とともに実施することは，肥満，特に内臓肥満の治療に重要である．5％程度の少しの減量でも病態の改善に有効であり，大きなリスク軽減が得られる．時には，恒常的なメディカルチェックの下で，一般的な摂食エネルギー設定値である25〜30kcal/kg標準体重よりも低い摂取エネルギー設定が要求される．

　減量法はおおむね，①炭水化物食を中心として，脂肪摂取を押さえるOrnish食，②3大栄養素のバランスを重視したZone食，③1日摂取エネルギー600kcal以下のvery low calorie dietで代表されるWeight Watcher食，④炭水化物摂取を20〜40g/日に抑え，その代わり脂質，蛋白の摂取は自由にするAtkins食に分類される．160名の肥満者（平均BMI 35kg/m²）を対象に，これら4つのタイプの減量法の有用性をみた試験では，いずれの減量法でも1年間の追跡調査において，平均2.1〜3.3kgの体重減少がみられるとともに，LDL-C/HDL-C比は約10％の低下を示し，継続的体重減少に成功したグループでは総コレステロール/HDL-C比，C反応性蛋白（CRP），インスリン値の有意な減少が得られた．しかし，どの減量法も1年間継続率は50〜65％と低値であった．このように，減量を目的とした食事療法は有用である一方で，継続することに困難がつきまとう．1つの方法に失敗しても挫折せず他の方法も試み，個人に合う方策を見いだすことが大切となる．

　63名の肥満者を対象に，60％の炭水化物，25％の脂肪，15％の蛋白にて構成された一般食群と最初の2週間は20g/日の炭水化物摂取から開始し，理想体重を目標に少しずつ炭水化物の摂取制限を緩める傍ら，脂肪と蛋白摂取は制限しないという低炭水化物食群を1年間追跡調査したFosterらの調査結果では，低炭水化物食群で一般食群に比較して追跡6か月の時点において有意な体重減少がみられた．しかし，1年後にはドロップアウト症例の増加のため，両群の体重減少の有意差は消失した．一方，低炭水化物食群では一般食群と比較して血清TGの有意な低下とHDL-Cの有意な増加（いずれも$p<0.05$）が1年後も継続した．このように，短期的減量には炭水化物を厳しく制限することが有効であることが窺えるが，長期的な見地からは飽和脂肪酸を中心とした摂取脂肪の低減も合わせて行うことの有用性が示されている．

◆インスリン抵抗性への配慮

　インスリン抵抗性に伴う耐糖能異常は血清脂質代謝に影響を与え，高TG血症，低HDL-C血症を招き，small dense LDLを増加し，食後高血糖だけでなく食後高脂血症も随伴する．

　摂取脂肪酸の種類がインスリン抵抗性を含めメタボリックシンドロームの発症にかかわることを示す報告がみられる．それらによると，飽和脂肪酸食やトランス型脂肪酸食はインスリン抵抗性を増大し，多価不飽和脂肪酸食はインスリン抵抗性を改善する．特に，トランス型脂肪酸食はLDL-Cを増加してHDL-Cを低下するため，米国の主要都市では使用禁止の動きさえある．トランス型脂肪酸食はマーガリン，ビスケットに多く含有される．トランス型脂肪酸の代用にパーム油を使う話もあるが，パーム油は植物油でありながら飽和脂肪酸含量が高

く，LDL-Cを増加するため推奨されない．

アルコールは末梢血管を広げる働きがあり，インスリン感受性を高める食品であると成書に記載されている．しかし，アルコール常用は血圧上昇や血清TG値増加を来たし，肥満や脂肪肝を助長する．

◆適切な炭水化物摂取のあり方

摂取エネルギー制限食において，炭水化物の理想的摂取割合を55～60%とすることが，メタボリックシンドロームの食事療法としての妥当性を支持するエビデンスは見当らない．このあたりの混乱を招いた最近の報告としてDASH食がある．DASH食はDASH試験で用いられた食事内容である．DASH食は果物や野菜，低脂肪乳製品摂取を主体とした高炭水化物食（摂取カロリーの55%が炭水化物）であり，飽和脂肪酸，総脂肪，コレステロール摂取量は低く抑えられた（摂取カロリーの27%が脂肪）．こうしたDASH食摂取は，コントロール食とした米国人典型食（48%の炭水化物，37%の脂肪）に比較して血圧を低下し，LDL-C値を低下した．このことは高コレステロール血症に対する高炭水化物食の有用性を示すものであったが，同時にDASH食がHDL-Cの低下を招き，血清TG値には影響を与えなかったことは省みられなかった．

その後発表された大規模クロスオーバー試験であるOmniHeart試験では，こうしたDASH食を基盤として，①蛋白を少し減らしたCarbo食（58%の炭水化物，27%の脂肪，15%の蛋白），②蛋白を増加し，しかもその半分を植物蛋白由来としたProt食（48%の炭水化物，27%の脂肪，25%の蛋白），③一価不飽和脂肪酸を中心に脂肪摂取量を増加したUNSAT食（48%の炭水化物，37%の脂肪，15%の蛋白）の3つのタイプの等カロリー食が前高血圧症を呈する健常者164名に無作為に割り付けられ，体重変化を生じないよう6週間経過観察された．結果として，これら3つの試験食はすべて，基礎値より血圧とLDL-Cを低下した．しかし，Prot食とUNSAT食はCarbo食より，さらに血圧を低下し，最もLDL-C値を低下したのはProt食であった．そして，UNSAT食群ではTG値の低下がみられ，これはTG値の変化がなかったCarbo食群に比較して有意な低下であった．一方，Protein食はCarbo食と同様にLDL-CとともにHDL-Cの低下も引き起こした[2]．

さらに，10名の健常な閉経後女性を対象とし，等カロリーの高炭水化物食（60%の炭水化物，25%の脂肪，15%の蛋白）と低炭水化物食（40%の炭水化物，45%の脂肪，15%の蛋白）を摂取させた比較試験がある．結果として，高炭水化物食群では低炭水化物食群に比較して空腹時の血清TG，VLDL-TG，VLDL-Cは有意に高値となり，HDL-Cは有意に低値となった．そして，血清インスリンの高値（$p<0.001$）も高炭水化物食群で認められた．

前述のFosterらの成績や低炭水化物食が高炭水化物食より血圧を低下するという他の報告も含め，これらの結果はメタボリックシンドロームの食事療法では脂質の内容を考慮しながらも，むしろ脂質より炭水化物の摂取割合を減らすことが妥当であることを示しており，メタボリックシンドロームの食事療法で望ましい炭水化物の摂取エネルギー比は，これまでの食事療法で提唱される55～60%よりさらに低下すべきであることを示している．

一方，摂取される炭水化物の種類も重要となる．単純糖質食と複合糖質食の間の比較では，単純糖質食の方が血清TG増加をより導き，ブドウ糖飲料と果糖飲料との比較では果糖飲料の方がより血清TGを増加する．炭水化物はその構造，製造過程，調理法などにより，同量摂取後でも血糖増加に及ぼす影響に相違が生じ，血糖上昇係数

（Glycemic index：GI）として表現される．たとえば，ブドウ糖，果糖などの単糖類や砂糖などの二糖類といった単純糖質，白パン，調理用ポテト，パンケーキなどはGIの高い炭水化物であり，玄米，胚芽パン，豆類などはGIの低い炭水化物である．GIが高い食物では食後の高血糖，高インスリン血症が出現し，インスリン抵抗性の存在下では膵β細胞に過剰な負担が生じる．GIの低い炭水化物は，しかしながら，摂取後のレプチンやインスリンを介する大脳満腹中枢への刺激が少なく，食べ過ぎる危険性も併せ持つ．そして，種類を問わず炭水化物を多く摂取した場合は，食後の高血糖，高インスリン血症が出現する．そのため，GIを勘案した炭水化物摂取総量も重要な指標となり，これは総糖負荷量（glycemic load）と呼ばれる．実際，総糖負荷量の増加はCRP上昇，血清TG増加，HDL-C低下など代謝系に悪影響を及ぼし，肥満や2型糖尿病，CADの発症に関与する．

一方，食物繊維には食事の量を確保し，満腹感を味わいながらも相対的に摂取エネルギーやGIを低くする効用がある．食物繊維の摂取量は20～30g/日（あるいは摂取エネルギー1,000kcalあたり10～15g）が適切とされるが，なかでも穀物由来の食物繊維摂取が最もCADや糖尿病の発生リスクを低下するといわれる．

脂肪摂取への配慮

これまで報告された27の文献をメタアナリシスし，炭水化物による摂取エネルギーを5％減少し，飽和脂肪酸，一価不飽和脂肪酸，多価不飽和脂肪酸の3つの脂肪酸にそれぞれ置き換えた場合の血清脂質の変化をみた報告がある（図1）．結果として，飽和脂肪酸，一価不飽和脂肪酸，多価不飽和脂肪酸のいずれの脂肪酸に置換した場合も血清TGは低下し，HDL-Cは増加した．しかし，飽和脂肪酸への置換ではLDL-Cの増加をみた．

脂肪に富んだ食事はカイロミクロンの生成を亢進し，食後高脂血症を生じることもよく知られている．同量の脂肪酸を摂取し

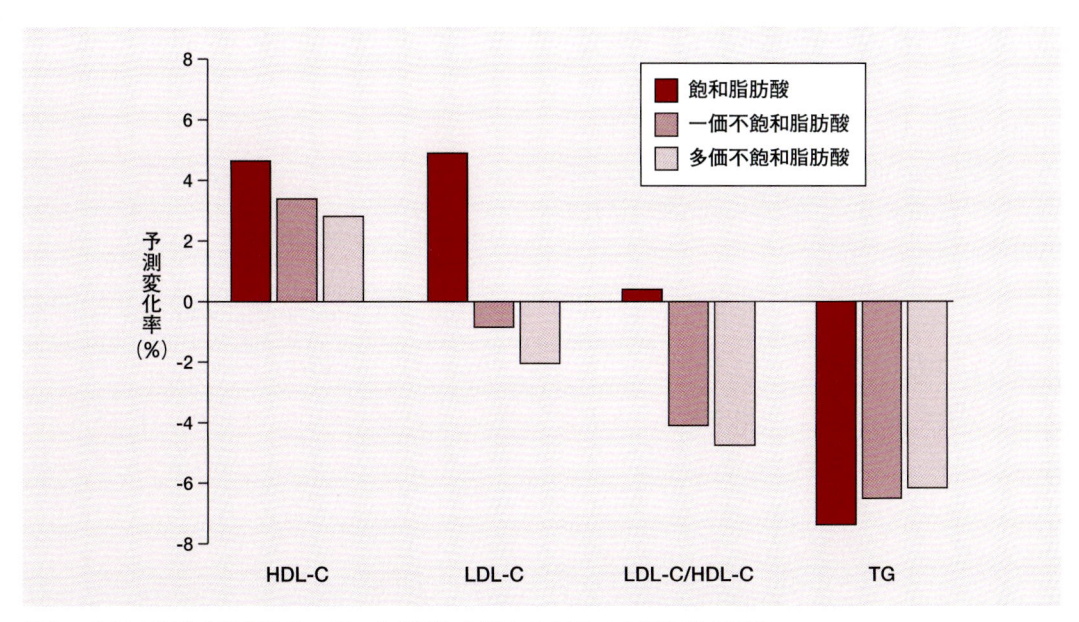

図1　5％の炭水化物摂取カロリーを脂肪に置換した場合の血清脂質の変化
(Hu FB, et al : JAMA 2002 ; 288 : 2569-2578)

表1 摂取エネルギーを減らすコツ（食行動十箇条）

① 「早食い，ながら食い，まとめ食い」を避ける．
② 一日3食，規則的に食べる．
③ よくかんで食べる．
④ 腹八分目を守る．
⑤ 食物繊維の多い食材を先に食べる．
⑥ まわりに食べ物を置かず，食環境のけじめをつける．
⑦ 好きなものでも一人前，または適正量を守る．
⑧ 寝る前の2時間は重いものを食べない．
⑨ 食器を小ぶりにする．
⑩ 外食では丼物より定食物を選択する．

（高脂血症治療ガイドライン2004年版より）

た場合でも，食後高脂血症を生じる度合いは異なり，飽和脂肪酸，n-6族多価不飽和脂肪酸，n-3族多価不飽和脂肪酸の順に摂取後の血清TG増加率は高い．この点，ジアシルグリセロール摂取は食後高脂血症の程度を軽減する．中鎖脂肪酸も食後高脂血症を呈さないが，耐糖能異常者では摂取後のケトン体増加に注意すべきである．

イコサペントエン酸，ドコサヘキソエン酸，α-リノレン酸などの長鎖n-3族多価不飽和脂肪酸は血清TGを低下し，血液凝固能改善，抗炎症作用，血管内皮細胞の安定化，インスリン感受性亢進などのさまざまな作用によりCADリスクを低下し，突然死を低減する．このことは長鎖n-3族多価不飽和脂肪酸のCAD二次予防に対する有用性をみた複数の疫学的成績からも証明されており，メタボリックシンドロームに推奨される摂取脂肪といえる．

食行動の是正

正しい食行動（表1）を指導することも大切である．たとえば，ゆっくり時間をかけて食事するという食行動を身につけることは，食後の急激な高血糖や血清脂質の上昇を回避するうえで有効であり，思わぬ過食が避けられることにもなる．

おわりに

メタボリックシンドロームの食事療法を考えるに「治療法としての減量食」への関心をさらに強化する必要がある．そのためにも，メタボリックシンドロームに対する食事指導が早々に健保算定されることが望まれる．

[文 献]

1) 多田紀夫：高脂血症と食事療法．*Vasc Med* 2006；2：283-290．
2) Miller ER, Erlinger TP, Appel LJ：The effects of macronutrients on blood pressure and lipids: An overview of the DASH and OmniHeart trials. *Curr Atheroscler Report* 2006；8：460-465.
3) Hu FB, Willet W：Optimal diets for prevention of coronary heart disease. *JAMA* 2002；288：2569-2578.

Ⅶ. 治療

運動療法の実際と注意点

佐々木淳

日常身体活動度の低下は過食とともにメタボリックシンドロームの主な原因であり，身体活動度を高め運動習慣をつけることがメタボリックシンドロームの根本的な治療となる．運動処方としては効果と安全性を考慮し，本人が運動中「楽である」から「ややきつい」と感じる程度で，脈拍数はおよそ110～130/分程度の軽強度の有酸素運動が適している．運動の種類としては歩行，水泳，サイクリングなど大きな筋肉を律動的に動かす運動が勧められる．運動量と頻度は1日30分以上（できれば毎日），週180分以上を目標にする．初めて運動療法を始めるに際は，運動負荷試験を含む循環器系に重点をおいたメディカルチェックが必要である．

キーワード 運動処方　有酸素運動　最大酸素摂取量　身体活動量　ボルグ指数

メタボリックシンドロームにおける運動療法の意義

日常身体活動量の低下は心筋梗塞，脳梗塞などの動脈硬化性疾患，およびその危険因子である脂質代謝異常症，糖尿病，高血圧症，肥満などの主要な原因であることが，多くの疫学研究で確かめられている．Blairらは健常者13,344人を前向きに約8年間追跡し，体力の低い人ほど循環器疾患死，癌死をはじめすべての死亡数が多いことを報告している（図1）[1]．

規則的な運動によりメタボリックシンドロームの頻度の減少およびメタボリックシンドロームで認められるインスリン抵抗性の亢進，脂質代謝異常（高トリグリセリド血症，低HDLコレステロール血症，高レムナント血症，高small dense LDL血症），糖尿病，高血圧，内臓肥満[2, 3]を改善すること，さらに冠動脈疾患，脳梗塞，癌の予防効果も確かめられている．

われわれは人間ドックデータを用い，メタボリックシンドロームの頻度と全身持久的運動能を示す最大酸素摂取量（VO_2 max）の関係を4群に分けて検討した結果，最大酸素摂取量が最も低い群に比べ最も高い群ではメタボリックシンドロームの罹患率がおよそ1/10であることを報告している（図2）．したがって日常の身体活動量を増し，運動により体力を高めることがメタボリックシンドローム予防と治療の基本であり，

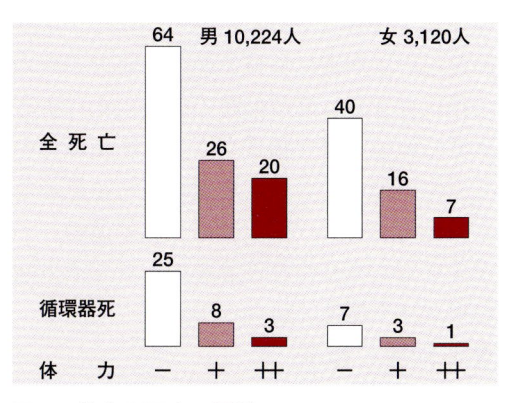

図1　体力と死亡の関係
13,344人を運動程度で3段階に分け，8.3年間追跡観察した時の死亡数（10,000/年）．
(Blair SN *et al* : *JAMA* 1989; 226 : 2395.)

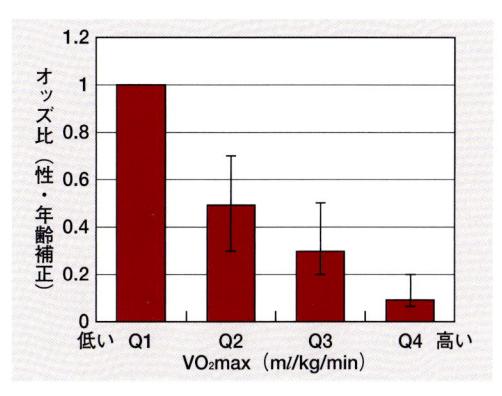

図2　最大酸素摂取量とメタボリックシンドロームのオッズ比（性・年齢補正）
人間ドック受診者1,643人（男性1,034人，女性609人）を対象とした．
SASAKI J: AHA2005, Dallasにて発表

表1　運動処方

強度：50％最大酸素摂取量
・脈拍数＝138－年齢/2
・ボルグ指数　11（楽である）～13（ややきつい）
種類：歩行，水泳，水中歩行，社交ダンス，サイクリングなど
量・頻度：1日30分以上（できれば毎日），週180分以上

表2　ボルグ指数

20	
19	非常にきつい
18	
17	かなりきつい
16	
15	きつい
14	
13	ややきつい ◀
12	◀
11	楽である ◀
10	
9	かなり楽である
8	
7	非常に楽である
6	

最も効果が期待される．減量を運動単独で行う場合のエネルギー消費量は意外に少なく，食事療法のほうがはるかに効果的である．食事療法に運動療法を併用することにより，筋肉などの除脂肪体重を減らさず体脂肪を減らすことができる．運動指導はコンプライアンスを考慮し生活習慣のなかに組み込まれたものが良い．運動としては効果と安全性の上から軽い有酸素運動が適している．運動処方には運動強度，運動種目，運動量と頻度が必要である（**表1**）．

運動処方の実際

◆運動強度

運動の強度としては，最大酸素摂取量の50％程度（50％強度）が効果と安全性の面から適している．50％強度は脂肪の燃焼率が高く，運動中の血圧の上昇も軽度で，血中乳酸の蓄積もほとんど認められず，運動を持続することができる．しかし，50％強度を超えると血中乳酸濃度は上昇し，主観的にも「きつい」と感じるようになり，さらに筋肉や関節への負担が大きくなる．50％強度は外来では脈拍数と主観的運動強度（ボルグ指数）を指標にする（**表2**）．50％強度は，脈拍数 110～130拍/分程度でボルグ指数の11「楽である」～13「ややきつい」に相当する．また50％強度に相当する脈拍数は，138－年齢/2（50％最大酸素摂取量強度における年齢別心拍数を回帰式にしたもの）でも求めることができる．運動中の脈拍数は一定のスピード3～5分間運動後，運動を中止し15秒間脈拍数を測り，次の式を使って1分間の脈拍数を予測する．運動中1分間の推定脈拍数＝15秒間の脈拍数×4＋10（10をプラスする理由は，運動を止めた後脈拍数が減少するので，これを補正するためである）．

◆運動種目

運動種目としては消費熱量を高め脂質の動員を促すために，大腿筋などの大きな筋肉をダイナミックに動かす有酸素運動が効果的で安全である．歩行，水泳，水中歩行，社交ダンス，体操，サイクリングなどが勧められる．肥満者では関節痛，筋肉痛，呼吸困難などの訴えが多く，行動に制限がある場合が多い．運動としては上下運動の加わるジョギングなどは避け，水中歩行や固定式自転車による軽い自転車こぎ，柔軟体操など関節，筋肉に負担のかかりにくい種目を選ぶ．また長時間の連続歩行も膝関節や足首にかかる負担が大きいので注意が必要である．運動強度に注意すれば行ってはいけない運動はないが，ゴルフ，テニスなど競技性が高く，緊張や興奮しやすい種目は注意する必要がある．バーベルやダンベルを用いて筋肉に負荷をかける筋力を高める抵抗性運動は筋収縮時の血流阻止による過度の血圧上昇を招きやすく，筋損傷を生じやすいので低い強度を選ぶ．短距離走など瞬発力やスピードを要求される運動，バドミントンや登山など急なストップや方向転換を伴う運動は勧められない．

◆運動量と頻度

◎運動量

運動時間と頻度はエネルギー源として脂肪酸を主に使うことが重要であり，身体が

有酸素運動に反応する時間を考慮すると，20分間以上継続した運動であることが望ましい．1日の運動時間は30分以上で，およそ200kcalのエネルギー消費量，1週180分以上を目標とする．ただし，数分の運動でも運動効果はあり，合計して30分以上でもよい．

◎頻度

運動は中止すれば効果は速やかに消失するので，運動効果を持続するためには，できれば毎日，最低週に3回以上行う．

◆メディカルチェック

メタボリックシンドロームは危険な病態であり，無症状の虚血性心疾患が含まれている可能性が十分ある．運動を開始する際には，医師による生活歴，既往歴，家族歴，身体チェックに加え，運動負荷心電図を含めた循環器系に重点を置いた検査が不可欠である．

◆運動に際しての注意点

◎一般的注意

初めて運動療法を始める際は徐々に運動強度と量を増やす．運動を始める前には，体調や血圧値・心拍数などのチェックを行い，発熱，不眠，下痢，二日酔い，風邪などの体調不良，収縮期血圧が180mmHg，拡張期血圧が110mmHg以上，平常時の脈拍数よりプラス20拍/分以上の場合などはその日の運動は中止する．早朝空腹時は血中の遊離脂肪酸濃度が高く，運動でさらに高値になると突然死を招く原因ともなるので，できるだけ早朝は避けるか軽食を摂取してから運動を開始する配慮が必要である．気温の低い季節は服装に気をつける．運動の前後はストレッチ運動や準備運動を必ず行うように指導する．ストレッチングは筋肉や腱を引き伸ばす運動で柔軟体操の一種であり，筋肉の緊張を和らげ運動時の障害の防止にもなる．ストレッチングは弾みをつけないでゆっくり伸ばし，伸ばしている筋肉に軽い緊張を感じるところで止め，10～30秒保持する．運動中汗をかいたら水分の補給を行う．

◎糖尿病

運動はインスリン感受性を改善するが，血糖コントロール不良な場合は糖代謝コントロールの悪化，ケトン体陽性，眼底出血を誘発することがあり禁忌である．経口糖尿病薬やインスリンを使用している場合は，運動により低血糖を起こすことがあり，食後に運動をするか投与量を調整する必要がある．また腎不全，冠動脈疾患，高度の自律神経障害を合併する場合は主治医や運動指導士の指導の下で，注意しながら行う必要がある．脱水は血糖値を上げるので，特に夏場は水分補給を行う．

◎高血圧

拡張期血圧105mmHg未満の軽症高血圧が良い適応になる．拡張期血圧105mmHg以上の中等症は血圧をモニタリングしながら行う．収縮期血圧180mmHg以上，拡張期血圧110mmHg以上の重症の場合は，運動により脳出血などの発症の危険が高く禁忌である．β遮断薬を服用している場合は運動強度の指標として脈拍数は使えないのでボルグ指数を用いる．

◎冠動脈疾患

急性期の運動は禁忌であるが，急性期を過ぎれば注意して行えば禁忌とならず，病状・予後の改善効果が確かめられている．基本的に循環器専門医や運動指導士の監視の下で注意しながら行う必要がある．過度の運動は不整脈や冠動脈疾患再発の危険性あり注意が必要である．

[文　献]

1) Blair SN, Kohl HW 3rd, Paffenbarger RS Jr. et al: Physical fitness and all-cause mortality. A prospective study on healthy men and women. *JAMA* 19894; 262: 2395-2401.
2) Despres JP, Lamarche B: Low-intensity endurance exercise training, plasma lipoproteins and the risk of coronary heart disease. *J Internal Med* 1997; 238: 7.
3) Slentz CA, Aiken LB, Houmard JA. et al: Inactivity, exercise, and visceral fat. STRRIDE: a randomized, controlled study of exercise intensity and amount. *J Appl Physiol* 2005; 99: 1613-1618.

Ⅶ.治療

メタボリックシンドロームにおける禁煙の重要性と指導

高橋裕子

喫煙がメタボリックシンドロームの悪化要因となっていることが明確になってきている一方,喫煙の健康障害は十分インフォームされているとはいえない.禁煙治療方法の発展や保険適用により喫煙者が禁煙に取り組むことは以前より容易になり,長期サポートの提供にITプログラムも利用しうる.加えて,医療現場だけでなく禁煙環境の整備や喫煙防止教育などに社会全体で取り組むことが必要である.

キーワード メタボリック症候群と喫煙　喫煙はなぜやめにくいか　医療機関での禁煙支援と禁煙保険診療　禁煙におけるソーシャルサポートの重要性

喫煙の健康影響

コロンブスがヨーロッパにタバコを持ち帰って以来,500年にわたり喫煙は有害とも有益とも言われてきたが,20世紀に入り喫煙の健康影響は医学的に解明されるようになった.

タバコの煙にはニコチン,種々の発がん物質・発がん促進物質,一酸化炭素,種々の線毛障害性物質,その他多種類の有害物質が含まれ,喫煙により循環器系,呼吸器系などに対する急性影響がみられるほか,喫煙者では肺がんをはじめとして喉頭がん,口腔・咽頭がん,食道がん,胃がん,膀胱がん,腎盂・尿管がん,膵がんなど多くのがんや,虚血性心疾患,脳血管疾患,慢性閉塞性肺疾患,歯周疾患など多くの疾患,低出生体重児や流・早産など妊娠に関連した異常の危険因子であることがわかっている.

なかでも肺がんは最近増加傾向にあり,厚生省人口動態統計によると肺がん死亡数は1998年に胃がんを抜きがん死亡の中で首位となった.現在は年間の喫煙による肺がん死亡者が8万人と推定される.

ニコチンやタールの含有量が少ないと表示されるタバコ(ライトタバコ)は喫煙者が無意識に薄まったタバコ煙を深く吸い込むなどの機序により有害物質の吸収量が増加する.その結果,心筋梗塞や肺の腺ガンの発症リスクが高まることが確認されている.

喫煙者では非喫煙者に比べて平均寿命が短く壮年期死亡が多いことは従来から指摘されてきたが,タバコによる超過医療費は2005年には年間1兆3000億円,社会全体では少なくとも4兆円以上の損失があると推定されている[1].

喫煙とメタボリックシンドローム

喫煙は動脈硬化のリスクファクターであるが,糖尿病の発症リスクの1つであり[2],喫煙によってインスリン感受性が低下する

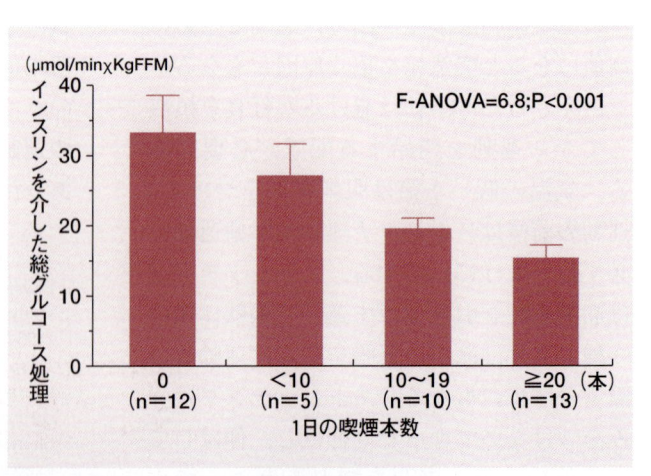

図1 喫煙とインスリン感受性の関係
(Targher G, et al : J Clin Endocrinol Metab 1997 ; 82 : 3619-3624)

ことが観察されている（**図1**）[2]．メタボリックシンドロームにおいては，内臓脂肪の蓄積がアディポサイトカイン産生調節異常や門脈血中FFAの上昇をきたし，インスリン抵抗性の亢進を介して動脈硬化につながる．メタボリックシンドロームに深く関連する病態の発症と進展に喫煙がリスクとなっていることから，メタボリックシンドロームと喫煙の関連は当然である．メタボリックシンドローム時の喫煙は死亡リスクを上昇させる（**図2**）[3]．スウェーデン男性2322名の32年間の追跡調査によるリスクファクター別の全死亡リスクでは，メタボリックシンドロームによる全死亡リスクは1.36倍であり，喫煙は1.92倍の全死亡リスクとなっている．こうしたことからも喫煙の健康への影響の大きさが理解できよう．また，喫煙本数が増加するほどメタボリックシンドロームのリスクが高まる．

日本人中年男性の全死亡に関連する因子としては喫煙，高血圧，肥満，高コレステロール血症等が上げられるが，1980年以降の日本人中年男性の主要な国内コホートにおいて，喫煙と高血圧は全死亡を有意に増大させている．その1つ，NIPPON DATA80では，一日21本以上喫煙する30歳以上の男性の心筋梗塞死のリスクは非喫煙群の4.25倍で，総コレステロール280mg/dl群や収縮期血圧180mmHg群に匹敵するなど，大きなリスクであることが示された[4]．

受動喫煙に関しては，「健康増進法」が制定されその防止が法令化された．喫煙と動脈硬化の進展に関する研究から，受動喫煙の存在によって動脈硬化が進展することが示されている．受動喫煙には低濃度低頻度であっても有害であり，空気清浄機によっても有害物質は除去しえず，屋外での喫煙も有害であるなどの研究報告がなされていることからも，地域ぐるみの禁煙化が必要である．

禁煙指導ガイドライン

2005年に日本循環器学会をはじめとする9つの学会によって作成された禁煙ガイドラインの医療機関における禁煙支援の章は，2000年のAHRQ（Agency for Healthcare Research and Quality）禁煙指導ガイドラインを基盤としたもので，医療現場で禁煙を支援する手順が5つのAとしてまとめられている．

①喫煙者をもれおちなく把握する（Ask）

初診時の問診表に喫煙状況を尋ねる項目を含めることで喫煙者をもれおちなく把握する．小児科領域では，保護者の喫煙状況も把握する．現在の喫煙状況のみならず，家族の喫煙状況と禁煙経験の有無さらには禁煙支援希望の有無をあわせ尋ねておくとその後の禁煙支援につながりやすくなる．

②禁煙の必要性をアドバイスする（Advise）

過去に行われた禁煙を希望するかどうかの調査で，多くの喫煙者は禁煙を望んでいるという結果が出ている．厚生労働省による1999年全国調査のデータでも女性現喫煙者の34.9％が「タバコをやめたい」と回答し，「喫煙本数を減らしたい」という回答を含めると69.6％に達した．

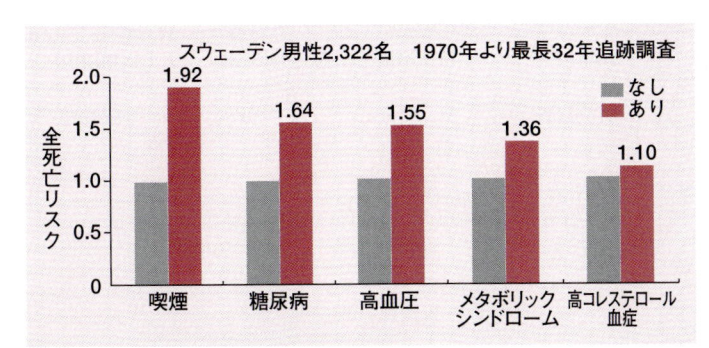

図2 リスクファクター別全死亡リスク
（Sundstrom J, et al : BMJ 2006 ; 332 : 878-882）

AHRQガイドラインには，喫煙者全員に（禁煙しようと思っているいないに関わらず）禁煙するように，きっぱりした言葉を用いて伝えることが掲載されている．これは「動機付け支援」と呼ばれているものである．このガイドラインの裏づけとなった米国の研究では，医療者の3分以内の短いアドバイスによって1年後に喫煙者は1〜3%禁煙することによる．100人に声をかけて1人から3人が禁煙するというのは一見非効率的に見えるが，医療経済的にみれば大きな成果である．

③喫煙状況を把握する（Assess）

喫煙状況の把握には2種類の検査がおこなわれる．1つはニコチン依存の強さで，質問票を用いて判定する．

近年ニコチンの脳における働きは分子レベルで解明されてきた．ニコチンは中枢神経系において脳内報酬系に作用して強固なニコチン依存をつくりだし不安やいらつき，眠気，不穏などの症状を呈するようになる．この依存をベースに，習慣や癖，社会的にタバコをすうことが有利に働く条件など他のさまざまな要因が加わった結果，喫煙はますますやめにくくなる．

ニコチン依存の強さには個人差があり，一般的に「起床後早期に喫煙要求が出るほど，ニコチン依存度は高い」と考えられている．ニコチン依存の程度を知る質問表のうち，世界で広く流通しているファガストロームによる質問表を表1に，ニコチン依存症管理料の保険算定の際に使われる日本固有のTDS質問表を表2に示した．

呼気中一酸化炭素濃度測定はタバコの煙に含まれる一酸化炭素は体内のヘモグロビンと強固に結合して残存するため，近過去の喫煙状況が反映された数値として禁煙治療で用いられることになった．そのほか唾液や尿などからニコチンの代謝産物であるコチニンを測定することで，喫煙状況を客観的に示す試みがなされている．

④禁煙開始の支援をおこなう（Assist）

ニコチン依存がもたらすニコチン切れ症状はニコチン代替療法を正しく利用することで軽減される．薬剤に含まれるニコチンが皮膚や口腔粘膜の接触面から徐々に体内に吸収されて禁煙に際して起こる離脱症状を軽減し禁煙を補助する仕組みであるが，タバコとは異なり，ニコチン以外の有害物質は含まれず，吸収されるニコチンの量も喫煙者が喫煙によって吸収するニコチンより通常少量であり安全に使用できる．

ニコチン代替療法の有効性については自力での禁煙に比べ，禁煙開始後6〜12カ月

表1 ニコチン依存度質問（FTND）
あてはまるものに○をつけ，合計点数を算出する
0−3点　軽度依存　　4−6点　中程度依存　　7−10点　高度依存　　　　　　　　　　計　　　点

質問	0点	1点	2点	3点
1　一日に何本くらいタバコを吸いますか	10本以下	11−20本	21−30本	31本以上
2　起床後の何分でタバコが吸いたくなりますか	61分以後	31−60分	6−30分	5分以内
3　会議などタバコが吸えない所から出たらすぐにタバコを吸いにゆきますか	いいえ	はい		
4　風邪を引いているときにもタバコを吸いますか	いいえ	はい		
5　午前中に立て続けにタバコを吸ってしまう傾向はありますか	いいえ	はい		
6　一番やめにくいと思うのは	それ以外	起床後最初の1服		

後にニコチンガムで1.4～1.6倍，ニコチンパッチでは2.1～2.6倍の禁煙成功者が多くなると報告されている．副作用としては使用部位のトラブル（皮膚のかぶれ，口内炎やアフタ形成など）が多い．

妊娠中や授乳中の使用は日本国内では認められていない．また，心筋梗塞や脳梗塞などニコチンでリスクが増大する疾患で重篤な状態になった直後の使用には注意が必要である．なおニコチン代替療法を開始後は喫煙してはならない．ニコチンの過量症状が出現する危険性があることのほか，ニコチン代替療法そのものがうまくゆかなくなる可能性が高まる．世界ではその他，ザイバンやバレニクリンなど，中枢神経系に直接作用することによって喫煙要求を軽減したり，ニコチンによる快感を減らす内服薬も多く使用され，ニコチン代替療法との併用等の工夫がなされている．

薬物療法のほか，行動療法（吸いたくなったら別のことをする）や，認知療法（自分にとってタバコは必要ない．あるいはニコチン切れは怖くないと自分にいい聞かせる．あるいはニコチンにだまされてきたと認識する）等は従来から世界で広くおこなわれてきた．

ニコチン依存症管理料

平成18年から禁煙治療が健康保険の適用となった．ニコチンパッチはニコチン依存症管理料を同時算定した場合に限り保険適用となる．

保険診療での禁煙治療にはブリンクマン指数による制限（200以上で保険適用）やTDSによる制限（5点以上で保険適用），12週間の間に5回しか受診できない，入院中は適応できないなどさまざまな制約があるものの，厚生労働所の調査で初回受診者の39％が約6カ月後に禁煙しているなど一定の成果をあげている．

米国における禁煙治療のガイドラインには「禁煙治療の成果は関与する職種が多いほど高まる」と記載されている．禁煙治療とは本来，医療職だけでなくソーシャルサポートの担い手である喫煙者周囲の非医療者もふくめてのチーム医療であり，医療機関では医師のほか看護師，栄養士，検査技

表2　TDS質問表

1	自分が吸うつもりよりも，ずっと多くタバコを吸ってしまうことがありましたか．	はい	いいえ
2	禁煙や本数を減らそうと試みて，できなかったことがありましたか．	はい	いいえ
3	禁煙したり本数を減らそうとしたときに，タバコがほしくてたまらなくなることがありましたか．	はい	いいえ
4	禁煙したり本数を減らしたときに，次のどれかがありましたか．（イライラ，神経質，落ちつかない，集中しにくい，ゆううつ，頭痛，眠気，胃のむかつき，脈が遅い，手のふるえ，食欲または体重増加）	はい	いいえ
5	問4の症状を消すために，またタバコを吸い始めることがありましたか．	はい	いいえ
6	重い病気にかかったときに，タバコはよくないとわかっているのに吸うことがありましたか．	はい	いいえ
7	タバコのために自分に健康問題が起きているとわかっていても，吸うことがありましたか．	はい	いいえ
8	タバコのために自分に精神的問題が起きているとわかっていても，吸うことがありましたか．	はい	いいえ
9	自分はタバコに依存していると感じることがありましたか．	はい	いいえ
10	タバコが吸えないような仕事やつきあいを避けることが何度かありましたか．	はい	いいえ

はい＝1点，いいえ＝0点，5点以上　ニコチン依存症

師，薬剤師，さらには事務系スタッフも含めての体制を構築してあたることが望まれる．

⑤フォローアップの計画を立てる（Arrange）

フォローアップとは単に次の予約をするのではなく，次に来院するまでに禁煙が挫折しないようにサポート体制を整えることである．

依存性薬物の特性の1つに，再発が容易に生じることがあげられる．喫煙者は禁煙開始後の早期から「禁煙しなければよかった」「ふとした機会に吸ってしまう」などの苦悩に直面し，さまざまな理由をつけて喫煙を際会してしまうことにつながる．これを防ぎ禁煙を続けるには医療機関の支援だけでは不十分であり医療機関外のソーシャルサポートを利用できるように支援することの重要性が米国はじめ各国のガイドラインで指摘されている．

ソーシャルサポート

ソーシャルサポートの提供源としては，家族や大学をふくめた地域・職域のほか，近年では電話相談やメールサポート等，遠隔サポートが提供されるようになってきた．

「禁煙マラソン」は1997年から筆者によって始められた非営利での禁煙支援プログラムであり，携帯やパソコンメールを利用してグループ支援を受けて禁煙する．認知療法や行動療法を取り入れて構築したヒューマンネットワーク（コミュニティ）がアドバイスを提供する主体となることで「見守られ感」を高めて緻密な長期支援を提供することに成功した．この「見守られ感」は生身の支援者からのアドバイスが届くことによって生まれるもので，自動応答等の機械的処理を利用したアドバイス送信システムをとっているITプログラムでは期待しがたい．「マタニテイコース」「ナース禁煙マラソン」「禁煙保険治療コース」「ジュニア禁煙マラソン」「禁煙カレッジマラソン」等，無料コースも多数併設されている[5,6]．

おわりに

以前に比べて禁煙は容易な作業になったとはいえ,努力のいる作業である．もっとも大事なことは予防（喫煙防止）であり，私たちは次の世代に喫煙を持ち込まない努力を怠ってはならない．発育途上の子どもたちの体や脳は有害物質の影響を受けやすく，ニコチン依存も惹起しやすい．子どもたちがタバコを入手しにくい環境にすること（自販機の撤去・タバコ代の値上げ・周囲成人の喫煙を減らす等）と同時に，喫煙防止教育や地域を挙げての喫煙防止の取り組みの重要さを指摘したい．なお禁煙支援を提供する医療者が疑問点を解消するメーリングリストとしてKK（禁煙健康ネット）が筆者によって無償提供されている．現在およそ4000人が登録しているものでぜひ利用されたい．（禁煙マラソンのホームページhttp://kinen-marathon.jpから申し込み可能）

［文 献］

1) 厚生労働省科学研究「喫煙と禁煙の経済影響に関する研究」（主任研究者高橋裕子）
http//www.niph.go.jp/soshiki/jinzai/index.html.
2) Targher G, et al : Cigarette smoking and insulin resistance in patients with noninsulindependent diabetes mellitus. *J clin Endocrinol Metab* 1997 ; 82 : 3619-24.
3) Sundstrom J, et al : Clinical value of the metabolic syndrome for long term prediction of total and cardiovascular mortality:prospective,population based cohort study. *BMJ* 2006 ; 332 : 878-82.
4) Ueshima H, et al : Chigarette smoking as a risk factor for stroke death in Japan. NIPPON DATA 80. *Stroke* 2004 ; 35 : 1836-41.
5) 高橋裕子：完全禁煙マニュアル．PHP研究会，2005．
6) 高橋裕子：禁煙支援ハンドブック．じほう，2004．

Ⅶ. 治療

アルコール制限の意義と方法

石井裕正

　アルコールは，1gあたり7.1kcalのエネルギーを有するが，摂取したときの利用効率は約70%（5kcal）といわれている．しかしアルコールは，栄養学的見地からは，他の栄養素を産生することもなく，同一カロリーの糖質，脂質に比べて体重増加作用はほとんどない．
　アルコールは用量依存性に代謝の悪影響を及ぼしてくる．少量飲酒（1日20g程度）では，高血圧，高脂血症，糖代謝異常への影響は少なく，冠動脈硬化に対しては予防的に作用するといわれている．
　しかし多量飲酒（1日60g以上）では肝臓障害をはじめ，高血圧，高中性脂肪血症，糖代謝異常が出現し，メタボリックシンドロームの発症，進展要因となる．
　本稿ではメタボリックシンドロームの諸症候へ及ぼすアルコールの影響と飲酒指導のあり方について述べる．

キーワード アルコール　アルコール性糖尿病　インスリン分泌能　健康日本21　飲酒指導

　酒は，わが国では古くより冠婚葬祭を始め，付き合い酒，晩酌など多くの機会に飲まれており，現在飲酒人口は7000～8000万人に達すると思われる．さらに，これらの飲酒者のなかには大量飲酒者が，約220～240万人も存在すると考えられており，大量飲酒者の多くは，慢性過剰飲酒による臓器障害やアルコール依存症に罹患している場合が多い．このように，アルコールの慢性過剰摂取に伴う種々の病変は，飲酒という生活習慣に伴って生ずる代表的な生活習慣病であり，特にアルコール性臓器障害は，その標的臓器が肝，膵，胃腸の他に，心臓や脳神経など多岐にわたるが，その背景に共通してみられるアルコール性代謝異常として高脂血症，高血圧，糖代謝異常，高尿酸血症などがみられることが特徴である．
　これらの，アルコールによって引き起こされる代謝異常は，本特集の主題であるメタボリックシンドロームの中核的症候と共通しており，メタボリックシンドロームの発症・進展にアルコール摂取がどのような役割を果たすかは興味深い課題である．
　そこで本稿では，まずエネルギー源としてみたアルコールの意義について述べるとともに，メタボリックシンドロームにおけるアルコールの役割とアルコール摂取に関する指導のあり方について述べる．

エネルギー源としてのアルコールの意義

　アルコールはカロリー燃焼計で燃焼したときに，1gあたり7.1kcalを生ずる．しかし問題はこのカロリーが，生体内で他の栄養素と同じように効率よく利用されているかどうかである．アルコールとチョコレートを使った次のような実験がある[1]．すなわち同一人に対して，まず2,500kcalの食事を与え体重を一定にしておき，さらに2,000kcal分のアルコールを上乗せして1か月間観察したが，多少の変動はみられたものの明らかな増加はなかった．これに対して同じカロリー分をチョコレートで与えたところ，1か月後の体重は明らかに2kg以上増加することが示され，アルコールは無駄の多いエネルギー源であることがわかった．
　摂取カロリーを等しく保って糖質をアルコールに置換したとき，アルコール投与後，1週間で体重は1kg減少し，それを回復させるために必要としたカロリーの増加量は，投与したアルコールのカロリーの30～35%に相当し，実際に利用されたアルコー

ルのカロリーは，化学的エネルギー1g 7.1kcalの約70％（5kcal）に相当するとの報告もある．利用されない約30％はアルコールのままで尿中や呼気中に排出されたり，酸素消費量の増加や血管拡張および皮膚温の上昇などに伴う体表からの熱の放散などによるものであると考えられる．

また栄養学的見地からみても，アルコール飲料は，少量の糖分とわずかなビタミン群，ミネラルがワインやビール中に含まれていることを除けば，あるのはカロリーのみであり，いわゆる"empty calory"の典型的なものである．したがって，食品交換表により，ほかの食品と交換できないことはいうまでもない．ただし，ビールや日本酒には糖質が含まれており，そのカロリー価は無視できない（**表1**）．食事指導を行う場合にまずこれらの点を理解することが重要である．

アルコールによる耐糖能異常[2]

◆アルコール性糖尿病

アルコール摂取によって耐糖能異常をきたし，いわゆるアルコール性糖尿病（Alcohol Diabetes）となることが知られている．

一般的にアルコールが代謝や臓器へ及ぼす影響を考える場合，その急性効果と長期間の慢性投与の影響を区別して考えることが重要である．アルコール性糖尿病の場合にも，急性アルコール投与の影響とともに，長期間の飲酒による肝および膵障害も考慮しなければならない．

筆者らはアルコール依存症176例について，入院翌日の空腹時血糖（FBS）を測定したところ，FBSが110mg/dl以上を呈したものは22％（39例）であり，対照群の2倍以上の高頻度であった．これらの高血糖群は，断酒のみでFBSは早期に正常化することも明らかになった．これらの症例では，ほとんどの例で入院前日まで飲酒をしており，慢性飲酒の影響とともに急性アルコール摂取の影響が加味されている点に注意する必要がある．

アルコール投与後の血糖上昇の程度は肝グリコーゲン量に左右されるといわれており，栄養状態が比較的良好な場合には，アルコール投与によって交感神経末端からのアドレナリン分泌により，肝グリコーゲンが分解されて末梢へ血糖が供給され，高血糖をきたす誘因の一つとなる．栄養状態が悪い場合や絶食に近い状態の場合には，糖新生能低下や肝グリコーゲンの枯渇によって低血糖を生ずる（アルコール性低血糖）．

◆インスリン分泌への影響[2]

アルコールにはインスリン分泌刺激作用はないとされている．しかし静脈内ブドウ糖負荷試験（iv GTT）において前もってアルコールを投与しておくと，血中インスリンがブドウ糖単独の場合に比べて著しく高値になることが知られており，この作用はアルコールの"priming effect"と呼ばれている．このインスリンの反応は，アルコールによる末梢組織の糖利用の低下のために生じた高血糖が，高インスリン血症を惹起するためであるとされる．また，比較的少量のアルコール（1日10〜30g以内）を飲んでいる人は，インスリンを介するブドウ糖の末梢での取り組みが亢進して，インスリン感受性が高まっていることが知られている．

いずれにしろ，アルコールの耐糖能に及ぼす影響は，各種ホルモンの動態，糖代謝関連酵素活性，栄養状態，飲酒量，アルコールによる肝膵の器質的障害の有無と程度などが種々の程度に関与しており，糖代謝異常の病態を複雑にしている．

メタボリックシンドロームを構成する諸症候への飲酒の影響について

糖尿病についてはすでに述べたので，本

項では血圧，血清脂質に及ぼす飲酒の影響につき述べる．

◆アルコールの血圧へ及ぼす影響[3]

従来より，大酒家には高血圧患者が多いという報告がみられている反面，適量は血圧を下げるともいわれている．Klatskyらは，飲酒量により3群に分けた83,947人を対象にした広汎な研究で，1日アルコール量で30g以上を毎日飲んでいる群では高血圧例が有意に増加しており，これは年齢，性，人種，喫煙，コーヒー，肥満などとは無関係に有意差があることを明らかにした．それ以後の疫学的研究でもほぼ共通して，アルコールで30～40g程度の飲酒（日本酒換算1.5～2合程度）を境界にして，それ以上では血圧の上昇が明らかとなり，非飲酒者と比べた高血圧の頻度も1.5倍程度，1日3合（エタノールで60g程度）以上では2倍以上になることが明らかにされてきた．

◆アルコールの血清脂質へ及ぼす影響

アルコール性高脂血症は，古くからよく知られているが，これはアルコール摂取が肝におけるトリグリセリド（TG）の合成を亢進させ，特に超低比重リポ蛋白（VLDL）の産生，分泌亢進により高TG血症を来たすことによる．アルコールは肝ミトコンドリアの機能を低下させ，脂肪酸のβ酸化は低下し，TG生合成が増加し，脂肪肝，高脂血症を来たす．最近のメタアナリシスによる報告をみても，10～30gのアルコールは血清TG濃度のみでなく，血清HDLコレステロール（HDL-C），アポ蛋白AIを増加させる．さらに，冠動脈疾患に対する危険度については，米国および日本における大規模疫学的研究により，適度の飲酒（1日10～30g程度）は抗動脈硬化作用があり，HDL粒子の主要構成アポ蛋白であるApoA-1の血中レベルを高め，HDL-Cを上昇させる．

アルコール摂取についてどのように指導するか

これまで述べてきたように，アルコールはエネルギー源として，また種々の薬理作用を有する薬物として，生体のエネルギー代謝，脂質代謝，糖質代謝などに多彩な影響を及ぼすので，メタボリックシンドロームの治療において「飲酒指導」は重要なポイントの1つになると考えられる．

これまでの報告によると，アルコールはメタボリックシンドロームに対して，それほどの悪影響はみられず，アルコールの抗動脈硬化作用，HDL-C上昇，血圧降下作用などの生体への良い効果が指摘されているが，注意すべきは，その摂取量により影響が大きく異なってくることである．アルコールが良い影響を与えるのはあくまでも少量摂取の場合であり，血清TGや血糖値がよくコントロールされている場合，エタノールで男性では20～30g／日以下で，女性では10～20g／日以下で良い効果が認められる．ただし，飲酒習慣のない人にもこの量の飲酒を推奨するものではない．

以下に個々のケースによる飲酒指導の要点について述べる．

◆絶対飲んではいけない人

アルコール依存症および，アルコール性臓器障が進行した状態にある人（肝硬変，慢性膵炎，心筋症など），妊婦，未成年など．

◆肥満とその傾向のある人への注意

アルコールは1gで7.1kcalのエネルギー価を有するが，アルコール飲料のなかにはそれ以外に糖質や，微量だが蛋白を含む飲料がある．ビール，日本酒，甘口のワインなどの発酵酒が主なものであるが，これらの酒は，同じアルコール量を有する他の蒸留酒などに比べてカロリー価が高い（表1）．たとえば，ビール中ビン（500ml）と

表1　アルコール飲料の成分とアルコール含有量およびエネルギー量

		量(ml)	アルコール量(g)	糖質(g)	脂質(g)	蛋白質(g)	カロリー(kcal)
ビール	大びん	633	25	19	—	3.2	260
	中びん	500	20	15	—	2.5	210
	缶ビール	350	14	11	—	1.8	149
発泡酒		350	15	12	—	—	156
日本酒	一合	180	23	7	—	0.9	193
焼酎（甲類）	1合	180	36	—	—	—	252
	酎ハイ缶	350	25	—	—	—	175
ウィスキー	ダブル1杯	60	20	—	—	—	134
ワイン	グラス1杯	120	12	2.4	—	0.4	92
ブランデー	シングル1杯	30	10	—	—	—	75
ウオッカ	シングル1杯	30	10	—	—	—	69
梅酒	シングル1杯	30	4	5.3	0.03	0.06	42

ビール，日本酒，ワインなどのカロリーは種々のアルコール飲料のアルコール濃度や糖質の濃度によって異なる．

ウイスキーダブル1杯（60ml）はアルコール量ではほぼ同じ（20g）であるが，カロリー価はビール210kcalに対して，ウイスキー140kcalと大きな差があり，飲酒量が増えるにつれて摂取カロリーにも大きな差を生ずることになる．したがって，保健指導の際にもこの点に留意していくことが重要である．

◆糖尿病における飲酒の問題点

前述の如く，アルコールの糖代謝へ及ぼす影響は多岐にわたっているが，実地臨床上糖尿病患者のアルコール摂取の問題点は，生活習慣に慢性のアルコール摂取をとり入れることにより，食生活が乱れる可能性が高くなることである．体重1kgあたり0.5～1g／日（60kgの人で30～60g／日）以上の継続的な飲酒は血糖コントロールを悪化させることが知られている．

さらに，糖尿病で血糖降下薬を服用している人の飲酒は厳重な注意が必要である．何故ならば，慢性アルコール摂取は肝ミクロソームの薬物代謝酵素を誘導し，スルフォニール尿素薬の代謝速度を促進させ，薬効を短くする反面，酩酊状態で十分な食事もとらずに血糖降下薬を服用すると，薬がアルコールと代謝競合し薬理作用が遷延して低血糖を生ずる可能性もあるからである．

おわりに

アルコールの作用は両刃の剣であり，その飲み方によっては，毒にも薬にもなる．厚生労働省が主導する「健康日本21」において，アルコールも重要な生活習慣として捉えられており，①多量飲酒者（1日60gを超える人）を3割減らす，②未成年の飲酒をなくす，③適度な飲酒としては1日20g程度であることを普及させることを目標としているが，日本人の約半数が遺伝的に酒に弱い民族（アルデヒド脱水素酵素II型欠損）であることを考えると，妥当な目標設定であると考えられる．

[文　献]

1) Pirola, RC, Lieber, CS : The energy cost of the metabolism in drugs, including ethanol, *Pharmacology* 1972 ; 7 : 185-196.
2) 石井裕正：アルコールによる糖代謝異常，治療2005；87：2331-2334.
3) 山田裕一：飲酒と高血圧―発症機序とその予防医学的意義　日本医事新報　2001；NO.4039：22－25.
4) Freiberg MS, Eabral HJ, Heeren TC, et al. : Alcohol consumption and the prevalence of the metabolic syndrome in the US, *Diabetes Care* 2004 ; 27 : 2954-2959.

Ⅶ. 治療

メタボリックシンドロームを伴う脂質代謝異常の薬物療法

木下 誠

メタボリックシンドロームは内臓脂肪蓄積，インスリン抵抗性を基盤に，高血圧，脂質代謝異常（高トリグリセリド血症，低HDLコレステロール（HDL-C）血症），高血糖などが出現し，最終的に動脈硬化症の大きな危険因子となる病態である．高LDLコレステロール（LDL-C）血症を代表とする脂質代謝異常も動脈硬化症の重要な危険因子であるため，メタボリックシンドロームに高LDL-C血症が合併している場合には適切な脂質管理が必要となってくる．

キーワード 高LDLコレステロール血症　低HDLコレステロール血症　高トリグリセリド血症　スタチン

メタボリックシンドロームと高LDL-C血症

　高LDLコレステロール（LDL-C）血症は心血管イベントの最も重要な危険因子の1つである．わが国から最近発表されたMEGA study（Management of Elevated Cholesterol in the Primary Prevention Group of Adult Japanese）は，日本人5,356名の高コレステロール血症患者（総コレステロール242mg/d*l*，LDL-C 156mg/d*l*；うち女性68%）を対象に，プラバスタチン投与群と非投与群の2群に無作為に分け5年間追跡した結果を比較したものである[1]．その結果，冠動脈疾患，冠動脈疾患＋脳梗塞の発症率はプラバスタチン投与により有意に抑制されることが確認された（図1）．この試験には女性など低リスクの対象者が多く含まれていたことを勘案すると，日本人においても特にリスクの高い患者においてはLDL-C低下による冠動脈イベント抑制効果は実証されたと考えられる．

　したがって，メタボリックシンドロームに合併した高LDL-C血症に対しても，厳格な脂質管理が必要となってくる場合が考えられる．日本動脈硬化学会が報告した『動脈硬化性疾患診療ガイドライン』では，高LDL-C血症の管理目標値は各患者の危険因子数により規定されることとなっている

（表1）[2]．メタボリックシンドロームでは，この表にある冠危険因子のうち高血圧，耐糖能異常を含む糖尿病，低HDL-C血症のうち1〜3個のリスクを有することになるので，カテゴリーⅡからⅢに属することになる．したがって，そのリスク数に応じてLDL-Cを120〜140mg/d*l*に管理することが必要となってくる．これらの症例に対しては，一定期間（約3〜6か月）の生活療法

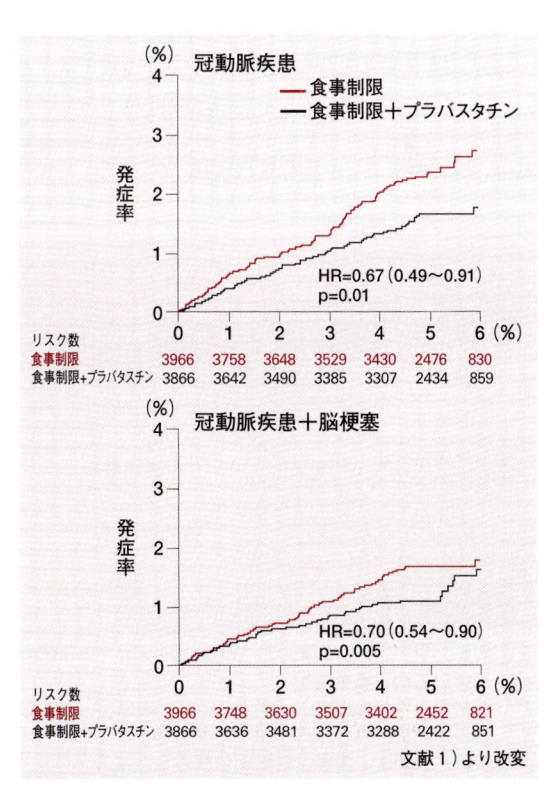

図1　MEGA studyの動脈硬化性疾患発症率

を行った後に薬物療法の適応を考えることになる．

高LDL-C血症の薬物治療においては，まずHMG-CoA還元酵素阻害剤（スタチン）や陰イオン交換樹脂（レジン）を使用することとなる（表2，3）．特に，LDL-C低下療法による心血管イベント予防試験の結果が多量に蓄積されているスタチンが治療の中心となる．スタチンは重篤な副作用も少なく使用しやすい薬剤であるが，きわめてまれに横紋筋融解症や劇症肝炎の発症が報告されているので，定期的な検査を行う必要がある．スタチンのみでは充分なLDL-Cの低下が得られない場合には，他剤との併用も検討される．ただし，スタチンとフィブラート系薬剤との併用は，腎機能障害のある患者では原則禁忌とされているので注意が必要である．

高トリグリセリド血症，低HDL-C血症に対する治療

冠動脈疾患を発症した二次予防患者にフィブラート系薬剤(bezafibrate)を投与して，冠動脈疾患再発予防効果を実証したものにBIP（Bezafibrate Infarction Prevention）Studyがある．Bezafibrateの投与により，トリグリセリド（TG）の有意な低下とHDL-Cの有意な上昇が認められている．この対象者のうちメタボリックシンドロームを有する患者を対象にbezafibrateの効果をサブ解析したところ，心筋梗塞発症率が対照群の71%に，心臓由来の死亡率が74%にまで抑制できたことが報告されている（図2）[3]．この事実より，メタボリックシンドロームで認められる高TG血症，低HDL-C血症に対しても，冠動脈疾患リスクの高い症例においては薬物療法が必要となる場合があると考えられる．

高TG血症，低HDL-C血症を改善させる薬剤としては，フィブラート系薬剤やニコチン酸系薬剤がある（表2，3）．フィブラート系薬剤の多くは腎臓から排泄されるために，血清クレアチニンが上昇している患者（Creat.>2.0～2.5mg/dl以上）においては投与禁忌となっているので注意が必要である．また，ニコチン酸系薬剤は耐糖能異常

表1　患者カテゴリー別管理目標値

リスク別脂質管理目標値

治療方針の原則	カテゴリー		脂質管理目標値（mg/dL）		
		LDL-C以外の主要危険因子*	LDL-C	HDL-C	TG
一次予防 まず生活習慣の改善を行った後，薬物治療の適応を考慮する	Ⅰ（低リスク群）	0	<160	≧40	<150
	Ⅱ（中リスク群）	1～2	<140		
	Ⅲ（高リスク群）	3以上	<120		
二次予防 生活習慣の改善とともに薬物治療を考慮する	冠動脈疾患の既往		<100		

脂質管理と同時に他の危険因子（喫煙，高血圧や糖尿病の治療など）を是正する必要がある．
*LDL-C値以外の主要危険因子
　　加齢（男性≧45歳，女性≧55歳），高血圧，糖尿病（耐糖能異常を含む），喫煙，冠動脈疾患の家族歴，低HDL-C血症（<40mg/dL）
[・糖尿病，脳梗塞，閉塞性動脈硬化症の合併はカテゴリーⅢとする．]
（動脈硬化性疾患予防ガイドライン2007版より）

表2　主たる脂血症治療薬

	一般名	商品名	1日常用量	最大用量	主たる副作用
主として高LDL-C血症に使われる薬剤	HMG-CoA還元酵素阻害薬（スタチン） プラバスタチン シンバスタチン フルバスタチン アトルバスタチン ピタバスタチン ロスバスタチン	メバロチン リポバス ローコール リピトール リバロ クレストール	10mg(x1) 5mg(x1) 20〜30mg(x1) 10mg(x1) 2mg(x1) 2.5mg(x1)	20mg 20mg 60mg 40mg 4mg 10mg	肝機能障害 ミオパチー 胃腸障害
	陰イオン交換樹脂（レジン） コレスチミド	コレバイン	3g(x2)		便秘，胃腸障害 肝機能障害 ビタミン等の吸収障害
	プロブコール	シンレスタール ロレルコ	500mg(x2)	1000mg	胃腸障害，肝機能障害 QT延長
主として高トリグリセライド血症に使われる薬剤	フィブラート系 ベザフィブラート フェノフィブラート	ベザトールSR リパンチル トライコア	400mg(x2) 100〜200mg(x1)		肝機能異常 ミオパチー 胃腸障害
	ニコチン酸系 ニセリトロール ニコモール	ペリシット コレキサミン	750〜1500mg(x3) 600〜1200mg(x3)	2250mg	皮膚の紅潮，掻痒 胃腸障害 高尿酸血症
	イコサペント酸エチル（EPA）	エパデール	600mg(x3)	900mg	出血傾向　発疹

をきたす可能性があるとされているので，メタボリックシンドローム患者にはやや使用しにくい点がある．また魚油由来のイコサペント酸エチル（EPA）も脂質低下効果はやや弱いが，わが国で行われた試験（J-LIS）で心血管イベントの抑制効果が報告されており，適応となりうる．

一方，低HDL-C血症と高LDL-C血症がリスクとなっている症例に対しては，スタチンやレジンも適応となる可能性もある．

高LDL-C血症と高トリグリセリド血症がともに認められる場合

LDL-CとTGの両方が高値の場合には，どちらの異常がよりリスクとなっているかをまず検討して，使用する薬剤を決定する必要がある．このような場合に使用される薬剤はスタチンもしくはフィブラートになることが多いが，両薬剤ともにLDL-C，TG両方に効果がある場合が多い（**表3**）．レジンはTGにはあまり効果がないので，

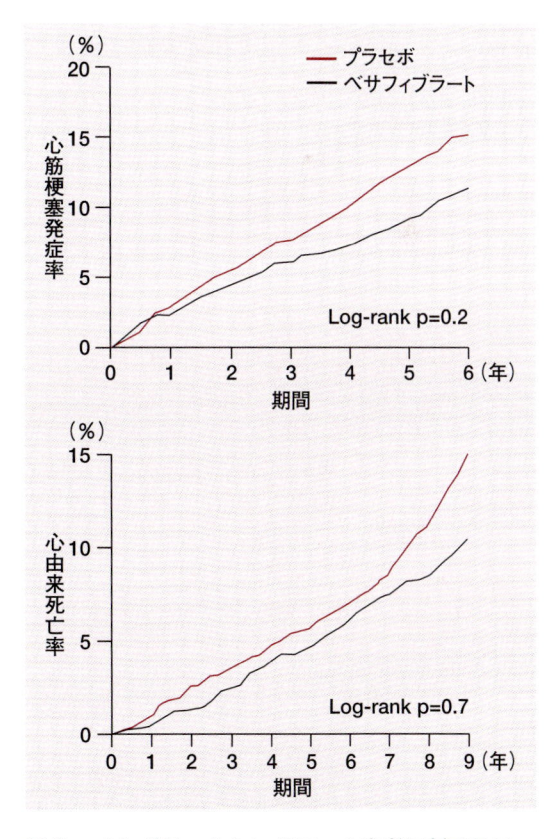

図2　メタボリックシンドローム患者に対するフィブラートの効果

表3 主たる高脂血症治療薬剤の脂質に対する効果

	LDL-C	TG	HDL-C
HMG-CoA還元酵素阻害薬（スタチン）	↓↓↓	↓	↑
陰イオン交換樹脂（レジン）	↓↓	→〜↑	↑
プロブコール	↓↓	→	↓
フィブラート系薬剤	↓	↓↓	↑
ニコチン酸	↓	↓↓	↑
EPA	→〜↓	↓	↑

このような場合には使用しにくい．

おわりに

メタボリックシンドロームは動脈硬化性疾患をきたしやすい病態であり，脂質異常としては高TG血症，低HDL-C血症をきたしやすい．また高LDL-C血症も動脈硬化性疾患の重要な危険因子であるため，このような脂質異常がメタボリックシンドローム患者で認められる場合には，総合的なリスクを勘案した後に薬物療法が必要となる場合も多い．高LDL-C血症の治療にはスタチンやレジンが，高TG血症や低HDL-C血症の治療にはフィブラートが使用されることが多いが，脂質代謝異常のパターンにより使用される薬剤は異なってくる．

スタチン：肝臓でのコレステロール合成を低下させLDLの異化を亢進させることにより，血中のLDL-Cを減少させる薬剤．本剤が使用されるようになり，高LDL-C血症の治療に伴い虚血性心疾患が有意に減少することが世界中で確認されるようになった．

［文 献］

1) Nakamura H, Arakawa K, Itakura H. et al：Primary prevention of cardiovascular disease with pravastatin in Japan (MEGA trial)：a prospective randomized controlled trial. Lancet (in press).
2) 日本動脈硬化学会：動脈硬化性疾患予防ガイドライン2007年版. 8-9.
3) Tenenbaum A, Motro M, Fisman EZ, Tanne D, Boyko V, Behar S：Bezafibrate for the secondary prevention of myocardial infarction in patients with metabolic syndrome. Arch Intern Med. 2005；165：1154-60.

Ⅶ. 治療

メタボリックシンドロームを伴う高血圧の薬物治療

矢野裕一朗，島田和幸

高血圧はメタボリックシンドロームの中で最も頻度が多い構成因子であり，最大のリスクファクターでもある．
しかし，高血圧は異質的な病態から成るため，メタボリックシンドロームにみられる高血圧が，必ずしも"インスリン抵抗性"や"肥満"をベースに生じているとはいえない．本病態における降圧治療が一筋縄ではいかない所以である．本稿では，メタボリックシンドロームの治療における最もコアな部分である降圧療法について，その病態をもとに検討してみる．

キーワード 交感神経活性　インスリン抵抗性　レニン-アンジオテンシン-アルドステロン系　アディポサイトカイン

「メタボリックシンドローム」の名称は，今や世間に広く知られるようになったが，その疾患概念はいまだ混沌としたままである．長い医学の歴史のなかで，これほどまでに急速に普及した疾患概念はそれほど多くはないであろう．それは，肥満が増加し続ける今の社会的現状を考えると必然的な成り行きであり，またメディアの普及力の強さが反映しているものと思われる．そのようななか，われわれ臨床医は行き交う情報に流されることなくメタボリックシンドロームの真髄を見極めていく必要がある．

現時点で唯一明白なことは，メタボリックシンドロームのなかで最も多い合併症は高血圧であり，最大のリスクファクターも高血圧であるということである．ただし，高血圧自身かなり異質的な病態から成るため，メタボリックシンドロームを伴う高血圧の病態が「インスリン抵抗性」や「肥満」をベースに生じているとは必ずしもいえない．本病態における降圧治療が一筋縄ではいかない所以である．本稿では，メタボリックシンドロームの治療における最もコアな部分ともいえる降圧療法について検討する．

交感神経系活性化

肥満者は交感神経系が亢進している．逆に，減量は交感神経活性を抑制する．交感神経系活性化は，特に腎臓において顕著であり，結果として腎血管の収縮やナトリウムや水分の貯留を引き起こす．交感神経系の亢進は，それ自体が心血管イベントの独立した危険因子となりうるが，その他にも代謝系の悪化や体重増加そのものに関与している．交感神経系の活性化は，肥満のなかでも睡眠時無呼吸症候群を合併しているケースや内臓肥満が顕著なケース，高血圧を合併したケースではより顕著であり，合併している病態によっては，交感神経系の活性化がさらに加速される．肥満において交感神経系が活性化する機序としては，1）食物の過剰摂取，2）インスリン抵抗性（血清インスリン値の上昇），3）レプチンの上昇，4）遊離脂肪酸（free fat acid：FFA）の上昇，5）アンジオテンシンⅡの上昇，6）睡眠時無呼吸症候群，7）圧受容体反射障害が考えられる．

治療は，減量や食事内容の是正により交感神経活性を抑制されることが期待できる．薬物療法は α 遮断薬は肥満患者において，血圧だけでなく代謝系にも好影響を及ぼす．ドキサゾシンを併用薬として用いた大規模試験ASCOT試験では，脂質代謝改善効果（中性脂肪↓，HDL↑，コレステロール↓）が報告されている．最近では，α 遮断薬がアディポサイトカインの1つであ

るレプチンを抑制することが報告されている．また，β遮断薬は，代謝サイクルを低下させることにより代謝系の悪化をきたすことや，体重増加をきたすことが危惧されているため，心疾患既往者など症例をよく吟味して選択する必要がある．最近のメタアナリシスでは，高血圧患者にβ遮断薬を第一選択として使用することに否定的な意見が多い．

利尿薬は，降圧時にたとえ脈拍の上昇をきたさなくとも，交感神経系の活性化をきたすことがあることが報告されており，注意が必要である．しかし，利尿薬の降圧力は確かなものであり，心血管イベントに関するエビデンスも一貫して肯定的であるため，降圧が困難なケースでは，代謝系の悪化あるいは低カリウムに注意しながら少量投与すべきである（例：ヒドロクロロチアジド12.5mg/日，クロルタリドン12.5mg/日，インダパミド1mg/日）．

Ca拮抗薬は，以前は降圧に伴う反射性の交感神経活性化が問題視されていたが，それは短時間型Ca拮抗薬を使用した場合であり，現在使用される頻度が多いジヒドロピリジン系薬剤では問題ない．最近では，Ca拮抗薬のなかでもN型Ca拮抗薬であるシルニジピンやT型Ca拮抗薬であるアゼルニジピンは交感神経活性化抑制作用も併せ持つことが報告されている．

アンジオテンシンⅡは，脳内や末梢の交感神経に存在するアンジオテンシンⅠ型受容体に作用し，交感神経系を活性化させるため，アンジオテンシンⅡの作用を阻害するACE阻害薬やアンジオテンシンⅡ受容体拮抗薬（ARB）は交感神経系を抑制する．Grassiらは，肥満例にカンデサルタンと利尿薬を投与した結果，カンデサルタンのみが交感神経系を抑制したことを報告している（図1）[1]．いずれにせよ，交感神経系の活性化を抑制するような治療は，血行動態の改善だけでなく代謝系へも好影響であることが期待できるが，そのような効果が最終的に心血管イベントの抑制へどのように結びつくのかは今後検討を重ねていく必要がある．

インスリン抵抗性

インスリンは糖・蛋白質・脂質合成などの代謝系の同化作用と，血管を拡張させ血行動態の調節を担う．つまり，代謝と血行動態をリンクする重要な役割を果たしているのである．しかしながら，今ひとつ「インスリン抵抗性」という言葉の意味するところがはっきりしない理由は，インスリン抵抗性自体にの定義があいまいなところに

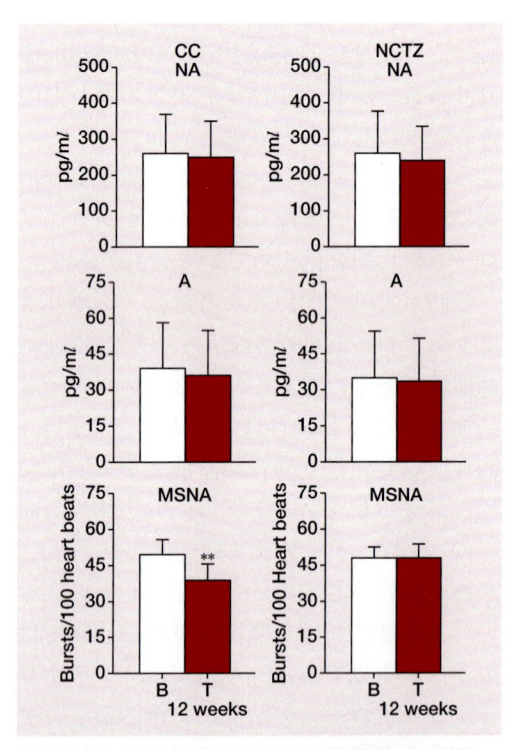

図1　カンデサルタンおよび利尿薬投与の比較
肥満患者をヒドロクロロチアジド（白棒）とカンデサルタン（赤）の2群にわけ投与し，投与前と12週間後に血中のノルアドレナリン（NA）とアドレナリン（A），筋肉の交感神経活動位（MSNA）を測定．
カンデサルタン群では，12週間後のMSNAが有意に低下した．
（Grassi G *et al*：*J Hypertens* 2003；21：1761-1769）

ある．つまり，インスリン抵抗性の解釈において，混乱をまねく1つの理由に臓器選択性があげられる．インスリン抵抗性の場合には，代謝系の同化作用や血管拡張などの機能は抵抗性となるが，インスリンの交感神経系活性化や腎におけるナトリウムの再吸収を促進させる機能は残る．その他，インスリンは生理的に抗炎症作用や抗血栓作用，抗酸化ストレス作用も有するため，インスリン抵抗性はその逆の病態を引き起こすことになる．また過剰なインスリンは組織におけるアンジオテンシンIIやアンジオテンシン1型受容体の活性化を引き起こす．以上のような背景から，インスリン抵抗性は血圧上昇を引き起こし，それに付随あるいは独立して炎症反応やレニン-アンジオテンシン-アルドステロン系（RAAS）の活性化が生じるため，心血管イベントのリスクが高まる．したがって，インスリン抵抗性を治療の標的とすることは，高血圧を始めメタボリックシンドロームのすべての構成因子を改善することにつながり，最終的には心血管イベント抑制につながる．実際，インスリン抵抗性を改善するチアゾリジン系薬剤は，糖代謝改善を始め，脂質代謝改善作用，降圧作用が報告されており，PROactive試験では，心血管イベントを抑制しうることが証明されている．Chicago study[2]では，同じ血糖降下薬であるグリメピリドに比べ，血糖改善効果とは独立して頸動脈の内膜中膜複合体肥厚度（Intima-Media Thickness：IMT）の進展抑制効果が認められた（図2）．後者の試験は，血圧レベルには変化が認められないにもかかわらず，高血圧のケースで，特にその効果が顕著なことから，インスリン抵抗性を治療することは，降圧とは独立したインパクトがあるものと考える．

インスリン抵抗性の原因は，肥満（特に内臓肥満）にあるため，そこを解除することが最優先事項となる．ただし，肥満を呈さないケースでもインスリン抵抗性を生じることが報告されており，遺伝的背景も含めた詳細な検討が必要である．肥満がインスリン抵抗性を引き起こすメカニズムの1つとしては，後に記載するが，脂肪細胞か

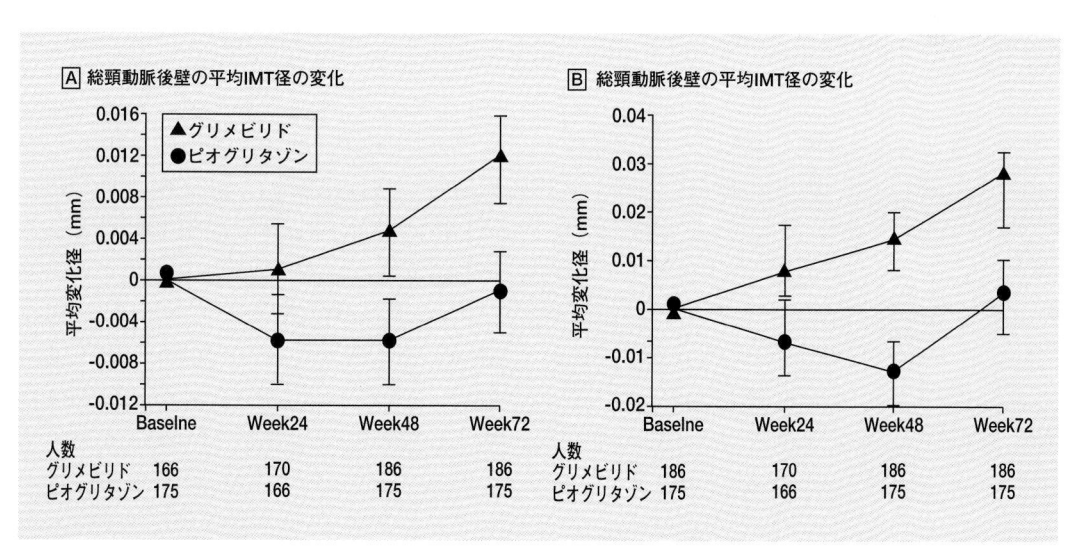

図2　血糖降下薬の検討
462人の2型糖尿病患者を対象として，ピオグリタゾンとグリメピリドの2群でRCT．
治療期間は72週間．ピオグリタゾンの方が，有意にIMTの進展抑制効果を示し，特に高血圧患者では顕著な差が認められた．

（Mazzone T et al：JAMA 2006；296：2572-2581）

ら分泌される抗腫瘍壊死因子（TNF）α, アンジオテンシンⅡ, 遊離脂肪酸, レプチン, レジスチンなどの種々のホルモン・炎症性サイトカインがインスリン伝達を阻害することや, インスリン感受性アディポサイトカインであるアディポネクチンが減少することが考えられている. これらのシグナルを阻害あるいは促進させることがインスリン抵抗性の改善と考えられるが, 現時点で可能な治療としては, たとえばRAAS阻害薬がアンジオテンシンⅡを阻害することやアディポサイトカインの分泌パターンを変化させ, インスリン抵抗性を改善することが期待されている. 事実, 大規模試験のサブ解析では, RAAS阻害薬が糖尿病の新規発症を抑制したことが報告されているが, 糖尿病の新規発症をprimary endpointとした大規模試験：DREAM試験[3]においては, ACE阻害薬であるラミプリルは, プラセボと比べ差がないことが示された（図3）. このことは, 大規模試験におけるサブ解析の解釈に注意を促す警笛を鳴らすと同時に, RAAS阻害薬のインスリン抵抗性改善効果に関してはより詳細な検討が必要であることを示唆する.

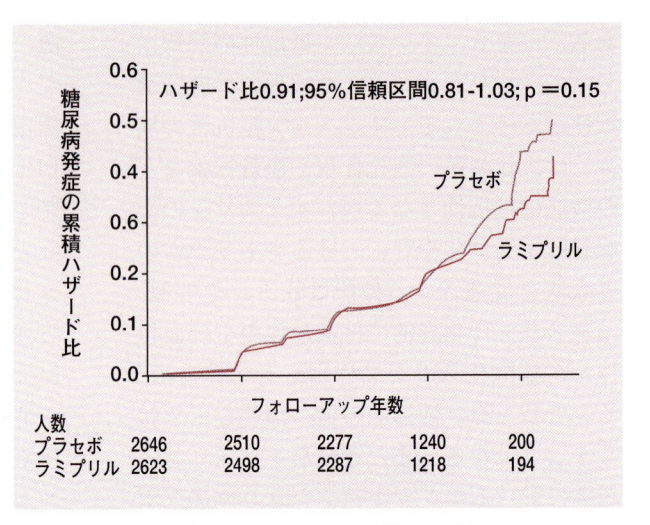

図3　DPEAM試験によるACE阻害薬の検討
耐糖能異常患者5269人をラミプリル投与群とプラセボ群の2群分け3年間追跡結果, 糖尿病新規発症に有意差なし.
（Engeli S' et al : *Hypertension* 2005 ; 45 : 356-362）

レニン-アンジオテンシン-アルドステロン系：RAASの活性化

実際に人体から生検した脂肪組織からは, レニン・アンジオテンシノーゲン（Ang）・アンジオテンシン変換酵素（ACE）, アンジオテンシンⅠ型受容体, アンジオテンシンⅡ型受容体（マウス）などのRAASの発現が報告されている. 脂肪細胞のアンジオテンシノーゲンは, 血中のアンジオテンシノーゲンレベルへ影響し, 血圧やNaホメオスタシスに関与する. Engeliらは, 肥満者が血中アンジオテンシノーゲンやレニン, アルドステロン, ACE活性化が上昇しており, 体重減少により脂肪組織を始め血中のRAASレベルが低下し, 血圧も低下することを報告した.

脂肪細胞におけるRAASは, 血管を収縮・拡張されることで局所的な血流量を調整し, 脂肪細胞への栄養の供給や蓄積に関与していると考えられるが, その他にも脂肪細胞の分化や増殖そのものに関与するといわれている. 初期の脂肪細胞のレベルでは, RAASは脂肪細胞の分化へ関与するが, それ以降は脂肪細胞の肥大化に関与するといわれている. その他, アンジオテンシンⅡは脂肪細胞へ作用し, レプチンやplasminogen activator inhibitor（PAI-1）, monocyte chemoattractant protein-1（MCP-1）, IL-6などのアディポサイトカインの産生にも関与している. つまり, メタボリックシンドロームにおけるRAASは, 血圧と代謝の双方へ密に関連しているといえる.

アルドステロンは, 肥満例においてはRAASの上流からのシグナルとは無関係に

上昇している．その機序としては，脂肪細胞からのミネラルコルチコイド放出因子の増加，ナトリウム利尿ペプチドの減少，酸化された脂肪酸の副腎への直接的な作用が考えられている．また，睡眠時無呼吸症候群も，機序は不明であるがアルドステロンの産生と関連している．治療は，減量・食事指導が基本である．減量により血中や脂肪細胞におけるRAASが抑制される．また，最近では食塩負荷により脂肪細胞におけるRAASが亢進することも報告されているため，減塩も重要である．一般的に血中のRAASは体液量と負の相関を示し，フィードバック機構が存在するが，脂肪細胞のRAASの調節は必ずしもそうではない．薬物療法ではRAASを阻害するACE阻害薬やARBがあげられる．特に，ARBはRAASの活性化を阻害するだけなく，脂肪細胞の増殖・分化・肥大化にも関与する可能性が指摘されている．脂肪細胞を善玉の脂肪細胞へ変化させることは，アディポサイトカインの分泌パターンを変える可能性がある．

基礎レベルではARBの1つであるオルメサルタンを投与することで脂肪細胞が小型化したことを示されており，PPARγアゴニスト作用を有するテルミサルタンでは，脂肪細胞への影響が他のARBに比べ，より強力であることが報告されている．

人体レベルでのデータは欠落しているが，ARBを投与することで，脂肪細胞や骨格筋での脂肪酸遊離が抑制されることや，小型化した脂肪細胞から産生されるアディポネクチンが増加したことは報告例がある．メタボリックシンドロームを対象に施行されたISLAND試験では，イルベサルタン（本国未販売）が，脂肪細胞から産生されるIL-6やplasminogen activator inhibitor-1を減少させ，血管内皮機能改善効果を示したことが報告されている．

一方，メタボリックシンドロームにおけるRAASを抑制するには，ARBやACE阻害薬では不十分とする報告もあり，アルドステロンを阻害することの必要性を示したデータもある．アルドステロンエスケープ現象を抑えることの重要性が考えられる．

このように，メタボリックシンドロームのケースにRAAS阻害薬を使用するメリットは，代謝改善効果やアディポサイトカインの分泌を良い方向へ修正する点にあると考えられるが，最も肝心な降圧力あるいは臓器保護効果関して，他の薬剤との比較あるいは併用療法に関して検討した例はない．降圧剤に降圧力を求めずして，付加的な"Beyond Blood Pressure：降圧を超えた力"ばかりを求めるのは論外であり，今後は双方を視野に入れた研究を展開していくべきである．

アディポサイトカインと高血圧

脂肪細胞は約100種以上の蛋白（アディポサイトカイン）を分泌しており，なかでも最も発現が高いといわれる"アディポネクチン"（正常ヒト：5〜20μg/ml）を始め，いくつかのアディポサイトカインは血圧との負の相関の関係が指摘されている．Iwashimaらの報告ではアディポネクチンと高血圧発症との負の相関の関係を指摘し，双方の関係は正常血圧のレベルから直線的な相関で認められたことから，アディポネクチンが高血圧発症初期，つまり血管傷害の早い段階に何らかの形でかかわる可能性を示した．

アディポネクチンはインスリン抵抗性改善作用のほかにも，血管傷害部位に集積し血管内皮細胞やマクロファージに作用して抗炎症作用や泡沫化抑制作用を示すことや，血管平滑筋の増殖を抑制し抗動脈硬化作用を有することが示されている．このような血管への直接作用が高血圧という病態

に関与している可能性がある．また，実験レベルではあるがOhashiらは，アディポネクチンが欠損した肥満マウスにおける血圧の上昇は，アディポネクチンを過剰発現させることにより減少し，その一部はNOを介するものであることを明らかにしている．レプチンは中枢あるいは末梢レベルの交感神経系を活性化し血圧や脈拍上昇に関与する．レプチンは脳内のメラノコルチン4受容体との相互作用が想定されているが，最近では中枢を介さないで直接的に交感神経系を活性化させることが報告されている．実際に肥満のケースではレプチンが増加しており，血中レベルと血圧が相関することが報告されている．胃から分泌される食欲制御因子：グレリンは，中枢神経系を介して交感神経系を抑制し，血圧を低下させる．実際，心不全患者を対象にグレリンを投与した試験では，血圧の低下が報告されている．

これらのアディポサイトカインに関して，降圧剤との関連性が臨床のレベルで報告されている．ARBがアディポネクチンを増加させることは，Furuhashiらの報告を契機に報告が相次いでいる．われわれも，メタボリックシンドロームを対象に施行した研究（Jichi-Metabolic Syndrome Treatment；J-META study）において，PPARγアゴニストの作用を併せ持つテルミルタンが他のARBよりも強力に高分子量アディポネクチンを産生し，抗炎症作用に優れることを明らかにしている[4]．また，インスリン抵抗性薬であるチアゾリジン系薬剤は強力にアディポネクチンを産生するが，PROactive試験をはじめ，いくつかの研究ではチアゾリジン系薬剤が降圧効果を有することが明らかにされている．レプチンはα遮断薬により低下することが報告されている．

以上の作用が，実際の降圧力そのものへどれほど関与しているかは不明であるが，創薬という観点からも興味深いテーマである．

その他

食塩感受性高血圧，圧受容体反射障害なども，メタボリックシンドロームにおける高血圧の病態に関与しているものとして報告されている．

まとめ

以上，メタボリックシンドロームにおける降圧療法について検討してきた．重要なことは，病態に即した合理的な治療を求めるあまりに，肝心な降圧が不十分になることがないよう配慮することである．降圧剤の第一選択薬に関する大規模試験が一段落し，併用療法へ目が向けられている昨今，本領域においても検討すべ課題である．

[文 献]

1) Grassi G, Seravalle G, Dell'Oro R. et al : CROSS Study. Comparative effects of candesartan and hydrochlorothiazide on blood pressure, insulin sensitivity, and sympathetic drive in obese hypertensive individuals: results of the CROSS study. J Hypertens 2003；21：1761-1769.
2) Mazzone T, Meyer PM, Feinstein SB. et al : Effect of pioglitazone compared with glimepiride on carotid intima-media thickness in type 2 diabetes: A randomized trial. JAMA 2006；296：2572-2581.
3) Engeli S, Bohnke J, Gorzelniak K. et al : Weight loss and the renin-angiotensin-aldosterone system. Hypertension 2005；45：356-362.
4) DREAM Trial Investigators; Bosch J, Yusuf S, Gerstein HC. et al : Effect of ramipril on the incidence of diabetes. N Engl J Med 2006；355：1551-1562.
5) Yano Y, Hoshide S, Ishikawa J, et al : The Differential Effects at Augioteusin II type1 receptor Blockers on Microalbuminuria in Relation to Low-Grade Inflammation in Metabolic Hypertensive Patients. Am J Hypertens 2007；20：565-572.

Ⅶ. 治療

メタボリックシンドロームを伴う糖尿病の薬物治療

岩本安彦

メタボリックシンドロームにおける高血糖は，その構成要素の1つであり，メタボリックシンドロームには血糖値が正常範囲にある者から境界型，さらには糖尿病と診断される者まで幅広く含まれる．メタボリックシンドロームを伴う糖尿病の薬物治療ではインスリン抵抗性の改善に有効な薬剤の選択が合理的である．メトホルミン（ビグアナイド薬）はインスリン抵抗性改善をはじめ，さまざまな膵外作用によって血糖低下作用を示し，大血管症抑制のエビデンスも認められている．体重増加をきたしにくい利点もあり，肥満2型糖尿病治療の第一選択薬として欧米では汎用されている．チアゾリジン薬はインスリン抵抗性改善作用により血糖低下作用，血清脂質改善作用を示す．血糖低下作用と独立した動脈硬化抑制作用があり，大血管症抑制のエビデンスが注目されている．

キーワード インスリン抵抗性改善薬　ビグアナイド薬／メトホルミン　チアゾリジン薬／ピオグリタゾン
αグルコシダーゼ阻害薬　経口血糖降下薬

メタボリックシンドロームを伴う糖尿病の治療の目標

メタボリックシンドロームは，内臓肥満とインスリン抵抗性を基盤として，高血糖，高血圧，脂質代謝異常が重積して，動脈硬化症（心血管イベント）と糖尿病の発症リスクが高くなる病態である．メタボリックシンドロームにおける高血糖（空腹時血糖上昇）は，その構成要素の1つであり，メタボリックシンドロームには血糖値が正常範囲（正常型）にある者から，境界型，さらには糖尿病と診断される者まで幅広く含まれる．

メタボリックシンドロームを伴う糖尿病の治療の目標では，とくに動脈硬化症（心血管イベント）の予防が重要である．治療では肥満の是正とインスリン抵抗性の改善をめざす生活習慣への介入が基本であり，食事療法と運動療法の適切な実践の効果が大きい．薬物療法では，インスリン抵抗性の改善に有効な薬剤の選択が合理的であり，また，食後高血糖の改善をめざす治療も大血管症の抑制に有効とのエビデンスが認められている．

糖代謝異常が軽く，境界型までのメタボリックシンドロームに対する治療目標では，動脈硬化症の予防の他に，糖尿病への進展の抑制をあげる必要がある．2型糖尿病の一次予防をめざす薬物治療の成績についても述べる．

メタボリックシンドロームを伴う糖尿病の薬物治療

2型糖尿病の病態の特徴はインスリン分泌低下とインスリン抵抗性であり，それらはあいまってインスリン作用不足をもたらし，高血糖をひき起こす．日本で認可・使用されている経口糖尿病薬の一覧を表1に示す．日本糖尿病学会の「科学的根拠に基づく糖尿病診療ガイドライン」[1]の「経口血糖降下薬の治療」の項では，ステートメントとして第一選択薬を明確に示してはいないが，薬剤の特性から考えてインスリン抵抗性を基盤とするメタボリックシンドロームを伴う糖尿病患者にとくに有用と考えられる経口薬はビグアナイド薬とチアゾリジン薬である．

◆ビグアナイド薬の有用性

ビグアナイド薬は，スルホニル尿素（SU）薬と並んで古くから用いられてきた経口糖尿病薬であるが，乳酸アシドーシスの副作用に対する懸念から，その適応は著しく制限されていた．米国では長い間ビグ

表1 日本で認可・使用されている経口血糖降下薬

分類	一般名	商品名	用法・用量
スルホニル尿素薬	トルブタミド	ジアベン，ラスチノンなど	250〜1,500mg/日，1日1〜2回（朝，夕）食前または食後
	アセトヘキサミド	ジメリン	250〜500mg/日，1日1〜2回（朝，夕）食前または食後
	クロルプロパミド	アベマイド	100〜500mg/日，1日1回 食前または食後
	グリクロピラミド	デアメリンS	250〜500mg/日，1日1〜2回（朝，夕）食前または食後
	グリベンクラミド	オイグルコン，ダオニールなど	1.25〜7.5mg/日，1日1〜2回（朝，夕）食前または食後
	グリクラジド	グリミクロンなど	40〜120mg/日，1日1〜2回（朝，夕）食前または食後
	グリメピリド	アマリール	1〜6mg/日，1日1〜2回（朝，夕）食前または食後
スルホンアミド薬	グリブゾール	グルデアーゼ	125〜500mg/日，1日1〜2回（朝，夕）食前または食後
ビグアナイド薬	塩酸メトホルミン	グリコラン，メルビンなど	250〜750mg/日，1日2〜3回 食後
	塩酸ブホルミン	ジベトスB，ジベトンSなど	50〜150mg/日，1日2〜3回 食後
αグルコシダーゼ阻害薬	アカルボース	グルコバイ	150〜300mg/日，1日3回 食直前
	ボグリボース	ベイスン，ベイスンOD	0.6〜0.9mg/日，1日3回 食直前
	ミグリトール	セイブル	150〜225mg/日，1日3回 食直前
チアゾリジン薬	塩酸ピオグリタゾン	アクトス	1回15〜30mg，1日1回 朝食前または後
速効型インスリン分泌促進薬	ナテグリニド	スターシス，ファスティック	270〜360mg/日，1日3回 食直前
	ミチグリニドカルシウム水和物	グルファスト	1回10mg（30mg/日），1日3回 食直前

アナイド薬は使われていなかったが，1990年代半ばにメトホルミンの有効性が再評価され，さらにUKPDS（United Kingdom Prospective Diabetes Study）において肥満2型糖尿病患者における大血管症抑制のエビデンスが明らかになった.[2] 本剤の利点は体重増加をきたさないことであり，最近報告された大規模臨床試験（ADOPT）においても，メトホルミンが体重増加をきたさず，血糖低下作用が長期間持続することが示された．2006年8月にADAとEASDのコンセンサスとして発表された欧米における2型糖尿病患者に対する高血糖の管理のアルゴリズムでは，[3] 2型糖尿病と診断されれば，生活習慣への介入を行うと同時に，直ちにメトホルミンを投与すべきであると提唱されている点は興味深い．

しかし，2型糖尿病患者の病態（とくに肥満度とインスリン抵抗性の程度）が欧米人とはかなり異なると考えられる日本人で，日本で認可されている投与量（〜750mg/日）で欧米における臨床成績と同様の効果が得られるかについては慎重な検討が必要である．

◆チアゾリジン薬の有用性

チアゾリジン薬として日本で唯一認可されている経口薬はピオグリタゾンであり，欧米ではロシグリタゾンも使われている．チアゾリジン薬は末梢組織でのインスリン抵抗性を改善し，肝臓からのブドウ糖放出を抑制することによって血糖低下作用を示す．脂質代謝改善作用も認められ，とくに

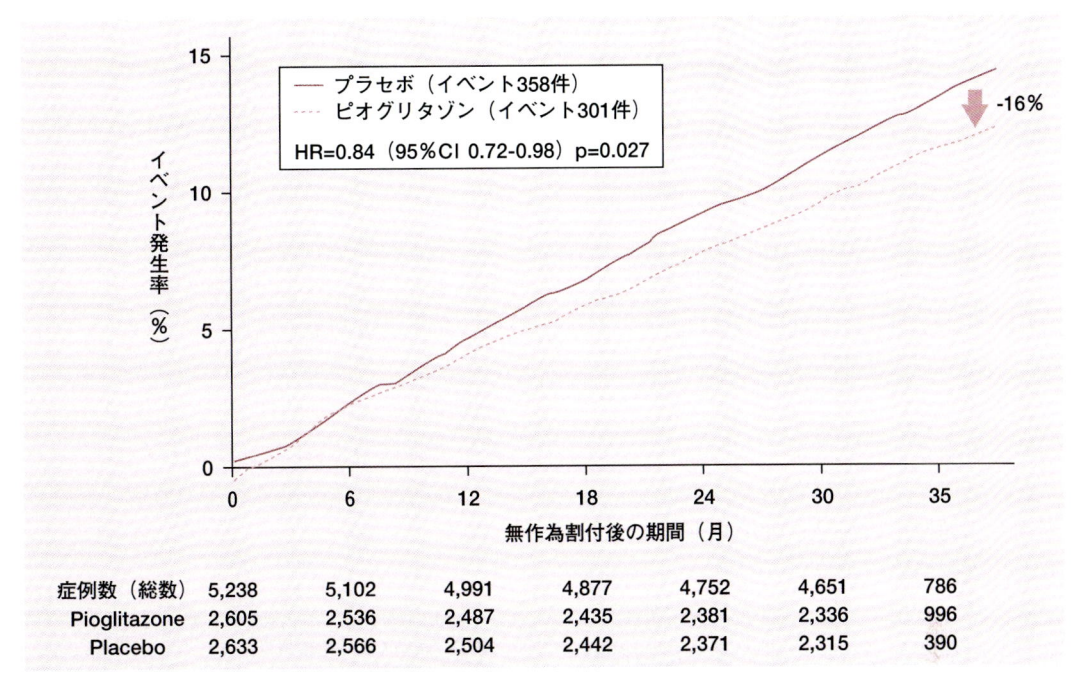

図1 PROactive studyの成績：最重要副次評価項目*の発生率（Kaplan-Meier法）（PROactive）
(*：総死亡・非致死性心筋梗塞・脳卒中）総死亡，非致死性心筋梗塞，脳卒中のいずれかが最初に起きるまでの期間を比較した場合，pioglitazoneによって16％の有意なリスク低下が認められた（P=0.027）．
(Dormandy JA, et al：Lancet 2005；366：1279-1289)

中性脂肪を低下させ，HDL-コレステロールを上昇させる．

本剤の作用機序として核内転写因子PPAR γ（Peroxisome Proliferator-Activated Receptor-γ）に結合し，種々の遺伝子を発現させることが明らかとなった．脂肪細胞の分化の促進，インスリン抵抗性惹起物質の減少，抗動脈硬化作用をもつアディポネクチンの増加，血管内皮の炎症の改善など多様な作用が注目されている．

ピオグリタゾンを用いた海外での大規模臨床試験（PROactive；prospective pioglitazone clinical trial in macro vascular event）の結果（図1）[4]，総死亡，非致死性心筋梗塞，脳卒中の発生率が16％低下し，プラセボ群と比べてHbA1cの有意な低下，新たにインスリンを導入した患者数の減少なども認められた．また，脳卒中の既往歴をもつ患者での脳卒中再発率を半減させたとの報告もみられる．

ピオグリタゾンの日本での市販後の大規模調査PRACTICAL（PRospective ACTos practICAL experience）Studyでは，血糖コントロールにおける有用性とともに，重篤な肝障害がみられないなどの安全性が確認された．

◆ α-グルコシダーゼ阻害薬

α-グルコシダーゼ阻害薬は，糖質の吸収を阻害・遅延させることによって食後高血糖・高インスリン血症を改善する．食後高血糖と動脈硬化との関連が注目されており，α-グルコシダーゼ阻害薬アルカボースによって大血管症を抑制するとのエビデンスも報告されている．

以上，現在わが国で使われている経口血糖降下薬のうち，インスリン抵抗性が目立つ症例によい適応となるビグアナイド薬とチアゾリジン薬，さらに食後高血糖改善作用をもつα-グルコシダーゼ阻害薬について，メタボリックシンドロームを伴う糖尿

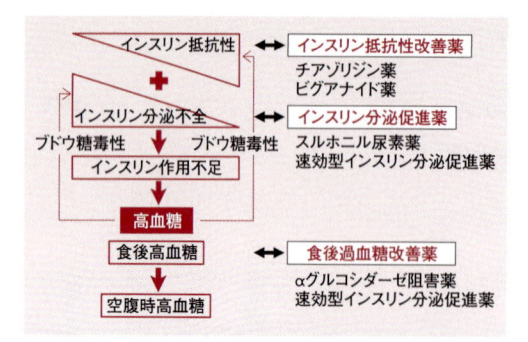

図2 2型糖尿病の病態と経口血糖降下薬

病の治療薬として述べた．しかし，インスリン分泌促進を主作用とするスルホニル尿素薬と速効型インスリン分泌促進薬についても，高血糖の改善という点では強力な作用があり，有用である．図2に，2型糖尿病患者の病態とそれらに対応する経口血糖降下薬について示す．

2型糖尿病の発症予防と薬物治療

メタボリックシンドロームに限定した対象ではないが，IGT（impaired glucose tolerance）に対して薬物治療を行い，2型糖尿病への進展抑制（一次予防）を検討した大規模臨床試験の成績が報告され，注目されている．

経口糖尿病薬としては，アカルボース（STOP-NIDDM），メトホルミン（DPP；Diabetes Prevention Program），ピオグリタゾン，ナテグリニド（NAVIGATOR；Nateglinide And Valsartan in Impaired Glucose Tolerance Outcomes Research）などの臨床試験が行われ，アカルボースとメトホルミンについては試験が終了し，糖尿病の発症予防効果が報告されている．

しかし，日本では経口糖尿病薬による2型糖尿病の発症予防について，α-グルコシダーゼ阻害薬による試験が行われているが，現時点では許可されておらず，保険適用とはならない．

[文 献]

1) 日本糖尿病学会 編：経口血糖降下薬による治療．科学的根拠に基づく糖尿病診療ガイドライン［改訂第2版］．南江堂，2007；43-54．
2) United Kindgom Prospective Diabetes Study Group: Effect of intensive blood glucose control with metformin on complications in over-weight patients with type 2 diabetes (UKPDS34) *Lancet* 1998；352：854-865．
3) Nathan DM, Buse JB, Davidson, MB,*et al*：Management of hyperglycemia in type 2 diabetes：a consensus algorithm for the initiation and adjustment of therapy：a consensus statement from the American Diabetes Association and the European Association for the Study of Diabetes. *Diabeters Care* 2006；29：1963-1972．
4) Dormandy JA, Charbonne1 B, Eckland DA,*et al*：Secondary prevention of macrovaslular events in patients with type 2 diabetes in the PROactive Study (PROspective pioglitAzone Clinical Trial In macro Vascular Event)：A randomized controlled trial. *Lancet* 2005；366：1279-1289．

Ⅶ. 治療

メタボリックシンドロームを伴う肥満の薬物治療

上野浩晶，中里雅光

近年，肥満者の増加と，肥満を基礎にして発症する糖尿病，脂質代謝異常，高血圧症などの肥満症やメタボリックシンドロームを呈する患者数が増加している．生活習慣病の根底にある肥満の治療は食事療法や運動療法といった生活習慣の変容が基本であるが，現実的には困難であり，減量に成功する症例は少ない．最近，さまざまな摂食調節物質の同定や摂食調節機構の解析が進んでおり，摂食調節物質やその受容体をターゲットにした創薬により，新しい抗肥満薬が開発され実用化されつつある．

キーワード 肥満　メタボリックシンドローム　視床下部　摂食調節

最近発表された健康日本21の中間報告によると，日常生活における歩数は平成9年から平成18年にかけて男性では8,202歩から7,532歩，女性では7,282歩から6,446歩とともに減少していた．さらに平成9年には24.3%であった20〜60歳代男性の肥満者（BMI≧25）の割合が29%と増加しており，国を挙げてのキャンペーンが行われているにもかかわらず運動不足を伴った肥満者が男性で増加していた．肥満者の増加はメタボリックシンドロームを呈する患者の増加にも直結していると考えられ，このままでは今後さらに動脈硬化性疾患発症の増加が予想される．

メタボリックシンドロームを治療するには，病態の根幹にある肥満（内臓脂肪蓄積）を改善することが最も重要であり，実際にメタボリックシンドロームを呈する肥満患者が5%程度の体重減少に成功すると耐糖能，脂質，血圧が改善することは日常臨床でよく経験される．肥満を改善するには摂取エネルギー量を減らすか，消費エネルギー量を増やすかしてエネルギー収支を負のバランスにして過剰に蓄積された脂肪組織を減少させねばならない．そのためには食事療法と運動療法が基本であるが，現状の栄養指導や行動療法のみでは満足する結果は得られていない．補助的な治療法として薬物療法があるが，その選択枝は少なく，現在本邦で使用できる薬剤はマジンドールのみである．しかし，摂食調節機構やエネルギー代謝機構の解明が進むにつれ，その分子メカニズムを応用した抗肥満薬が開発，実用化されつつある．本稿では国内外で使用中または治験中である各種抗肥満薬につき，その作用機序とともに概説する．

摂食調節機構

食欲の調節，すなわち食べ始めたり食べ続けるシグナルと，食べるのを止めるシグナルは中枢神経系と末梢組織（消化管，膵臓，脂肪組織）により複雑かつ巧妙にコントロールされている．そこにはペプチドを代表とする摂食調節物質やニューロンネットワーク，迷走神経などが介在している．摂食調節物質は摂食を亢進させる物質と抑制する物質に大別され，中枢神経系にも末梢臓器にも存在する（表1）．中枢神経系では特に視床下部が重要で，古典的には視床下部腹内側核が摂食を停止させる満腹中枢，視床下部外側野が摂食を開始させる摂食中枢と呼ばれている．その他，視床下部弓状核や室傍核にも重要な摂食調節物質が存在している（表1）．中枢神経系では各摂食調節物質を産生するニューロンには他の摂食調節物質の受容体が発現していたり，互いに直接シナプスを形成することで

摂食調節のネットワークができている．末梢組織で産生された摂食調節物質は血液中に分泌されたり，迷走神経を介したりして最終的には視床下部に情報が伝達され，他の情報と統合されて摂食が調節されている．

肥満症治療薬

前述の摂食調節にかかわる因子をターゲットにした薬剤を含めて，現在臨床応用中または開発中の薬剤は，①食欲抑制薬，②消化吸収抑制薬，③エネルギー代謝促進薬に大別される．

◆食欲抑制薬
◎モノアミン作動系

セロトニン，ノルアドレナリン，ヒスタミンは視床下部などに発現しているモノアミンで，ノルアドレナリンは室傍核のα_2受容体を介して摂食亢進に作用している一方，室傍核のα_1受容体や外側野のβ受容体を介して摂食抑制にも作用している．現在本邦で唯一使用可能な抗肥満薬であるマジンドールは前シナプス部位でのノルアドレナリン再取り込み抑制作用があり，室傍核の興奮と外側野の抑制がその作用機序である．日本人の単純性肥満患者を対象にしてマジンドールを使用した臨床試験では，14週後に平均で4.6kg体重が減少しており，プラセボ群よりも有意に体重減少を認めた[1]．ただし，保険適用上は食事療法や運動療法の効果不十分なBMI≧35の高度肥満患者に使用が限られており，しかも使用期間が3か月以内とされている．また，薬理作用がアンフェタミンと類似していることから依存性に注意が必要とされ，重度の高血圧や脳血管障害などでは使用禁忌であり，糖尿病でも慎重投与となっていることからメタボリックシンドロームを伴う肥満患者には使用しづらいのが実情である．

シブトラミンは欧米ではすでに臨床応用中の食欲抑制作用をもつ薬剤で，日本でも臨床試験が行われており，セロトニンとノルエピネフリンの再取り込み阻害作用が作用機序である[2]．さらに褐色脂肪組織でβ_3アドレナリン受容体を介して熱産生を亢進させる作用も併せもっている．臨床試験に

表1　摂食調節物質

食欲亢進物質		食欲抑制物質	
名前	主な発現部位	名前	主な発現部位
NPY	弓状核，室傍核など	POMC	弓状核
AgRP	弓状核	α-MSH	弓状核
オレキシン	視床下部外側野	CART	弓状核
MCH	視床下部外側野	CRH	室傍核
ガラニン	弓状核，室傍核	ウロコルチン	中脳，視索上核
GALP(?)	弓状核	ウロコルチンII	弓状核，室傍核
ノルアドレナリン(α_2)	青斑核，孤束核	ウロコルチンIII	腹内側核，室傍核
アナンダマイド	大脳基底核，辺縁系	NPB	中脳，海馬
グレリン	胃	NPW	室傍核，視索上核
		ニューロメジンU	弓状核
		PrRP	腹内側核，孤束核
		セロトニン	縫線核
		ヒスタミン	結節乳頭核
		ノルアドレナリン(α_1,β)	青斑核，孤束核
		レプチン	脂肪細胞
		コレシストキニン	上部小腸
		PYY$_{3-36}$	下部腸管，直腸
		GLP-1	下部小腸
		オキシントモデュリン	下部小腸
		インスリン	膵β細胞

GALP：ガラニン様ペプチド
α-MSH：αメラノサイト刺激ホルモン
CRH：コルチコトロピン放出ホルモン
NPB：ニューロペプチドB
NPW：ニューロペプチドW
PrRP：プロラクチン関連タンパク
GLP-1：グルカゴン様ペプチド-1

おいては，シブトラミン投与群では24週間後で69%の患者が投与開始前よりも5%以上の体重減少を認め，プラセボ群よりも3〜5kg有意に体重が減少しており，その効果は52週間後まで持続していた．また，シブトラミン投与による体重減少に伴って中性脂肪やLDLコレステロールの低下，HDLコレステロールの増加，さらに糖尿病患者では血糖コントロールの改善を認めた．

セロトニンは摂食抑制作用を示し，セロトニン受容体作動薬であるAPD-356，VER-7499，mCPP，YM-348，BVT-5182は国内外で抗肥満薬として開発が進んでいる．ヒスタミンニューロンの細胞体は結節乳頭核に限局し，腹内側核や室傍核へ投射しており，同部のH₁受容体を介して摂食抑制作用を示す．ヒスタミンH₃受容体拮抗薬であるA-331440やGT-2394はヒスタミン神経からのヒスタミン放出を促進することで食欲抑制作用をもつ薬剤として開発中である．

フェンフルラミンはセロトニン作動性神経終末でのセロトニン放出促進と再取り込み阻害作用をもち，食欲抑制作用を示す薬剤として米国で使用されていたが，心臓弁膜症などの副作用のために現在では販売中止となっている．近年，さまざまな健康食品や「痩せ薬」がインターネット上などで販売されているが，フェンフルラミン，N-ニトロソ-フェンフルラミン，甲状腺ホルモン剤，シブトラミンなどが混入されていたという報告が後を絶たず，死亡例も散見されることから注意が必要である．

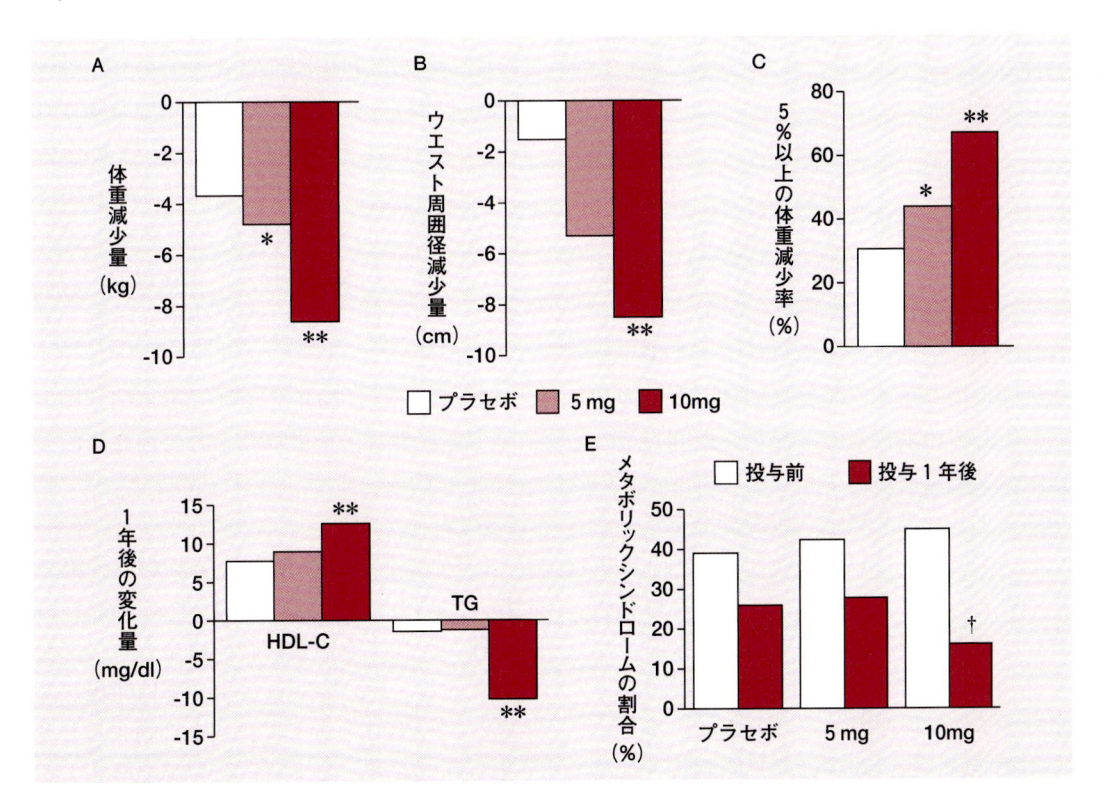

図1　リモナバンのメタボリックシンドローム治療効果
RIO-Europe研究ではBMI ≥ 30またはBMI ≥ 27で未治療の高血圧か高脂血症を有する肥満者1,507人を対象にして，プラセボ，リモナバン5mgまたはリモナバン10mgを内服して1年間経過観察された．1年経過後の体重減少量（A），ウエスト周囲径減少量（B），5%以上体重減少を認めた対象者の割合（C），HDLコレステロール（HDL-C）と中性脂肪（TG）の変化量（D）の各平均値，NCEP-ATPIIIのメタボリックシンドローム診断基準を満たす者の投薬前後での割合（E）はいずれもリモナバン内服群ではプラセボ群と比較して有意に改善していた．*P < 0.05 vs プラセボ，**P < 0.001 vs プラセボ，† P < 0.05 vs プラセボでの変化量．
（Van Gaal LF, *et al*: Lancet 2005；365：1389-1397.より改変）

◎カンナビノイド受容体拮抗薬

　脂肪やショ糖などを多く含み嗜好性の高い，いわゆる「おいしい食物」の摂食には大脳辺縁系などに存在するカンナビノイド受容体が重要な役割を果たしている．カンナビノイド受容体遺伝子欠損マウスは痩せており，高脂肪食負荷をしても肥満やインスリン抵抗性を呈さなかった．カンナビノイド受容体拮抗薬であるリモナバンを1年間肥満者に投与したところ，対照群と比べて有意に体重減少，ウエスト周囲径の減少，HDLコレステロールの上昇，中性脂肪の低下，インスリン抵抗性の改善，メタボリックシンドロームを呈する割合の低下を認め，抗肥満薬として注目されている（図1）[3]．現在日本でも治験中であり，メタボリックシンドロームを有する肥満症治療薬として期待される．

◎レプチン

　レプチンは遺伝性肥満マウスである*ob/ob*マウスの原因遺伝子産物としてクローニングされた脂肪細胞から分泌されるタンパクである．レプチンは視床下部の腹内側核，弓状核，室傍核などに存在するレプチン受容体を介して摂食抑制作用やエネルギー代謝促進作用を示す．発見当初は「夢の痩せ薬」としての期待もあったが，研究が進むにつれて肥満度と血中レプチン濃度は正の相関を示し，高レプチン血症があるにもかかわらず肥満しているというレプチン抵抗性の存在が明らかになった．そのため肥満者に正常の20～30倍の血中濃度になるような高用量のレプチンを外来性に投与して，ようやく5％程度の体重減少を認めるという結果であった．現在は効果の改善された第2世代のレプチンや，レプチン抵抗性を改善してレプチンの作用を増強するPEG-Axokineが海外で開発が進められている．

◎MCH拮抗薬

　メラニン凝集ホルモン（Melanin-concentrating hormone：MCH）は視床下部外側野や不確帯に発現し，その神経線維は脳全体に広く投射しているペプチドで，摂食亢進作用をもつ．MCHの摂食亢進作用はMCH受容体（MCH-R）の1つであるMCH-R1を介することが示されており，MCH-R1の選択的アンタゴニストであるSNAP-7941，T-226296，SB-568849は抗肥満薬として研究開発されている．T-226296は経口投与可能な薬剤として国内で開発され，研究が進められている．

◎NPY拮抗薬

　ニューロペプチドY（NPY）は中枢神経系に広範囲に発現しており，特に視床下部弓状核，室傍核などに強く発現しているペプチドで，強力な摂食亢進作用をもつ．NPYは膵ポリペプチド（PP），ペプチドYY（PYY）と相同性を有しており1つのファミリーを形成している．NPYファミリーの受容体は5つのサブタイプ（Y1，Y2，Y4，Y5，Y6）があり，発現部位や各NPYファミリーへの親和性などが異なっている．NPYの摂食亢進は炭水化物摂取が特徴的で，それはY1とY5受容体を介すると考えられている．Y1受容体拮抗薬であるJ-115814，BMS-214428，CP-671906-01は国内外で開発され，抗肥満薬として前臨床段階に達している．

◎PYY

　PYYは下部腸管や直腸などから分泌され，PYY1-36とPYY3-36の2つの内在性分子種が存在する摂食抑制作用をもつペプチドである．PYY3-36は視床下部に発現しているY2受容体を介して摂食を抑制すると考えられており，ヒトにPYY3-36を静注すると有意に摂食量が減少することが報告されている．PYY3-36は鼻腔内投与による抗肥満薬として海外で開発されている．

◎CCK

　コレシストキニン（CCK）は主に十二指

腸から分泌されるペプチドで，食欲抑制作用を示す．GW-7175はCCK受容体の1つであるCCK-A受容体の作動薬で，抗肥満薬として海外で前臨床段階に達している．

◎グレリン拮抗薬

グレリンは強力な成長ホルモン分泌作用や摂食亢進作用をもつペプチドで，主に胃で産生される．グレリンは迷走神経を介して視床下部に情報を伝達後にNPYやオレキシンニューロンなどを介して食欲を亢進させる．グレリンを中枢または末梢に投与すると摂食が亢進し，それはヒトでも認められる．EP-1492はグレリンがグレリン受容体に結合するのを阻害することで，食欲を抑制する薬剤として海外で前臨床段階にある．

◆消化吸収阻害剤

◎膵リパーゼ阻害剤

オルリスタットやGT-389-255，ATL-962は膵リパーゼ活性の阻害作用をもち，中性脂肪やコレステロールの腸管からの吸収を抑制し，食事中の脂質を糞便中に排出することで抗肥満作用を示す．オルリスタットは欧米では既に臨床応用中であるが，国内では開発が中止されている．

◎消化管蠕動抑制剤

消化管の蠕動運動を抑制し，胃内容物の排出を遅延させることで抗肥満作用を示す薬剤としてHMR-1426-Aの研究が海外で進められている．

◆エネルギー代謝促進薬

◎β_3アドレナリン作動薬

β_3アドレナリン受容体は脂肪細胞に発現しており，白色脂肪細胞での脂肪分解，褐色脂肪細胞でのエネルギー代謝促進，全身での脂肪酸の酸化的利用促進に関与している受容体である．このβ_3アドレナリン受容体作動薬として，国内ではAZ-40140，N-5984が，海外でGRC-1087，LY-377604，GW427353，L-796568などの開発が進められている．

◎成長ホルモン変異体

成長ホルモンには骨の成長促進作用，蛋白同化作用，脂肪分解作用などの生理作用があるが，AOD-9604はヒト成長ホルモン177-191ペプチド変異体であり，脂肪分解作用や脂質合成阻害作用を有する抗肥満薬として海外で治験中である．

◎PPARγ拮抗薬

ペルオキシゾーム増殖薬活性化受容体（peroxisome proliferator-activated receptor γ：PPARγ）は脂肪細胞の分化，増殖を司るマスターレギュレーターである．PPARγ作動薬はインスリン抵抗性を改善する抗糖尿病薬として臨床応用中であるが，LG-100641はPPARγの選択的拮抗薬で，脂肪細胞の分化，増殖，肥大化を抑制する抗肥満薬として海外で研究が進められている．

おわりに

肥満はメタボリックシンドロームの根幹をなす病態であり，肥満に対する治療の効率化と新規治療法の開発が強く望まれている．近年の分子生物学的手法の発展に伴い，新規摂食調節物質の発見や相互作用の解明が進んでおり，それらを応用した抗肥満薬の開発と実用化は，現代の生活習慣病治療の一端を担う有力な方法論として期待される．

[文献]

1) Inoue S, Egawa M, Satoh S, et al：Clinical and basic aspects of an anorexiant, mazindol, as an antiobesity agent in Japan. *Am J Clin Nutr* 1992；55：199S-202S.
2) Heal DJ, Aspley S, Prow MR, et al：Sibutramine: a novel anti-obesity drug. A review of the pharmacological evidence to differentiate it from d-amphetamine and d-fenfluramine. *Int J Obes Relat Metab Disord* 1998；22：S18-28.
3) Van Gaal LF, Rissanen AM, Scheen AJ, et al：RIO-Europe Study Group. Effects of the cannabinoid-1 receptor blocker rimonabant on weight reduction and cardiovascular risk factors in overweight patients: 1-year experience from the RIO-Europe study. *Lancet* 2005；365：1389-1397.

Ⅶ. 治療

二次予防における メタボリックシンドローム

宮崎哲朗，代田浩之

　メタボリックシンドロームは虚血性心疾患の独立した危険因子と考えられており，二次予防の領域でもその重要性が認識されつつある．しかしながら一次予防と比較し，二次予防領域におけるエビデンスは少ない．二次予防においてもメタボリックシンドローム管理の中心は内臓脂肪の減少であり，食事，運動療法がその重要となることはいうまでもない．薬物療法においては，メタボリックシンドロームを単一の病態としてとらえ，その有するリスクを軽減する治療薬についての具体的なデータはない．現時点では，従来の冠危険因子に対する治療薬で，二次予防の有効性が確認されている薬物の早期からの併用によって対処することが望ましい．今後，二次予防領域におけるメタボリックシンドローム治療のエビデンスの蓄積が待たれる．また虚血性心疾患患者を診察する際には，医師と患者の双方がメタボリックシンドロームについて，共通の認識をもって対応することが重要である．

キーワード 虚血性心疾患　脳卒中　食事運動療法　スタチン

　メタボリックシンドロームは，内臓脂肪の蓄積を病態の中心とする軽度の冠危険因子の集積した病態である．高LDL-コレステロール血症とならぶ虚血性心疾患の危険因子と考えられており，二次予防の領域でもその重要性が認識されつつある．メタボリックシンドローム管理の中心は内臓脂肪の減少であり，食事，運動療法がその重要となることはいうまでもない．それらに加え，従来の冠危険因子に対する治療薬で二次予防の有効性が確認されている薬物の早期からの併用によって虚血性心疾患の再発を予防できる可能性があると考えられるが，現状ではメタボリックシンドロームに対する薬物治療の有効性を示す明確なエビデンスは少ない．本稿では虚血性心疾患の二次予防におけるメタボリックシンドロームのもつ意義および管理の実際について，最新の知見を交え概説する．

虚血性心疾患の二次予防におけるメタボリックシンドロームの意義

　虚血性心疾患の二次予防におけるメタボリックシンドロームのもつリスクについて示した報告は少ない．過去の二次予防の大規模研究におけるメタボリックシンドロームに関してのサブ解析の結果では4S研究で，主要冠動脈イベント（致死的および非致死的心筋梗塞，突然死，不安定狭心症の複合）に対してメタボリックシンドロームは1.46倍のリスクを呈していた[1]．本邦においても，われわれの施設での748人の冠インターベンション（PCI）施行症例の10年を超える長期フォローアップデータでは，心臓死，非致死的急性冠症候群を合わせた心イベントの発生はメタボリックシンドローム症例で有意に高率であった（**図1**）[2]．しかしながら，これらの検討におけるメタボリックシンドロームには，糖尿病症例が含まれており，従来，二次予防においても重要な危険因子である糖尿病のもつリスクが単に表れた可能性は否定できなかった．したがって，糖尿病をメタボリックシンドロームと分けてそれぞれのリスクを解析しているWISE studyの結果をみてみると，有意な冠動脈疾患を有する女性患者においてメタボリックシンドロームは単独で糖尿病と同等の死亡および冠動脈イベント発生のリスクを有することが示されている．われわれの施設におけるPCI症例および冠動脈バイパス症例でも，メタボリックシンドローム，糖尿病の有無で四群に分けて解析し

た結果，メタボリックシンドロームが糖尿病の有無を問わず単独で予後を悪化させる可能性が示された．

一方，虚血性心疾患の慢性期においては脳卒中の発症にも留意する必要がある．Koren-Moragらによると，冠動脈疾患患者においてメタボリックシンドロームは，虚血性脳卒中発症の危険因子であると報告されている．当施設においても，先ほどのPCIとCABG症例をあわせた集団において，メタボリックシンドロームが脳卒中発症の危険因子であった．これらは慢性期にある虚血性心疾患患者においてメタボリックシンドロームを認識することは，虚血性心疾患の再発のみならず心血管性疾患全体に対する予防効果をもたらす可能性を示唆するものである．

虚血性心疾患の二次予防におけるメタボリックシンドロームの管理

メタボリックシンドロームは内臓脂肪蓄積，インスリン抵抗性を基盤とした病態であり，これらの是正のための食事，運動療法が二次予防においても重要であることはいうまでもない．一方，薬物療法においてはエビデンスの蓄積が少ないこともあり，いまだ議論の余地がある．特にメタボリックシンドロームを単一の病態としてとらえ，その有するリスクを軽減する治療薬についての具体的なデータはない．現状では，メタボリックシンドロームの各コンポーネントに対する治療薬を適宜用いることとなる．具体的にはチアゾリジン誘導体やメトホルミンといったインスリン抵抗性改善の可能性のある薬剤，高血圧症例には糖代謝，虚血性心疾患の両者に有用であるアンジオテンシン変換酵素阻害薬やアンジオテンシンⅡ受容体拮抗薬などが期待される．高中性脂肪，低HDLコレステロール血症を改善するフィブラート系薬剤もその可能性が示されている．ベザフィブラートを用いた大規模介入試験であるBIP Trialでは，メタボリックシンドローム群において中性脂肪，HDLの改善に加え，心血管イベントの軽減効果を認めている．LDLコレステロールを低下させるだけでなく，抗炎症作用などを介してメタボリックシンドロームのもつリスクを軽減する可能性もあるスタチン系薬剤も有用である．4S研究のサブ解析では，

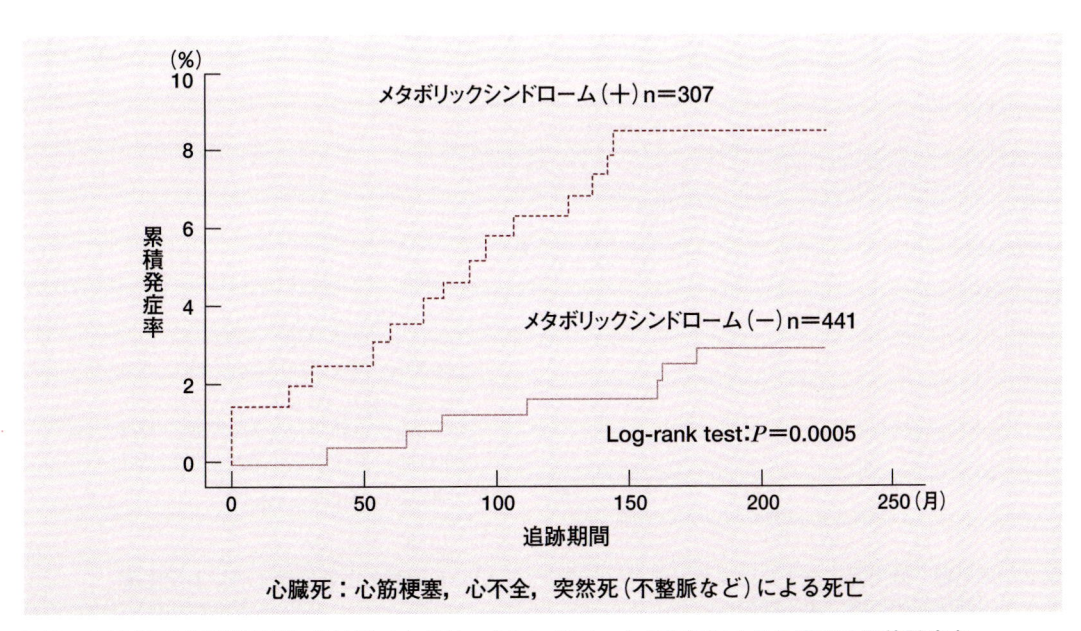

図1　冠動脈形成術後患者におけるメタボリックシンドロームの有無による心臓死の累積発症率

心臓死：心筋梗塞，心不全，突然死（不整脈など）による死亡

メタボリックシンドローム群でも全死亡，冠動脈死低下が示されるなど，しかもこれらはいずれも非メタボリックシンドローム群に比べて有用性が大きかった．われわれのデータでも完全血行再建が行われた症例のうちメタボリックシンドロームを有する529人において，血行再建術施行時にプラバスタチンが投与されていた患者と投与されていない患者を追跡した結果，スタチン投与群では全死亡率，心血管死亡率のいずれも有意に低く，血行再建術後の二次予防においても同様の効果がある可能性が示された．また，ごく最近のTNT studyの結果では，高用量のスタチン投与（アトルバスタチン80mg）は，低用量の投与（アトルバスタチン10mg）に比較して，メタボリックシンドローム患者の約5年間の主要心血管イベント（冠動脈疾患による死亡，非致死的心筋梗塞，救命された心停止，致死的および非致死的脳卒中の複合）発症リスクの軽減に有用であった（図2）[3]．これらはメタボリックシンドローム症例においても，LDLコレステロールを低下させることが有用であることを示すデータであるといえるが，スタチン系薬剤のもつ，多面的作用がメタボリックシンドロームにおいて有用である可能性も示唆するものであり，今後，前向きな臨床試験によって，さらなるエビデンスの蓄積が期待されるところである．

おわりに

虚血性心疾患の二次予防においてもメタボリックシンドロームを管理することによってリスクを軽減できる可能性が考えられる．虚血性心疾患患者を診察する際には，医師と患者の双方がメタボリックシンドロームの有無について，共通の認識をもって対応することが重要と考える．

[文 献]

1) Girman CJ, Rhodes T, Mercuri M, et al : The metabolic syndrome and risk of majour coronary events in the Scandinavian Simvastatin Survival Study (4S) and Air Force/Texas Coronary Atherosclerosis Prevention Study (AFCAPS/TexCAPS). Am J Cardiol 2004 ; 93 : 136-141.
2) Kasai T, Miyauchi K, Kurata T, et al. : Prognostic value of metabolic syndrome for long-term (more than 10 years) outcomes in patients undergoing percutaneous coronary intervention. Circ J 2006 ; 70 : 1531-1537.
3) Deedwania P, Barter P, Carmena R, et al : Reduction of low-density lipoprotein cholesterol in patients with coronary heart disease and metabolic syndrome: analysis of the Treating to New Target study. Lancet 2006 ; 368 : 919-928.

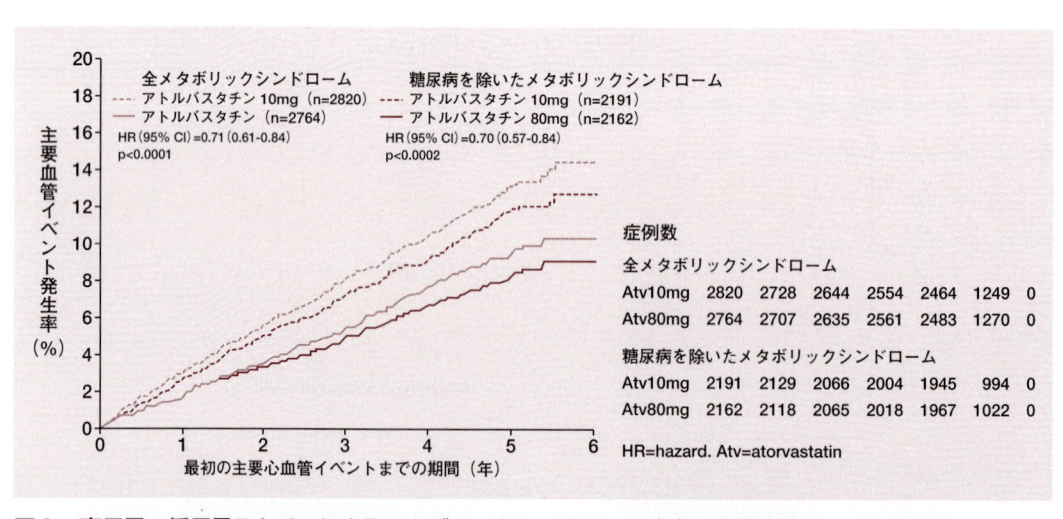

図2 高用量，低用量スタチンによるメタボリックシンドローム患者の主要血管イベント発生率
―糖尿病の有無による検討―
（Deedwania P, et al : Lancet 2006 ; 368 : 919-928より改変）

Q&A メタボリックシンドロームに有効な新しい治療薬は？

佐藤麻子

　メタボリクシンドロームは，過食や運動不足による腹部肥満が背景にあることより，その治療は生活習慣の改善が基本である．薬物治療としては，早期介入し危険因子の発症を防ぐ報告を認めるが，肥満が主体である以上，根本の治療は肥満改善である．リモナバンは，選択的カンナビノイド（CB）1受容体阻害薬であり新しい抗肥満薬として注目されている．

　外因性CBを含有する大麻（Cannabis sativa）は，幻覚や多幸感を生じる物質として有名であるが，食欲誘導や制吐作用も認める．内因性CBシステムは2種類の受容体（CB1，CB2）から構成されている．食欲調節に関与するのはCB1受容体であり脳，脂肪組織，消化管，肝臓，骨格筋など中枢や末梢組織に広く分布している．食欲増進は，CB1受容体を活性化し中枢性に働いていると考えられる．リモナバンは，選択的にCB1受容体を阻害し，中枢性に過食を抑制し体重減少を促すと考えられる．また，末梢においてもアディポネクチンの濃度を上昇させインスリン抵抗性を改善作用をもつが，この機序については明らかになっていない．

　リモナバンの海外第Ⅲ相臨床試験は，RIO（Rimonabant In Obesity）-North America[1]，RIO-Europe[2]，RIO-Lipids[3]，RIO-Diabetes[4] で報告され，リモナバン20mgの1年間投与ですべての試験でプラセボ群に比し有意に体重の減少と腹部周囲径の縮小を認めている．さらに中性脂肪の低下とHDLコレステロール上昇をも認めている．RIO-Lipids, RIO-Diabetesでは，血圧の低下も認めアディポネクチンの上昇，インスリン感受性の改善およびCRPの低下が認められた．RIO-Europeでは，メタボリックシンドロームの診断は（NCEP ATPⅢ），リモナバン20mg投与において52.9%が1年後に25.8%まで減少している．さらに，リモナバンには心血管危険因子である喫煙の抑制効果も報告されている．副作用としては，悪心・嘔吐，めまい，低血圧，うつなどがあげられる．また，服用を中止すると効果はなくなるため，継続的に飲み続けることも必要である．

　現在，日本人における第Ⅲ相試験が始まっている．リモナバンは，メタボリックシンドロームの改善に有用な抗肥満薬として今後の結果に期待していきたい．

[文献]

1) Pi-Sunyer FX, Aronne JL, Heshmati MH. et al：Effect of Remonabant, a cannabinoid-1 receptor blocker, on weight and cardiometabolic risk factorsin overweight or obese patients: RIO-North America: a randomized controlled trial. JAMA 2006；295：761-775.
2) Gaal FL, Rissanen MA, Scheen A. et al：Effects of the cannabinoid-1 receptor blocker rimonabant on weight reduction and cardiovascular risk factors in overweight patients: 1-year experience from the RIO-Eupope study. Lancet 2005；365：1389-1397.
3) Despres J-P, Golay A, Sjostrom L：Effects of Remonabant on metabolic risk factors in overweight patients with dyslipidemia. N Engl J Med 2005；353：2121-2134.
4) Scheen A, Finer N, Hollander P, et al：Efficacy and tolerability of rimonabant in overweight or obese patients with type 2 diabetes: a randomized controlled study. Lancet 2006；368：1660-1672.

Q&A 内臓脂肪蓄積を是正する効果的な治療法はありますか？

長坂昌一郎

内臓脂肪は，皮下脂肪と比較して個々の細胞が肥大しやすく，また一方ではカテコラミン刺激に対して脂肪分解を起こしやすいなど，活発な代謝状態にある．したがって，エネルギーバランスが負となる条件では，まず内臓脂肪に蓄積された中性脂肪が分解されやすい．入院下で厳格な食事療法を行った肥満患者において，内臓脂肪を反映する前腹膜脂肪厚，皮下脂肪厚を超音波で経時的変化を調べた成績では，前腹膜脂肪厚の減少は約1週間後から明らかであり，皮下脂肪厚の減少はわずかであった[1]．

運動療法は，体重の減少とは独立して，糖脂質代謝を改善する作用が強い．入院下で食事療法に加えて，1日1万歩強のwalkingとダンベル体操を行った2型糖尿病患者の自験データでは，開始時から1週間後ではBMIの変化はみられなかったが，すでに中性脂肪（149±10→113±7mg/d*l*）や空腹時血糖（153±7→131±6mg/d*l*），HOMA-R（2.4±0.2→1.6±0.1）の有意な低下がみられ，内臓脂肪の減少が関与していると考えられた．運動で消費するエネルギーは多くはないが，エネルギーバランスを負に保つためにも，重要な治療である．

実際の外来治療例を，表1に示す．症例は37歳の女性で，すでに高中性脂肪血症で薬物療法中，肥満の治療を希望して来院．身長161cm，ウエスト，血圧，脂質からメタボリックシンドロームであった．75gOGTTは正常型であったが，HOMA-Rは高値，またアルコール歴はなく肝炎ウィルスは陰性であったが，GOT，GPT，フェリチンの高値があり，非アルコール性脂肪肝炎（NASH）の合併も疑われた．食事・運動療法で体重，ウエストの減少とともに，血圧，脂質，肝機能の著明な改善がみられた．以上，内臓脂肪蓄積の効果的な是正には食事・運動療法の組み合わせが重要であるが，検査値の改善をよく説明し，治療意欲を高める工夫も大切である．

［文献］
1) Li Y, Bujo H, Takahashi K. *et al*：Visceral fat: higher responsiveness of fat mass and gene expression to calorie restriction than subcutaneous fat. *Exp Biol Med* 2003；228：1118-1123.
2) Kishimoto H, Taniguchi A, Fukushima M. *et al*：Effect of short-term low-intensity exercise on insulin sensitivity, insulin secretion, and glucose and lipid metabolism in non-obese Japanese type 2 diabetic patients. *Horm Metab Res* 2002；34：27-31.

表1 メタボリックシンドロームの治療例（NASH合併の疑い）

	05'6月	9月	11月
体重（kg）	76.2（BMI 29.4）	69.0	67.6
ウエスト（cm）	92	86	
血圧（mmHg）	124/90	102/74	104/70
T-Chol（mg/d*l*）	187	144	148
HDL-Chol（mg/d*l*）	44	53	54
TG（mg/d*l*）	163	61	62
GOT/GPT（mU/m*l*）	233/258	41/43	22/24
フェリチン（ng/m*l*）	495		68
FPG（mg/d*l*）	97	99	91
HOMA-R	4.2		

75g OGTT正常型
腹部エコーで高度脂肪肝

# VIII

医療・予防への展開

Ⅷ. 医療・予防への展開

予防医学としてのメタボリックシンドロームの意義

矢崎義雄

　生活習慣病は，わが国における死因別死亡割合において2/3以上を占め，国民医療費では約1/3を占めている．今後人口の高齢化がさらに進展することからその割合は一層増加するものと予測され，その対策が医学，医療の視点からだけでなく，社会的にも広く注目されている．今回，メタボリックシンドロームが生活習慣病対策の新しいキーワードとして取りあげられた．多様な生活習慣病の病態を，代謝障害として一元的に理解するとともに，内臓脂肪の蓄積，さらには腹囲径というきわめて明快な指標を示すことにより，一般住民にも生活習慣の改善がいかに疾病予防に重要であるかを実感できるという大きな役割を果たした．そして企業ばかりでなく，健康保険法も改正されて，生活習慣改善のための健康指導を支援する体制も整えられ，予防医学の視点からは大きなインパクトとなった．

キーワード　疾病対策　予防医学　健康指導の継続性　支援体制の整備　効果の検証

　わが国における疾病対策は，医療の視点から主に実施されてきたところであり，国民皆保険制度の確立や結核対策などで大きな成果をあげてきた．しかし最近は，人口の高齢化とともにライフスタイルの変化および医療技術の進歩などにより疾病構造が著しく変遷して，今日ではわが国の死因別死亡割合において，さらには国民医療費に占める割合においても生活習慣に基づいた，いわゆる生活習慣病，すなわち動脈硬化という病態に伴った疾患が大きな部分を占めるようになった．そこで疾病対策も，生活習慣の改善を目指した疾病予防が医学，医療の視点からばかりでなく，社会的にも広く注目される課題となった．

　2000年には，「健康日本21」という健康施策が厚生労働省健康局の主導のもとで企画立案され，生活習慣の改善による国民健康の増進と疾病の予防を目指した啓発運動を全国に展開し，2010年には生活習慣病の発症を20%抑制することを目標とする取り組みが開始された．国としてはじめて予防医学の視点から疾病対策を見直すという大きな方向転換となった．しかし，このような画期的ともいえる生活習慣病に対する予防対策ではあったが，この運動を支援する財政的な基盤と実施にあたっての標準化されたマニュアルおよびシステムの整備に関する十分な対応が行われず，住民あるいは自治体のボランティアに基づいた活動に依存するところが大きくなり，この運動の円滑な展開には多くの困難が予測されていた．

メタボリックシンドロームは，生活習慣病対策の新しいキーワード

　最近の人口の高齢化と医療技術の進展により，国民医療費のますますの増加が予測される一方，わが国の経済もこれを吸収するまでの成長を望むことが困難な状況にあって，国民死亡原因と国民医療費の大きな割合を占めるに至った生活習慣病の対策は喫緊の課題となった．さらに，人口の高齢化に加えて，食生活も低脂肪食から高脂肪食，そして高カロリー摂取の傾向が強まるとともに，逆に運動不足によるカロリー消費の減少という，食生活の従来のバランスが大きく崩れ，肥満，耐糖能障害という疾患の予備群の急増が憂慮される状況となった．

　そこで，予防医学の視点からはまだ症状など全くなく，支障なく日常生活を過ごしている生活習慣病の予備群の方々に，将来疾病を発症するリスクが高いことを身をも

って実感して十分な理解を得たうえで，生活習慣の改善に努めることが重要な課題となった．そのような背景から，メタボリックシンドロームに注目して生活習慣病対策のキーワードとして取りあげることにより，新しい予防医学の展開とその実効性が大いに期待された．

その理由として，多様な生活習慣病における病態の基盤を，メタボリックシンドロームというキーワードにより代謝異常として一元的にとらえるとともに，内臓脂肪の蓄積を重視して，一般市民の方にも生活習慣を改善して疾患へのリスクを減少させるイメージを的確にとらえてもらえる可能性が大きくなると予測されたからである．確かに，メタボリックシンドロームそのものの病態については医学的にまだ確立された概念には至っていないが，その診断基準に腹囲径などを取り入れたことにより，血液検査などによる数値だけではなく，直接，本人ばかりでなく家族など周囲の人々にも目に見える簡便な指標で疾病へのリスクを具体的にとらえることができるようになったことが大きなインパクトとなった．特にCTによる腹部における内臓脂肪の蓄積は明瞭な画像として定量性の高い，しかも誰もが納得できる結果を提示できることも予防医学的に生活習慣改善への説得力が大きなものとなった．

従来より高血圧や高脂血症，耐糖能異常，肥満といった生活習慣に基づく疾患においては互に合併することが多く，そしてこれらが集積すればするほど心脳血管障害によるイベントのリスクが高くなることも，多くの疫学研究で示された事実である．そこで予防医学の視点からは，個々の生活習慣病に対応するのではなく，包括的に生活習慣の改善に努めることが最も効果的とされた．すなわち，今日まで死の四重奏（deadly quartet），シンドロームX，マルチプルリスクファクター症候群などと呼称することにより，生活習慣病への総合的な取り組みの重要性が指摘されてきた．しかし，個人個人がその重要性を自ら理解して自発的な行動改善に結びつく動きには必ずしも至らなかったといえる．今回予防医学の新しいキーワードとなったメタボリックシンドロームは，生活習慣病を代謝障害という共通の病態としてとらえたばかりでなく，今日の飽食時代への警鐘として明確なメッセージを発信することになり，社会的にも理解されて広く注目されるところとなった．予防医学の視点からその意義は大変大きかったといえる．

メタボリックシンドロームは，予防医学の体制整備にも大きな役割を果たした

従来の予防医学は，医療機関や日本医師会を中心に自治体の保健衛生関係者などによる，いわば草の根的な運動に支えられてきたといえる．今回のメタボリックシンドロームがキーワードに取りあげられたことによって，生活習慣の改善への取り組みに明確な指標が据えられるとともに，健康保険法の改正により，40歳以上でメタボリックシンドロームの危険性が高い健保加入者への健康指導を義務づけるという法的整備も行われた．すなわち，生活習慣病に対する予防医学に行政指導の介入という新しい画期的な局面を迎えるところとなった．すでに企業では，中高年社員の25％が指導対象となることから，自ら企業方針として健康指導を自主的に実施しているところも多い．しかし今回の制度改正により，企業ばかりでなく健康保険組合などの保険者にも，被保険者への健康指導を義務づけていることも特記すべきことである．実効性ある健康指導の実施や指導者の養成といった今までの保険者機能になかった新しい役割を担うことになった保険者には，多くの困

難を克服して実行し，結果的に将来の保険負担が軽減することを理解して是非実践されることを望みたい．

一方，健康指導は持続して行わなければ実効性が乏しくなることから，継続性が最も重要な課題となる．これには，対象者自身が積極的に取り組むことが必須であるが，努力が持続されるような支援体制の存在も重要である．全てを保険者に求めることは不可能であり，行政的なアプローチにも限界がある．そのようななかで，最近大手保険会社が，メタボリックシンドロームに対する健康指導サービスの展開を目指して営業活動を開始している．その内容は，医師，看護師や栄養管理士が直接面談して，食事や運動などの生活習慣改善メニューを個人個人の生活に即して作成して指導を行い，その後も定期的に電話やインターネットを介して情報を交換してアドバイスを与え，健康指導の継続性と実効性をあげるためのサービスの提供である．行動心理学を応用して対象者を支援する最先端の取り組みも行われている．費用は受益者負担となるが，多くの企業がそのサービスを受ける契約を結び始めている．

このように，従来は医療機関を中心に医療の側面から実施されてきた予防医学が，この度メタボリックシンドロームをそのキーワードとして取りあげたことが大きなインパクトとなり，健康保険組合などの保険者から民間の生命保険会社まで参入するという，今までにない展開を迎えている．予防医学の重要性やその実効性を高めるための体制づくりも，このように社会の幅広い基盤の上で行われていることは，わが国の予防医学ばかりでなく，医療全般に与える影響はきわめて大きくなるものと期待される．

メタボリックシンドロームの予防医学としての評価の実証

メタボリックシンドロームへの対策が，予防医学としていかに生活習慣病による死因別死亡割合や国民医療費を減少させるか，現時点においては明確なエビデンスはないといえる．厚生労働省は，厚生労働科学研究費による戦略研究として，5年間の生活習慣改善指導によって糖尿病発症率を20％減少させることを目標に，平成17年度より予防事業を開始した．5,000名を対象とした大規模臨床研究で，健康指導を民間のヘルスサービスを活用し，個人個人の運動量と体重を毎日情報としてデータ収集を自動的に収集してこれをフィードバックして定期的に，個別的に健康指導を行うという画期的な手法を導入して実施している．その結果により，予防医学としての効果が検証され，その評価によってわが国における生活習慣病への対策が格段に進展するものと期待されている．

Ⅷ. 医療・予防への展開

健診後の保健指導…
生活習慣改善意欲を高めるために

津下一代

　平成20年からの特定健診・特定保健指導では，メタボリックシンドロームの概念を活用して保健指導の対象者を選定し，効果的・効率的な保健事業を実施することによって糖尿病等の生活習慣病を減少させることをめざしている．
　そのためには対象者自身が，①健診結果を理解して体の変化に気づき，②自らの生活習慣を振り返って問題点を発見し，③食事や運動などの生活習慣をどのように変えるべきかを考えて行動目標をたて，④実行・継続して健康状態を改善させることが必要であり，保健指導者は対象者がこのようなプロセスをたどって行動変容できるように支援することが求められる．エビデンスに基づいて予防行動の価値を伝え，行動科学的手法を活用して支援し，その結果を評価することにより保健事業を改善することが大切である．

キーワード メタボリックシンドローム　特定健診　特定保健指導　行動変容　生活習慣　行動科学

なった人を見つける健診から，ならないようにする健診へ

　生活習慣病健診はこれまで生活習慣病の早期発見・早期治療を目的とした二次予防の立場が重視されてきたが，国では糖尿病などの生活習慣病の増加に歯止めがかからない状況を鑑みて，生活習慣病になる前に健康的な生活習慣の獲得へと行動変容を促す一次予防を重視する立場へとシフトしている．
　平成20年から始まる特定健診・特定保健指導では，メタボリックシンドロームの概念を活用して健診後に重点的に保健指導を行うべき対象者を選定し，効果的な保健事業を実施することにより糖尿病等の生活習慣病を減少させることをめざしている．
　健診をきっかけとして，健康的な生活習慣の獲得へと移行するためには，受診者自身が，①健診結果を理解して体の変化に気づき，②自らの生活習慣を振り返って問題点を発見し，③食事や運動などの生活習慣をどのように変えるべきかを考えて行動目標をたて，④実行・継続して健康状態を改善させることが必要で，医療職は対象者がこのようなプロセスをたどって行動変容できるように支援することが求められる．

生活習慣病予防がうまくいかない理由

　しかし，現状では健診受診後に積極的な働きかけができていない場合が少なくない．メルクマニュアル（家庭版）によれば，「予防がうまくいかない理由」として，
① 専門家による障害：予防の重要性の認識が低い，予防に対する満足感が得られない，方法がわからない
② 患者・受診者による障害：必要性や効果（利益）がわからない，どの情報を信じてよいかわからない，どのような予防サービスがあるかわからない
③ 予防・医療システムによる障害：予防ケアを提供する体制が整っていない，必要な予防サービスをきめるシステムが確立されていない，記録が整理されていない，追跡するシステムがないため予防サービスの評価ができない，予防サービス費用をどこが負担するのかが不明確，などをあげている．
　日ごろ重症患者やコントロール不良な糖尿病などの患者の診療をしている臨床医からみると，健診にて「要指導」と判定され

た人は軽症である場合が多く，重要度が低いと思うことが少なくない．健診からの受診者は自覚症状がないために医師の指示に従いにくく，生活習慣について少し厳しく注意すると通院しなくなるなど，医師と患者との間のコミュニケーションに問題があるケースも少なくない．医療職は心理・教育学を深く学んでいないために，どのようにして動機づけし，行動変容を促すべきかという方法がわからないといった問題もある．さらに，生活習慣を改善することについて時間をかけて指導するよりも，手っ取り早く薬物治療でコントロールしたほうが簡単だと思ったり，忙しすぎて予防まで手がまわらないという状況もある．健診後にどのように指導しようとも報酬には反映されないため，指導者の意欲が低下するという面も否定できない．

このような対応は，対象者の生活習慣改善意欲を低下させ，予防行動にはつながりにくくなる．これからの診療や保健指導ではこれらの問題点を克服していく必要がある．

動機づけの方法・・やる気を出させる方法

これまで医療の場における動機づけの方法として最もよく用いられてきたのが，「いま○○しないと，××になる．」という，いわばおどしのテクニックである．しかし，健診後の指導の場ではなかなか通用しない．おどしに現実感がなく自分は関係ないと思わせたり，恐い話からは逃げたいという心理を引き起こしたりするだけである．エビデンスに基づいて予防行動の価値を伝え，健康の大切さを自覚してもらい，積極的に行動をかえようという意識をもてるよう，支援したいものである．

そのために，本人の意識のなかで，その行動に価値があると思うこと（メリットの

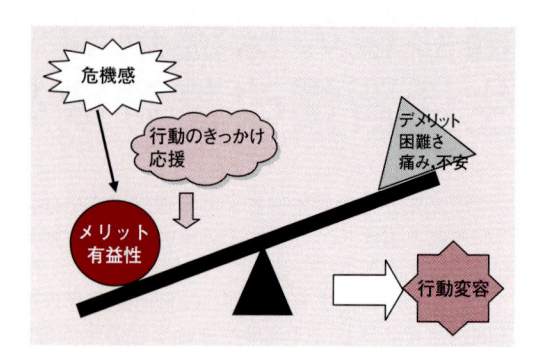

図1　ヘルス・ビリーフ・モデル

増大），行動を起こすことにあまり大きな困難さがないこと（デメリットの縮小），いま行動を起こさないと大変なことになるという思いをもつこと（適度な危機感），適切なサポートがあることなどの要素を考える必要がある（図1）．

医師や栄養士からみれば，内臓脂肪型肥満の人が食事制限をするのはメリットが大きいと考えられるが，本人にとっては好きなものが食べられないデメリット感が強いかもしれない．本人と話をする中で，「これならできそうだ」という改善ポイントを見つけること，それを実践することの価値を確認すること，まずは短期間やってみて効果を確認する約束をすることなどが勧められる．たとえば，缶コーヒーを無糖に変えれば100kcal節約でき，1か月続ければ約500gの脂肪が減る．お肉屋さんにおいてある脂肪は1つ約10gくらいだから50個分減るんです，などユーモアも含めて話ができるとよいかもしれない．これからも今の生活が続けられるためにも健康が大切であること，だから新しい生活習慣に慣れるまで少しガマンも必要かもしれないと伝えて覚悟を促すなど，本人の準備度をみながら対応していく必要がある．

メタボリックシンドロームに対する保健指導

特定健診・特定保健指導では，健診結果

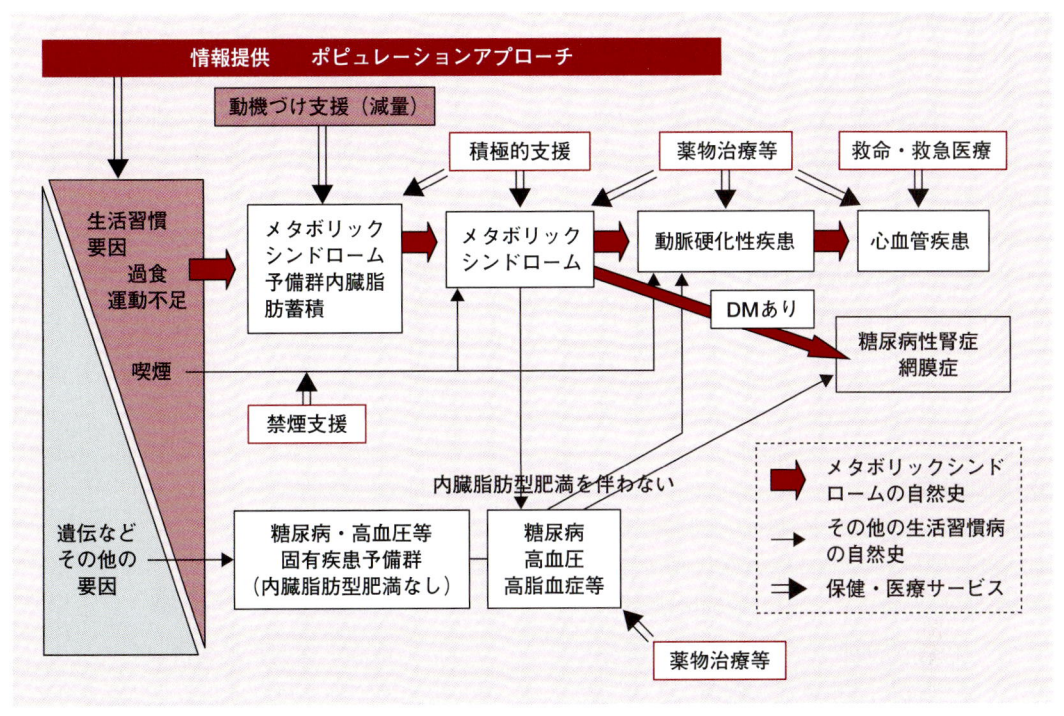

図2 メタボリックシンドロームとその他（単独）の生活習慣病　自然史と保健・医療サービス

から対象者を階層化（図2）し，それぞれにあった保健指導プログラムへと進めていく．内臓脂肪型肥満⇒メタボリックシンドロームの進行過程にあわせ，支援のレベルを強化していくことになる．保健指導のプロセスのイメージ図と指導者の果たすべき役割について図3，表1にまとめた．

図3　健診後の保健指導のプロセス

◆情報提供

健康な人も含めすべての人に対する「情報提供」では，健診結果や問診から対象者個人の生活習慣の見直しや改善に必要な情報を提供する．健診の結果をわかりやすくグラフ化するなど，健診結果に関心をもつことができるような情報を提供することが望まれる．食事バランスガイドやエクササイズガイドなど健康状態を維持するためのこつや，身近に利用できる運動施設やサークルなどの社会資源に関する情報を提供するとよい．

◆動機づけ支援

メタボリックシンドローム予備群など生活習慣改善の必要性が高い対象者については，対象者が自らの生活習慣を振り返り，行動目標を立てることができるよ

う「動機づけ支援」を行う．内臓脂肪増加と検査データの悪化との関係について理解を深め，体重が増加してきた背景を考え，すぐに実行できる行動目標を立てていく．検査結果については，エネルギー収支に関する項目（体重・腹囲，トリグリセリド，ALTなど）の経年変化やリスクの重複状況に着目する．体重減量の必要性を認識して具体的な減量目標をたてること，それを達成するためには生活をどのように変えればよいのかを本人とともに考えていく．

◆積極的支援

メタボリックシンドロームと判定された人に対しては，行動目標の達成を支援し，確実な行動変容をめざす「**積極的支援**」を行う．内臓脂肪減量のための行動目標をどのように実現し，継続するのか，その支援法について具体的に計画する．3か月～6か月の一定期間，個別面接・グループワーク・実技・実習・IT活用などの支援方法を組み合わせ，新たな生活習慣を獲得して体脂肪の減少をめざす．これまでの生活習慣介入研究では，体重や歩数などの記録をつけること（セルフモニタリング），グループワークや運動プログラムなどの集団教室と個人面談の組み合わせが効果的であることが示されている．メタボリックシンドロームでは体重，ウエストというセルフモニタリングできる直接的な指標が活用できるのが強みである．生活記録については，これまで医療者は「問題点を見つけて注意する」ことに用いてきた傾向があるが，むしろ対象者のがんばりを積極的に評価し継続意欲を高めることに用いたい（positive feedback）．

健診・保健指導の評価

今後の健診・保健指導の評価指標としては，事業の実施件数ではなく，アウトカム，つまりどのくらい効果があるのか，生活習慣病が予防できるのかが重視される．積極的支援では，支援終了時の検査データの変化や，翌年の健診結果の分析を行うことになる．本人の意欲の向上（行動変容ステージ）⇒生活習慣の変化（食事摂取エネルギ

表1　メタボリックシンドロームの保健指導プロセスと指導者の役割

	対象者の変化	指導者（支援者）の役割	メタボリックシンドロームにおける着眼点
問題点の確認	健診結果を理解して体の変化に気づく	結果説明（体重や血液検査データの変化に着目），学習教材活用等によるわかりやすい説明，体への関心を高める工夫	エネルギー収支 動脈硬化リスクの重複
	自らの生活習慣を振り返って問題点を発見	生活習慣アセスメントやコーチングにより，生活習慣のひずみに気づかせる．	体重増加時や現在の生活習慣の振り返り
行動目標設定	健康上の目標設定	減量による検査データ改善の見込みを提示し，無理のない減量目標を立てられるよう支援	いつまでに，体重を3～4％減量，腹囲○cm減少など
	食事や運動などの生活習慣をどのように変えるべきかを考える	準備度と実態に合わせた行動目標の設定支援．食事や運動の指針を活用し，基準量に近づくように段階的な目標設定を支援．これまでの成功事例の紹介．	実現可能な食事・運動の目標を立てる．摂取エネルギーと消費エネルギーの収支に着目する．
	やる気を高める，やれそうだと思う	目標達成の自信度を確認し，必要であれば修正を促す．	まずは短期的な目標設定
実行支援	行動目標を実行し，継続できる	実行しやすい環境づくり（指導者確保，仲間づくり），記録・通信等による支援	体重・腹囲・歩数などのセルフモニタリング
評価	やってよかったと思う 自己効力感の高まり 健康状態の改善	行動と結果（検査データ）の評価．評価結果のポジティブ・フィードバック．継続的な健康管理法の検討，次回評価までの行動計画作成支援	達成感・満足感・楽しさ 体重をコントロールすることの重要性の理解， リバウンド対策

ー，運動消費量・歩数）⇒検査データの変化（体重，腹囲，メタボリックシンドロームと判定される人の割合）というように，段階をおさえて評価するとよい．

指導者はその結果をプログラムなどの改善や資質向上に活かしていくことが求められる．対象者は多様であり変化する．保健指導プログラムも評価結果を参考にしつつ改善していくことが必要である．

保健指導体制の整備と医師の役割

このように生活のレベルでの支援を行うためには，医師だけで実施することは困難かもしれない．保健師，管理栄養士，健康運動指導士など，生活習慣改善のための行動変容理論を勉強し，食事や運動などの具体的な改善方法を学んでいる職種と共同して，楽しく実施していくことが理想であろう．医師は病態についての理解が深く，生活習慣改善効果に関するエビデンスを熟知しているため，受診者への動機づけに有用であるだけでなく，他の職種に対する教育，薬物治療の必要性の判定や，運動についてのリスク管理等の面で重要な役割を担うことになろう．著者の所属するセンターでも多職種でチームを組んで予防活動を行っているが，教育背景や知識・能力の異なるメンバーで共同して活動することによって相互に学習できる利点がある．

健診機関や診療所においても，地域の保健センターや健康増進施設と連携したり，在宅保健師・管理栄養士等の活用を図り，効果的で効率的な保健指導実施体制を確立することが期待される．

おわりに

メタボリックシンドロームの概念を活用した保健指導を重点的に行うことにより，糖尿病や心血管疾患の予防効果をもたらすことが期待されている．健診・保健指導に関わる指導者はその重要性を再確認し，対象者本人にあった指導を心がける必要がある．

［文　献］

1) 津下一代：糖尿病予防のための行動変容. 健康・体力づくり事業財団. 2006.
2) 小玉正博：健康行動と行動変容. 現代のエスプリ 2002；12：26-36.
3) 厚生労働省健康局：標準的な健診・保健指導プログラム. 2007.

Ⅷ. 医療・予防への展開

厚生労働省の取り組み

矢島鉄也

来年4月より，新たな健診・保健指導が40歳から74歳の本人・家族に実施される．40歳未満，75歳以上は努力義務となっている．新たな健診・保健指導は，①メタボリックシンドロームの概念を導入し，予防を重視したこと，②糖尿病等の生活習慣病有病者・予備群を25％削減することを目標にしたこと，③健診・保健指導の実施とデータ管理，実施計画の作成を医療保険者に義務化したことが特徴である．厚生労働省では，本年4月に「標準的な健診・保健指導プログラム（確定版）」を作成し，医療保険者に具体的な取り組み方法を示した．

キーワード 特定健診 特定保健指導 標準的な健診・保健指導プログラム 生活習慣病 予防医療

健診は治療中心から予防重視へ

今までの健診では自覚症状のない糖尿病，高血圧症を早期に発見し，早期に治療することにより，心筋梗塞，脳卒中等の生活習慣病を予防することが重要だった（図1）．新たな健診・保健指導ではメタボリックシンドロームの概念を導入したことにより，保健指導で糖尿病等の生活習慣病の予備群からの発症予防が可能となる．内臓脂肪の改善で予防できる対象者を絞り込むこと，リスクの数に応じて保健指導対象者に優先順位をつけることができる．また，腹囲という分かりやすい基準により，生活習慣の改善による成果を自分で確認し，評価することができる．図2は内蔵脂肪が原因の生活習慣病がどのような重症化の経過を辿るかを医療保険者に説明するために作成した病態のメカニズムである．予防をしないと重症化により将来どのような病気になるのかを分かりやすく整理したものであ

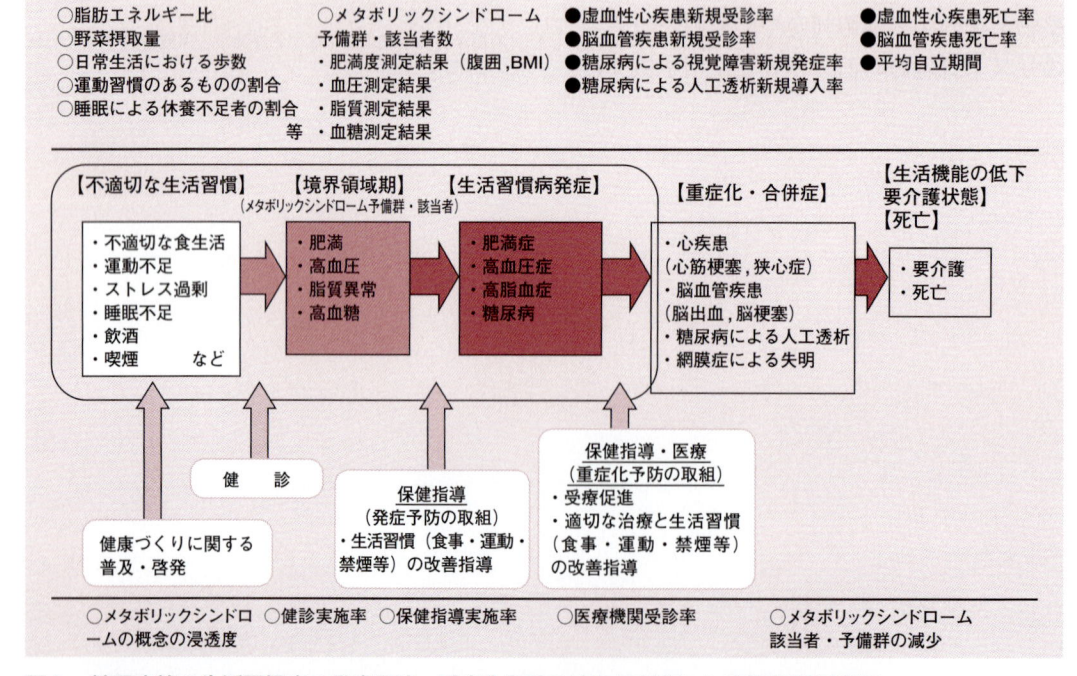

図1 糖尿病等の生活習慣病の発症予防・重症化予防の流れに対応した客観的評価指標

S250

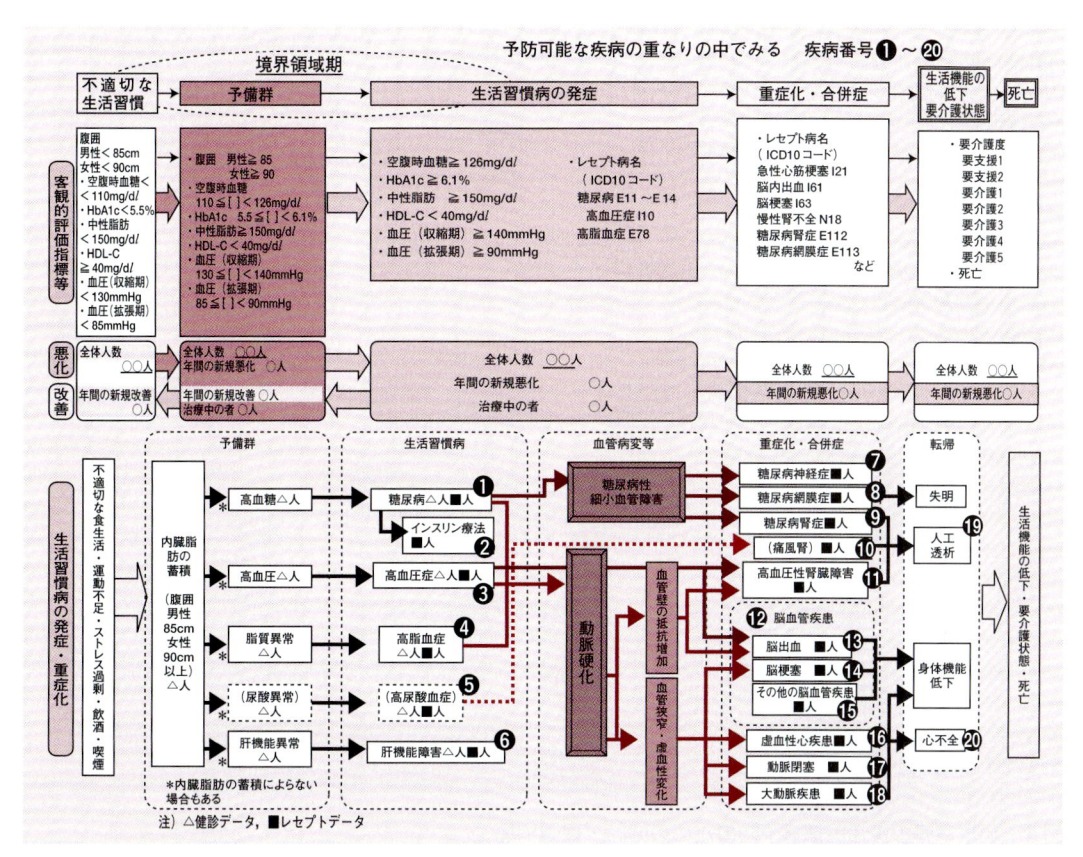

図2 生活習慣病対策 病態の進展と客観的指標

健診・保健指導の標準化

　る．予防を重視することの重要性，医療費の伸びを抑えるためには予防が重要であることを示している．

　25％削減の目標を達成するために，厚生労働省では「標準的な健診・保健指導プログラム（確定版）」（以下「プログラム」）を作成した．プログラムでは，健診項目，判定基準を標準化することにより保健指導の対象者を客観的に抽出することができる．健診項目については，腹囲測定，LDLコレステロールが新たに導入されるが，労働安全衛生法とも整合性が取れることになった．血液検査については，独立行政法人産業技術総合研究所，NPO法人日本臨床検査標準協議会（JCCLS）の協力を得て，標準物質の開発を行い，血液検査の標準化を行うこととしている．標準物質の開発により血液検査の精度管理と判定基準の標準化が可能となる．健診・保健指導データについては，電子的標準様式で保険者に提出することで準備が進められていたが，費用の支払いについても電子的決済を行うことを検討している．

　健診の最大の関心事は，健診項目が労働安全衛生法と整合性が取れているかどうかということだったが，整合性が確保されることになった．事業者側からの意見は，腹囲を計ることにより，労働安全衛生法の事業者責任が拡大するのではないかという懸念だった．生活習慣病の予防まで事業主の責任になるのではないかということが論点になったが，心筋梗塞等の脳・心臓疾患は肥満，高血圧，高血糖，高脂血症等のリス

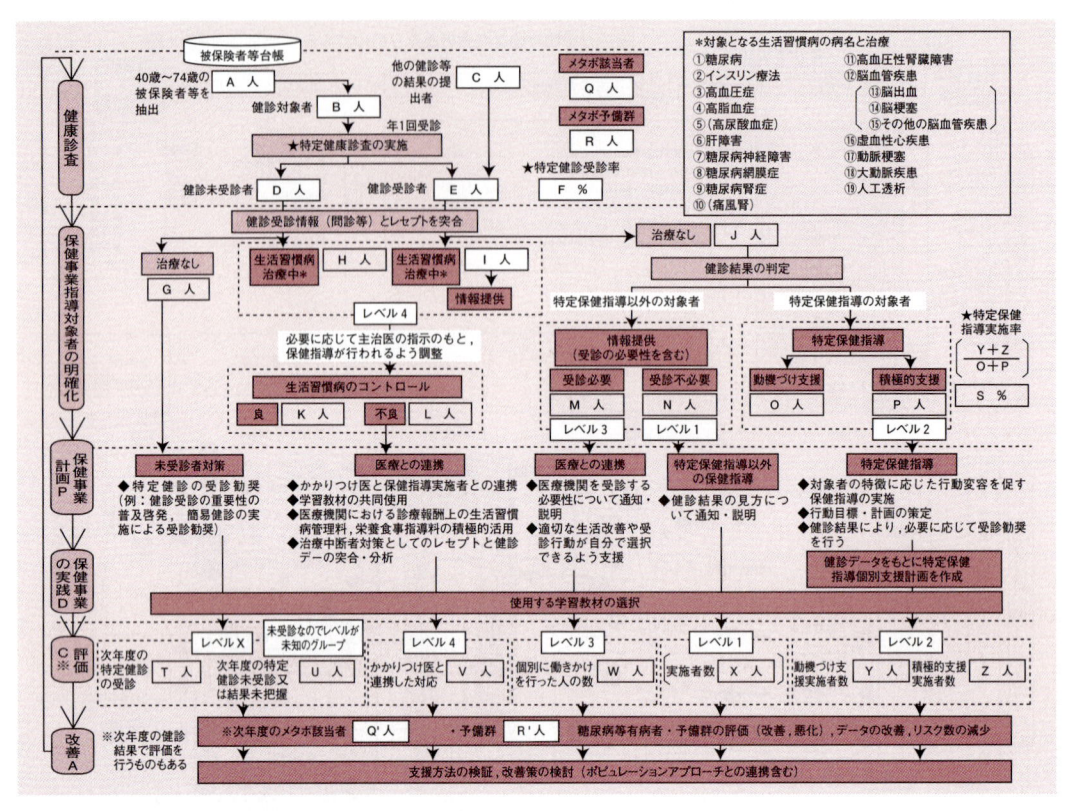

図3 糖尿病等の生活習慣病予防のための健診・保健指導

クが重なることにより発症の危険が増すこと，肥満の基準については従来のBMIよりは腹囲の方が有効であること，従来の脳・心臓疾患の範囲が拡大するのではないことなどから，健診項目に新たに腹囲が追加されることになった．ただ，腹囲を他人に計られることに抵抗のある人などがいることから，自己測定の申告や明らかに肥満や痩せの場合の省略基準等の運用面での配慮を今後検討することが必要になる．健診方法としては，家族が地域の医療機関で健診が受診できる方法として集合契約という手法が新たに開発された．これは，国保等が地域で契約している健診機関等と他の医療保険者が集合的に同様の契約を行うことにより，受診の便宜を図るものだ．これにより，家族の受診率の向上が図られることになる．図3と図4は健診から保健指導対象者を階層化する流れである．特定保健指導で

は，内臓脂肪を減らすための生活習慣改善のための保健指導として，動機付け支援と積極的支援を行うこととしている．詳しくは，プログラムを参照していただきたい．プログラムは厚生労働省のインターネットホームページよりダウンロードできる．

糖尿病予備群は経過観察から保健指導へ

糖尿病は特に合併症が問題で，糖尿病腎症による人工透析，糖尿病網膜症による失明，下肢壊疽による下肢切断などである．**図5**はHbA1cを指標とした糖尿病の疾病管理イメージ図である．血糖のコントロールが不良の患者さん，HbA1cの値が高いにも係わらず医療機関を受診していない人など，問題が山積みである．医療保険者は健診データとレセプトを突合して分析することが可能であり，糖尿病の重症化予防が期

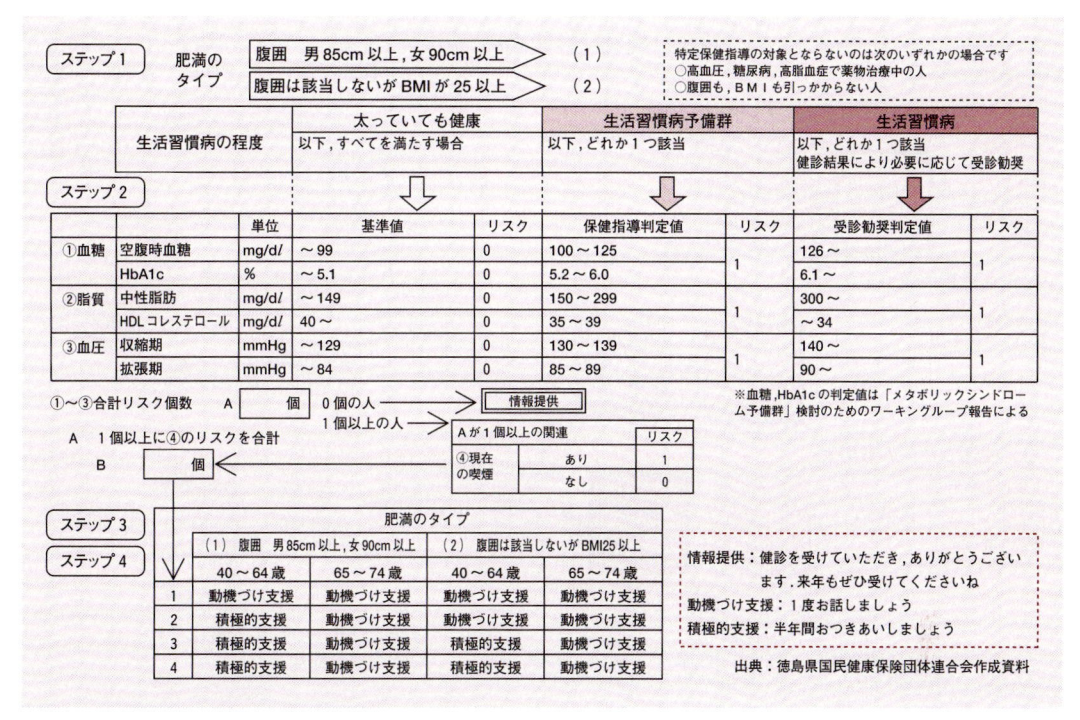

図4 生活習慣病の程度と階層化による保健指導レベル

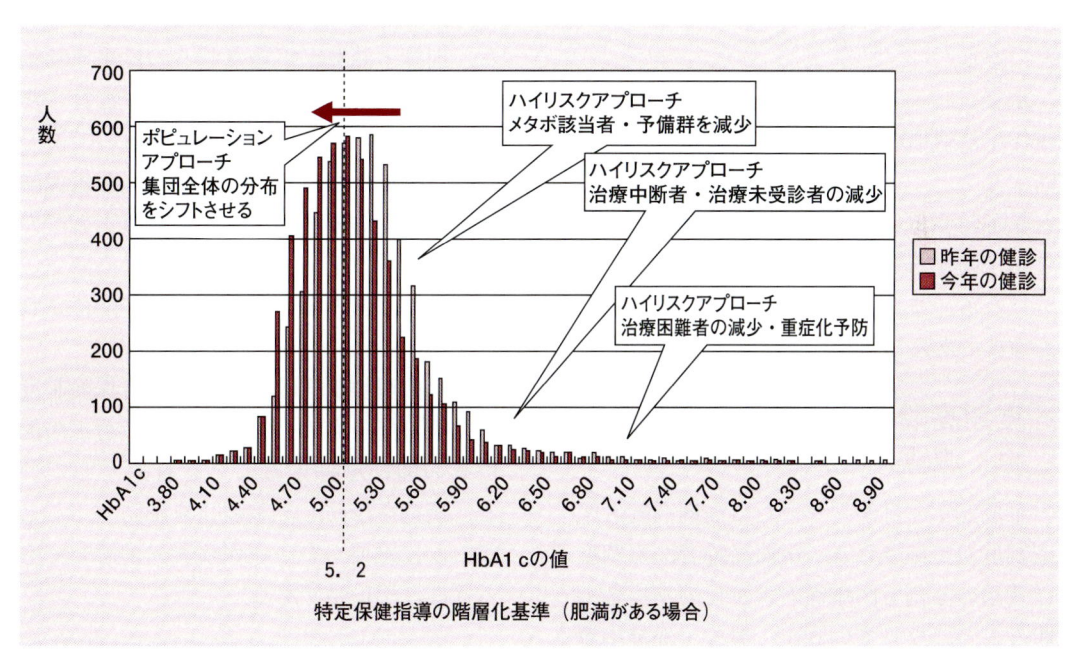

図5 HbA1cを指標にした糖尿病の疾病管理イメージ図

待される．保健指導の成果は次の年の健診により評価することになっている．HbA1cには，保健指導判定基準（5.2%），予備群判定基準（5.5%），受診勧奨，有病者判定基準（6.1%）の3つの基準が設けられた．特に，5.2%の基準は，内臓脂肪の蓄積があった場合には特定保健指導の基準となり，内臓脂肪を減らすための保健指導を行うこ

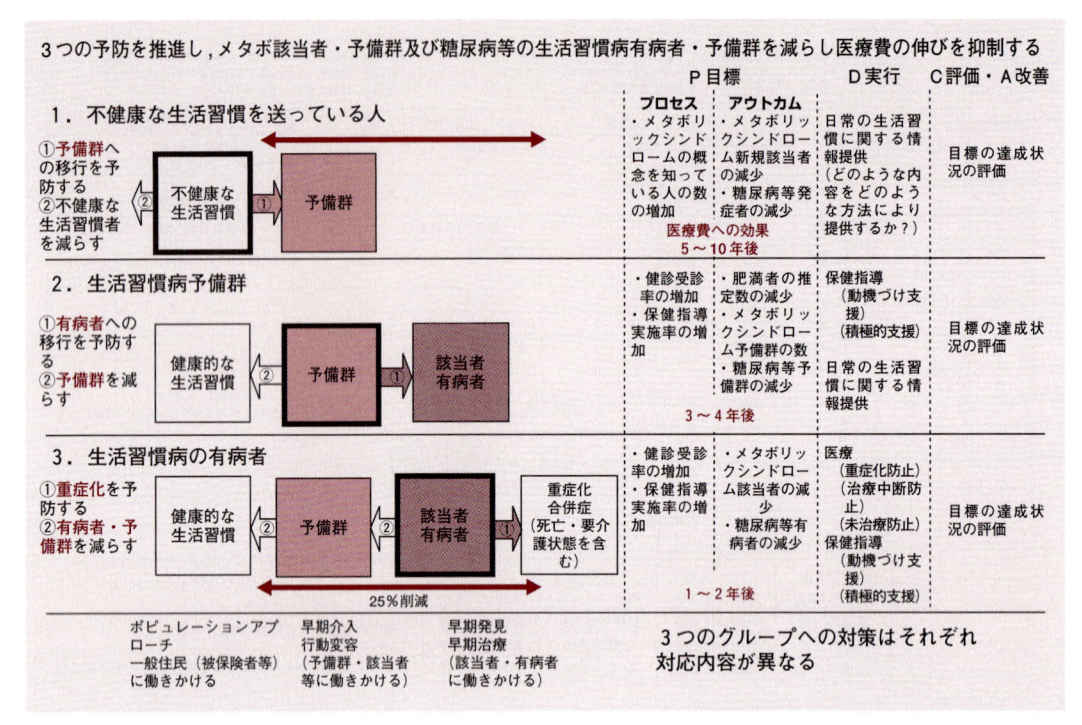

図6 ターゲットは3つの予防

とになる．

　ポピュレーションアプローチにより不健康な生活習慣の人が予備群になることを予防すること，予備群の人が有病者になることを予防すること，有病者が重症化することを予防することの3つのアプローチが重要になる．また，それぞれ改善をすることも重要である（図6）．

後期高齢者医療制度支援金の加算・減算

　平成20年4月から，新たに後期高齢者医療制度が実施される．後期高齢者医療制度は費用の4割を医療保険者からの支援金で賄うことになっているが，健診・保健指導の実績に基づき支援金基準額が1割の範囲で加算・減算されることになっている．加算・減算の基準は，健診受診率，保健指導実施率，メタボリックシンドローム該当者・予備群の減少率で判断される予定である．加算・減算が実施されるのは平成25年からだが，医療保険者は支援金が加算された場合，保険料等に影響を受けるので関心の高い事項となっている．今後，医療保険者が健診受診率の向上，保健指導実施率の向上，生活習慣病有病者・予備群の減少に向けた取り組みを充実することが期待される．

　今回の医療制度改革は，国民皆保険制度を持続可能なものとするために，将来の医療費の伸びを抑えることを目的としている．疾病を予防し，重症化を予防することがいかに重要かを医療保険者に理解してもらうことが重要である．

［文　献］

1) 厚生労働省関係資料　http://www.mhlw.go.jp/bunya/kenkou/seikatsu/index.html
2) 厚生労働省：標準的な健診・保健指導プログラム（確定版），2007年4月．
3) 厚生労働省水嶋研究班報告書：健診データ・レセプト分析から見る生活習慣病管理，2007年3月．

VIII. 医療・予防への展開

特定健診・特定保健指導と医師会の役割

内田健夫

生活習慣病予防の徹底を図るため，2008年4月から，高齢者の医療の確保に関する法律により，40歳から74歳までを対象に特定健診・特定保健指導の実施が医療保険者に義務づけられた．内臓脂肪型肥満に着目し，健診結果および質問項目により生活習慣病のリスク要因の数に応じて階層化し，生活習慣の改善に主眼をおいた保健指導を行い，糖尿病等の有病者・予備群を減少させることが目的となる．医師会が地域の実状に応じて特定健診・特定保健指導に積極的にかかわっていく必要がある．

キーワード　特定健診　特定保健指導　医師会　多職種　連携

2006年6月に成立した医療制度改革関連法は，基本的な方向性として，1）中央から地方へ，地域特性を反映した医療提供体制の確立，2）官から民へ，効率化と公的負担の軽減があり，具体的内容としては，イ）良質な医療の確保と均てん化，ロ）医療機能の分化と連携，ハ）生活習慣病等の予防の重視，ニ）医療費適正化，ホ）持続可能な医療制度の確立等をあげている．今回の法改正は，過去5～10年にわたる厚生労働省が先送りしてきた課題を満載した内容であり，医療現場への影響は甚大なものがある．そのなかで，市町村国保等医療保険者による生活習慣病を中心とした特定健診・特定保健指導の義務化について，医師会の役割を中心にふれてみたい．

特定健診・特定保健指導制度改正の背景

今回，内臓脂肪症候群の該当者・予備群等に対する保健指導を徹底するため，その確実な抽出を図るとともに，健診の結果を踏まえ，保健指導の必要度に応じた対象者の階層化を図り，動機付け支援を含めた保健指導の標準化を進め，生活習慣病対策の推進体制の構築を図ることになった．その背景としては，従来の健康増進計画や健康日本21等の取り組みの評価において，十分な改善が得られなかったこと，高齢化の進展とそれに伴う疾病構造の変化，生活習慣病対策としての予防を重視した取り組みへの転換，財政支出削減に向けての医療費適正化計画，特定健診・特定保健指導の保険者への義務化による効率化と受診率向上，保険者機能の強化，新たな市場創出といった複合的なものが考えられる．この施策が当初の目的を達成することができれば，財務省や厚生労働省，都道府県や保険者にとっても，また国民・患者にも，医師をはじめとする医療関係者にも有益な結果をもたらすものと期待される．そのためには，特定健診結果から的確な階層化と効果的・効率的な保健指導の提供まで医師，医療機関，医師会が積極的にかかわり，適正に運用することが必要と考えられる．

制度改正の概要

2008年4月から従来の老人保健法に基づいて市町村において実施されてきた基本健診に代わり，保険者による特定健診とその後の保健指導が義務づけされた．これにより現在約45％とされる健診受診率を2015年には市町村国保においては，65％に上げ，内臓脂肪症候群の該当者とその予備群等を的確に把握し，保健指導につなげることで，糖尿病等の生活習慣病有病者・予備群を25％削減し，医療費として約2兆円の削減

効果が期待できるとしている．都道府県は総合調整機能を発揮し，具体的な数値目標を設定，保険者，事業者，市町村等の役割分担を明確にし，連携方策を明示することで，総合的な対策推進を図るとしている．健康増進計画における目標とその評価に関する項目としては，①特定健診の受診率，②特定保健指導の実施率，③有病者・予備群の減少率であり，さらには日常生活習慣への介入，重症化・合併症予防，死亡率低下・健康寿命の延長などがある．

特定健診における医師会のかかわり

特定健診においては，若干の健診項目の変更や追加があるが，基本的には老人保健法における基本健診とほぼ同じであり，従来に沿った形で国保被保険者とその家族については国保と医師会との契約により実施されることが考えられる．また，健保被扶養者についても，受診者の利便性を配慮して国保と同様に地域医師会と契約がなされ，実施されることが健診受診率向上の点や精度管理上からも望ましい．契約形態としては，図1に示すようなものが考えられる．

特定健診における課題

現状における課題としては，①癌検診やその他の健診との健診日時や費用負担の調整等，健診受診者の利便性と負担軽減の方策，②特定健診の精度管理と評価などがあげられる．

特定保健指導における医師会のかかわり

特定保健指導については，プログラム確定版において血圧降下剤等を服薬中の者にに対する必要な保健指導については，医療機関において継続的な医学的管理の一環として行われることが適当であるとされてお

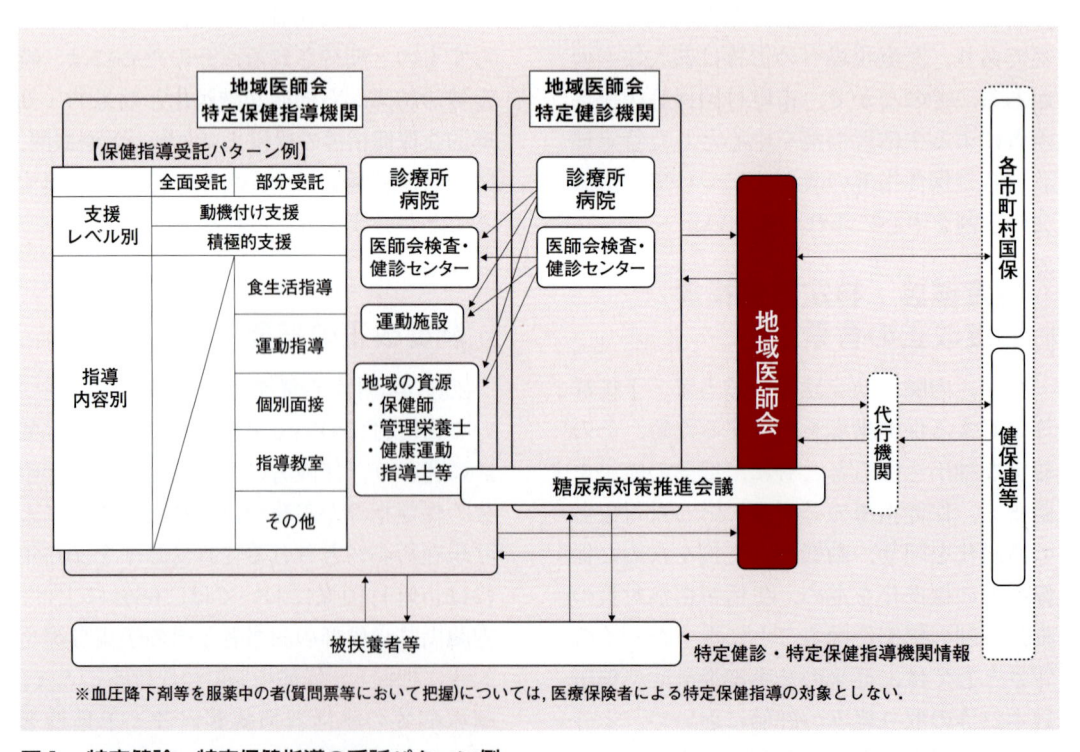

図1 特定健診・特定保健指導の受託パターン例

<地域医師会による受託例>

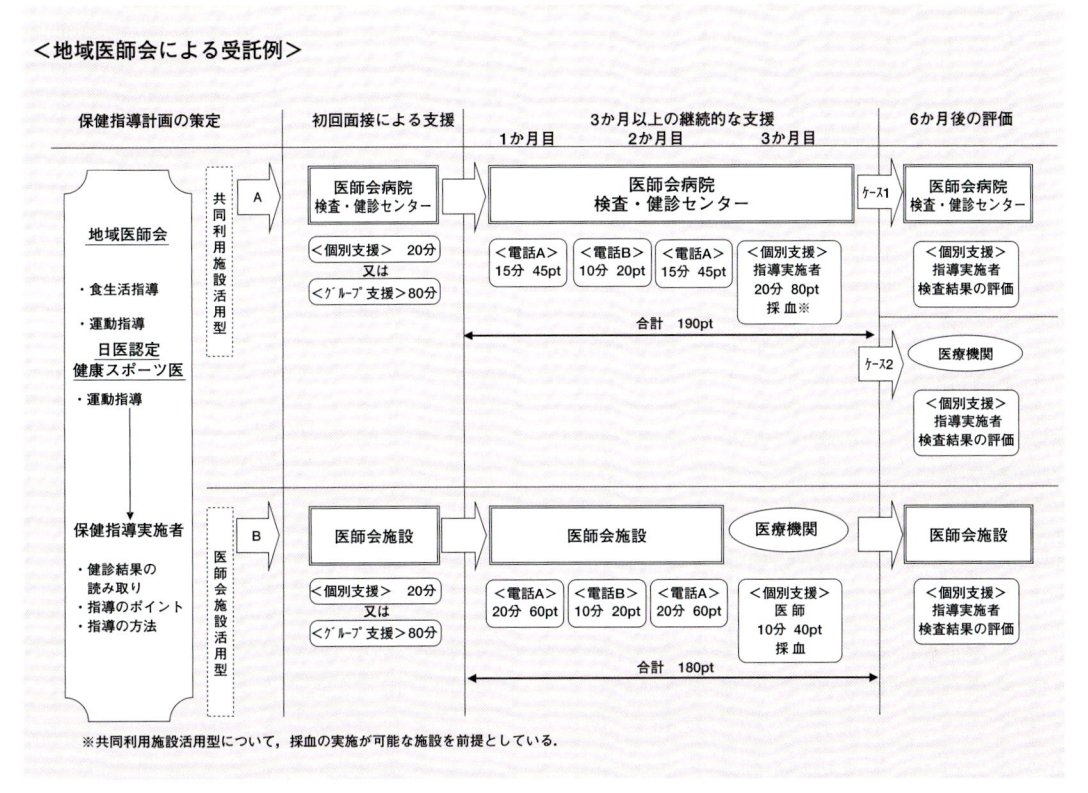

図2　特定保健指導の受託パターン例

り，医療保険者による特定保健指導の対象としない．保健指導が必要と判断された場合，主治医の依頼又は，了解の下に医療保険者と連携し保健指導等につなげることとされている．

特定保健指導には，食生活指導と運動指導がある．食生活指導は保健師・管理栄養士等，その他の食生活に関する専門的知識及び技術を有する者により行われるが，医療との連携が不可欠である．現在，糖尿病学会や糖尿病協会と医師会が糖尿病対策推進会議を立ち上げて取り組みを進めているが，今後は各地域において栄養士会，看護協会等関係者との連携により，的確な保健指導を提供し，行動変容につなげる活動に取り組んでいただきたい．また，運動指導に関しては今後スポーツ施設等の参入も考えられるが，その場合には日本医師会認定健康スポーツ医等を活用し，健康状態に留意し，しっかりしたリスクマネージメント下に，行われることが望ましいと考えている．地域医師会による受託例はさまざまなパターンが想定されるが，その1例を図2に示す．

特定保健指導における課題

特定保健指導については，医師が直接，継続的な支援に当たる場合はそれほど多くはないものと思われる．そこで重要になってくるのは多職種との効率的な連携である．特定保健指導に従事する保健師，管理栄養士，現場で保健指導に当たるその他食生活，運動指導に関する専門的知識および技術を有する者（健康運動指導士，産業栄養指導，産業保健指導担当者等）と連携し，行動変容に至る効果的な保健指導を提供することが重要である．特に積極的支援の対

象者はリスクも高くなるので，的確な指示と現場との意思疎通が重要である．医師会としては保健指導の実施にあたり，関係諸団体との緊密な連携が課題となる．また，質の担保に関しても，専門職としてのかかわりを持つ必要があると考える．

地域・職域連携推進協議会と医師会

地域・職域連携推進協議会は，特定健診・特定保健指導にかかわるさまざまな関係者が一堂に会し，本事業の円滑な運営について協議し連携を図る組織と考える．地域・職域連携推進協議会に都道府県医師会，郡市区医師会は積極的に参加し，指導的な立場でかかわりをもつ必要がある．また，本事業の評価等についても現在協議を進めているが，協議会内に第三者評価と苦情処理の役割を担う組織を包含させる方向で進んでいる．この組織は，学識者，保険者，健診・保健指導事業者，医師会をはじめとする医療関係者等から構成し，調査や指導の機能も併せもつ必要があると考えている．

保険者協議会と医師会

保険者協議会は都道府県単位で保険者を構成員とした組織で，医師会は医師国保として参加するか，オブザーバー参加が多いようである．今回の特定健診・特定保健指導のあり方を考えたとき，適切な医療のかかわりなしにこの事業の円滑な遂行は困難であり，そのためには医師会が正式メンバーとして保険者協議会に参加することが必要であると考えている．参加に際しては都道府県毎の対応であり，協議会のメンバーの同意が必要になる．

価格設定と契約

今回の制度改正を受けて，保険者と特定健診・特定保健指導実施事業者は契約を結び，特定健診・特定保健指導等のデータを報告しなければならない．今後，契約の形態や価格設定，事故への責任等について早急に取り組みを進め，医師会として提言していくことが必要と考えている．

関係機関との連携

特定健診・特定保健指導には医師のかかわりが不可欠である．また，医療との緊密な連携も欠かせない．同時に看護協会や栄養士会，保健指導にかかわる施設や実践的指導者等，多岐にわたる連携が重要となる．地域におけるさまざまな関係者，関係団体と緊密に連携し，事業の円滑な実施により大きな成果を上げることが望まれる．

Q&A メタボリックシンドロームは予防医学のなかで，どのように位置づけられますか？

松下由実，戸邉一之，原　一雄，門脇　孝

　高脂肪食・運動不足などの欧米型のライフスタイルへの変化により，高脂血症，糖尿病，高血圧などの有病率は増加し，しかもこれらを複数有する者も増えている．わが国において，最近の研究では，12万人の労働者の10年間の健診データにより冠動脈疾患発症の危険度が計算されており，肥満，高脂血症，高血圧，糖尿病の危険因子を3つ以上持つと危険因子を持たない人に比べて危険度が30倍以上になることが報告されている（表1）[1]．一方，端野・壮瞥町スタディーでは，高脂血症，糖尿病，高血圧を診断される前の状態だけでみた場合のメタボリックシンドロームの心疾患発症のリスクは，男性では，非メタボリックシンドロームに比べて2.2倍の高値を示す[2]．わが国においてもメタボリックシンドロームは心疾患発症一次予防の意味で重要と考えられる．それとともに，一端，高脂血症，糖尿病，高血圧が診断された状態では，急速に心疾患発症のリスクが増加することがわかる．

　メタボリックシンドロームには，その病態の観点から，項目に含まれていない喫煙やLDLコレステロールが心血管イベントの発症に大きく関与しているため，予防医学の観点からいえば，メタボリックシンドロームの診断に加え，この2つの因子も含めて生活習慣病の予防を考えるべきであろう．また，平成16年の国民健康・栄養調査成績によると，男性5割，女性2割がメタボリックシンドローム（内臓脂肪症候群）が強く疑われる者または予備群と考えられる者であるが，実際の日本人の心血管イベントは，脳血管障害の死亡率をみると，男性101.0人/10万人，女性105.6人/10万人であり，男女差はそれほど大きくない．心血管イベントにより密接にリンクする診断基準が求められる．また，このイベントには，塩分過剰摂取による高血圧の関与も大きいのではないかと思われる．

　厚生労働省健康局により，標準的な健診・保健指導プログラム（確定版）が発表された．メタボリックシンドロームの診断

表1　虚血性心疾患のリスクファクター数とリスクファクター重積のオッズ比（症例と対照の比較）

リスクファクターの数*	症例 (n=75)	対照 (n=146)	単回帰分析オッズ比† (95%信頼区間)	p値	重回帰分析オッズ比‡ (95%信頼区間)	p値
0	11 (14.7%)	71% (48.6%)	1.00	—	1.00	—
1	31 (41.3%)	49 (33.6%)	4.00 (1.74-9.16)	0.0011	5.09 (1.78-14.52)	0.0023
2	19 (25.3%)	17 (11.6%)	8.39 (3.03-23.29)	0.0001	9.70 (2.72-34.57)	0.0005
3-4	14 (18.7%)	9 (6.2%)	10.56 (3.30-33.78)	0.0001	31.34 (5.81-168.93)	0.0001
p for linear trend			0.0001		0.0001	

＊：肥満，高血圧，高血糖，高コレステロール血症
†：単回帰分析（症例75人，対照146人）
‡：重回帰分析（症例58人，対照116人）
(Nakamura T, et al：Jpn Circ J 2001；65：11-17)

健診・保健指導の関係	これまでの健診・保健指導		これからの健診・保健指導
特徴	健診に付加した保健指導	最新の科学的知識と，課題抽出のための分析	内臓脂肪型肥満に着目した生活習慣病予防のための保健指導を必要とする者を抽出する健診
特徴	プロセス（過程）重視の保健指導		結果を出す保健指導
目的	個別疾患の早期発見・早期治療		内臓脂肪型肥満に着目した早期介入・行動変容 リスクの重複がある対象者に対し，医師，保健師，管理栄養士等が早期に介入し，行動変容につながる保健指導を行う
内容	健診結果の伝達，理想的な生活習慣に係る一般的な情報提供		自己選択と行動変容 対象者が代謝等の身体のメカニズムと生活習慣との関係を理解し，生活習慣の改善を自らが選択し，行動変容につなげる
保健指導の対象者	健診結果で「要指導」と指摘され，健康教育等の保健事業に参加した者		健診受診者全員に対し，必要度に応じ，階層化された保健指導を提供 リスクに基づく優先順位をつけ，保健指導の必要性に応じて「情報提供」「動機づけ支援」「積極的支援」を行う
方法	一時点の健診結果のみに基づく保健指導 画一的な保健指導	行動変容を促す手法	健診結果の経年変化及び将来予測を踏まえた保健指導 データ分析等を通じて集団としての健康課題を設定し，目標に沿った保健指導を計画的に実施 個々人の健診結果を読み解くとともに，ライフスタイルを考慮した保健指導
評価	アウトプット（事業実施量）評価 実施回数や参加人数		アウトカム（結果）評価 糖尿病等の有病者・予備群の25％減少
実施主体	市町村		医療保険者

図1　内臓脂肪型肥満に着目した生活習慣病予防のための健診・保健指導の基本的な考え方
(http://www.mhlw.go.jp)

基準が策定されたことにより，今後は，内臓脂肪型肥満に着目した生活習慣病予防のための保健指導を必要とする者を抽出するための健診が平成20年4月よりなされることになり，結果を出す保健指導が求められてくる（図1）[3]．医師，保健師，管理栄養士等が一体となり，リスクファクターの数と重症度により，それぞれ個々人にあった行動変容をうながす早期介入を行い，有病者や予備群の人を減らしていかなければならない．

平成20年度から実施される予定のこの健診・保健指導では，各地域の糖尿病対策推進会議（日本医師会，日本糖尿病学会，日本糖尿病協会の3団体の協力による）が重要な役割を果たすことが期待されている．

[文　献]

1) Nakamura T, Tsubono Y, Kameda-Takemura K, et al : Magnitude of sustained multiple risk factors for ischemic heart disease in Japanese employees: a case-control study. Jpn Circ J 2001 ; 65 : 11-17.
2) Takeuchi H, Saitoh S, Takagi S, et al : Metabolic syndrome and cardiac disease in Japanese men: applicability of the concept of metabolic syndrome defined by the National Cholesterol Education Program-Adult Treatment Panel III to Japanese men--the Tanno and Sobetsu Study. Hypertens Res 2005 ; 28 : 203-208.
3) http://www.mhlw.go.jp/bunya/kenkou/seikatsu/pdf/02a-05.pdf

IX

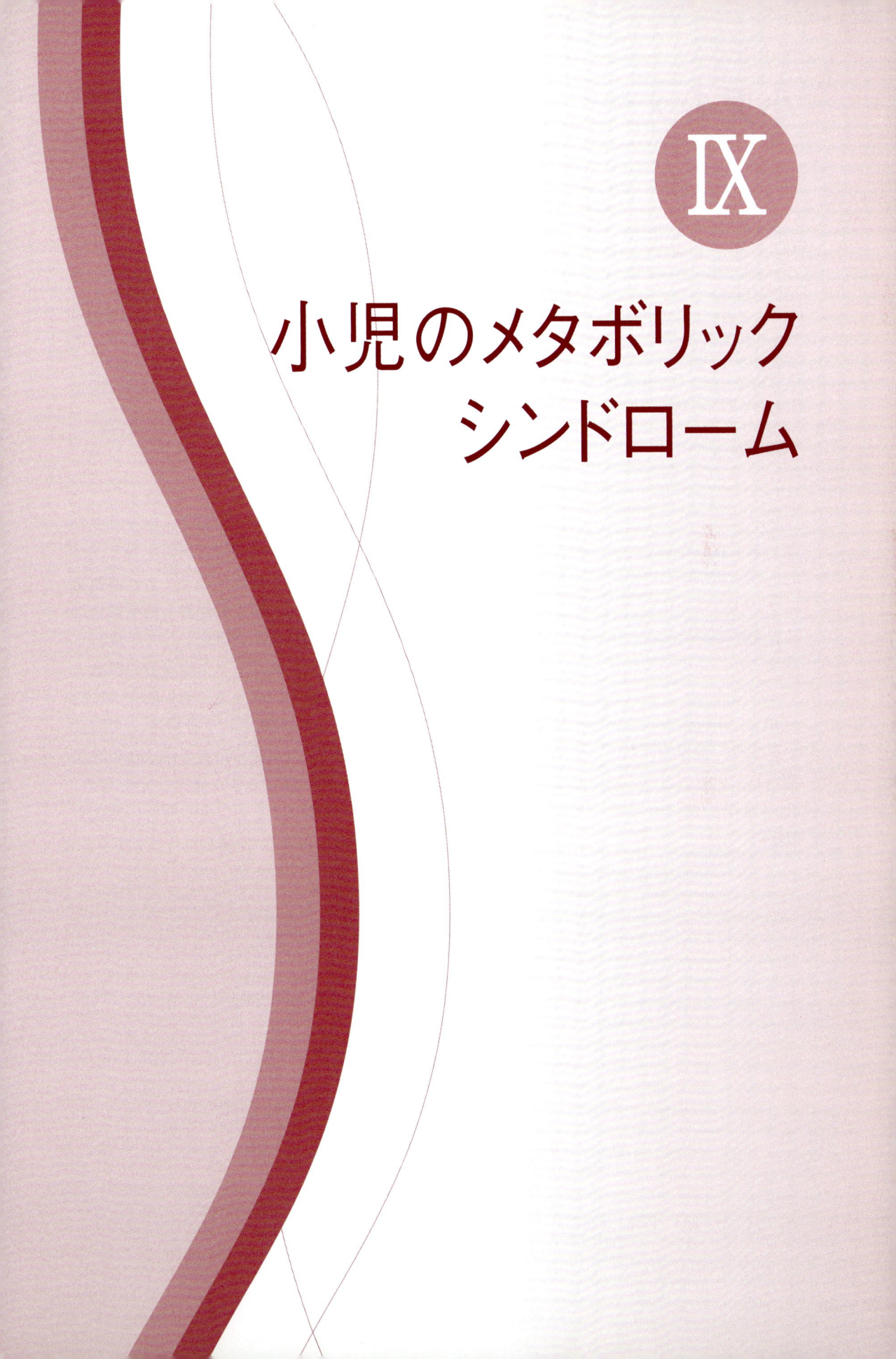

小児のメタボリック シンドローム

IX. 小児のメタボリックシンドローム

小児のメタボリックシンドロームの診断

大関武彦

　メタボリックシンドロームによる動脈硬化性疾患の大部分は成人期に発症するが，血管の変化は若年期から生じていると考えられる．内臓脂肪はその中心的要因であるが，肥満の小児の多くは成人期へトラッキングし，世界的にも小児肥満の増加が確認されている．メタボリックシンドロームは基本的には生活習慣病としてとらえられ，食事や運動などを中心とした生活習慣の形成のスタートは小児期であり，食育なる概念も提唱されている．小児に対する診断基準としては腹囲80cmがあげられる．これを下回っても腹囲/身長が0.5以上で要注意である．中性脂肪，HDL-コレステロール，血圧，空腹時血糖などの基準値は多数の測定によるエビデンスに基づいて設定されるべきである．この診断基準により効果的な介入が可能となろう．遺伝子の関与，出生前のエピジェネティックな要因，脂肪および血管への乳幼児期における影響の解析により，ハイリスク群への早期からの対応が期待される．

キーワード メタボリックシンドローム　小児　診断基準　腹囲　胎児発育

　メタボリックシンドロームが広く注目を集めるようになったのは，動脈硬化を促進し心筋梗塞や脳血管障害の主要な要因となっていることが明らかとなったからである．動脈硬化性疾患の大部分は成人期に発症するが，血管の変化は若年期から生じていると考えられ，特に進行防止や予防の視点からは小児期からの対応が必須であるといえよう．世界的に小児の肥満の増加が指摘されていることは，将来の成人の動脈硬化の発症に関連することが考えられる（図1）．

　成人のみならず小児のメタボリックシンドロームについて適切な対応を行うためには，その意義を確認するとともに診断基準が必要であり，厚生労働省も循環器疾患等生活習慣病対策総合研究として平成17年から「小児期メタボリック症候群の概念・病態・診断基準の確立及び効果的介入に関するコホート研究（主任研究者：大関武彦）」を開始した．この研究事業などの成果やわれわれの行ってきた研究などを含め，小児のメタボリックシンドロームの意義や診断基準などについて論じることとする．

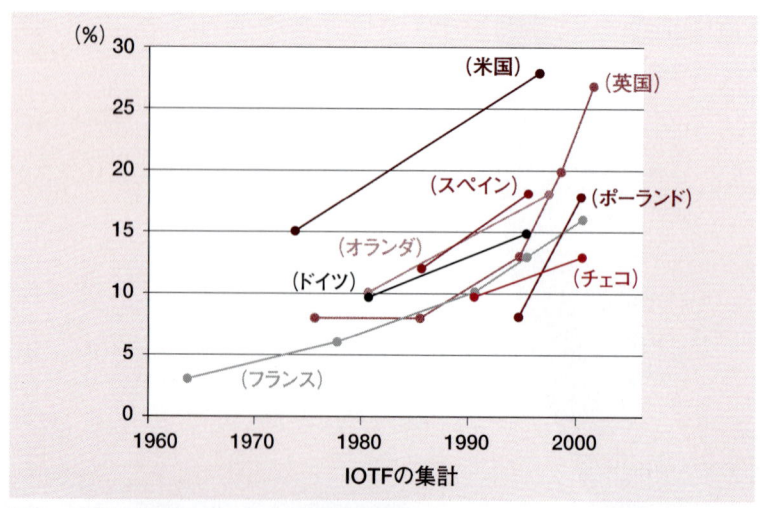

図1　欧州・米国における小児肥満の頻度
各国において増加の傾向が見られる．IOTFの統計による．

ハイリスクアプローチとしての小児期メタボリックシンドロームの診断

　動脈硬化性疾患の発症予防のためにはメタボリックシンドロームによるアプローチが有効なものの1つであると指摘されている．腹部肥満をターゲットにして介入することにより，リスクを低下させることができる．

　メタボリックシンドロームは基本的には生活習慣病としてとらえられ，食事や運動などを中心とした介入はメタボリックシンドロームに対して中心的なものである．生活習慣の形成のスタートは小児期であり，メタボリックシンドロームを小児においても診断・予防する理由の1つである．食事習慣，偏食，栄養素のバランスを小児期から考えるために食育なる概念も提唱された．運動のスキルや基礎的な能力も小児において形成される．

　小児におけるメタボリックシンドロームの概念は以下の2つに分けて考えられよう．1つは成人におけるメタボリックシンドロームと同様の病態が時に肥満の小児を中心として認められる場合である．小児期・思春期の肥満において内臓脂肪の増加とともに糖脂質代謝や血圧の異常を合併する例があり，これらはメタボリックシンドロームの早発例であり，すみやかな対応が必要とされる．

　これに加えて肥満の小児の多くは成人の肥満に移行しメタボリックシンドロームとなる例が少なくないと考えられる．小児の肥満の多くは成人期へトラッキングし成人の肥満の一部は小児期から発症しており，また年少時に必ずしも肥満ではなくとも，過体重の傾向にあることも多い．特に思春期の体型が成人期と相関することは以前より知られている．したがってこの時期に肥満が進行すると成人肥満へと移行し，難治性のことも少なくない．ライフスタイルの確立は小児期にスタートする．成人における生活習慣の基本的事項は小児の影響下にある部分も多い．

小児におけるメタボリックシンドロームの診断基準

　メタボリックシンドロームの診断基準は1999年のWHOの基準の発表以来，いくつかのものが提唱されてきた．それらは腹部肥満を重要な項目と考えている．わが国においても2005年に成人に対する診断基準が確立し，診療や保健活動の中で広く利用され重要な指針となっている．

　小児においてもメタボリックシンドロームの基準の必要性が指摘され，厚生労働省によって小児期のメタボリックシンドロームに関する研究事業が活動を開始され，小児の診断基準の策定に向けての研究がなされている．

　メタボリックシンドロームはいくつかの危険因子の複合で構成されているが，内臓脂肪の増加が必須項目となっている．日本人の成人では男子85cm，女子90cmが腹囲の基準値として用いられているが，わが国の小児では80cmを超えると代謝異常の増加が生ずると考えられる．しかしながら数は少ないが身長が低い学童期などでは80cm未満でもリスクを有する者がある．腹囲の増加の目安としては腹囲/身長が0.5以上で要注意である．

　脂質異常についての小児の基準としては中性脂肪（TG）120mg/dl以上と成人の基準より低値であり，小児のメタボリックシンドロームにおいてもこの基準が妥当ではないかと考えられる．HDL-コレステロール（HDL-C）については成人同様に40mg/dl未満が用いられる．糖代謝の基準として2型糖尿病は当然であるが，より軽度の耐糖能障害であってもメタボリックシンドロー

ムの危険因子となり，成人では空腹時血糖110mg/dl以上が基準とされているが，新たな空腹時血糖値の基準にしたがい100 mg/dl以上をリスクとすべきであろう．血圧の基準は成人では130/85 mmHgであり，軽症の血圧上昇を基準としている．小児では125/75 mmHgがこれに相当する．

これらの基礎データを集約して平成18年度初頭に提示された小児期のメタボリックシンドロームの暫定的な診断基準が示されている．この基準は6歳から15歳を対象にして使用されることを目標としている．平成19年度からは最終的な診断基準により介入活動が行われる予定である．

小児のメタボリックシンドロームの診断に際しての病因的側面

思春期・小児期の肥満は成人肥満へ移行するが，肥満発症の起源のいくつかは小児期以前にさかのぼることができる．その1つに幼児期のアディポシティリバウンドがあげられる．BMIや体脂肪率は乳児期には高値を示すが，その後小児期になると低下してゆく．体脂肪率や皮下脂肪厚，そしてBMIは5〜7歳に最低値をとり，その後は年齢とともに徐々に上昇する（図2）．小児期に体脂肪の減少から増加に転じる現象はadiposity rebound（ないしBMI rebound）と呼ばれ，成人における体脂肪の増加がすでにこの時期から

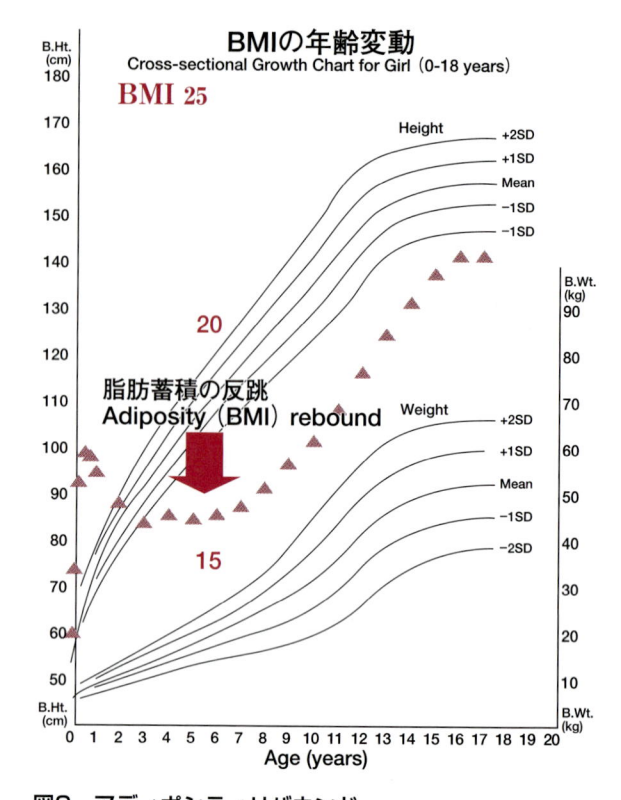

図2　アディポシティリバウンド
BMIは3〜5歳頃に最低値となり，その後は増加し成人の値に到達する．体脂肪率も類似した変動を示す．

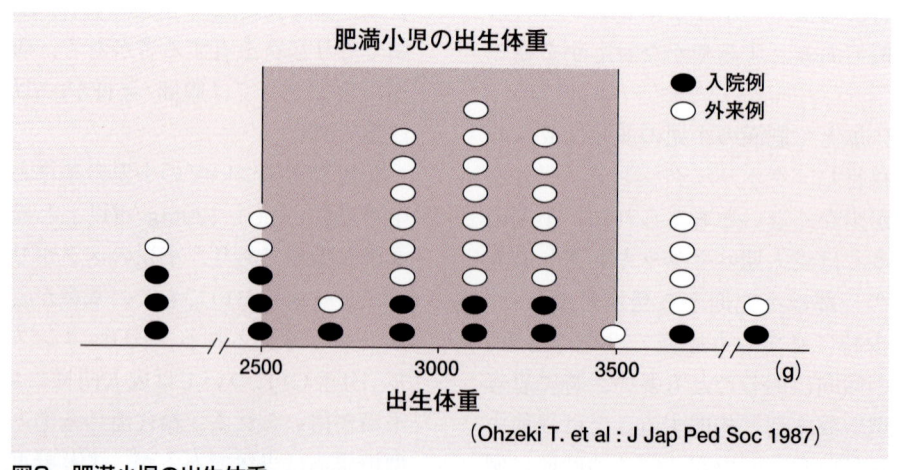

図3　肥満小児の出生体重
小児肥満の中には高出生体重児が含まれていた．これに加え低出生体重児であった児が認められた．

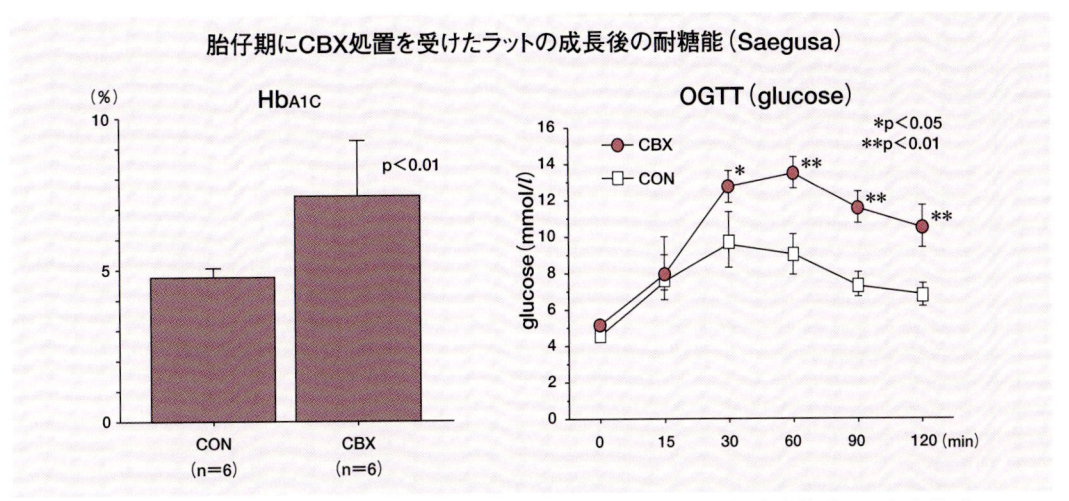

図4 胎盤の11β水酸化ステロイド脱水素酵素の阻害薬（CBX）投与で低出生体重ラットを作成
成長後はHbA1cの上昇と糖負荷後の血糖の上昇を認めた．

始まっているとの仮説も提出されている．

出生前の要因としては遺伝子の関与と胎児期のエピジェネッティックな機序が考えられる．単一遺伝子で肥満を発症する疾患が知られているが，多くの肥満は複合した遺伝的素因に基づいていると考えられる．

胎児期の子宮内環境は最も早期の環境的要因といえる．低出生体重児が将来高血圧，2型糖尿病，高脂血症などのいわゆる生活習慣病に罹患する確率が高いことはBarkerらの研究を含む多くの疫学的研究により明らかにされてきた．われわれもほぼこれと同時期に肥満小児の中に出生体重の低めの群が存在することを報告した（図3）．1945年に起こったオランダの飢饉において，妊娠後期に低栄養状態になった場合には児は低出生体重となり，成人期に耐糖能異常・肥満を認めた．胎生期に異常な環境に曝されると胎児の体はその環境に適合するようにリセットされ，その結果として生活習慣病が発症しやすくなると考えられ，胎児プログラミングと呼ばれる．

胎児期に子宮内発育遅延，そして胎児プログラミングを引き起こす原因としては低栄養，胎盤の機能の異常，糖質コルチコイド系の混乱などがあげられる．われわれの実験的研究でも子宮内発育遅延が成人後の体重増加と糖尿病の発症が生じた（図4）．低出生体重児などの急激な発育促進もリスクとしてあげられている．

おわりに

小児期は生活習慣の確立のスタートの時期であるとの点からメタボリックシンドロームの発症において重要な意味をもっている．それに加え小児期はそれ以後の肥満の起源になっている場合がある．遺伝子そして胎児期などのエピジェネティックな要因も指摘され，成人になる以前の小児期に注目することの重要性が示唆され，今後の研究の方向性の1つとして意義深くかつ興味あるものであろう．

[文献]
1) 大関武彦，中川祐一，中西俊樹，藤澤泰子：我が国における小児肥満の現状と対策．日本臨床2006；64（増刊9）：723-728．
2) 大関武彦，中川祐一，中西俊樹，藤澤泰子：メタボリックシンドロームの生活習慣指導小児肥満への対応と指導．日本医事新報2005；4257：15-20．
3) 日本肥満学会 編：小児の肥満症マニュアル．医歯薬出版，東京，2004．

小児のメタボリックシンドロームの対策（食育）

IX.小児のメタボリックシンドローム

児玉浩子

　小児のメタボリックシンドローム・肥満への対応を食育の観点から，一般臨床医の役割を述べた．食育とは，さまざまな知識と判断力を習得し，健全な食生活を実践することができる人を育てることである．医師には「健康・病気と栄養」に関する専門的医学的知識を子どもの保護者や学校・保育所教職員らに提供することが求められている．また，学校や地域での食育推進活動に積極的にかかわることも必要である．かかりつけ医は日常診療で子どもを診療するとき，その子の体型にも注目し，肥満や痩せの子には食習慣の問題点を解析し，適切な指導を行って欲しい．そのための家庭での食生活チェックポイントを示した．

キーワード 食育　食事バランスガイド　栄養教諭制度　小児メタボリックシンドローム　小児肥満

　メタボリックシンドローム・肥満の対策として「食事」「運動」「生活リズム」が大切であることはいうまでもない．「望ましい食生活と運動をしなさい」ということは

表1　食育推進基本計画のポイント[3]

計画期間は平成18年度から22年度までの5年間

●第1　食育の推進に関する施策についての基本的な方針
1. 国民の心身の健康の増進と豊かな人間形成
2. 食に関する感謝の念と理解
3. 食育推進運動の展開
4. 子どもの食育における保護者，教育関係者等の役割
5. 食に関する体験活動と食育推進活動の実践
6. 伝統的な食文化，環境と調和した生産等への配慮及び農山漁村の活性化と食料自給率の向上への貢献
7. 食品の安全性の確保等における食育の役割

●第2　食育の推進の目標に関する事項
1. 食育に関心を持っている国民の割合（70%→90%）
2. 朝食を欠食する国民の割合（子ども4%→0%，20代男性30%→15%，その他）
3. 学校給食における地場産物を使用する割合（21%→30%）
4. 「食事バランスガイド」等を参考に食生活を送っている国民の割合（60%）
5. 内臓脂肪症候群（メタボリックシンドローム）を認知している国民の割合（80%）
6. 食育の推進にかかわるボランティアの数（20%増）
7. 教育ファームの取組がなされている市町村の割合（42%→60%）
8. 食品の安全性に関する基礎的な知識を持っている国民の割合（60%）
9. 推進計画を作成・実施している自治体の割合（都道府県100%，市町村50%）

●第3　食育の総合的な促進に関する事項
1. 家庭における食育の推進
2. 学校，保健所等における食育の推進
3. 地域における食生活の改善のための取組の推進
4. 食育推進運動の展開［食育月間（毎年6月），食育の日（毎月19日）］
5. 生産者と消費者との交流の促進，環境と調和のとれた農林漁業の活性化等
6. 食文化の継承のための活動への支援等
7. 食品の安全性，栄養その他の食生活に関する調査，研究，情報の提供及び国際交流の推進

●第4　食育の推進に関する施策を総合的かつ計画的に推進するために必要な事項
　都道府県等による推進計画の策定促進，基本計画の見直し等

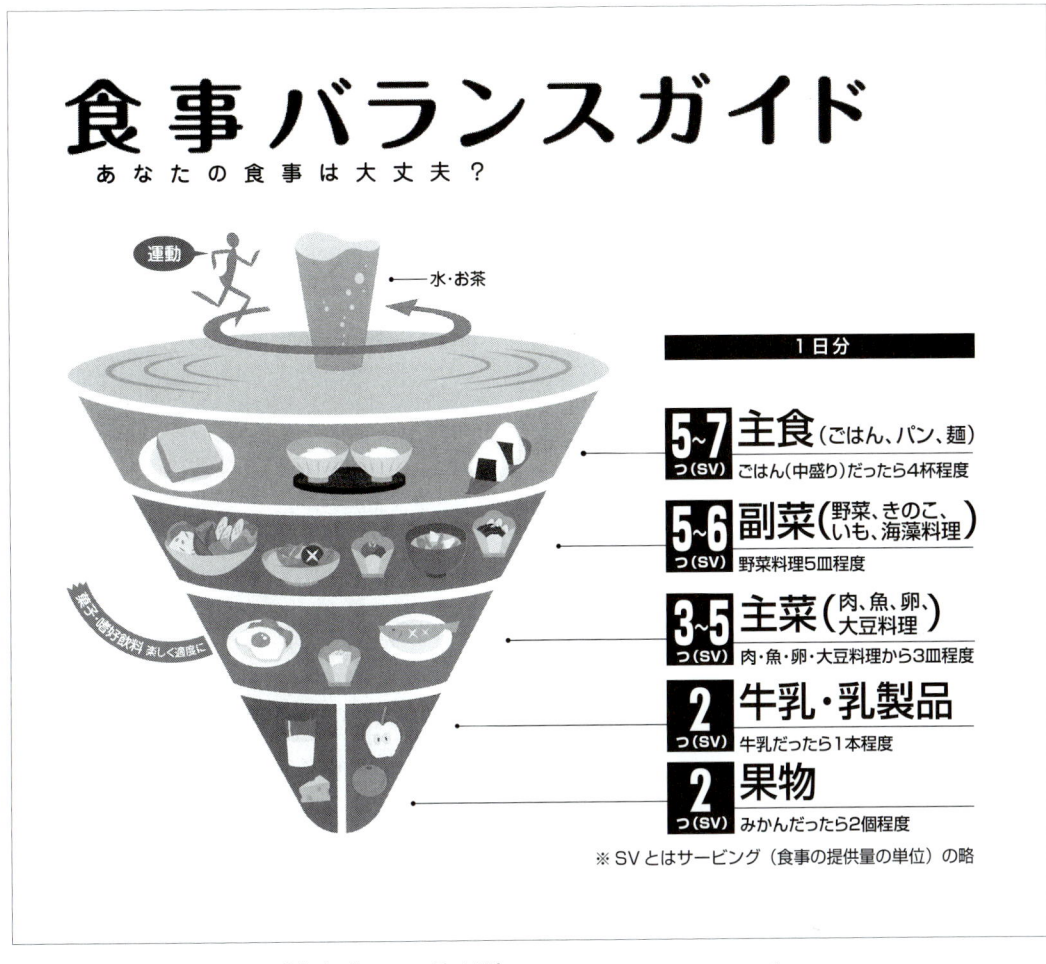

図1　日本版フードガイド「食事バランスガイド」(http://j.balanceguide.com/)

簡単である．しかし，飽食社会・車社会である今日の日本で，これらを実践するのは非常に難しい．また，今や地球上の多くの国々で肥満が問題になっていることを考えると，メタボリックシンドロームや肥満は個人の責任で解決できることではなく，社会全体として肥満を生み出す環境を変えていく必要がある．ここでは小児の食習慣の改善に対して，食育という観点から，臨床医の役割を考えてみたい．

食育とは？

食育という言葉は，石塚左玄の『風俗食物養生法』（明治31年，1898年）という本の中で，「今日，学童を持つ人は体育も智育も才育もすべて食育にあると認識すべき」と記載されたのが最初とされている．近年のわが国では，栄養の偏り，肥満と生活習慣病の増加，女性の痩せすぎの増加（20歳代女性の26％はBMIが18.5以下の痩せで，20年前に比べて2倍に増加），食品の安全の問題，伝統的食文化を大切にする心の喪失などが指摘され，これらを改善するには食育が最重要との認識のもと，平成17年6月に食育基本法が成立した．食育とは，さまざまな経験を通じて「食」に関する知識と「食」を選択する力を習得し，健全な食生活を実践できる人間を育てることと定義されている．さらに，食育を国民運動と

表2　家庭での食習慣チェックポイントと学校医・かかりつけ医の役割

家庭での食育（チェックポイント10）	学校医・保育所医の役割	かかりつけ医の役割
1) 一緒に食事をしている（団欒）？ 2) 一緒に食事の準備・かたづけをしている？ 3) 食べ物へ感謝している（「命」をいただきます）？ 4) 朝ごはん，毎日食べている？ 5) 色々な食品，食べている？ 　5つの基本食品：主食，副菜，主菜，乳製品，果物（図1参照） 6) 野菜，毎日食べている？ 7) 脂肪，取りすぎていない？ 8) お菓子，食べすぎていない？ 9) 嫌いなものも食べている？ 10) 良く噛んで食べている？	1) 養護教諭・担任教諭との連携：健診での肥満や痩せの早期発見，検尿での糖尿病早期発見，不定愁訴の子の食習慣の確認・指導 2) 栄養教諭との連携：栄養教諭の取り組みへの助言・協力 3) 教員，保護者，生徒に対して栄養学的・医学的知識に関する講演など：「病気と栄養」「生活習慣病」「やせは何故悪いか？」「偏食は何故悪いか？」「メタボリックシンドローム」など	1) 不定愁訴で来院した子どもの食生活・日常生活に注目し，適切な指導を行う． 2) 日常診療で，常に子どもの体格にも注意する．患児が肥満，痩せであったら，食育を行う． 3) 地域での食育推進活動に積極的に参加し，専門的知識を提供する．

して推進するために，平成22年までに達成すべき目標が示され（**表1**），そのための食事バランスガイド（**図1**）も提示された．表1の第1の4は子どもの食育となっているが，他の項目は小児のみならず，あらゆる年齢層に適応する．

食育を推進するには，家庭，学校や保育所，地方公共団体などが協力して，それぞれの地域の実態や特性を配慮した具体的な活動をそれぞれの場で行うことが必要である．

家庭での食育

味覚や食習慣は幼児期に形成される．また，幼児の食習慣は両親の食習慣の反映である．したがって食育の基本は家庭である．平成17年度の乳幼児栄養調査結果では，偏食が34％，"よく噛まない"が20.3％，"野菜を毎日は食べない"が5.1％，"果物を毎日は食べない"が9.4％と幼児の食習慣は非常に良くないことが明らかにされた（平成18年，厚生労働省）．小児が望ましい食習慣を身に付けるには，両親を含む周りの大人が食・栄養の重要性を認識しなければならない．近年の子どもの食習慣の問題点を加味し，**表2**に家庭でのチェックポイントを示す．

学校医・保育所医の役割

学校や保育所での食育推進に学校医・保育所医の役割は重要である．学校の教職員は食育推進にさまざまな取り組みをしようとしており，「健康や病気と栄養」に関する科学的根拠に基づいた情報を求めている．それに答え，助言するのは学校医である．また，平成17年4月に栄養教諭制度がスタートした．栄養教諭は学校での食育推進の中心となる者である．しかし，この制度の取り組みは都道府県によりかなりの温度差がある．今後，本制度が広く実践されるためには学校医の働きかけも必要である．

学校給食は効率的な食教育の場であるが，現実は子どもの好き嫌いが激しく，残食が非常に多い．せっかく，栄養バランス

を考えて給食を献立しても，好きなものをお代わりし嫌いなものを残せば，給食の利点が全くなくなる．嫌いな食べ物を食べる勇気付けや肥満の子が食べ過ぎないように気をつけることも必要である．子どもと保護者に食・栄養の重要性を認識してもらうための活動も学校医の役割の1つである．

かかりつけ医の役割

不定愁訴を訴えて来院する子どもは朝食欠食などの生活習慣，食習慣の乱れが背景にある場合が多い．かかりつけ医が不定愁訴を訴える子どもを診療した場合，食生活や日常生活を聴取し，その背景を知り，改善するように指導する．

また，日常診療で，感冒等で来院した子どもに対しても，体格に注目し，肥満や痩せすぎの子どもには，**表2**の家庭でのチェックポイントなどを参考に，食習慣の問題点を明らかにし，改善するように指導する．

地域の自治体などが行う食育活動にも積極的に参加し，医師としてさまざまな情報を提供するのも重要な役割であろう．学校医やかかりつけ医がこのような活動をやりやすくするための資料などの整備が望まれる．

［文　献］

1) 根岸久子：学校の〔食育〕を充実させるには．児玉浩子編，子どもの「生活習慣病」対策－「治療」と「予防」はこうする，東京教育情報センター，東京，2006; 163-174.
2) 南里清一郎：子どもの食生活の実態と食育の意味－医師の立場から．臨床栄養 2006；108：273-278.
3) 田中弘之：食事育推進基本計画について．公衆衛生 2006；70：532-534.

Q&A 小児のメタボリックシンドロームと生活習慣病発症リスクや予後に関するエビデンスは？

杉原茂孝

わが国においては，小児のメタボリックシンドロームの診断基準が作成されたばかりであり，長期的な発症リスクや予後に関する研究はいまだ行われていない．これから前方視的研究を進めてエビデンスを検証していく段階である．しかし，ボガルサハートスタディ（Bogalusa Heart Study）をはじめいくつかの研究で，小児期のメタボリックシンドロームと動脈硬化発症に関するエビデンスは一部得られている．また，メタボリックシンドロームとインスリン抵抗性や内臓脂肪蓄積についての報告も出始めており，今後エビデンスが確立されていくことが予想される．

◆ボガルサハートスタディ

米国ロサンゼルスボガルサの小児と若年成人を対象にして大血管障害と小児期からの危険因子の関連について研究が行われた．2～39歳の亡検例のうち生前の検査値がわかっている93人を対象とした．BMI，収縮期血圧，血清トリグリセリド（TG），LDL-コレステロール（LDL-C）について，人種，性，年齢別集団の75パーセンタイルを超えるものを陽性とすると，冠動脈病変はリスクファクターの陽性項目数とともに増加し，3～4個陽性の群では高頻度であった[1]．

◆頸動脈中膜（intima-media thickness；IMT）の肥厚

小児期のLDL-C値とBMI，小児期から成人にかけてのLDL-C値とHDL-C値が，25～37歳の若年成人での頸動脈IMTの肥厚を強く予測する因子であった[2]．

◆インスリン抵抗性

Weissらは，小児でBMI，TG，HDL-C，収縮期または拡張期血圧，IGTを診断項目とし，それぞれ年齢・性別の各基準値を超えるものが3個以上あった場合にメタボリックシンドロームと診断した．4～20歳の肥満439人において中等度肥満の39％，高度肥満の50％がメタボリックシンドロームと判定された．インスリン抵抗性の指標（HOMA-R）で3群に分けて比較するとHOMA-Rの増加とともにメタボリックシンドロームの頻度が増加した[3]．ヒスパニック系の2型糖尿病の家族歴をもつ肥満小児を対象とした検討でも，メタボリックシンドローム陽性項目数の増加に伴い明らかにインスリン抵抗性が増加した[4]．

われわれの肥満外来通院児122人（男子93人，女子29人，年齢5～18歳）についてわが国小児の診断基準で判定を行ったところ全体の22％にメタボリックシンドロームが認められ，肥満度20～30％（軽度）で7％，30～50％（中等度）で15％，50％以上（高度）で29％がメタボリックシンドロームであった．メタボリックシンドローム陽性項目数の増加に伴い，インスリン抵抗性の増悪，内臓脂肪の増加が観察された．また，肥満のある2型糖尿病では診断時に8例中7例（88％）がメタボリックシンドロームと判定された．

すなわち，小児期メタボリックシンドロームとインスリン抵抗性の増大は密接に関連しているといえる．

[文献]

1) Berenson GS, et al.：Association between multiple cardiovascular risk factors and atherosclerosis in children and young adults. The Bogalusa Heart Study. *N Engl J Med* 1998；4：338：1650-1656.
2) Li S, et al.：Childhood cardiovascular risk factors and carotid vascular changes in adulthood：the Bogalusa Heart Study. *JAMA* 2003；290：2271-2276.
3) Weiss R, et al.：Obesity and the metabolic syndrome in children and adolescents. *N Engl J Med* 2004；3：350：2362-2374.
4) Cruz ML, et al.：The metabolic syndrome in overweight Hispanic youth and the role of insulin sensitivity. *J Clin Endocrinol Metab* 2004；89：108-113.

Q&A 子宮内環境と小児のメタボリックシンドロームとの関係は？

福岡秀興

　生活習慣病（成人病）胎児期発症起源説が今注目を集めている．日本は世界に類をみないスピードで出生体重が低下しており，20年間で男女ともに平均体重は200g低下し，低出生体重児（2,500g以下）が増加してそれは10％にまで達しようとしている．この子どもたちは成人病・メタボリック症候群を発症するリスクが高く，本疾患の急激な増加原因をこの視点からみるべき状況にある．満期で低体重児であることは子宮内環境が劣悪であったことを意味し，以下の2つの機序で，児に小児成人病・メタボリック症候群の素因を形成する．小児成人病はやがて大人の成人病にトラッキングしていく．

　第一には解剖学的構造が変化することがあげられる．例として，膵臓β細胞，腎臓糸球体ネフロンが減少する．出生体重とネフロン数は相関しており，例として3,200gと2,600gの児を比較すると，ネフロンは約30％少ない．それは当然時間が経過するとともにやがて高血圧を発症する．本態性高血圧症はこの機序で起こるという説もある（Mackenzie-Barker説）．この分子機序はp53遺伝子の低メチル化によるp53の過剰発現が元になって生ずる局所のアポトーシス現象によることが明らかにされている．

　第二として，遺伝子発現機構が持続的に変化する現象である．ある時期〔臨界期〕に低栄養に暴露されると，それに適合して代謝応答反応が変化する．この時期に変化した遺伝子発現の制御機構は，出生後に栄養状態が良くなっても，不思議なことに最早変化することなく持続する．現在社会では出生後には過量な栄養に暴露されることが多いので，それはやがて疾病を発症することになる．倹約遺伝子説が提唱されているが，DNAの遺伝子配列が同じでも，その発現制御系が変化すると，まるで倹約遺伝子というべき遺伝子が機能しているような表現型を呈することとなる．それは，各遺伝子のプロモーター領域のメチル化度が変化することで生ずる現象（epigenetics）であり，DNA methyltransferaseの活性の変化，メチル基供与体の細胞内濃度などで正常とは偏位した状況が引き起こされる．動物実験で，妊娠中のみ母獣に半量の蛋白質を与え，その後は正常食を与えて50日後に肝臓でのPPARα，グルココルチコイド受容体の遺伝子発現をみると，プロモーター領域の低メチル化が生じており，遺伝子発現量が持続的にいることなどが観察されている．インスリン情報伝達系にも同様な変化が起こり，インスリン抵抗性が形成される．出生後は，これらの素因を有した状況に加え，低体重児は体を動かさない傾向が特徴であることなどが小児メタボリック症候群を発症しやすくする．以上から，胎内環境の改善と出生後の生活習慣の個別化した指導が疾病の予防に求められる．

　血管内皮の血圧調節をみると，妊娠末期に低栄養に曝露された子どもにその血管拡張性の低下がみられる．現在，出生直後から9歳頃まで観察されているが，低出生体重児ではguanylate cyclaseの発現低下によって引き起こされると思われる血管拡張性の不可逆的な低下が持続していることで認められている．これらは遺伝子発現度が非可逆的に変化している例であるが，同様に他の蛋白あるいは酵素などに関しても同じようなことが生じていると想定されている．これらの遺伝子発現制御系の変化は

DNAのメチル化度の変化により生ずる（エピジェネティックス）．

長い時間かかって成人病は発症していくが，疾患が確立するまでの間は，生休の防御機構・予備能が機能して疾患発症を抑制していると考えられる．

すなわち，胎児期に成人病の素因が形成され，出生後の環境がその素因に作用して成人病が発症するのである．

◆ **この説から学ぶべき点**

この考え方は，可能な限り，小さい子どもを生まない努力が大事であることを示している．また若年女性がやせた状態で妊娠することも避けるべきである．栄養状態を良好にした状態での妊娠と，妊娠中の十分な栄養確保などは小さい児を生まないための基本となる．さらに現在広く流布している「小さく生んで大きく育てる」という考え方は危険であることを知らねばならない．しかしたとえリスクをもった子どもであっても，生活習慣を早期より厳格に指導し，健康診断等を積極的に行い発症の可能性がある場合には，積極的な治療を開始することにより発症がより効率的に阻止することが可能になることを教えている点にも注目しなくてはならない．この考え方が多くの人々に知られていけば，成人病の発症は極めて効果的に抑制できると期待されている．

［文　献］

1) 中村　敬：平成14年度ごはん食基礎データ蓄積事業報告書．2003.
2) Osmond CD Barker：*BMJ* 1993；307：1519.
3) 福岡秀興監訳, 藤井留美訳, デイヴィッド・バーカー著. 胎内で成人病は始まっている. 母親の正しい食生活が子どもの未来を病気から守る. ソニーマガジンズ, 東京, 2005.

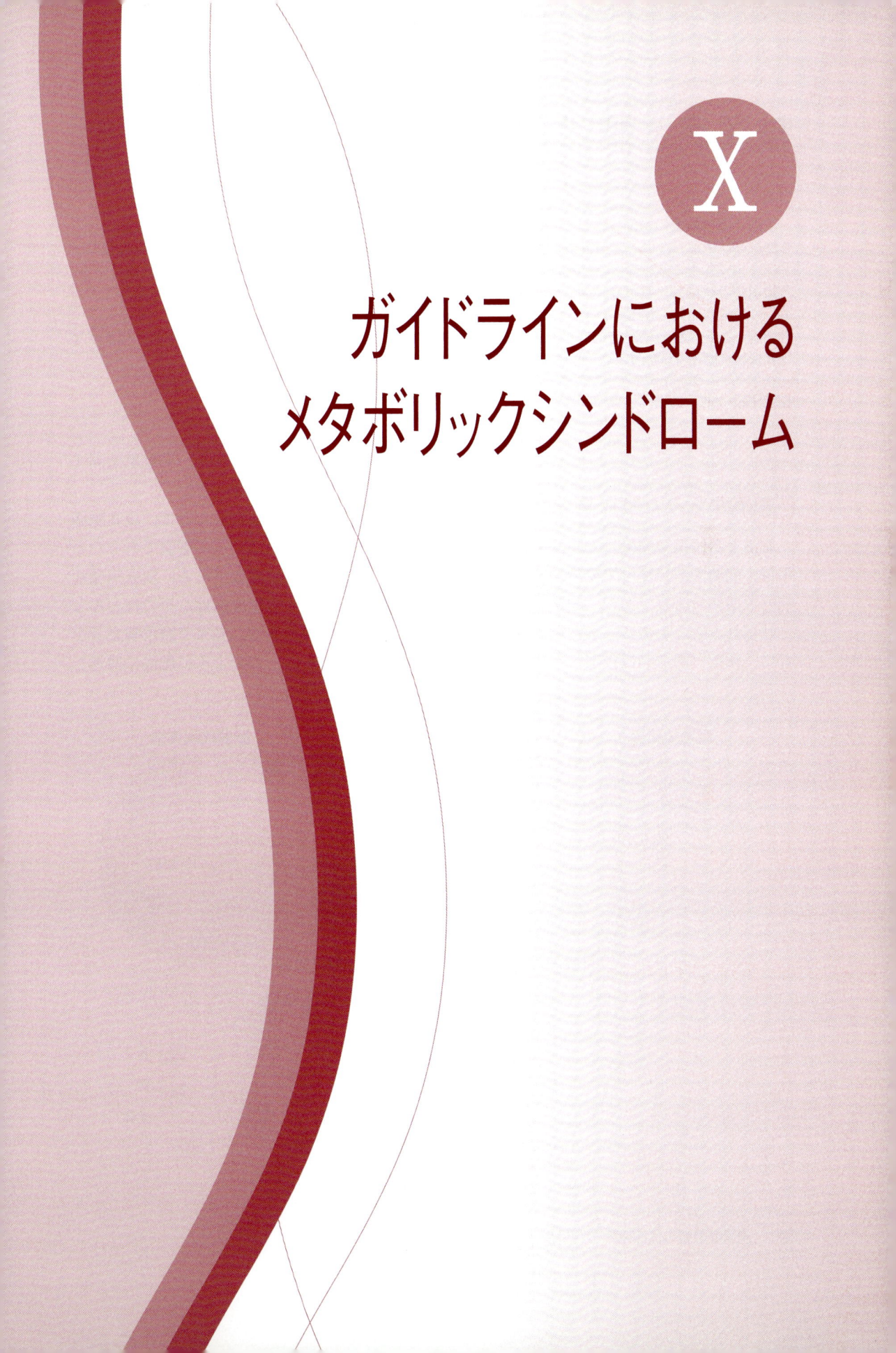

X

ガイドラインにおける
メタボリックシンドローム

X. ガイドラインにおけるメタボリックシンドローム

糖尿病と肥満の関係は

宮崎　滋

　肥満，即ち体重の増加により糖尿病特に2型糖尿病の発症，進展がみられる．しかし，単に肥満しても糖尿病は増加しない．2型糖尿病と関連するのは内臓脂肪蓄積である．わずかの体重の減少は血糖コントロールに有用であるのは，体重が減少する際，内臓脂肪の減少が皮下脂肪の減少より速いためである．内臓脂肪の減少は，TNFα，アディポネクチンなどの脂肪組織由来生理活動性物質（アディポサイトカイン）の分泌異常を是正する．

　肥満した2型糖尿病患者では，食事，運動を中心とした生活習慣の改善を行い，3〜6ヶ月で効果がなければ薬物療法を開始する．

キーワード　BMI　生活習慣　内臓脂肪蓄積　インスリン抵抗性　メタボリックシンドローム

肥満からみた糖尿病

　肥満と糖尿病の関係は大変深い．特に成年後，肥満するに従って発症する2型糖尿病との関係は密接であり，肥満2型糖尿病と呼ばれることもある．また肥満するとともに，体重（あるいはBMI）が増加するとともに，糖尿病患者は増え，発症率も高まることもよく知られている[1]．

　糖尿病の病型診断にあたって，現在肥満であるか，あるいはかって肥満であったという肥満歴は大変重要である．糖尿病発症に肥満が関与する糖尿病は，そのほとんどが2型糖尿病である．外来で糖尿病患者を診療していると，このように肥満に関連し

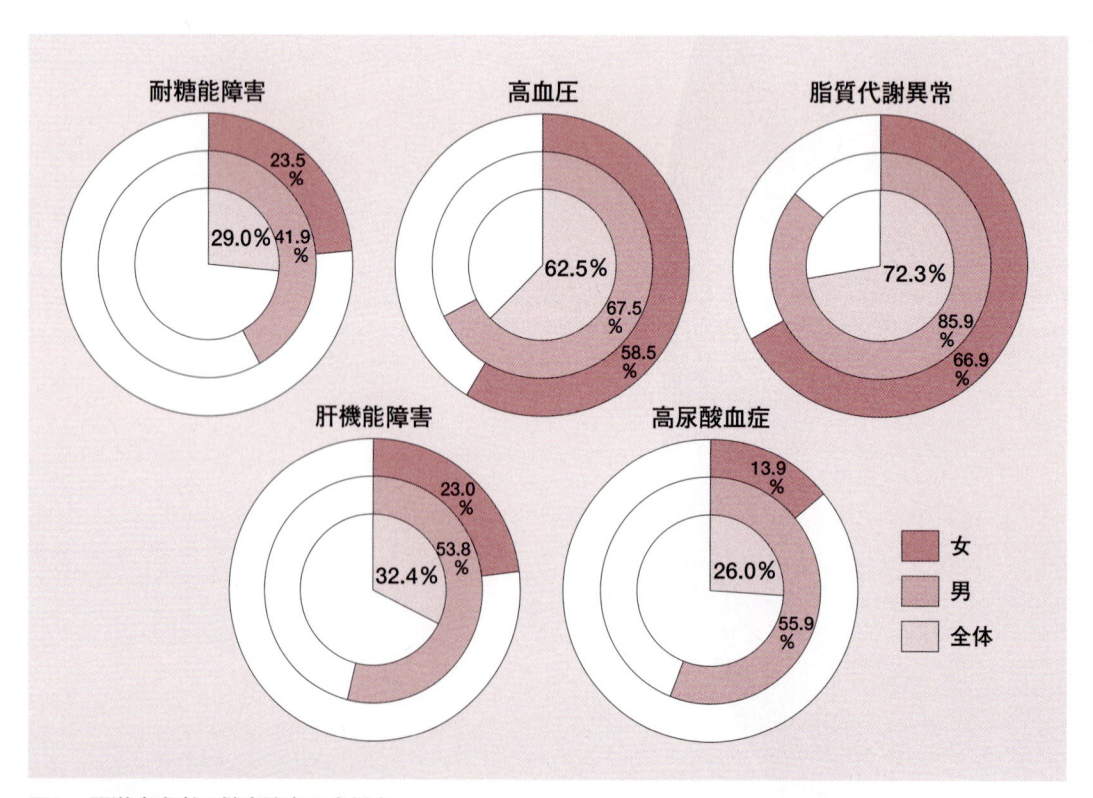

図1　肥満症患者の健康障害の合併率

ている患者が大部分なので，肥満すると即糖尿病とつい考えがちである．われわれの施設で，初診時肥満を認めた症例で，肥満に関係する疾患の頻度を調べたことがある（図1）．最も高頻度に認められたのは脂質代謝異常で72.3%であり，意外にも糖尿病・耐糖能障害（FPG≧110mg/dl）は，高血圧，肝機能障害に次いで第4位で，29.0%にすぎなかった．男性だけでみると41.9%と高くなるが，それでも他の4疾患と比較すると最も低頻度である．少なくとも，肥満の方からみると，肥満すなわち糖尿病とはいえないのである．

肥満の程度と糖尿病

しかし，肥満の程度，BMIが高まると，糖尿病の発症率，罹患率は高まる．BMI22のときに対してみた発症危険率は，BMI25のとき男性で2.2倍，女性で8.1倍，BMI30ではおのおの6.7倍，27.6倍となる．女性の危険率が男性より急上昇するのは，BMI22のときの男性の糖尿病発症率がすでに女性より高いためである．日本でも，大阪成人病センターの佐々木らの調査では，空腹時血糖値，OGTT 2時間値，および糖尿病，耐糖能障害の頻度は，BMIの増加とともに上昇する（図2）[2]．また，初診時のOGTTの判定別に，肥満者と非肥満者に区別し糖尿病の累積発症率をみた伊賀の調査でも，肥満者は非肥満者に対して糖尿病へ移行しやすいことが示されている．

減量による糖尿病の改善

体重の減少は糖尿病の病態，血糖コントロールを改善することが知られている．耐糖能障害のある肥満者に食事，運動療法を同時に行い，糖尿病への移行の推移をみたDPP（Diabetes Prevention Program）の成績では，生活習慣を改善した群は非改善群と比較して，糖尿病の累積発症率が低値で

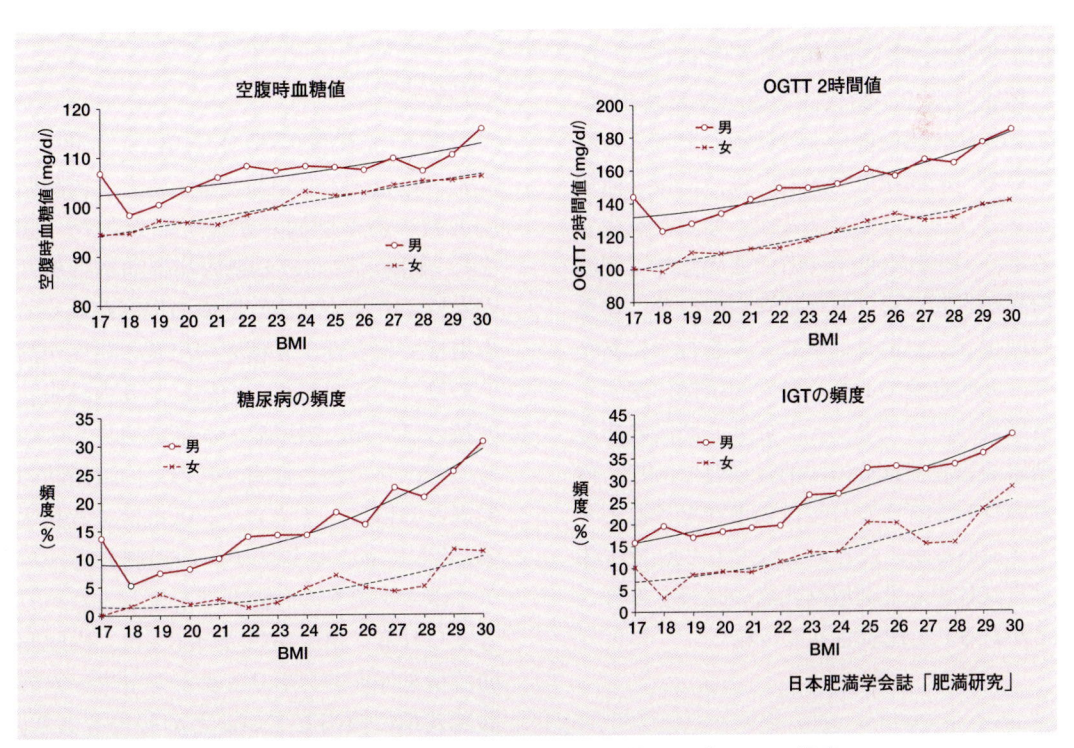

図2 BMI別にみた空腹時血糖値およびOGTT2時間値の平均値ならびにIGTの頻度

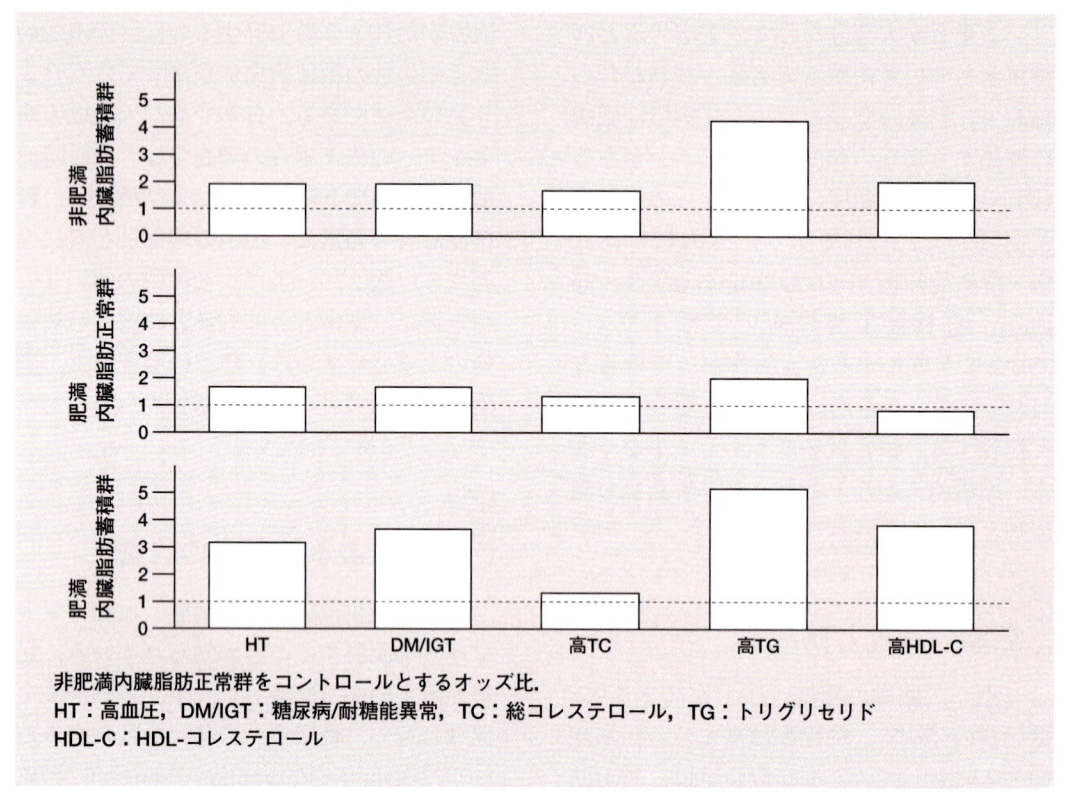

図3 肥満・内臓脂肪蓄積の有無による合併症の比較

非肥満内臓脂肪正常群をコントロールとするオッズ比.
HT：高血圧, DM/IGT：糖尿病/耐糖能異常, TC：総コレステロール, TG：トリグリセリド
HDL-C：HDL-コレステロール

あった．糖尿病の発症リスクは，体重が増加すると高まり，減少すると低下する．

体重の減少が糖代謝を改善する理由は，インスリン感受性の上昇にあると考えられている．肥満糖尿病患者では，血糖も血中インスリンも高値であるが，体重が減少すると，いずれも低下する．この意味で肥満糖尿病患者に対する生活習慣の改善，体重の減少は，血糖コントロールを行うにあたり，大変重要であり，科学的根拠に基づく糖尿病診療ガイドラインでも「肥満のある糖尿病患者ではその解消は重要であり，体重のコントロール目標はBMI22を目標とすべきであるが，たとえ1kgでも2kgでも体重を減量すると糖尿病代謝の改善をみることがある」と記載されている[3]．

メタボリックシンドロームの中の糖尿病

肥満と内臓脂肪蓄積の有無により耐糖能異常・糖尿病の発現頻度をみると，内臓脂肪蓄積のある肥満者が最も高かった（図2）．肥満者における糖尿病罹病率は男性が女性より高く，また肥満の程度が低くても男性では女性より糖尿病患者の頻度が高いのは，肥満（体重の増加）より内臓脂肪蓄積のほうが，糖尿病の発症に関与しているのではないかと推測される．内臓脂肪の過剰な蓄積は，インスリン抵抗性を惹起する．TNF-α，レジスチンの過剰分泌，アディポネクチンの分泌低下を生じるためと考えられる．糖尿病患者の86％は，内臓脂肪蓄積を伴うメタボリックシンドロームの診断基準に該当しているとの報告もあり，耐糖能障害・糖尿病は，内臓脂肪蓄積型肥

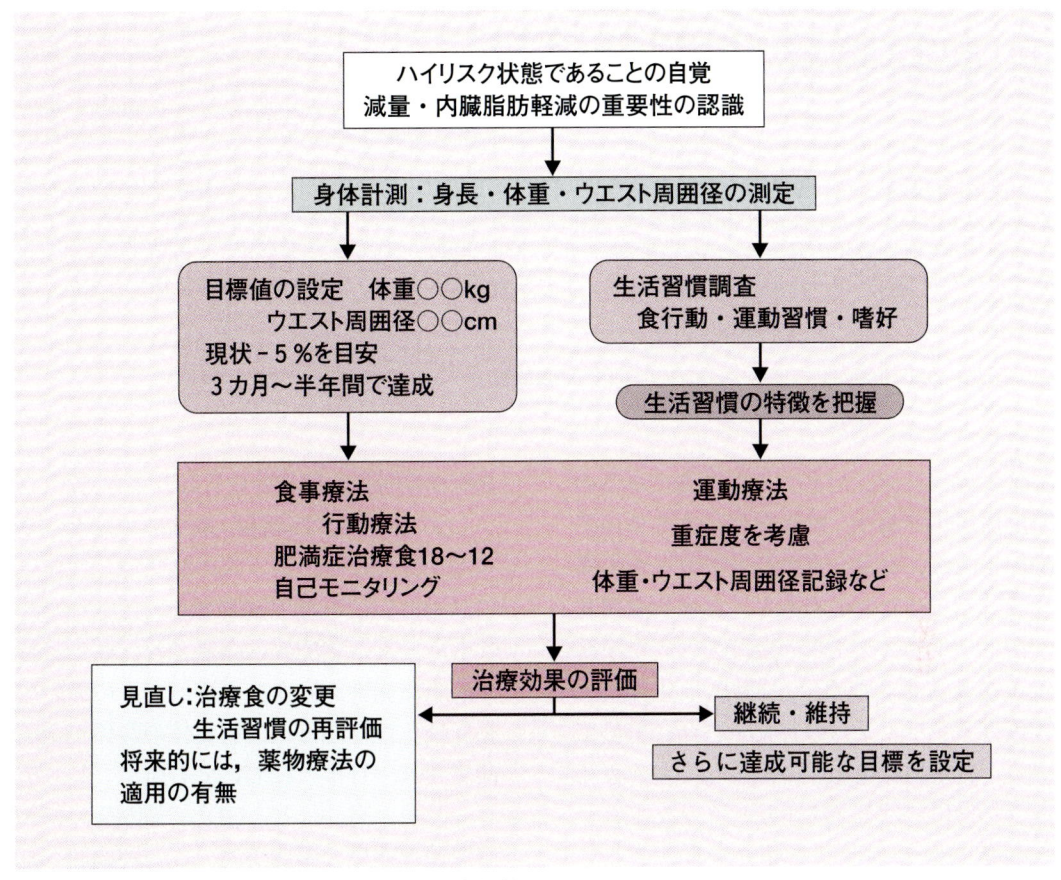

図4 メタボリックシンドロームに対する治療方針

満が少なくとも原因の1つであるということができる．

　内臓脂肪は，皮下脂肪と比較すると，食事療法など生活改善による軽度の体重減少でも，大きく減少することが知られている．たとえ1kgや2kgの体重減少であっても，内臓脂肪は大きく減少し，血糖コントロールを改善する．その意味で，食事，運動療法を中心とした生活改善，体重の減少は，糖尿病治療の基本であるといえる（図4）．

[文献]

1) 日本肥満学会：肥満症治療ガイドライン作成委員会．メタボリックシンドロームの診断基準と治療の実際．肥満症治療ガイドライン2006．肥満研究2006；12（臨時増刊号）：42-48．
2) 佐々木陽：肥満の頻度と合併症有病率との関係―人間ドック受診者における検討―．肥満研究室1998；4（臨時増刊号）：54-59．
3) EBMに基づく糖尿病診療ガイドライン策定に関する委員会．科学的根拠（evidence）に基づく糖尿病診療ガイドライン．糖尿病2002；45（Supl.1）：1-76．
4) 厚生労働省健康科学総合研究事業：糖尿病発症高危険群におけるインスリン抵抗性とその生活習慣基盤に関する多施設共同追跡調査―介入試験としての内臓肥満の意義の確立（主任研究者：松澤佑次）．総合研究報告書2001．

X. ガイドラインにおけるメタボリックシンドローム

日本動脈硬化学会より

船橋　徹

日本動脈硬化学会の『動脈硬化性疾患診療ガイドライン』は心筋梗塞などの粥状動脈硬化症の予防のためのガイドラインである．2002年版では，高LDL-血症を中心にしたガイドラインであったが，すでにマルチプルリスク集積の重要性について強調されていた．今回，2007年の改定で，その間に策定されたメタボリックシンドロームの診断基準に加え，より総合的なリスクファクター管理を目指したものとなっている．

キーワード　動脈硬化性疾患　メタボリックシンドローム　内臓脂肪　アディポサイトカイン　アディポネクチン

メタボリックシンドロームの先にあるのが動脈硬化であり，動脈硬化による循環器病の予防がメタボリックシンドロームの概念をつくらせた要因である．日本動脈硬化学会はライフスタイルの変革を含めた予防策を浸透させるために，『動脈硬化性疾患診療ガイドライン』の普及・啓発に努めている．日本動脈硬化学会が示しているガイドラインにおけるメタボリックシンドロームの取り扱い，考え方を紹介する．

動脈硬化性疾患診療ガイドラインができるまで

動脈硬化性疾患は癌と並び日本人の死因として重要な位置を占める．働き盛りに突然発症し，家族や社会に大きな影響を与えるため，その予防の重要性は論を待たない．動脈硬化は複数の要因によって進展し，最終的な心血管疾患の発症にもさまざまな機転が存在する．しかし現実的な予防策としては，疾患になりやすい危険群（危険因子）の同定，是正が戦略の中心となってきた．日本人において脳卒中，とりわけ脳出血の危険因子として高血圧症が重要であり，その対策が効果をおさめてきたことは万人の認めるところである．欧米では虚血性心疾患が死因としての重要度も高いこともあり，戦後から高コレステロール血症，高血圧，喫煙などのリスクファクター同定がなされ，高脂血症対策も積極的に行われてきた．

しかしわが国では診断基準のコンセンサスも十分でなく，日本人の動脈硬化性疾患に高脂血症はあまり重要でないとされた時代もあった．1983年に組織された厚生省特定疾患原発性高脂血症調査研究班において動脈硬化性疾患と血清脂質値の関係が全国調査され，日本人においても血清コレステロール値が高いほど，HDL-C値が低いほど動脈硬化疾患の頻度が高いことが確認された．基準値についても，1987年日本動脈硬化学会冬期大会で日本人高脂血症の診断基準に関するコンセンサスカンファレンスが開かれ，高コレステロール血症を220mg/dl，高トリグリセリド血症を150mg/dl，低HDL-C血症を40mg/dlとすることが提案された．

この間，高脂血症に対する人々の認識も高まり，食への関心とともに治療薬開発もあいまって，世界的にエビデンスが蓄積されてきた．1988年，米国でコレステロール教育プログラム（National Cholesterol Education Program：NCEP）が発表された．エビデンスに基づいたガイドラインと評価された．NCEPはわが国の高脂血症治療にも影響を与え，わが国独自のエビデンスに基づいたガイドラインが求められるようになった．1997年の『高脂血症診療ガイドライン』は主としてわが国のデーターを解説し，診断基準，治療開始基準，治療目

標値を提案した．診断基準は87年の基準を用いたが，治療目標値は高脂血症以外のリスクファクターの有無によって値を設定した．本ガイドラインは広く診療の場に浸透し，高脂血症治療の重要性啓発に大きな役割を果たした．しかし若干の問題点もあった．1つはリスクファクター合併によって異なる治療目標値を設定した意味は，動脈硬化性疾患発症にリスクが重複することが危険であることを認識するためで，他のリスクファクターもきちんと検索し治療を推進する意味が含まれていたが，逆にリスクが重なっていてもコレステロールさえコントロールしておればよいというような印象を与え，他のリスクが軽視されるおそれがあったことである．もう1つは薬物療法開始基準の設定で，生活指導が強調されているにもかかわらず，基準を超えれば必ず薬物治療を行なわなければならないという誤解を与える可能性があった．

動脈硬化性疾患診療ガイドライン

これらを踏まえ，2002年に『動脈硬化性疾患診療ガイドライン』が策定された．この間に蓄積された久山町研究，NIPPON DATA80, 3Mスタデイ, KLIS, PATE, J-LIT, 労働省作業関連疾患総合対策研究動脈硬化の宿主要因研究班報告などのデーターが検討された．97年のガイドラインとの大きな違いは，1）高脂血症治療の本来の目的である動脈硬化性疾患診療のためのガイドラインであることを明確にした．2）リスクファクター重積を重視し，動脈硬化性疾患の予防のためにリスクファクターを総合的に評価するようにカテゴリー分類を設けたことである．

高コレステロール血症の管理においては，LDL-C値を重視し，総コレステロール値は参考値とされる．対象に重みづけがあり，心筋梗塞を一度おこした二次予防対象はカテゴリーCとなりより厳重なコントロールが求められる．一方，若年女性で他のリスク合併がなく動脈硬化性疾患の危険度が低いような対象はカテゴリーAとなり管理目標値も240mg/dl程度でよいとなっている．これは高コレステロール血症の基準値が240mg/dlになったのではなく，総合的にリスクの少ない対象では240mg/dl未満でも許容範囲内であるという考え方に基づく．リスクを有するB群は4つに細分され，合併するリスクファクターを医師，患者ともに認識し，できるだけ減少させようというものである．4つあるカテゴリーに対し対応する管理目標値が2つしかないのも，単に血清コレステロール値だけをコントロールすればよいというものではないことを示している．カテゴリー分類して目標値を設定し，たとえばB2の人が禁煙すればB1となり，1つでもリスクファクターを減らす，というように常に低カテゴリーを目指すことが大切である．

糖尿病に関してはわが国の動脈硬化性疾患の背景としてきわめて大きな位置を占める（後に述べるメタボリックシンドロームのような病態を示すことにもよる）ことからこれだけでカテゴリーB3とされており，糖尿病学会が設定するガイドラインに従って糖尿病管理を十分に行わなければならない．肥満がリスクファクターに入っていないことを不思議に思われる方もあるかも知れない．これは，肥満は，高血圧，脂質異常，糖代謝異常を伴うような内臓脂肪型肥満が危険であり，そのようなリスクを伴わない単独としての肥満は動脈硬化性疾患の危険因子からは省かれている．

メタボリックシンドロームの登場

以上のように高コレステロール血症を中

心とした動脈硬化性疾患のガイドラインが国内外で整備されてきたが，動脈硬化性疾患の発症は高コレステロール血症だけで決まるわけではない．メタボリックシンドロームは個人に糖代謝異常，高血圧，脂質代謝異常を合併する動脈硬化性疾患のハイリスク状態である．わが国でも企業労働者12万人を対象にした労働省作業関連疾患研究班の調査により，冠動脈疾患発症者は肥満度，血圧，空腹時血糖値，血清コレステロール値，血清トリグリセリド値がやや高値程度であるも非発症者より明らかに高く10年間持続していることが確認された．しかも因子合併数の増加により発症リスクが著しく増加することが明らかになった．このような病態は2002年のガイドラインではマルチプルリスクファクター症候群として記載されており，これまでもシンドロームX，死の四重奏，内臓脂肪症候群と呼ばれていたが，本病態が飽食と車社会を反映して著しく増加し動脈硬化性疾患の基盤としての重要性が著しく増してきたために，世界的にメタボリックシンドロームという名称で統一されるようになった．メタボリックシンドロームは内臓脂肪蓄積によるウエスト増加を必須とし，血糖異常，血圧上昇，脂質異常の3つのうち2つ以上を有するものと定義される．

内臓脂肪は腸間膜周囲に存在する脂肪組織で皮下脂肪に比べ脂肪合成分解活性が高く，蓄積時には多量の遊離脂肪酸が門脈を通じ肝臓に流れ込む．遊離脂肪酸は肝臓で脂肪に再合成され，アポB分解を抑制してVLDLの過剰合成がおこる．また肝臓や筋肉に蓄積された脂肪はインスリン抵抗性の原因になるし，高遊離脂肪酸血症は血管内皮機能異常をおこし血圧上昇の要因ともなる．さらに最近の脂肪細胞科学（Adipomics）の進歩は，脂肪組織が巨大な内分泌臓器であることを示し，内臓脂肪蓄積時のアディポサイトカイン異常がメタボリックシンドロームの病態に深くかかわることが明らかになってきた．特に抗動脈硬化作用をもつアディポネクチンの分泌不全による低アディポネクチン血症は，内臓脂肪蓄積による，より直接的な動脈硬化発症機構である．

メタボリックシンドロームはBeyond cholesterolという高LDL血症に継ぐ動脈硬化性疾患の基盤としてあげられたもので，診断基準にはコレステロール基準は含まれていない．現時点では動脈硬化性疾患のガイドラインに併せて用いるべきである．メタボリックシンドロームのなかには高LDL血症を伴う症例も少なくない．その場合は動脈硬化性疾患のガイドラインに従って治療しつつ，常に内臓脂肪の減少を指導して複数リスクのトータルな改善を目指すべきである．現在動脈硬化性疾患のガイドラインにメタボリックシンドロームの概念を組み入れる予定をしている．

X. ガイドラインにおけるメタボリックシンドローム

日本高血圧学会より

片山茂裕

　最近，糖尿病・高脂血症・高血圧・肥満などの合併はメタボリックシンドロームと呼ばれる．糖尿病や高脂血症に高血圧が合併すると，あるいは逆に高血圧に糖尿病や高脂血症が合併すると，心血管系疾患が相乗的に増加する．このような点に鑑み，日本高血圧学会の『高血圧治療ガイドライン』（JSH2004）では，高脂血症・肥満とならんでメタボリックシンドロームの一項が入り，インスリン抵抗性に配慮した降圧治療が勧められている．またメタボリックシンドロームを有する確率の高い糖尿病患者では，第一選択薬として，臓器障害を改善しインスリン抵抗性を改善するACE阻害薬・アンジオテンシンⅡ受容体拮抗薬（ARB）・長時間作用型Ca拮抗薬を推奨している．糖尿病患者はハイリスクであり，厳格な血圧コントロールが求められるようになり，JSH2004では130／80mmHg未満が降圧目標とされている．なお，JSH2004に掲げられた減量・運動・減塩などの生活習慣の修正項目はメタボリックシンドロームの治療にも有用である．

キーワード 肥満　インスリン抵抗性　糖尿病　高血圧　糖尿病新規発症

　最近，糖尿病・高脂血症・高血圧・肥満などの合併はメタボリックシンドロームと呼ばれる．2005年には，わが国でのメタボリックシンドロームの診断基準が発表された[1]．これに先立つ2004年12月に日本高血圧学会は高血圧治療ガイドラインを改訂しているが，このガイドライン（JSH2004）には，メタボリックシンドロームにおける高血圧の病態や治療について触れられている[2]．本稿ではJSH2004に基づいて概説する．

まずライフスタイルの修正を

　JSH2004において勧められている生活習慣の修正を表1に示す．ここに挙げられた生活習慣の改善項目は，まさにメタボリックシンドロームの治療といっても，過言ではない．

　まず何よりも重要なことは，肥満者では，食事や運動療法による減量（内臓脂肪の減少）である．ちなみに10kgの減量により，血圧は10mmHg低下する．糖尿病や高トリグリセリド血症を伴う患者では，高血糖や高トリグリセリド血症も改善する．循環血漿量が減少したり，インスリン抵抗性が改善することが関与する．減量や運動によりもたらされる交感神経系の緊張低下も関与する．

　もちろん減塩指導も重要である．JSH2004では，食塩摂取量は6g/日以下と従来

表1　生活習慣の修正項目

- ◆ 食塩制限6g/日未満
- ◆ 野菜・果物の積極的摂取＊
  コレステロールや飽和脂肪酸の摂取を控える
- ◆ 適正体重の維持：BMI（体重（kg）÷［身長（m）］^{2}）で25を越えない
- ◆ 運動療法：心血管病のない高血圧が対象で，有酸素運動を毎日30分以上を目標に定期的に行う
- ◆ アルコール制限：エタノールで男性は20〜30ml/日以下，女性は10〜20ml/日以下
- ◆ 禁煙

生活習慣の複合的な修正はより効果的である．
＊慢性腎障害や糖尿病がある場合には推奨されないこともある

（高血圧治療ガイドライン2004）

表2 代謝疾患を合併する高血圧の治療

◆ 高脂血症
- α遮断薬，ACE阻害薬，Ca拮抗薬，ARBなどの脂質代謝改善効果を有するもの，あるいは増悪作用のない降圧薬が適応．

◆ 肥満
- 食事療法や運動療法による減量療法とともに降圧薬治療．降圧薬は代謝面での特徴からARB，ACE阻害薬，α遮断薬が適応．

◆ 痛風，高尿酸血症
- Ca拮抗薬，ACE阻害薬，α遮断薬は尿酸に影響しない．ARBも大部分，影響しない．
- 利尿薬は尿酸値を上昇させ，痛風患者で急性痛風発作を誘発することがあり，禁忌．

◆ メタボリックシンドローム
- インスリン抵抗性に配慮して降圧薬治療．

より厳しい目標値に改定された．以前われわれが示したように，食塩の過剰摂取で血圧が上昇する者，すなわち食塩感受性の存在する者では，食塩の過剰摂取でインスリン抵抗性が悪化し，糖・脂質代謝が悪化する．減塩による循環血漿量の低下が降圧に働き，食塩感受性の者では耐糖能が改善し，血清脂質濃度も低下する．

アルコールの過剰摂取も高血圧と強く関連する．JSH2004ではエタノールとして男性で20～30g/日，女性で10～20g/日以下を勧めている．エタノール30gは日本酒なら約180m*l*，ビールならば約700m*l*（大びん1本），ワインなら300m*l*，ウィスキーなら60m*l*に相等する．

インスリン抵抗性を改善する降圧薬を選択する

JSH2004では，第7章の他疾患を有する高血圧として，代謝異常を有する糖尿病・高脂血症・肥満・メタボリックシンドローム・痛風/高尿酸血症に触れている（表2）．

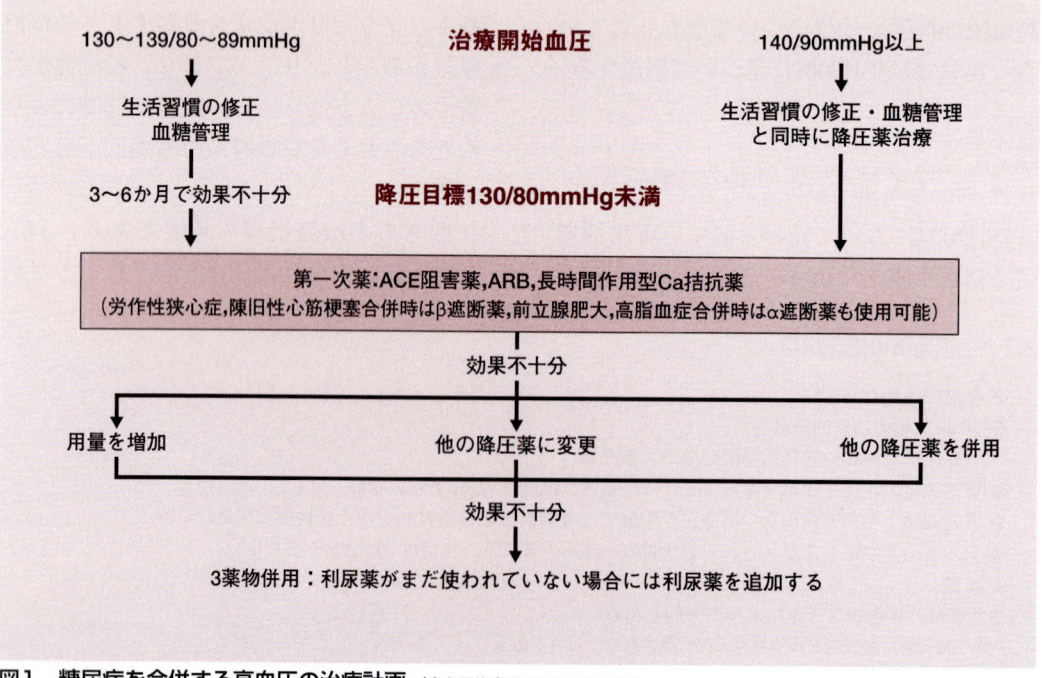

図1 糖尿病を合併する高血圧の治療計画 （高血圧治療ガイドライン2004）

表3 各種降圧薬のインスリン抵抗性と血清脂質への影響

	インスリン感受性	LDL-コレステロール	HDL-コレステロール	トリグリセリド
利尿薬	↓	↑	↓	↑
β-遮断薬	↓↑*	↑	↓	↑
Ca-拮抗薬	↑**⇔↓	⇔	⇔	⇔
ACE阻害薬	↑	⇔	⇔	⇔
α-遮断薬	↑	↓	↑	↓
AT₁拮抗薬	↑⇔	⇔↓	⇔	⇔

*：血管拡張性β-遮断薬, **：長時間作用型Ca-拮抗薬

特に，メタボリックシンドロームを有する確率の高い糖尿病患者については，図1のような治療計画を掲げている．

これらメタボリックシンドロームを有する高血圧患者の薬物治療にあたっては，降圧薬のインスリン抵抗性や脂質代謝に及ぼす影響について考慮する必要がある（表3）．ACE阻害薬・ARB・長時間作用型Ca拮抗薬・α₁遮断薬はインスリン抵抗性を改善する．一方，利尿薬やβ遮断薬はインスリン抵抗性を悪化させる．ただし，血管拡張性β遮断薬はインスリン抵抗性を改善する．

すなわち，緩徐に血管を拡張し，交感神経系を刺激しない降圧薬はインスリン抵抗性を改善するといえる．この理由としては，骨格筋への血流量を増加させれば，ブドウ糖やインスリンの供給を増やすこととなり，結果的に糖の利用が増加し，インスリン抵抗性が改善するといえる．また，アンジオテンシンIIはインスリンの細胞内情報伝達機構を阻害し，ブドウ糖の細胞内への取り込みを低下させる，すなわちインスリン抵抗性を惹起させる．したがって，ACE阻害薬やARBは，アンジオテンシンIIのインスリンの細胞内情報伝達阻害作用を減弱させ，あるいは解除して，このような機序でもインスリン抵抗性を改善するといえる．最近の大規模介入試験では，当初糖尿病のなかった者からの糖尿病の新規発症率を調べている．インスリン抵抗性を改善するACE阻害薬・長時間作用型Ca拮抗薬・ARBは，利尿薬/β遮断薬やプラセボに比べて，糖尿病の新規発症率を14～34％減少させた．したがって，メタボリックシンドロームを有する高血圧患者において，インスリン抵抗性を改善する降圧薬を選択することはきわめて重要である．

脂質代謝に関しては，利尿薬やβ遮断薬が悪化させることがあり，ACE阻害薬・ARB・長時間作用型Ca拮抗薬は影響を与えず，α₁遮断薬のみが脂質プロファイルを改善する．

これらの理由から，糖尿病患者における第一選択薬として，図1に示すように，臓器障害を改善しインスリン抵抗性を改善するACE阻害薬・ARB・長時間作用型Ca拮抗薬を推奨している．なお，糖尿病患者はハイリスクであり，厳格な血圧コントロールが求められるようになり，JSH2004では130/80mmHg未満が降圧目標とされている．

［文献］

1) メタボリックシンドローム診断基準検討委員会：メタボリックシンドロームの定義と診断基準．日内誌 2005；94：794-809．
2) 日本高血圧学会高血圧治療ガイドライン作成委員会：高血圧治療ガイドライン2004年版．ライフサイエンス出版：47-53．

X. ガイドラインにおけるメタボリックシンドローム

日本糖尿病学会より

鈴木浩明

現在，2型糖尿病患者の増加に歯止めがかかっていないこと，耐糖能異常でも心血管疾患のリスクが増加していることから，これらの疾患の発症リスクが高いメタボリックシンドローム患者に対する対策は，糖尿病学会としても重要な課題である．このため，現在改訂中の『科学的根拠に基づく糖尿病診療ガイドライン』では，新たにメタボリックシンドロームの項目を設けることとなった．

メタボリックシンドローム治療の目的は，心血管疾患および2型糖尿病の予防であり，生活習慣の改善が治療の中心となる．高血圧や高脂血症，糖尿病と診断された場合の治療方針は，おのおのの治療指針に準じて行う．

キーワード 運動療法　禁煙　心血管疾患　2型糖尿病　食事療法

日本糖尿病学会では，糖尿病診療に携わる臨床家に，糖尿病診療の問題点に関する医学的エビデンスを利用しやすい形で提供することを目的に，『科学的根拠に基づく糖尿病診療ガイドライン』を作成している．2型糖尿病患者の増加に歯止めがかかっていないこと，2型糖尿病の前段階である耐糖能異常でも心血管疾患のリスクが増加していることから，心血管疾患および2型糖尿病発症の高リスク群であるメタボリックシンドロームに対する対策は，糖尿病学会としても重要な課題である．しかし，初版の診療ガイドラインでは，「糖尿病に合併する肥満」や「糖尿病大血管症」の項目でメタボリックシンドロームについてわずかに触れられる程度であった．このため，いまだメタボリックシンドロームの存在や診断，心血管疾患発症リスク予測能などに関してコンセンサスが十分得られていない状況ではあったが，2005年に日本糖尿病学会を含む内科8学会が合同で日本人のメタボリックシンドローム診断基準を作成したのを機に，現在改訂中のガイドラインにメタボリックシンドロームの項を新たに設け，糖尿病学会としての指針を示すこととなった．本稿では，現在作成中ではあるが，糖尿病学会におけるメタボリックシンドロームのガイドラインについて概説する．

「科学的根拠に基づく糖尿病診療ガイドライン」におけるステートメントとグレードの設定

『科学的根拠に基づく糖尿病診療ガイドライン』は，サブテーマを設定し，わが国および海外の医療情報データベースから関連する医学論文を検索し，これらの論文に基づいてガイドラインのステートメントを執筆し，さらに解説の文章を記述している．その際，論文を通読してそれぞれの論文のエビデンスとしての水準を決定し，各論文をガイドラインの根拠とする妥当性について判断した．各ステートメントにはそれぞれの推奨の度合いを示すグレードと，その基となった文献の「科学的根拠」の強さを示すレベル（水準）が付記されている（**表1, 2**）．また，グレードは推奨の度合いを表すもので，臨床上の応用についてはグレードのほうがレベルよりも重視されている．

改訂中のガイドライン（2007年5月出版予定）では，日本語論文も含めてなるべく日本人のデータを取り入れていくことが確認されていた．しかし，ガイドライン作成時において，メタボリックシンドロームの疫学について発表されている論文は，欧米人を対

表1 ガイドラインで用いたevidence水準表—各研究へ付された水準

水準 (レベル)	それに該当する臨床研究デザイン
1＋	水準1の規模を含むランダム化比較試験のシステマティックレビューまたはメタアナリシス
1	十分な症例数（全体で400例以上）のランダム化比較試験
2＋	水準2の規模を含むランダム化比較試験のシステマティックレビューまたはメタアナリシス
2	小規模（全体で400例未満）のランダム化比較試験
2－	さらに小規模（全体で50例未満）のランダム化比較試験，クロスオーバー試験（ランダム化を伴う），オープンラベル試験（ランダム化を伴う）
3	非ランダム化比較試験，コントロールを伴うコホート研究
4	前後比較試験，コントロールを伴わないコホート研究，症例対照研究
5	コントロールを伴わない症例集積（10〜50例程度）
6	10例未満の症例報告

（ ）内の例数は目安である．

表2 推奨の強さとしてのグレード

グレード	説明
グレードA	行うように強く勧められる
グレードB	行うように勧められる
グレードC	行うように勧めるだけの根拠が明確でない
グレードD	行わないように勧められる

象としたWHO基準または米国コレステロール教育プログラム成人治療ガイドⅢ（NCEP ATP-Ⅲ）基準に関するものがほとんどであり，日本人や中国や韓国も含めた東アジア人に関するデータが少なく，メタボリックシンドロームの疫学や治療について欧米と同様に考えることができるか不明確な部分も多かった．また，ガイドラインでは，治療指針を示すだけではなく，メタボリックシンドロームに関して議論になっている事項についても解説のなかで言及するようにした．

メタボリックシンドロームの治療指針（表3）

メタボリックシンドローム治療の目的は，心血管疾患と2型糖尿病の予防である．メタボリックシンドロームを合併した心血管疾患患者および2型糖尿病患者については，おのおのの治療ガイドラインに基づいた治療方針を立てる必要がある．個々の危険因子の管理目標に関してはデータがないが，カットオフ値を超えないことを目標とする．

メタボリックシンドロームを構成する心血管疾患リスクの重積が肥満（腹腔内脂肪蓄積）とともに増加し，肥満の改善によってすべての代謝性心血管リスクの軽減が図られることが明らかとなっていることから，心血管疾患および2型糖尿病のハイリスク群であるメタボリックシンドローム患者を抽出し，早期から食事療法や運動療法，禁煙といった生活習慣改善を行っていくことが最も重要である．

耐糖障害（IGT）を対象とした糖尿病予防プログラム（Diabetes Prevention Program：DPP）では，登録患者の53％がメタボリックシンドロームであったが，7％の体重減少と週150分以上の運動療法を目標とした生活習慣改善群は，プラセボ群に比べて

表3 メタボリックシンドロームに対するステートメント

1. メタボリックシンドローム
　　メタボリックシンドロームは，インスリン抵抗性や肥満を背景に糖代謝異常，脂質代謝異常（高トリグリセリド血症，低HDLコレステロール血症），血圧高値といった，動脈硬化性疾患と2型糖尿病発症の危険因子が個人に集積した病態である．メタボリックシンドローム診断の目的は，心血管疾患および2型糖尿病発症のハイリスク群を抽出し，これらの疾患を予防することである．　グレードA　コンセンサス

2. メタボリックシンドロームの治療
　　メタボリックシンドロームの治療で中心となるのは，生活習慣の改善である．食事療法および運動療法により，メタボリックシンドロームの全ての構成要素に改善が認められる．　グレードA　レベル1
　　高血圧，高脂血症，糖尿病と診断された場合には，おのおのの治療指針に準ずる．　グレードA　コンセンサス

メタボリックシンドロームの改善とメタボリックシンドロームの発症の抑制が認められている．運動療法単独でも糖脂質代謝異常および血圧上昇の改善は認められるが，体重減少を伴うことによりその効果は増強される．5〜10％の体重減少でもメタボリックシンドロームの有意な改善が認められる．また，メタボリックシンドローム患者に運動療法を処方する際には，メディカルチェックを行い，潜在的な心血管疾患の合併に注意をはらう必要がある．

食事内容もメタボリックシンドロームに影響を及ぼす．地中海食や血圧にストップをかける食事の新しい方策（Dietary Approaches to Stop Hypertension : DASH）の食事のような飽和脂肪酸摂取を減らし，全粒粉や果物，野菜などの摂取量を増やし，塩分摂取を制限した食事はメタボリックシンドロームを改善させる．ただし，果物の過剰摂取は，高血糖や高トリグリセリド血症を増悪させる可能性もあるので注意が必要である．

薬物療法については，あくまで生活習慣改善の補助にすぎない．現時点では，メタボリックシンドローム患者における薬物療法のエビデンスが限られていることから，高血圧や高脂血症，糖尿病と診断された場合の治療方針は，おのおのの治療指針に準じて行う．

おわりに

メタボリックシンドロームは，肥満，糖代謝異常，脂質代謝異常，血圧上昇，血液凝固異常，高尿酸血症など，複数の代謝性疾患を合併する病態である．個々の学会で対応するのではなく，診断基準作成時のように，関連する学会で統一した診療ガイドラインを作成し，心血管疾患および2型糖尿病の予防に努める必要がある．また，日本人におけるメタボリックシンドロームの臨床的意義や診断については，今後日本人の診断基準作成をきっかけにデータが集積されることにより明らかになってくるものと期待される．

［文　献］

1) 日本糖尿病学会 編：科学的根拠に基づく糖尿病診療ガイドライン．南江堂．

XI

トピックス

XI.トピックス

倹約遺伝子仮説

原 一雄, 門脇 孝

日本における2型糖尿病罹患者数が740万人と急増している一因として倹約遺伝子仮説が提唱されている．食物を狩猟や採取に頼る原始時代には，エネルギー効率が良く余剰エネルギーを脂肪で蓄積できる個体が生存競争で有利である．現代社会では，そのような個体はより多くのエネルギーを脂肪として蓄積し肥満をきたすため生活習慣病を発症しやすくなる．そのような遺伝素因を「倹約遺伝子」と呼び(図1)[1]，戦後の急速な欧米化と相まって糖尿病の爆発的な増加を引き起こしたと推測される．近年ペルオキシゾーム増殖薬活性化受容体(PPARγ)遺伝子がまさに倹約遺伝子であることが明らかになった．

脂肪細胞が「前駆脂肪細胞」から分化して発生する際にきわめて重要な役割を担っているのがPPARγである．成人期では脂肪細胞の分化はおらず，エネルギー過剰に伴って脂肪細胞が中性脂肪を蓄積して肥大化した状態が肥満である．脂肪細胞はインスリン抵抗性を引き起こす遊離脂肪酸やPAI-1，TNF-αなど生活習慣病原因物質や，インスリン抵抗性を改善するアディポネクチンの抗生活習慣病物質を分泌する．非肥満状態における小型脂肪細胞はアディポネクチンの分泌能が高く，生活習慣病原因物質はあまり分泌していない．脂肪細胞が肥大化すると生活習慣病原因物質の分泌が亢進し，逆に抗生活習慣病物質アディポネクチンの分泌が減少するため，インスリン抵抗性が増して生活習慣病を発症する．チアゾリジン誘導体はPPARγに結合して前駆脂肪細胞から脂肪細胞へ分化させ，小

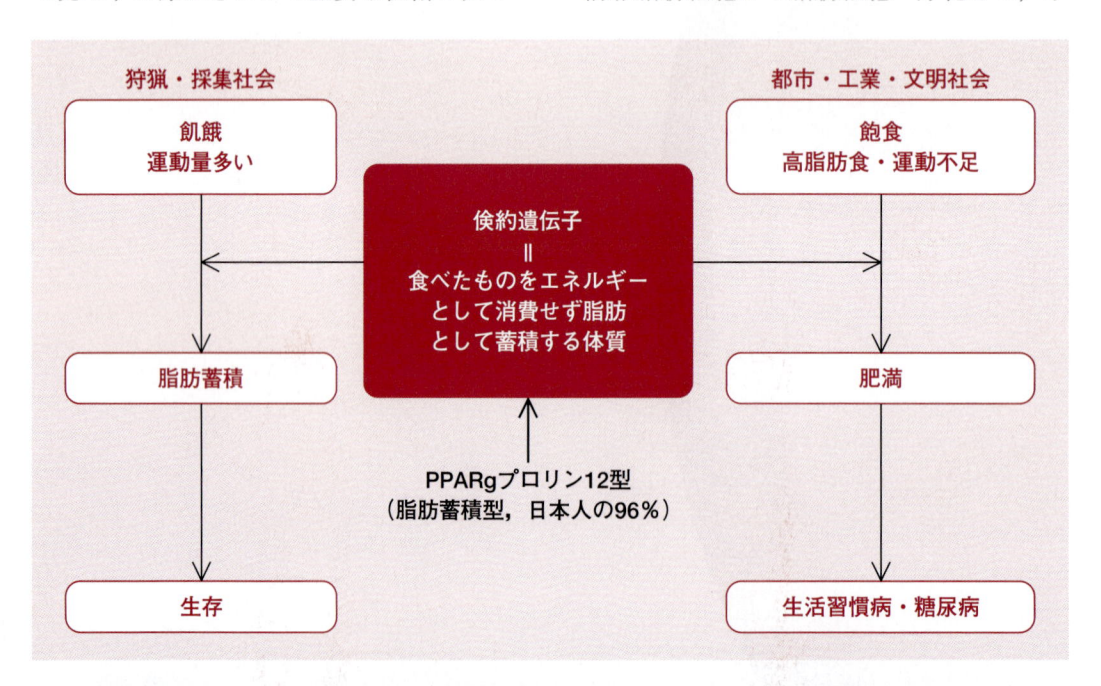

図1 飢餓の時代には生存に有利だった倹約遺伝子体質が現在の飽食の時代には肥満・糖尿病の原因となっている

型脂肪細胞の数を増やすためインスリン抵抗性を改善する．

　成人期には脂肪細胞の分化はおきていないと考えられ，チアゾリジン誘導体の投与は非生理的なまでPPARγを活性化した状態である．われわれはPPARγ遺伝子の生理的な役割を個体レベルで解明するためにPPARγ遺伝子欠損マウスを作成し表現型を解析した．野生型マウスは高脂肪食下では肥満してインスリン抵抗性が惹起されるが，PPARγヘテロ欠損マウスでは肥満・インスリン抵抗性の程度が軽度であった[2]．このことからPPARγは肪蓄積を媒介する倹約遺伝子であることが判明した．ヒトのPPARγ2遺伝子には12番目のアミノ酸がProからAlaに変換した遺伝子多型Prp12Alaが存在し，Alaに置換した変異体ではPPARγの活性が低下する．我々の検討では，糖尿病患者ではAla保持者が1.8％に対して非糖尿病者では4.1％と高頻度と，Alaを持つと糖尿病になりにくいことがわかった[3]．これはPPARγの働きが約50％に低下していると考えられるPPARγヘテ欠損マウスの結果と合致しており，ヒトにおいても高脂肪食などの環境因子と相互作用し，倹約遺伝子であることが判明した．

［文　献］

1) JV. Diabetes mellitus：A "thrifty" genotype rendered detrimental by "progress"？ *Am J Hum Genet* 1962；14：353.
2) Kubota A *et al*：PPARγ mediates high-fat diet-induced adipocyte hypertrophy and insulin resistance. *Mol Cell* 1999；4：597.
3) Hara K *et al*：The Pro12Ala polymorphism in PPARγ2 may confer resistance to type 2 diabetes. *Biochem Biophys Res Commun* 2000；271：212.
4) Kadowaki T *et al*：A mutation of the β3-adrenergic receptor is associated with obesity and hyperinsulinemia in Japanese subjects. *Biochem Biophys Res Ccommun* 1995；215：555.
5) Motoyama HK *et al*：A mutation of the β3-adrenergic receptor is associated with visceral obesity but decreased serum triglyceride. *Diabetologia* 1997；40：469.
6) Hager J, Dina C, Francke S *et al*：A genome-wide scan for human obesity genes reveals a major susceptibility locus on chromosome 10. *Nature Genet* 1998；20：304-308.
7) Comuzzie AG, Hixson JE, Almasy L *et al*：A major quantitative trait locus determining serum leptin levels and fat mass is located on human chromosome 2. *Nat Genet* 1997；15：273-276.
8) Rotimi CN, Comuzzie AG, Lowe WL *et al*：The quantitative trait locus on chromosome 2 for serum leptin levels is confirmed in African-Americans. *Diabetes* 1999；48：643-644.
9) Lee JH, Reed DR, Li WD *et al*：Genome scan for human obesity and linkage to markers in 20q13. *Am J Hum Genet* 1999；63：1130-1138.

XI.トピックス

生活習慣病胎児期発症説

由良茂夫，藤井信吾

疫学的報告から提唱された生活習慣病胎生期発症説

　胎生期の低栄養が成人後の肥満や糖・脂質代謝異常，高血圧などを高率に発症させ，心血管障害による死亡率を上昇させるとする疫学的報告は1980年代後半のBarkerらの調査に端を発する[1]．生活習慣病の発症要因が胎生期低栄養に起因する可能性を示したこのBarker仮説は，現在developmental origins of health and disease（DOHaD）として定着している．すなわち，「胎芽期，胎生期，新生児期の環境要因が成人期に疾患を発症しやすくなる傾向をもたらす」という概念である．

わが国における妊婦の栄養指導の重要性

　わが国における低出生体重児の割合は最近10年間でほぼ倍増し，約10％となっている．これには早産児の増加や多胎の増加など多数の要因が関与しているが，妊娠満期の単胎分娩であっても児の出生時体重は年々減少しており，妊娠女性の栄養障害が一因となっている可能性が指摘されている．たとえば若年女性の食生活が偏食や欠食のために悪化し，低体重者（やせ女性）が約2割まで急速に増加しているため，これらの女性が妊娠すると，母児両方の健康を損なう危険性がある．一方で，妊娠中の急激な体重増加に伴う合併症の増加を予防する目的で妊婦の体重増加制限，栄養摂取制限が行われてきた．特に若年者の約1割を占める肥満女性が妊娠した際には厳格な食事制限が推奨されることが多かった．

　厚生労働省は妊産婦だけを対象とした栄養管理の方策を検討し，2006年2月に「妊産婦のための食生活指針」を策定している．胎生期低栄養によるメタボリックシンドロームの発症機序や病態が十分には解明されていない現在，この指針がそれを十分に予防できる内容かどうかは不明であるが，妊娠中の過剰な栄養制限を控え，必要な栄養を摂取することを推奨している点は評価できる．

　「妊産婦のための食生活指針」のなかでは食事の種類を，主食，副食，主菜，牛乳・乳製品，果物の5種類に分類し，それぞれの料理区分の必要量および妊娠中の付加量を定めている．また，日本人妊婦で不足することの多いカルシウム，葉酸などの摂取を推奨している．

　さらに非妊娠時の体重区分別に妊娠中の体重増加を最適化する必要性を指摘している．すなわち，妊娠前のBMIで18.5以上25.0未満を普通体重とし，それ未満を低体重（やせ），それ以上を肥満群と決定し，各群の推奨体重増加量を示している（表1）．

　肥満妊婦に対する対応は個々に検討するとなっているが，肥満がきつくない症例では妊娠中の体重増加は約5 kgを目安としている．肥満者であっても一般的には体重が減少するほどの栄養制限は好ましくないと思われる．

胎生期低栄養に起因する生活習慣病発症機序の検討と予防策の開発

　胎生期低栄養によるメタボリックシンドローム発症は多数の疫学報告や動物モデルから検証され，その発症機序の解析が進め

表1　妊娠中の推奨体重増加量

体格区分（BMI）	妊娠全期間の推奨	1週間当りの推奨
低体重（やせ）(18.5未満)	9〜12kg	0.3〜0.5kg/週
普通（18.5以上25.0未満）	7〜12kg	0.3〜0.5kg/週
肥満（25.0以上）	個別対応	個別対応

られている．このような臓器障害の機序の1つとしては過剰なグルココルチコイドへの曝露が関与していると想定されている．またわれわれはマウス低栄養モデルを用いて，低出生体重で出生した胎生期低栄養マウスが新生仔期に急激に体重増加して対照群に追いつくcatch up growthを示すこと，その際に脂肪細胞から産生されるレプチンの血中濃度の一過性上昇である新生仔期レプチンサージが早期化していること，新生仔期早期の過剰なレプチンへの曝露が成長後のレプチン感受性を低下させ，肥満発症や耐糖能障害に関与している可能性を示してきた[2]．また，心臓局所におけるレニン・アンギオテンシン系の過剰作用が心病変の発症に関与している可能性を示している．このように動物モデルを用いてメタボリックシンドロームの発症に関与する機序を解明することにより，ヒトの病態解析に貢献することができると考えている．

また一方で胎生期低栄養の関与するメタボリックシンドロームの治療や発症予防にも今後の新展開が望まれる．動物実験においては葉酸の補充やアミノ酸であるグリシンの投与によってメタボリックシンドロームが予防できる可能性が報告されているほか，蛋白質摂取量の不足がメタボリックシンドローム発症に関与していることから，妊娠中の適度な蛋白質摂取の重要性も想定される．

おわりに

現代社会においては妊婦が極端な飢餓に遭遇する機会はほとんどみられないが，妊娠中の体重増加制限など妊婦の栄養管理による胎児期の低栄養が児の成長後の代謝機能に影響を与える可能性を考慮し，母児の管理を行うことが必要であると考えている．

［文献］

1) Godfrey KM *et al*：Fetal nutrition and adult disease. *Am J Clin Nutr* 2000；71：1344S-1352S.
2) Yura S *et al*：Role of premature leptin surge in obesity resulting from intrauterine undernutrition. *Cell Metab* 2005；1：371-378.

XI. トピックス

メタボリックシンドロームと脂肪細胞における グルココルチコイド活性化

益崎裕章，泰江慎太郎，中尾一和

メタボリックシンドロームの基盤病態：脂肪組織機能異常

細胞内でグルココルチコイドを活性化する変換酵素，1型11β-hydroxysteroid dehydrogenase（11β-HSD1）は皮下脂肪と比較すると内臓脂肪において高い酵素活性と遺伝子発現レベルを示し，体脂肪量やインスリン抵抗性指標と強い相関を示す．脂肪細胞における11β-HSD1の遺伝子発現は糖尿病治療薬であるチアゾリジン誘導体などのペルオキシゾーム増殖薬活性化受容体（PPARγ）アゴニストによって顕著に抑制され，チアゾリジン誘導体がもたらす脂肪組織の機能改善効果や選択的内臓脂肪減少効果の担い手分子として注目される．受容体を介するグルココルチコイド作用が発揮されるためには細胞の中に存在する不活性型グルココルチコイドが再活性化を受けることが不可欠であり，11β-HSD1はこのステップを担うゲートキーパーとして機能している[1]．細胞内には活性型グルココルチコイドを不活性する働き（すなわち，11β-HSD1とは逆方向の反応を触媒）をもつアイソザイムである11β-HSD2も存在し，主に水・電解質代謝に関与する腎臓尿細管上皮，大腸，汗腺，胎盤などに高発現している．一般の細胞では11β-HSD1，11β-HSD2の両方が発現し，グルココルチコイド作用の微調整を行っているが，脂肪細胞ではブレーキ役の11β-HSD2がほとんど発現していないという際立った特徴があり，ひとたび11β-HSD1が活性化されてしまうとアクセルを踏みっぱなしの状態となり，グルココルチコイド作用は増強される一方となる（図1）．脂肪細胞における11β-HSD1 mRNA発現は脂肪細胞の分化の過程で著しく増加し，グルココルチコイドそのものやTNF-αやIL-1βなどの炎症性サイトカインによって強力に誘導される．

脂肪組織で11β-HSD1を過剰発現させたトランスジェニックマウスは高度肥満者に相当する11β-HSD1酵素活性の上昇を伴って内臓脂肪型肥満，インスリン抵抗性，高脂血症，高血圧，脂肪肝など主要なメタボリックシンドローム徴候を表現する[2,3]．一方，11β-HSD1ノックアウトマウス[4]や11β-HSD1に拮抗する11β-HSD2を脂肪組織で人工的に過剰発現させた"擬似的"な脂肪組織特異的11β-HSD1ノックアウトマウス[5]では過栄養に対する糖尿病や内臓脂肪の蓄積に対して完璧な抵抗性を示す．これらの結果は，脂肪組織における11β-HSD1の作用過剰がメタボリックシンドローム治療の標的として有望であることを示唆している．

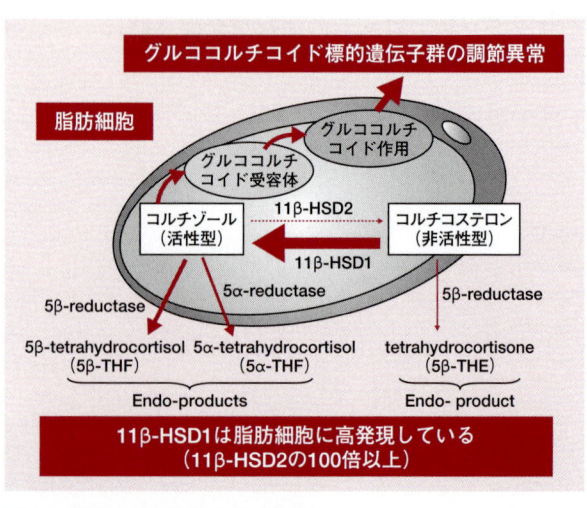

図1 グルココルチコイド作用

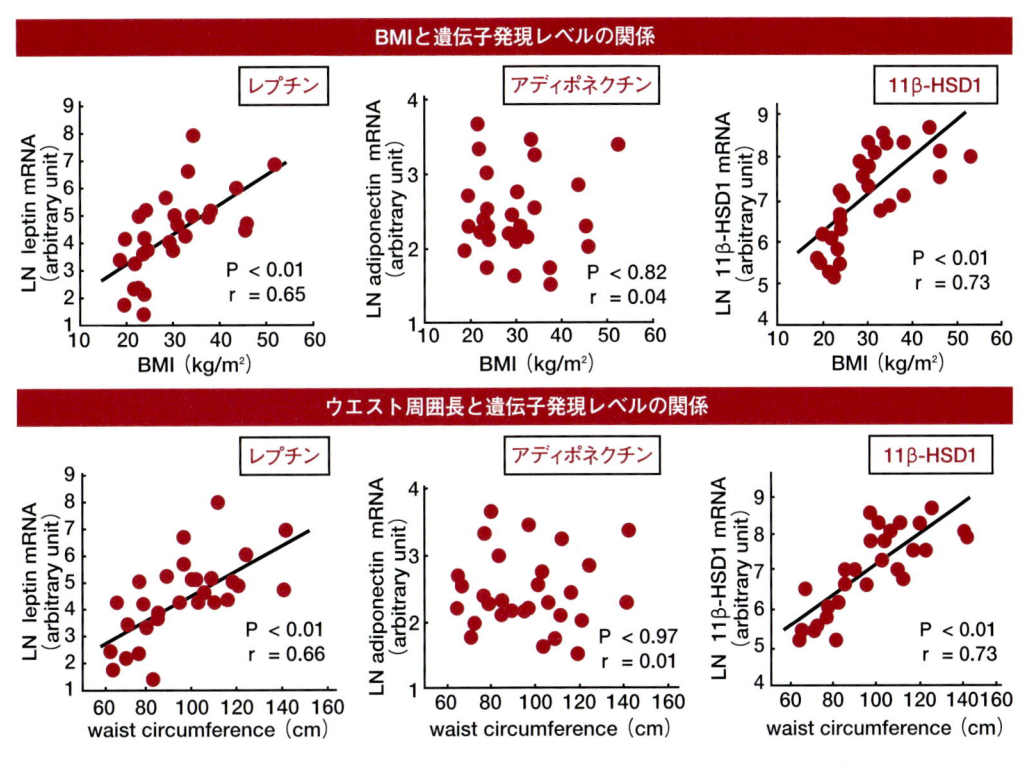

図2 BMIおよびウエスト周囲長と遺伝子発現レベルの関係

メタボリックシンドロームにおける11β-HSD1阻害の治療的意義

京都大学内分泌代謝内科で進めている"ヒト脂肪組織バイオプシー"の解析結果によると，肥満症例の皮下脂肪組織における11β-HSD1 mRNA発現レベルは対照健常群に比較して著しく増加し，発現レベルはウエスト周囲長や内臓脂肪面積，インスリン抵抗性指標と正の相関を示す（図2）．11β-HSD1 mRNA発現レベルは脂肪細胞のサイズとよく相関し，主に成熟脂肪細胞で高発現しているが，マクロファージや未熟な脂肪細胞における11β-HSD1の病態的意義も急速に明らかになってきている．経口投与可能な11β-HSD1阻害剤の開発も国際的規模で進んでおり，病態モデルの高血糖，インスリン抵抗性，脂質代謝異常を効果的に改善することが報告されている．最近報告された11β-HSD1阻害化合物の成績は代謝異常のみならず動脈硬化病変に対する著明な改善効果も示している[6]．組織特異性に優れた11β-HSD1の低分子阻害剤は新しい範疇のメタボリックシンドローム治療薬の有力候補として期待される．

[文 献]

1) Masuzaki H, Flier JS : Tissue-specific glucocorticoid reactivating enzyme, 11β-hydroxysteroid dehydrogenase type 1 (11β-HSD1). - A promising drug target for the treatment of the Metabolic Syndrome -. Curr Drug Targets Immmune Endocr Metab Disord 2003 ; 3 : 249-256.
2) Masuzaki H, Paterson J, Shinyama H et al : A transgenic model of visceral obesity and the metabolic syndrome. Science 2001 ; 294 : 2166-2170.
3) Masuzaki H, Yamamoto H, Kenyon CJ et al : Transgenic amplification of glucocorticoid action in adipose tissue causes high blood pressure in mice. J Clin Invest 2003 ; 112 : 83-90.
4) Morton NM, Paterson J, Masuzaki H et al : Novel adipose tissue-mediated resistance to diet-induced visceral obesity in 11β-hydroxysteroid dehydrogenase type-1 deficient mice. Diabetes 2004 ; 53 : 931-938.
5) Kershaw EE, Morton NM, Dhillon H et al : Adipocyte-specific glucocorticoid inactivation protects against diet-induced obesity. Diabetes 2005 ; 54 : 1023-1031.
6) Hermanowski-Vosatka A, Balkovec JM, Cheng K et al : 11β-HSD1 inhibition ameliorates metabolic syndrome and prevents progression of atherosclerosis in mice. J Exp Med 2005 ; 202 : 517-527.

XI. トピックス

グレリンとニューロメジンU, S－新規生理活性ペプチドと摂食調節

細田洋司, 寒川賢治

グレリン

グレリンは，オーファンG蛋白質共役型受容体（G-protein-coupled receptor；GPCR）の1つである成長ホルモン分泌促進因子（growth hormone secretagogue：GHS）受容体に対する内因性リガンドとして，ヒトおよびラットの胃から同定された生理活性ペプチドで，*in vivo*および*in vitro*において強力なGH分泌促進作用を示す[1]．グレリンは胃に最も多く，次いで十二指腸や空腸などの上部消化管，大腸，膵臓，視床下部に存在する．その他，胎盤や腎臓，心血管系などにも発現が認められる．グレリン産生細胞は分泌顆粒を多く含み，膵臓の内分泌細胞の1つでグルカゴンを産生するA細胞に類似していることからA-like細胞（またはX細胞）と呼ばれていた細胞である．

グレリンは成長ホルモン（growth hormone：GH）分泌活性だけでなく，ラットやマウスへの末梢および中枢投与において強力な摂食促進作用を示す[2]．この摂食促進作用はヒトへの末梢投与でも認められる．今まで知られている摂食促進因子は，脳室内投与においてその効果を発揮するが，末梢投与では作用を示さない．グレリンのみが末梢性摂食促進ホルモンとして機能する．また，脳内では視床下部弓状核にグレリン産生細胞が存在し，グレリン抗体の脳室内投与によって摂食量が抑制された．このことから，脳内グレリンも摂食亢進物質として機能していることが示唆された．グレリンの摂食促進作用は，神経ペプチドY（neuropeptide Y：NPY）神経細胞やオレキシン神経細胞を介したものと思われる．

胃から分泌されたグレリンのGH分泌促進と摂食亢進に関する情報は，胃に分布する迷走神経求心路を介して中枢へ伝達されることが明らかとなった．グレリン受容体が迷走神経節で合成され，迷走神経求心路により胃に軸索輸送される．胃内分泌細胞から分泌されたグレリンは受容体に結合後，迷走神経求心路の電気活動を抑制することにより情報を延髄に伝達する．この情報は延髄孤束核で別の神経細胞を経由して，最終的にNPY神経細胞やGH放出ホルモン（GH-releasing hormone：GHRH）神経細胞へ伝達される（図1）．一方，グレ

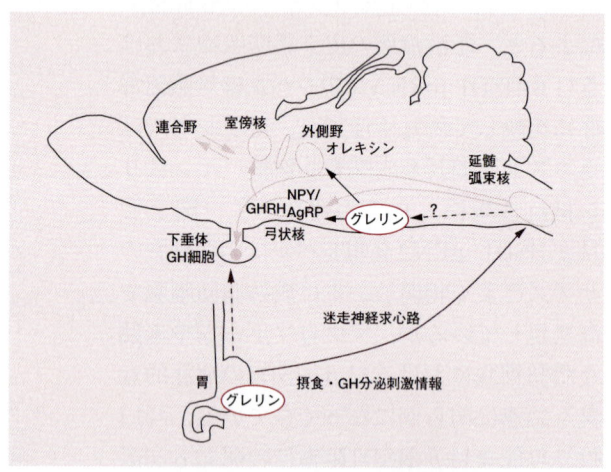

図1　グレリンの摂食およびGH分泌調節機構

胃から分泌されたグレリンのシグナルは，迷走神経求心路を介して延髄孤束核を経由し，視床下部弓状核のNPY神経細胞とGHRH神経細胞に伝達され，摂食およびGH分泌を促進する．視床下部のグレリン産生細胞からNPYやオレキシンなどの神経細胞に対して神経性出力系が存在し，脳内グレリンも内因性摂食促進物質として作用する．

リンは遠心性の自律神経系を介して多彩な生理活性を発揮する．副交感（迷走）神経系を介して胃酸分泌や消化管運動，肝臓での糖・脂質代謝調節に，交感神経系を経て循環調節や褐色脂肪組織の活動性に影響を及ぼす．

NMUとNMS

2つのオーファン受容体FM-3/GPR66とFM-4/TGR-1は相同性が高く，内因性リガンドとしてニューロメジンU（neuromedin U：NMU）およびニューロメジンS（neuromedin S：NMS）が同定された[3]．NMUとNMSは異なる遺伝子から生合成されるが，カルボキシ末端7アミノ酸残基の配列は一致している．この部分は活性発現のために必要な構造であり，共有する2種類の受容体に対して両ペプチドは同程度のアゴニスト活性を有する．一方，両ペプチドはFM-3に対してほぼ同じ親和性を示すものの，FM-4についてはNMSのほうが7倍ほど親和性が高い．

NMUは視床下部弓状核や室傍核に存在し，FM-4は主に視床下部室傍核や海馬で発現している．いずれも中枢性摂食調節において重要な神経核である．NMUの脳室内投与により，暗期摂食量は抑制され，運動量，体温，酸素消費量やエネルギー消費量は増加する．NMUのノックアウトマウス（NMU-KO）は過食，運動量低下，代謝活動低下，不規則な摂食行動などがみられ，その結果肥満，高脂血症，脂肪肝となり，高血糖や高インスリン血症など前糖尿病状態になる[4]．NMU-KOはレプチン投与によって摂食抑制と体重減少をきたすことから，NMUの摂食抑制機序はレプチンのそれとは異なる．NMUは内因性の摂食抑制物質であり，エネルギー消費の亢進をもたらす異化シグナルとして機能していると考えられる．一方，脳室内投与によるNMSの摂食抑制作用を検討した結果，NMUよりも強力に暗期摂餌量を減少させ，グレリンやNPYによる摂食促進作用を阻害した．NMSの脳室内投与による摂食抑制には α-メラニン細胞刺激ホルモン（α-melanocyte-stimulating hormone：α-MSH）および（corticotropin-releasing hormone：CRH）の調節系が関わっている．また，NMUとNMSをラット脳室内に投与すると，サーカディアンリズムに位相変化が起こる．

おわりに

最近，不規則な睡眠や睡眠障害と，肥満もしくは体重減少との関係が注目されている．摂食行動と睡眠はどちらも生命活動には不可欠なものであり，日常生活において一定のリズムを刻んでいる．オレキシンは，発見当初摂食促進ペプチドとして注目されていたが，その後の研究で睡眠・覚醒においても重要な役割を担っていることがわかった．また，睡眠不足によって血中グレリン値の上昇とレプチン値の低下が認められる．NMUやNMSは摂食抑制作用やサーカディアンリズムの調節作用をもつ．これらの新規生理活性ペプチドを加えた中枢性エネルギー代謝調節機構の再構築ならびに病態生理学的意義の解明が今後期待される．

［文　献］

1) Kojima M, Hosoda H, Date Y. et al. Ghrelin is a growth-hormone-releasing acylated peptide from stomach. Nature 1999；402：656-660.
2) Nakazato M, Murakami N, Date Y. et al. A role for ghrelin in the central regulation of feeding. Nature 2001；409：194-198.
3) Mori K, Miyazato M, Ida T. et al. Identification of neuromedin S and its possible role in the mammalian circadian oscillator system. EMBO J 2005；24：325-335.
4) Hanada R, Teranishi H, Pearson JT. et al. Neuromedin U has a novel anorexigenic effect independent of the leptin signaling pathway. Nat Med 2004；10：1067-1073.

XI.トピックス

メタボリックシンドロームとエネルギー代謝転写調節

島野 仁

代謝病態における個体のエネルギー代謝ならびに転写調節が重要性（図1）

メタボリックシンドロームは，個体の栄養代謝バランスが過剰側に破綻した糖代謝，脂質代謝の複合的な異常としてとらえることができる．酵素や受容体をはじめとして栄養代謝を担う関連蛋白遺伝子の多くは，長期的な制御においてはmRNAレベル，つまり転写レベルで調節されている．したがって，それを上流で制御するエネルギー代謝転写因子が正常の代謝においてもメタボリックシンドロームや糖尿病の病態でも重要となる．転写因子特に核内受容体研究の進展とともにその多くが糖脂質代謝をつかさどる転写因子であることが明らかになった．また組織にトリグリセリドが蓄積するとインスリン抵抗性や分泌不全が生じるという脂肪毒性仮説が提唱されている．事実，脂質摂取過剰がメタボリックシンドロームや糖尿病発症を増加させている疫学的事実や，PPARαやAMPキナーゼを代表とする燃焼系の活性化による病態改善から，脂質代謝がインスリン抵抗性をはじめとした現在の代謝性疾患に深く関連していることが明らかになった．以上，メタボリックシンドロームの病態を考えるうえでは，以下の点を念頭に置く必要がある．①糖代謝と脂質代謝を分けて考えずに，深く関連するエネルギー代謝として理解する必要．②エネルギー代謝は長期的に考えるべきで転写レベルの調節が重要．③これを支配するのがエネルギー代謝転写因子であり，この作用の過不足が代謝病態に影響を与えること．

エネルギー代謝転写因子PPARs：リスク軽減と抗動脈硬化作用（図2）

ちなみにインスリン抵抗性を改善する糖尿病薬として利用されているチアゾリジン誘導体薬は核内受容体PPARγのアゴニストであり，脂肪細胞に作用し脂肪分化を促す．さらに高トリグリセリド血症や低HDL血症も改善して動脈硬化のリスクを減弱させ，ハイリスク患者における心血管，脳血管イベントの予防効果が最近報告されている（PROactive）．一方，フィブラート系薬はPPARαの薬剤アゴニストであり，肝臓で作用して血中トリグリセリドを低下させ，HDLコレステロールを上昇させる高脂血症薬剤である．特に糖尿病患者を対象とした大規模スタディ（BIP, FIELD）で，心血管イベントの予防効果が報告されている．どちらもメタボリックシンドロームでの脂質異常に適応して効果を発揮する．『動脈硬化診療ガイドライン』に示されているように動脈硬化症予防戦略の中心は，LDLコレステロール値であり，その診療ゴールがその他の動脈硬化リスクの評価に基づき設定されている．メタボリックシンドロームもこ

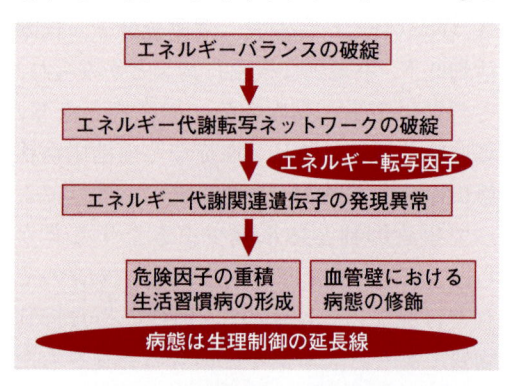

図1 エネルギー代謝異常と生活習慣病形成の流れ

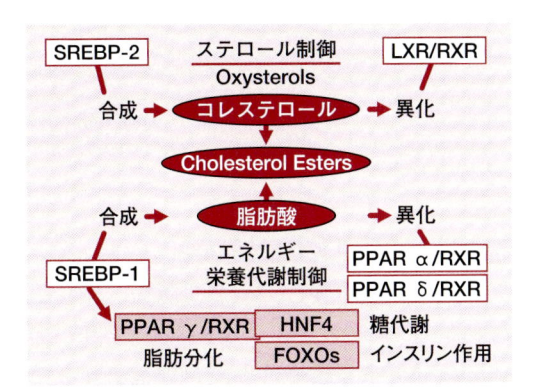

図2 エネルギー代謝転写調節因子メンバー

の点は同様である．そしていうまでもなくその第1選択薬はコレステロール低下薬として最も抗動脈硬化作用の臨床エビデンスが豊富で頻用されているスタチンである．このスタチンについてもそのHMGCoA還元酵素阻害により，肝臓など末梢のLDL受容体が活性化，血中LDLが低下するまでにはコレステロール合成阻害によるフィードバック機構を介したコレステロール合成転写因子SREBP-2の活性化という機序がかくれている．このようにインスリン抵抗性改善薬，血中脂質低下薬としてメタボリックシンドロームをとりまく病態の治療薬の多くが，転写因子を活性化して作用することは，エネルギー代謝転写因子がメタボリックシンドロームの病態に重要な役割を果たしていることを端的にあらわしている．加えて，これらの薬剤は，単に血糖，血中脂質改善薬としてだけでなく，脂肪毒性の解除を介して共通病態であるインスリン抵抗性を改善させることも研究上指摘されている．事実，これらの薬剤の臨床スタディでは，動脈硬化抑制作用だけでなく糖尿病新規発症予防作用も最近注目されている．

また動脈硬化に対する作用について，これらエネルギー転写因子は，血中のメタボリックリスクを軽減して抗動脈硬化作用を発揮するだけでなく，血管構成細胞にも直接作用して，炎症機転への抑制を介して動脈硬化に影響することが指摘されている．抗炎症作用は，チアゾリジンやフィブラートの抗動脈硬化作用の一端も担っていると考えられており，代謝と炎症のリンクという概念を拡げる意味でも注目されている．

新しいエネルギー転写因子と創薬

上記のようにすでに上梓されている薬剤以外でも活性化が創薬の標的として期待されるエネルギー転写因子として，PPARδならびにLXRがある．PPARδは主に骨格筋での脂肪酸酸化亢進など燃焼系の活性化により肥満，インスリン抵抗性の改善効果が期待されている．LXRは，肝臓を中心に胆汁酸，脂質代謝に影響を与える一方，マクロファージにおいて過剰なコレステロールを検知して細胞外に排泄させるコレステロールエフラックスの作用が注目され，抗動脈硬化作用，HDL上昇作用が期待される．また上記のように活性化が治療につながる因子とは逆に，脂質合成転写因子SREBP-1cは，栄養過多状態で活性化して脂肪酸，トリグリセリド合成を活性化し，脂肪毒性，インスリン抵抗性を惹起させる病態悪化の転写因子として研究レベルで注目されている．多価不飽和脂肪酸はこれを抑制する．さらに最近われわれはインスリン感受性を活性化する新規転写因子TFE3を報告し，転写調整制御がメタボリックシンドローム病態を包括的に改善させる可能性を示した．

しかしエネルギー代謝転写因子の作用は，臓器によってその役割が異なり，転写因子相互がクロストークを行い複雑なエネルギー代謝転写因子ネットワークを形成している．今後，包括的で効率がよく副作用の少ない薬剤開発が待たれる．一方，病態の発端はエネルギーバランスの破綻であり，食事，運動など生活習慣の改善が治療の基本である．

XI.トピックス

レプチン

小川佳宏

　肥満遺伝子産物（レプチン）は脂肪組織により分泌される代表的なアディポサイトカインであり，視床下部を介して強力な摂食抑制作用とエネルギー消費亢進作用をもたらし，肥満の制御や体重増加の抑制に関与すると考えられている．レプチンはエネルギー代謝調節作用以外にも視床下部・下垂体機能調節作用を有することが明らかにされており，多彩な生命現象とエネルギー代謝状態をリンクするメディエータとして注目されている．

　通常の場合には，レプチンは脂肪組織においてのみ産生される．血中レプチン濃度は非肥満男性と比較して女性では約2倍程度に高値である．ヒト肥満者では非肥満者と比較して，血中レプチン濃度は上昇しており，肥満の程度（体格指数：BMI），特に，体脂肪率と良好な正相関を呈する（図1）．一方，ダイエットにより血中濃度が減少するため，レプチンは肥満者の減量の指標になる．単純性肥満以外にもクッシング症候群（下垂体ACTH産生腺腫，副腎腺腫，医原性クッシング症候群），Prader-Willi症候群や多嚢胞性卵巣症候群に伴う二次性肥満においても血中濃度が上昇する．神経性食欲不振症患者では，血中レプチン濃度は著しく減少し，治療により回復期にある患者では上昇する．

　脂肪組織以外の組織としては胎盤においてレプチンは産生される．胎盤におけるレプチン産生は妊娠中毒症では胎盤の低酸素血症により亢進し，母体の血中濃度は著しく上昇する．胞状奇胎や絨毛癌などの絨毛性疾患の組織においてもレプチンは産生されており，絨毛性疾患はレプチン産生腫瘍といえる．胞状奇胎の単純子宮全摘術あるいは絨毛癌の抗癌剤治療により血中レプチン濃度は低下し，絨毛性疾患の活動性や治療効果の判定指標になりうる．

　先天的にレプチンを欠損する場合には満

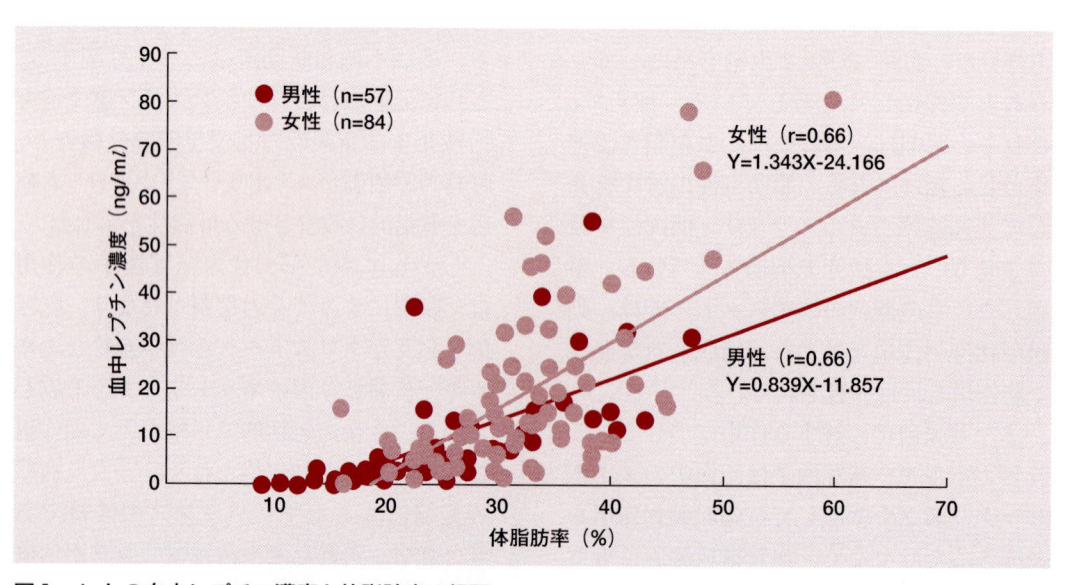

図1　ヒトの血中レプチン濃度と体脂肪率の相関

腹感を自覚することなく食べ続けるため著しい肥満となる．現在までにレプチン遺伝子変異を有する肥満家系が数家系知られているが，生理的血中濃度に相当する低用量のレプチンを皮下注射することにより摂食量と体重の減少が報告されている．このレプチン補償療法は体重増加のみならずレプチンの欠損により生じる種々の神経内分泌・代謝異常や免疫力の低下も改善する．一方，大部分の肥満者では，体脂肪量に比例してレプチンの血中濃度が上昇しているにもかかわらず肥満の改善は認められないため，レプチンの作用障害（レプチン抵抗性）とされており，レプチンを投与しても十分な抗肥満効果は得られない．急激なダイエットでは血中レプチン濃度が低下するために強い空腹感による過食行動や基礎代謝の低下がもたらされてリバウンドの一因になるが，ダイエットの補助薬としてレプチンを併用すると，空腹感や基礎代謝の低下によるリバウンドが生じにくくなり，快適に減量できる可能性がある．

脂肪萎縮性糖尿病は，体脂肪量の著しい減少に伴って過食，インスリン抵抗性糖尿病，中性脂肪の増加，脂肪肝を呈するまれな病態であり，これらの所見は主にレプチンの減少によるとされている．脂肪萎縮性糖尿病におけるレプチン補償療法が米国NIHより報告されており，低レプチン血症を呈する脂肪萎縮症患者に低用量より漸増してレプチンを投与したところ，全症例において血中中性脂肪と肝臓重量の低下が認められ，糖尿病発症例では肝臓および骨格筋におけるインスリン感受性と改善と脂肪含量の減少が認められた．わが国でも京都大学附属病院においてレプチン補償療法が施行されており，著しい治療効果が報告されている．

思春期直前の健常女性では体脂肪量の増加とともにレプチンの血中濃度が上昇し，これが思春期女性の性成熟に関与すると考えられている．視床下部性無月経の女性にレプチンを投与すると，黄体ホルモンの拍動性分泌の頻度と最大卵胞直径が増加し，優勢卵胞数，卵巣体積，3か月間のエストラジオールも増加する．さらに，卵巣周期が回復し，排卵前卵胞発育と治療中の消退出血が認められる症例もあったという．一方，神経性食欲不振症により発症する視床下部性無月経では，甲状腺ホルモンや成長因子の不足，骨密度の低下による骨粗鬆症が発生するが，これもレプチンにより改善した．以上のように，レプチンが摂食障害や視床下部性無月経の新しい治療法となる可能性がある．

［文　献］

1) 小川佳宏：肥満関連遺伝子②－食欲に関係する遺伝子－. 糖尿病遺伝子診断ガイド第2版（日本糖尿病学会 編）2003：70-75.
2) 小川佳宏：レプチン. 糖尿病学の進歩（日本糖尿病学会 編）2005：142-143.
3) 小川佳宏：ダイエットとリバウンドの科学. キューピーニュース 2006：392-1〜391-11.

XI.トピックス

メタボリックシンドローム予備群の頻度と意義

瀧下修一

メタボリックシンドローム予備群の頻度

平成16年国民健康・栄養調査（厚生労働省）では空腹時採血が行われておらず，メタボリックシンドロームの診断は腹囲，血圧，HDLコレステロールとヘモグロビンA_{1c}（≧5.5%）を用いてなされた．わが国の診断基準（腹囲基準＋他の項目2つ以上）を満たさないが，腹囲基準に他の項目1つをもつメタボリックシンドローム予備群と考えられる者は男性22.6%，女性7.8%であった．割合は年齢とともに増加し，40〜74歳でみると予備群と考えられる者は26.0%，9.6%でメタボリックシンドロームが強く疑われる者とほぼ同じ割合であった（図1）．年齢階級別の人口をもとに予備群者数を推計すると，40〜74歳では約1,020万人になる．端野・壮瞥町研究[1]で米国コレステロール教育プログラム成人治療ガイドⅢ（National Cholesterol Education Program Adult Treatment Pauel Ⅲ：NCEP-ATPⅢ）基準（腹囲はわが国の基準）を用いた頻度は，男性808人（平均年齢60.3歳）のうち3項目以上をもつメタボリックシンドロームは25.3%，2項目をもつ予備群は26.9%であり，

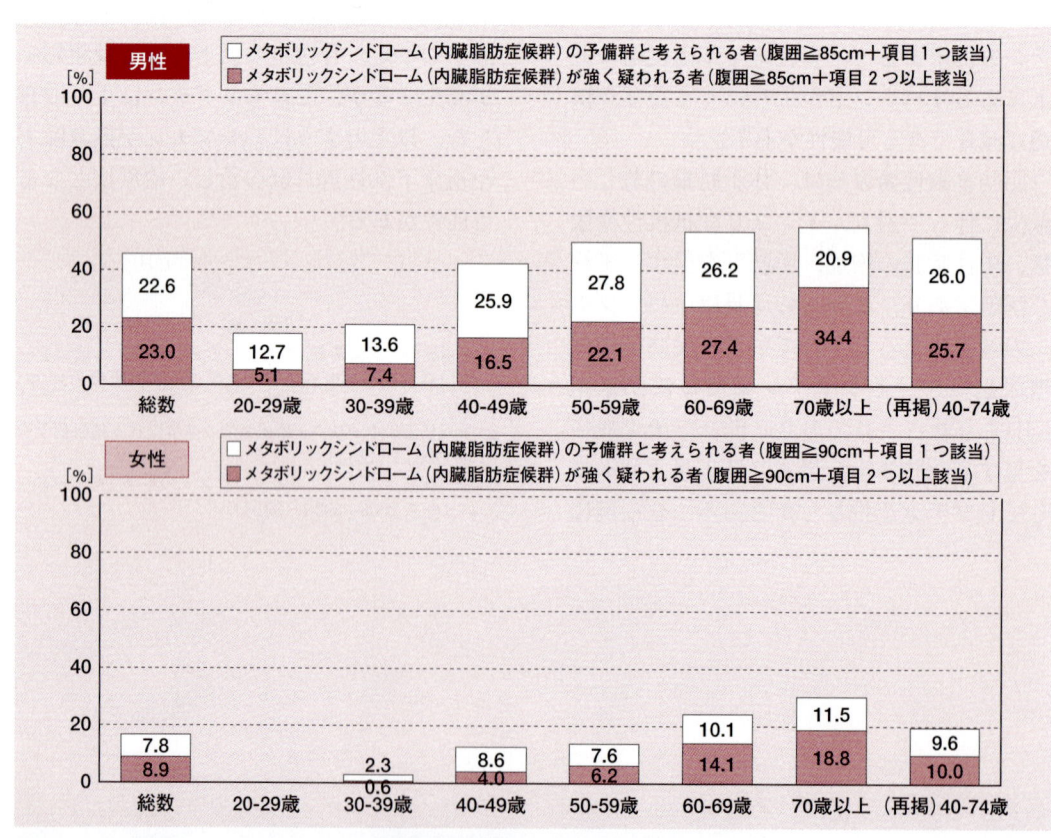

図1 メタボリックシンドローム（内臓脂肪症候群）の状況（20歳以上）
（厚生労働省：平成16年国民健康・栄養調査結果の概要より）

上記結果とほぼ一致する．

メタボリックシンドローム予備群の意義

久山町研究では第3集団（40歳以上2,452人）を14年間追跡し，メタボリックシンドロームの有無による心血管病発症の相対リスクを検討した[2]．男性ではわが国の基準を用いると1.4であるが有意ではなく，腹囲をアジア基準（男性≧90，女性≧80cm）に改変すると2.6と有意になった．女性ではそれぞれ2.0，2.4で有意であった．改変腹囲基準に他の1項目をもつ予備群のリスクは，腹部肥満のない者と差がなかった．端野・壮瞥町研究での6年間の追跡では，2項目以上保持者と2項目未満者間では心疾患の発症リスクに有意差はみられていない．したがって，予備群であること自体は明らかな心血管病発症のリスクではないことがわかる．

高血圧は世界における死亡および疾患発症の危険因子としてそれぞれ第1位，3位を占めており，修正できる危険因子のなかで最も重要である．平成16年国民健康・栄養調査の血圧の状況をみると，130/85mmHg以上（降圧薬服用者を除く）を示した割合は，男性40〜49歳：57.3％，50〜59歳：65.1％，60〜69歳：73.8％，70歳以上：73.1％であり，メタボリックシンドロームおよび予備群とされた者の規定因子の中で血圧高値が最も多いことが考えられる．平成16年度政府管掌保険生活習慣病予防健診受診者347万人の解析では，メタボリックシンドローム群で血圧高値を含む割合は男性で88.3％，女性で92.4％で最も多い．San Antonio Heart Study（25〜64歳，12.7年追跡）で，糖尿病と心血管病の既往のない集団についてNCEP-ATP III基準構成要素ごとに心血管病発症の相対危険を検討した成績では，血圧高値2.47（95％信頼域1.31－4.64），肥満1.81（1.02－3.20）であり，他の要素は有意ではなかった．健診でのメタボリックシンドローム（NCEP-ATP III基準）について，頸部血管エコー所見と血圧との関連をみたわが国の成績では，高血圧がプラーク存在の最大の危険因子であり，高血圧の程度が増すほど関連が強くなった．また，血圧が140/90mmHg未満の者ではメタボリックシンドロームは頸動脈硬化所見と関連しなかった[3]．

したがって，メタボリックシンドローム予備群で高血圧を有する者では血圧のコントロール，正常高値血圧者では高血圧への進展防止が必要である．高血圧者の降圧目標は65歳未満では130/85mmHg未満である．われわれの住民検診成績の解析では，高血圧の寄与因子として高血圧の家族歴，肥満，糖尿病，高中性脂肪血症，高コレステロール血症があげられ，これらの重積が高血圧への進展リスクを高めることを報告している[4]．米国のthe Strong Heart Studyでは，至適血圧から高血圧への進展因子として，収縮血圧，肥満，高中性脂肪血症，耐糖能異常から糖尿病への進展，HDLコレステロールの低下などがあげられている．以上から，メタボリックシンドロームの構成要素の改善は心血管病発症リスクの軽減のみならず高血圧進展予防につながることが考えられ，予備群においても構成要素への対策が重要課題となる．

[文献]

1) Takeuchi H, Saitoh S, Takagi S et al：Metabolic syndrome and cardiac disease in Japanese men: applicability of the concept of metabolic syndrome defined by the National Cholesterol Education Program-Adult Treatment Panel III to Japanese men－the Tanno and Sobetsu Study. Hypertens Res 2005；28：203-208.
2) 清原 裕, 土井康文, 二宮利治：メタボリックシンドロームの実態. 日内会誌 2006；95：1710-1715.
3) Ishizaka N, Ishizaka Y, Hashimoto H et al：Metabolic syndrome may not associate with carotid plaque in subjects with optimal, normal, or high-normal blood pressure. Hypertension 2006；48：411-417.
4) Tozawa M, Iseki K, Iseki C et al：Impact of multiple risk factor clustering on the elevation of blood pressure. Hypertens Res 2002；25：811-816.

XI. トピックス
自律神経ネットワークによる臓器間の協調的代謝調節

片桐秀樹

　内臓肥満は，耐糖能異常・高脂血症・高血圧の状態を招来させ，これらを合併した状態をメタボリックシンドロームと呼ぶ．この発症基盤である内臓肥満に対しては，まだ根本的な治療法はなく，食事・運動療法によるエネルギーバランスの調整が中心である．特に，インスリン注射や経口糖尿病薬の多くのものは，食事・運動療法の徹底なく投与した場合，かえって肥満を惹起し，インスリン抵抗性を悪化させることが知られており，この点からも，エネルギーインプットとしての食事量，アウトプットとしての基礎代謝などのエネルギー消費を調節しエネルギー代謝の恒常性を保つ薬剤の開発が急務である．

　では，体内にはエネルギー代謝の恒常性を保つ機構は存在するのだろうか？まず，その第一として，レプチンがあげられる．レプチンは，脂肪組織から分泌され血液中を流れて脳の視床下部に働き，主に食欲を抑制することでエネルギー代謝を負に制御する．脂肪蓄積が始まると体重を減少させ，体重を一定に保つ働きをしているホルモンであり，エネルギー恒常性維持機構において重要な役割を果たしている．しかし，肥満状態になると，視床下部におけるレプチンの効きが減弱し，食欲にブレーキがかかりにくくなる現象（レプチン抵抗性）をきたす．レプチン抵抗性は，肥満を維持・悪化させる機構として，肥満研究において大きな注目を集めている．

　最近われわれは，内臓脂肪組織からの神経シグナルが，レプチン抵抗性を改善し食欲を調節する働きを有していることを見いだした．具体的には，脂肪組織にUCP1を発現させ代謝を亢進させると，視床下部におけるレプチン抵抗性を軽減し過食を改善する現象を見いだした．さらに，脂肪組織の神経を切断したり，薬剤性に求心路を遮断したりすると，この減少が抑制されることを観察したことから，脂肪組織からの自律神経求心路が視床下部におけるレプチン感受性を調節していることが示された（図1）．このことから，脂肪組織はエネルギーの貯蔵庫やホルモン（アディポサイトカイン）の分泌臓器としての役割だけでなく，自律神経の情報を発信し全身の代謝を調節するシグナル源としての役割を果たしていることが明らかとなった[1]．薬剤その他でこの経路を活性化する手法が開発されれば，レプチン抵抗性の改善による肥満の軽減につながる可能性がある．

　さらに，肝臓からの自律神経ネットワークが，基礎代謝亢進

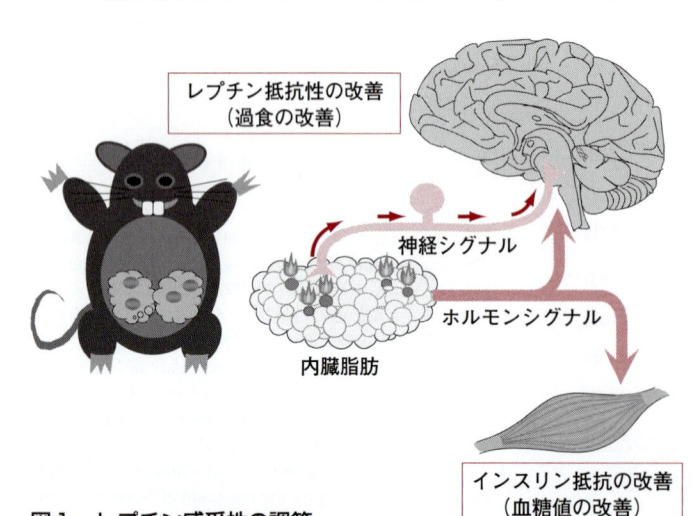

図1　レプチン感受性の調節

や脂肪組織における脂肪分解を引き起こすことを見いだした．ペルオキシゾーム増殖薬活性化受容体（PPARγ2）は，脂肪肝の際に肝臓での発現亢進が認められ肝脂肪蓄積に大きな役割を果たしていることが知られている．アデノウィルスベクターを用いてPPARγ2を肝に発現させたところ，肝では脂肪蓄積を促進する一方で，脂肪組織では脂肪分解を増加させ，基礎代謝を亢進し，肥満や糖尿病を著明に改善させた．神経切断や阻害剤投与実験から，これら肝臓以外の臓器への遠隔効果は，迷走神経求心路および交感神経遠心路を介していることが明らかとなり，この自律神経系ネットワークは，過栄養時に基礎代謝を亢進させ肥満を予防するフィードバック機構として機能していると想定された（**図2**）[2]．個々人には体重のセットポイントがあると考えられ，また個人差が大きい．これは，体内に内在するエネルギー代謝調節機構が存在すること，また，その働きは人によってさまざまであることを意味している．今回われわれが発見した自律神経によるエネルギー代謝調節機構には，個々人による多様性があり，その乱れが，メタボリックシンドロームの病態発症に関与している可能性が考えられる．さらに，脂肪肝を起こさないでこの経路を活性化することは，治療法開発の新たなターゲットとなると考えられる．

　全身の各臓器・組織の代謝はそれぞれ個別・無関係に行われているのではなく，個体としての代謝を効率よく一方向に導くべく，協調し密接に連関して進められていると考えられる．この機構が乱れると，肥満やそれに基づく糖尿病・メタボリックシンドロームといった代謝疾患が引き起こされ

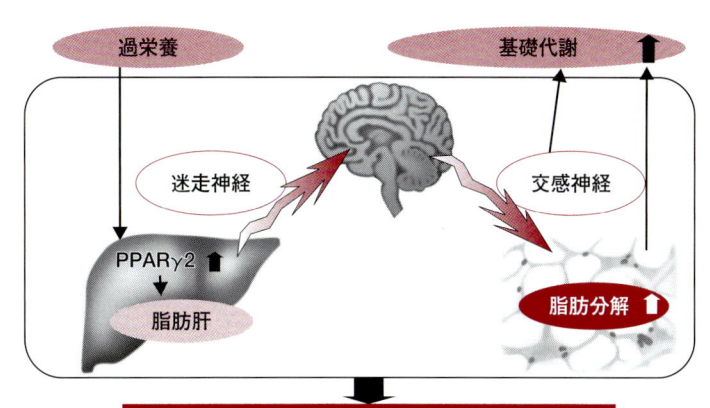

図2　自律神経系ネットワーク

る可能性がある．しかし，最近，組織特異的遺伝子改変マウスの解析では，遺伝子が改変されていない組織（臓器）での予想外の表現型の報告が相次ぎ，各臓器がどのように代謝に関する情報をやり取りし，全身の糖・エネルギー代謝を調節しているかについてはまだまだ不明なことが多いことを痛感させられる．われわれは，上記のように，1つの臓器へ後天的に遺伝子導入を行い一臓器での代謝を急性に変化させた結果，他臓器の代謝，ひいては，全身の代謝にどのような急性の影響を及ぼすかを解析する手法を用いて，自律神経系が，臓器（組織）間代謝情報ネットワークに関与している機構を明らかにした．このような臓器間相互作用の更なる解明が，メタボリックシンドロームの病態を明らかにするとともに，過食抑制の治療や基礎代謝の亢進といった，食事・運動療法に変わる全く新しい視点からの治療法の開発につながるものと期待する．

［文　献］

1) Yamada T, Katagiri H, Ishigaki Y et al：Signals from intra-abdominal fat modulate insulin and leptin sensitivity through different mechanisms: Neuronal involvement in food intake regulation. *Cell Metabolism* 2006；3：223-229.
2) Uno K, Katagiri H, Yamada T et al：Neuronal pathway from the liver modulates energy expenditure and systemic insulin sensitivity. *Science* 2006；312：1656-1659.

XI.トピックス

ヒスタミンH₁レセプターと摂食リズム

正木孝幸, 吉松博信

メタボリックシンドロームは内臓性肥満を軸に高血圧や糖脂質代謝異常をもつ疾患群のことであるが,近年医療的にも社会的にも大きな問題となっている.メタボリックシンドロームの発症には特に食事量の増加や食事の欧米化など食事内容の変化が関与していると考えられている.一方で最近のトピックスとして食事量,食事内容以外にも,食事時間のリズムの乱れ,すなわち不規則な食事の時間も肥満形成やメタボリックシンドロームに影響する可能性が実験レベルで報告されている[1,2].

われわれは,これまでに,神経ヒスタミンが内臓性肥満を改善することを報告してきた.その機序として食事量の低下効果とあわせて,神経ヒスタミンがH₁レセプターを介して食事リズムに関与していることを報告した[2].そこで本稿では,主にヒスタミン神経系と摂食調節,摂食リズムとの関係について述べる.

神経ヒスタミンと摂食リズム

睡眠覚醒リズムなどは,概日リズムを受けることはよく知られているが,食事リズムのメカニズムその病態に関しては比較的報告例が少ない.食行動のリズム異常は肥満者においてしばしば認められる現象であり,そのリズム異常が肥満形成に寄与している可能性は指摘されてきた.最近,概日リズムを形成できないClock遺伝子欠損マウスが摂食リズムと併せて肥満症を呈することが報告され,食行動を含め,サーカディアンリズムが肥満形成に重要なことが示された[1].われわれの研究においてもヒスタミンH₁レセプターが食行動のサーカディアンリズムを介して肥満形成に関与している所見を報告した.ヒスタミンH₁レセプター欠損マウスは,加齢性に内臓性の肥満を呈する[2].12週齢の若年齢のヒスタミンH₁

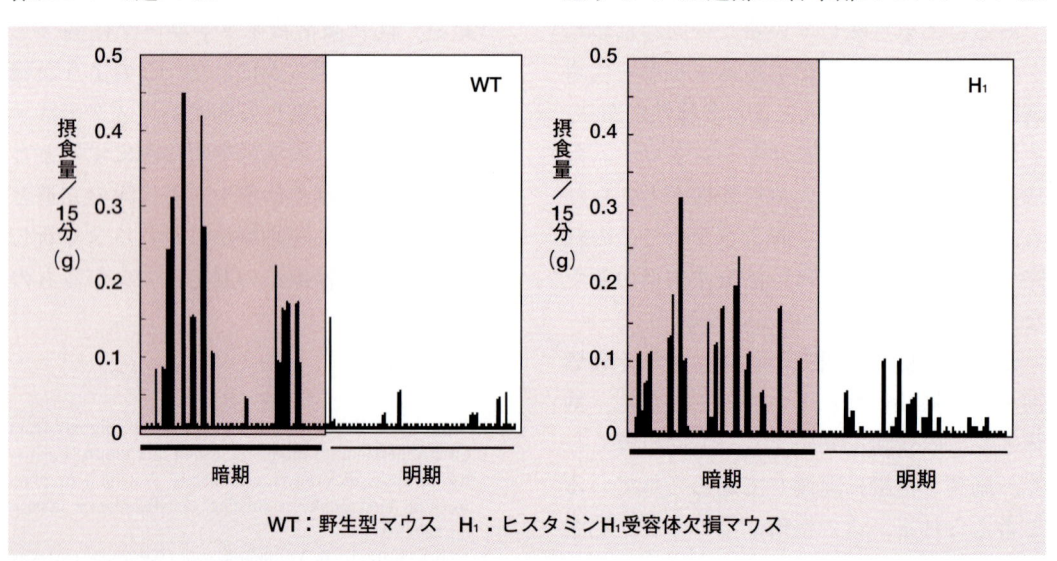

図1 ヒスタミンH₁受容体欠損マウスの食事リズム異常
(Masaki T, et al : Diabetes 2004 ; 53 : 376-384.より改変)

WT:野生型マウス H₁:ヒスタミンH₁受容体欠損マウス

レセプター欠損マウスは，摂食量，体重は対照群と著変ないが，摂食リズムの異常を呈する．具体的にはマウスは暗期に食べ，明期に食べないがヒスタミンH_1レセプター欠損マウスでは明期でも食事を食べる傾向がある（図1）[2]．加齢とともにその傾向は強くなり，明期に食事をますます食べはじめる．ここで，ヒスタミンH_1レセプター欠損マウスの摂食量を変えずに摂食リズムだけを正常化するように制限給餌したところ対照群と比較して，ヒスタミンH_1レセプター欠損マウスで体重の増加の減少を認めた．以上の成績よりヒスタミンH_1レセプターは食事のリズムにも関与しその肥満形成に関与している可能性が示唆された．

おわりに

ヒスタミン神経系の欠損マウスは，今回紹介したヒスタミンH_1受容体欠損マウス以外にも，HDC欠損マウスも内臓性肥満があり[3]，あわせてリズム異常をもつことが報告されている．またそれらのモデルはあわせて糖脂質代謝異常も認め，人のメタボリックシンドロームと非常に類似している．このように食事リズムの異常がメタボリックシンドロームの1つの増悪因子として今後重要になってくる可能性がある．

[文献]

1) Turek FW, Joshu C, Kohsaka A et al：Obesity and metabolic syndrome in circadian Clock mutant mice. *Science* 2005；308：1043-1045.
2) Masaki T, Chiba S, Yasuda T et al：Involvement of Hypothalamic Histamine H1-Receptor in the Regulation of Feeding Rhythm and Obesity. *Diabetes* 2004；53：376-384.
3) Fulop AK, Foldes A, Buzas E et al：Hyperleptinemia, visceral adiposity, and decreased glucosetolerance in mice with a targeted disruption of the histidine decarboxylase gene. *Endocrinology* 2003；144：4306-4314.

XI.トピックス

アクアポリン・アディポース

前田法一，火伏俊之，船橋　徹

　脂肪細胞は，生体内のエネルギーバランスに応じて，脂肪合成と脂肪分解を盛んに行っているきわめて特徴ある細胞である．過栄養状態では脂肪組織は中性脂肪を蓄える一方，飢餓あるいは交感神経活性状態では中性脂肪を脂肪酸とグリセロールとに分解し，それぞれ血中に放出し各臓器にエネルギー源として供給する役割を果たしている．脂肪細胞は，中性脂肪を加水分解し急速に遊離脂肪酸とグリセロールを循環血中へ放出する．このような脂肪分解時にみられるグリセロール産生時には細胞内浸透圧が急激に上昇するため，以前より脂肪細胞には効率良いグリセロール放出機構が想定されていたが，そのグリセロール放出に関する分子機構は明らかではなかった．1997年，当教室はヒト脂肪組織より水チャネルファミリーに属するアクアポリン・アディポース（aquaporin adipose; AQPap）を同定した．機能実験より，AQPapは水のみならずグリセロールをも透過するアクアグリセロポリンに分類されることが証明されている．AQPap欠損（KO）マウスの樹立により，AQPapは生体内において，脂肪細胞のグリセロールチャネル分子として実際機能していること，脂肪細胞から放出されたグリセロールは糖新生の基質の1つとして利用されることが明らかになった[1]．興味深いことに，生体内の栄養状態に応じて，脂肪細胞特異的グリセロールチャネルAQPapと肝臓特異的グリセロールチャネルAQP9の発現は連動して制御されている．つまり，血糖を維持するために，脂肪細胞と肝臓のグリセロールチャネルは厳密に遺伝子レベルでコントロールされている（図1）．さらに，KOマウスは自然に肥満を発症，また食餌誘導性の肥満を速やかに呈することがわかった．その機序として，

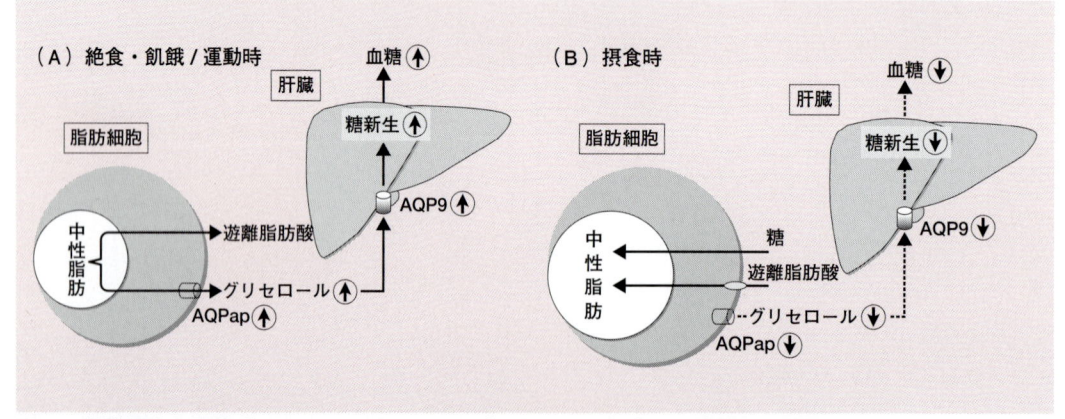

図1　脂肪細胞と肝臓グリセロールチャネルのグリセロールを介した協調した制御

（A）絶食や運動時には脂肪細胞AQPap遺伝子発現が増加するとともに，AQPapは細胞膜上に移動し，脂肪分解により生じたグリセロールはAQPapを介して細胞外に効率よく放出される．脂肪細胞から放出されたグリセロールは，肝臓にあるグリセロールチャネルAQP9を介して細胞内に取り込まれ糖新生の基質の1つとして利用される．AQP9も絶食によりその遺伝子発現が増加することが示されている．（B）摂食時には，上昇した血中インスリンにより，脂肪細胞AQPapと肝臓AQP9は，ともにその遺伝子発現が抑制される．脂肪細胞では，糖および脂肪酸が取り込まれ，中性脂肪として蓄えられる．

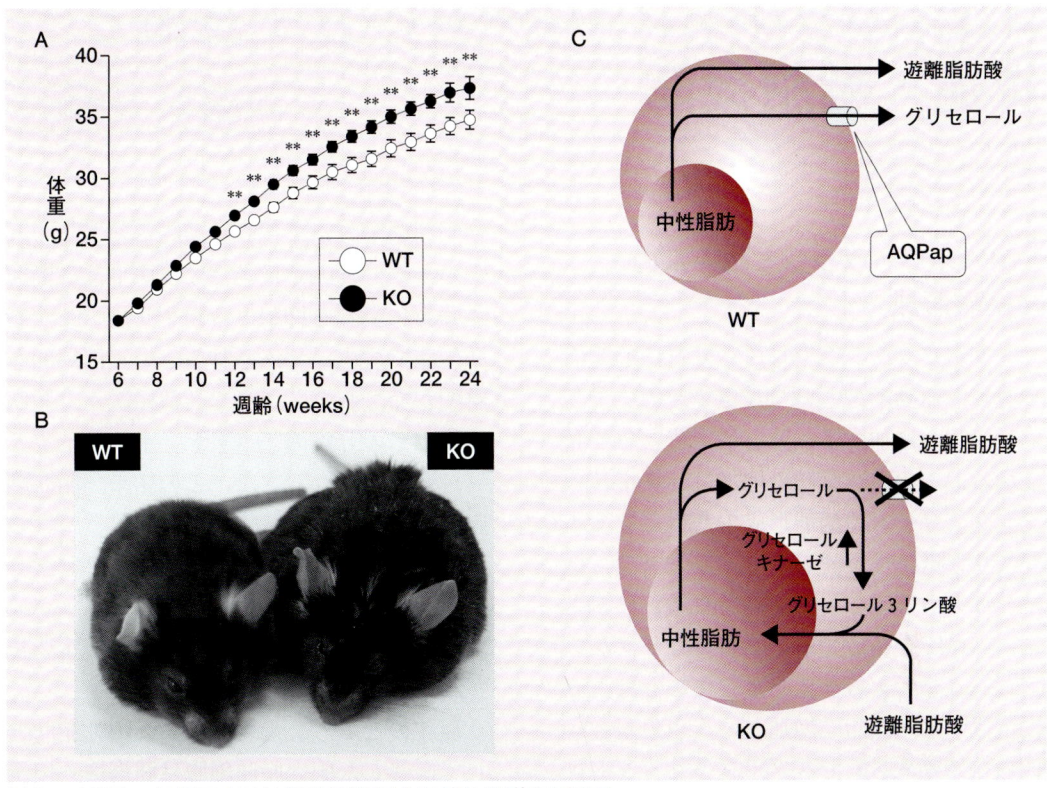

図2 AQPap欠損マウスは脂肪細胞肥大を伴う肥満を呈する

(A) AQPap欠損マウス（KO）は12週齢以降になると、野生型マウス（WT）に比して有意に体重増加を来す．(B) 肥満を呈したAQPap欠損マウス（KO）．(C) AQPap欠損マウス（KO）の脂肪細胞では、細胞内グリセロール含量が増加し、グリセロールキナーゼ活性上昇に伴い、中性脂肪が蓄積しやすくなり、肥大化した脂肪細胞が増加する．

AQPap欠損により脂肪細胞内グリセロール含量が増加し，グリセロール代謝の重要な酵素グリセロールキナーゼの活性が上昇することで脂肪細胞肥大が生じることが明らかになった[2]（図2）．

また，ヒトにおけるAQPap遺伝子異常の1つであるG264V変異は水およびグリセロール透過能が障害されていた．実際，G264Vホモ変異症例では，運動誘発性の血中グリセロール上昇が健常人に比して障害されていた[3]．最近，肥満症例では脂肪組織AQPapの発現が低下していることも報告されており，新たな肥満発症の原因の1つとして注目される．

［文　献］

1) Maeda N, Funahashi T, Hibuse T *et al*：Adaptation to fasting by glycerol transport through aquaporin 7 in adipose tissue. *Proc Natl Acad Sci USA* 2004；101：17801-17806.
2) Hibuse T, Maeda N, Funahashi T *et al*：Aquaporin 7 deficiency is associated with development of obesity through activation of adipose glycerol kinase. *Proc Natl Acad Sci USA* 2005；102：10993-10998.
3) Kondo H, Shimomura I, Kishida K *et al*：Human aquaporin adipose（AQPap）gene. Genomic structure, promoter analysis and functional mutation. *Eur J Biochem* 2002；269：1814-1826.

XI．トピックス
メタボリックシンドロームの分子基盤と炎症・細胞機能

田守義和，春日雅人

メタボリックシンドロームの病態形成

　メタボリックシンドロームは遺伝的要因や過食，運動不足といった環境要因により内臓脂肪が増加する病態を最上流として発症する．この内臓脂肪の増加はメタボリックシンドロームの病態形成の基盤となるインスリン抵抗性を誘導する．インスリン抵抗性はその下流で耐糖能異常や脂質代謝異常，高血圧を発症する．メタボリックシンドロームを考えるうえで重要なことは上流に位置する内臓脂肪増加という現象がどういったメカニズムでメタボリックシンドロームの基盤となるインスリン抵抗性にむすびつくかということである．

内分泌器官としての脂肪組織：アディポサイトカインの概念

　元来，脂肪細胞は余剰なエネルギーを中性脂肪の形でため込む貯蔵臓器と考えられていたが，1990年代半ばに視床下部に働いて強力に摂食を抑制する因子レプチンが脂肪細胞で産生，分泌されるという画期的な解明がなされた．これを契機に次々と脂肪細胞由来の分泌因子（アディポサイトカイン）が同定されてきた．この結果，脂肪細胞はエネルギー貯蔵臓器という位置づけのほか，アディポサイトカインを分泌し全身の糖脂質エネルギー代謝をダイナミックに制御する内分泌臓器としての側面が重要視されてきた．

　現在のところ，過剰な栄養を中性脂肪として貯蔵した肥大脂肪細胞は腫瘍壊死因子（TNF-α）やインターロイキン6（IL6）といったサイトカイン，MCP-1などのケモカイン，レジスチンやRBP4といった肝臓や骨格筋でインスリン抵抗性を惹起するアディポサイトカインを分泌することが明らかとなっている（図1）．一方，アディポネ

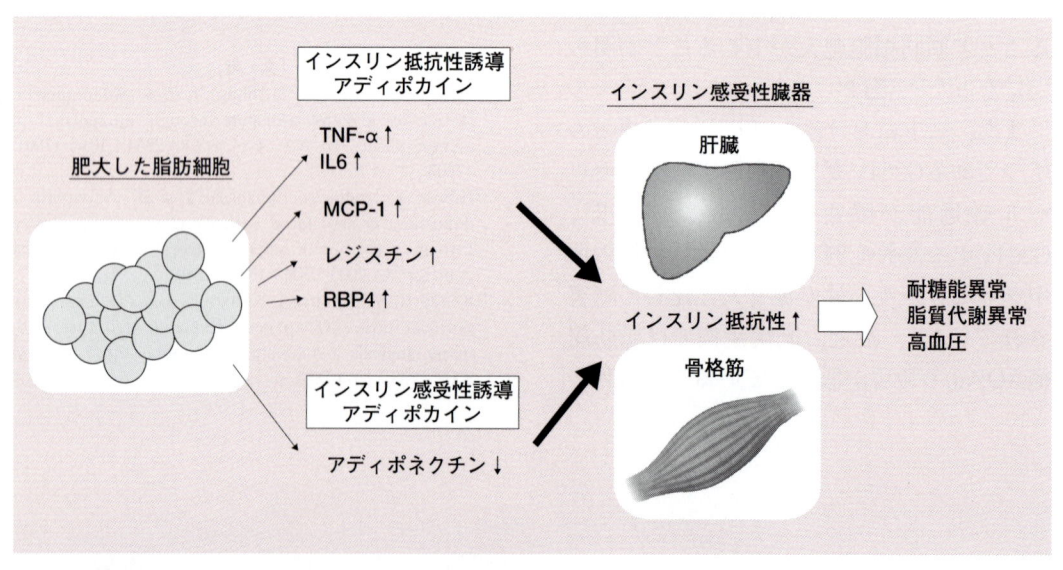

図1　各種アディポサイトカインとインスリン抵抗性

メタボリックシンドロームの分子基盤と炎症・細胞機能

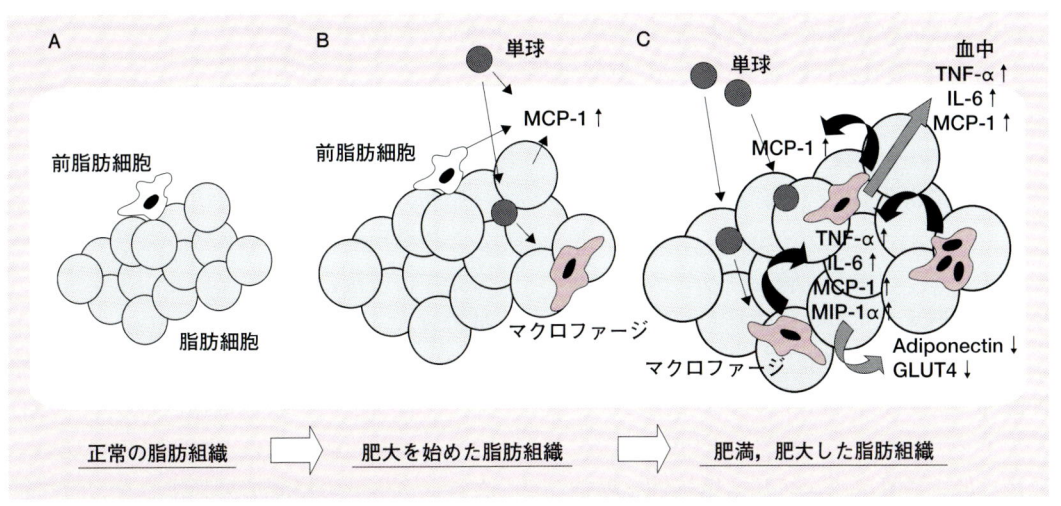

図2 肥大脂肪組織と慢性炎症の発症モデル
肥満に伴い正常の脂肪組織（A）の脂肪細胞に肥大が起こりだすと，脂肪細胞あるいは前脂肪細胞からMCP-1をはじめ幾種かのケモカインが分泌される（B）．それに引き続き脂肪組織への単球の遊走とマクロファージへの分化がおこる（B）．マクロファージはさらにTNF-α，IL-6などのサイトカインやMCP-1，MIP-1αといったケモカインを分泌し，脂肪組織へのさらなる単球の誘導を引き起こすとともに，脂肪細胞に対しては脂肪細胞に特徴的な遺伝子（アディポネクチンやGLUT4）の発現を抑制する（C）．また，同時にこれらサイトカインやケモカインの血中濃度も増加し，肝臓や骨格筋にインスリン抵抗性を引き起こす．これらサイトカインやケモカインもアディポサイトカインと考えることができる．

クチンは脂肪細胞から分泌され，循環血液中に高濃度に存在するアディポサイトカインで，肝臓や骨格筋で脂肪酸酸化を促進し，骨格筋へのブドウ糖取り込み亢進，肝臓からのブドウ糖新生の抑制を介して全身のインスリン抵抗性を低減し糖脂質代謝を改善する．ところが肥大脂肪細胞ではアディポネクチンの発現が低下していることが知られている．このように肥大脂肪細胞ではインスリン抵抗性を増悪するアディポサイトカインの発現が増加するとともに，インスリン抵抗性を改善するアディポネクチンの発現が低下しており，これらが総和的に働いて全身にインスリン抵抗性を引き起こす．

肥満における脂肪組織の炎症：肥満とアディポサイトカインの発現変化をつなぐメカニズム

最近になり，肥満や2型糖尿病は炎症病態，特に脂肪組織や肝臓といったインスリン感受性臓器の炎症状態と密接に関連することが明らかとなってきた．肥満したマウスやヒトの脂肪組織にはマクロファージの浸潤が認められるうえに，F4/80やCD68といったマクロファージ関連マーカーも増加していることが解明された．これらマクロファージは骨髄由来で，肥満とともに血中から脂肪組織へ浸潤をきたす．最近まで肥大した脂肪組織でなぜアディポサイトカインの発現が変化するのか不明であったが，肥満に伴う脂肪組織の慢性炎症がアディポサイトカインの発現変化に影響を与えていることがわかってきた．肥大した脂肪組織へマクロファージが誘導されてくる詳細な機構はいまだ不明な点があるものの，概ね以下のように推測されている．過食や運動不足で過剰なブドウ糖や脂肪酸が脂肪細胞に流入すると脂肪細胞ではこれを処理する過程で酸化ストレスや小胞体ストレスが発生し，その結果，脂肪細胞内で炎症性シグナルが活性化され単球走化性因子であるMCP-1の発現が誘導される（図2）．この

MCP-1により循環血液中より単球が脂肪組織へ誘導されマクロファージへと分化する．分化したマクロファージからはTNF-αやIL6といった炎症性サイトカインやケモカインであるMCP-1が分泌され，これらは血中に分泌されアディポサイトカインとしてインスリン感受性臓器にインスリン抵抗性を誘導する．さらに隣接して局在する脂肪細胞自体にも作用し，インスリン感受性誘導型アディポサイトカインであるアディポネクチンやブドウ糖輸送蛋白GLUT4の発現を低下させ，インスリン抵抗性を増強する．このように脂肪組織の炎症は肥満という事象とアディポサイトカインの発現変化を繋ぐ重要なメカニズムであると考えられる．またこれら一連の炎症状態形成過程においてMCP-1が中心的役割を担っている可能性がある．実際，MCP-1やその受容体CCR2欠損マウスを高脂肪食で飼育しても脂肪組織の炎症やインスリン抵抗性が出現しにくいこと[1,2]，また脂肪細胞MCP-1過剰発現マウスは肥満を伴わないにもかかわらず脂肪組織の炎症とインスリン抵抗性が出現することからも脂肪組織の炎症とインスリン抵抗性発現におけるMCP-1の重要性が裏付けられた[1,3]．

まとめ

脂肪組織の炎症病態はアディポサイトカインの発現変化を誘導しインスリン抵抗性の発症に密接に関与している．インスリン抵抗性改善薬であるチアゾリジン誘導体（TZD）の受容体PPARγは脂肪細胞に加えマクロファージにも発現しており，TZD投与は脂肪組織におけるMCP-1の発現やマクロファージの浸潤を抑制するなど脂肪組織で抗炎症効果を示す．メタボリックシンドロームやその発症基盤であるインスリン抵抗性の治療にはその上流に位置する脂肪組織の炎症を軽減することが重要である．

[文 献]

1) Kanda H, Tateya S, Tamori Y. *et al*：MCP-1 contributes to macrophage infiltration into adipose tissue, insulin resistance, and hepatic steatosis in obesity. *J Clin Invest* 2006；116：1494-1505.
2) Weisberg SP, Hunter D, Huber R. *et al*：CCR2 modulates inflammatory and metabolic effects of high-fat feeding. *J Clin Invest* 2006；116：115-124.
3) Kamei N, Tobe K, Suzuki R. *et al*：Overexpression of monocyte chemoattractant protein-1 in adipose tissues causes macrophage recruitment and insulin resistance. *J Biol Chem* 2006；281：26602-26614.

索引

欧文索引

A

α-グルコシダーゼ阻害薬 229
α遮断薬 122,221
AACE（America Association of Clinical Endocrinologist、2003） 29
ACEI 85
ADOPT 228
AMPキナーゼ 181
ARB 74,85,86,99,225,226
ASCOT試験 221

B

β遮断薬 122,207,222
β3アドレナリン作動薬 235
BMI（body mass index） 6,45,59,60,69,78,133,137,162,290
BMI rebound 264

C

CASE-J 86,87
CAVI 188
Ca拮抗薬 122,222
CCK 234
CRP 105,175,176
CT 5,165
C型肝炎 132,134

D

DASH 286
DASH食 202

E

EBM 32
EGIR（European Group of Insulin Resistance 2001） 29

F

FFA（遊離脂肪酸） 81,82,90,91,100,101,116,144,146,147,288

G

γGTP 135,136

H

HDL-C 124,161,163,263
HOMA-R 81,115,170,186
hsCRP 175,176,177,178

I

IDF（International Diabetes Federation） 28,29,42,45,50
IL-6 8,94
IMT 174
INTERMAP 45
IRAS研究 48

J

J-LIT（Japan Lipid Intervention Trial） 29

K

Kumamoto Study 148

L

LDL-C 33,40,123,124,125,126,129,189
LODスコア 80
LPLmass 185,186,187

M

MCH拮抗薬 234
MCP-1 7,74,94,95
MMP-9 11
MRI 173

N

NAFLD 133,154,155,156
NASH 133,154,156
NCEP-ATPⅢ（米国コレステロール成人病ガイド） 28,29,42,45,46,47,52,54,56,57,61,300
NPY拮抗薬 234

O

OSAHS 149,150,151,152

P

PAI-1 9,95,288
PPARγアゴニスト 182,184,226
PPARγ遺伝子 289
PPARγ活性化 74
PPARγ拮抗薬 235
PRIME Study 48
PYY 234

R

RAAS 223,225
RAS 83,84,146,147
RAS阻害薬 84,85,86,87,122
RBP-4 94

S

SAA 94
San Antonio Heart Study 53,54
small dense LDL 125,126,128,161,187,200,201
Strong Heart Study 301

T

TNFα 7,74,75,90,91,93,95,96,107,112,113,116,117,129,179,182,288

U
UKPDS	228
UNSAT食	202

V
VLDL	11,123,124,128,130

W
WHO	27,28,29,46,52

●● 和文索引 ●●

あ

アクアポリン・アディポース 306
悪循環 81
アスピリン 178
アディポカインネットワーク 75
アディポサイエンス 161
アディポサイトカイン 7,8,70,71,72,92,101,106,107,115,116,117,140,141,180,182,221,224,225,302
アディポシティリバウンド 264
アディポネクチン 71,72,73,74,75,92,94,95,107,117,118,119,180,181,182,183,184,185,224,288
アディポネクチン遺伝子 77
アテローム血栓症 32
アルコール 133,154,202,213,214,215,216
アルコール性高脂血症 215
アルコール性代謝異常 213
アルコール性糖尿病 214
アルドステロン 224,225
アンジオテンシン受容体拮抗薬（ARB） 85,122,148,222,237
アンジオテンシノーゲン 94
アンジオテンシン変換酵素阻害薬（ACE-I） 92,106,122,148,237,222,225

い

イコサペント酸エチル（EPA） 219
医師会 255,257,258
陰イオン交換樹脂（レジン） 218
因子分析 76,77,78,79
インスリン感受性 73,115,157
インスリン抵抗性 26,27,28,33,35,46,48,69,71,72,73,75,77,78,81,93,94,96,106,107,108,110,112,113,114,115,116,117,118,119,120,121,123,137,146,158,168,169,170,177,179,180,182,183,185,194,221,223,227,270,288,289,293,302

う

ウエスト 38
ウエスト周囲径 4,28,36,60,61,69,70,121
運動 192,266
運動指導士 207
運動処方 206
運動不足 101
運動療法 193,195,200,205,207,240

え

栄養学的リスク因子 62,63
栄養教諭 268
炎症性サイトカイン 73,94,95,96,98,106,224

お

オスモチン 181
オッズ比 52

か

かかりつけ医 269
学校医 268
カルシウム拮抗薬 85,86
加齢 56
冠血流速度 173
冠動脈造影法 171
冠動脈内超音波法 173
カンナビノイド受容体拮抗薬 234

き

危険因子 26,27,28
喫煙 208,209,210
虚血性心疾患 46,236
禁煙 208,211,212
禁煙指導ガイドライン 209,210
禁煙治療 210
禁煙マラソン 212

く

空腹時血糖値	264
グラフ化体重日記	198,199
グルココルチコイド作用	292
グレリン	88
グレリン拮抗薬	235

け

頸動脈エコー	47
頸動脈壁厚	48
血管内皮機能測定	104
血清脂質	59
血栓	98,99
血糖降下薬	216
血糖コントロール	148
血糖上昇係数（Glycemic index：GI）	202
ゲノムワイド連鎖解析	78,79
減塩	201
健康指導	243,244
健康日本21	216,231,242,255
健診・保健指導	251
倹約遺伝子	288
倹約遺伝子仮説	271,288
減量	74
減量法	201

こ

高LDL-C血症	33,131,217,218
高TG（中性脂肪）血症	26,34,61,110,124,190,200,218,220
高インスリン血症	46,47,214
高インスリン正常血糖クランプ法	82
交感神経	121,221
高感度CRP	175,176,177
後期高齢者医療制度	254
高血圧	26,49,61,83,84,97,98,108,120,121,131,147,164,179,274,301
高血糖	83
高コレステロール血症	50,60
高脂血症	26,84,97,98,131,179
行動変容	195,249
高尿酸血症	143,144
抗肥満薬	89
高レムナント血症	190
国際糖尿病連合（IDF）	28,29,42,45,50
国際比較	42
コホート研究	62

さ

サイアザイド利尿薬	122
最大酸素摂取量	205,206
酸化LDL	128,129,130
酸化ストレス	90,92,106
サンサン運動	192,194
酸性尿	145

し

糸球体内圧	146
脂質代謝異常	120,293
視床下部	88
疾病対策	242
死の四重奏	26
シブトラミン	232
脂肪肝	69,132,134,135,156,303
脂肪細胞	7,70,74,94,95,100,103,111,112,113,115,116,119,140,168,186,224
脂肪細胞肥大	74
脂肪組織	71,93,110,111,303
脂肪組織機能異常	292
脂肪蓄積	110
粥状動脈硬化	35,72,127,131
受動喫煙	209
消化管蠕動抑制剤	235
小児期メタボリックシンドローム	262,270
情報提供	247

食育	266,267
食行動質問表	197
食後高脂血症	190,203
食事	62,266
食事療法	126,193,194,195,200,202
食生活	62,64
食物繊維	203
食欲	88,89
食欲調整因子	89
食欲抑制薬	232
神経ヒスタミン	304
神経ペプチド	88
心血管病	30,31
心血管リスク	68
心臓ＭＤＣＴ	173
シンドロームX	26,27,30,243
深部静脈血栓症	140,141,142

す

睡眠時無呼吸症候群	149
膵リパーゼ阻害剤	235
スカベンジャー受容体	128,129
スタチン	126,178,218,219,220,238
スルフォニル尿素薬	216

せ

生活習慣病	192,250,251
生活習慣病胎生期発症説	290
生活リズム	266
性差	57
正常血糖高インスリンクランプ＋経口糖負荷法	169
正常血糖高インスリンクランプ法	168
生体インピーダンス法	167
成長ホルモン変異体	235
世界保健機関（WHO）	27,28,29,46,52
積極的支援	248
摂取エネルギー	201,203,204

摂取エネルギー制限食　202
摂食調節　304
摂食調節物質　231
摂食リズム　304
セロトニン　233
前腕動脈反応性充血　174

そ

相関解析　77,79
臓器（組織）間代謝情報ネットワーク　303
総糖負荷量（glycemic load）　203
咀嚼法　199

た

胎児プログラミング　265
体重日記（誌）　194,198
耐糖能　71
耐糖能異常
　26,61,72,97,108,131,164,201,204,217
耐糖能障害　179
多因子遺伝性疾患　76
多価不飽和脂肪酸食　201
多危険因子症候群（マルチプルリスク症候群，マルチプルリスクファクター症候群）
　26,32,34,36,243
多嚢胞性卵巣症候群（polycystic ovary syndrome；PCOS）　157
単球走化性タンパク質　94
端野・壮瞥町研究
　30,31,47,57,65,164

ち

チアゾリジン誘導体
　74,92,237
チアゾリジン系薬剤
　226,227,228

中性脂肪（TG）
　58,59,69,132,137,160,161,162,263
長時間作用型Ca拮抗薬
　282,283
超低比重リポ蛋白（VLDL）
　123

つ

痛風　143,145

て

低HDL-C血症
　126,187,190,200,201,217,218,220

と

動機づけ支援　247
糖脂質代謝　177
糖尿病
　26,50,52,53,54,55,84,97,114,116,119,120,131,181
動脈硬化　32,83,93,98,114,181
動脈硬化性疾患　38,65
動脈脈波速度（PWV）　185
特定健診
　245,250,255,256,257,258
特定保健指導
　245,252,253,255,256,257,258
トランス型脂肪酸食　201
トリグリセリド（中性脂肪：TG）
　59,69,132,160,161,162,263

な

内臓脂肪
　37,38,39,68,69,70,110,123,132,137,161,165,166,193,240,276,277,279
内臓脂肪症候群　26,30,68,280
内臓脂肪蓄積
　26,27,31,37,72,74,77,92,106,111,143,144,162,231,240,280

内臓脂肪面積
　57,162,165,166,167
内臓肥満
　35,100,102,103,110,137,141,144,223
内皮機能不全　105
内皮依存性血管弛緩反応　104

に

2型糖尿病
　102,170,180,181,228,270
ニコチン依存症管理料　211
妊産婦のための食生活指針
　290

の

脳卒中　237

ひ

非アルコール性脂肪性肝炎（nonalcoholic steatohepatitis；NASH）　153
非アルコール性脂肪性肝疾患（nonalcoholic fatty liver disease; NAFLD）　153
ピオグリタゾン　229
皮下脂肪　68,112,240
皮下脂肪蓄積肥満　65
ビグアナイド薬　227
久山町研究　44,49,51,65,301
ビスファチン　94
肥満
　26,50,78,94,97,108,110,117,118,120,132,137,147,150,152,157,177,179,181,182,223,231,274,279
標準的な健診・保健指導プログラム　251
微量アルブミン尿　147,148

ふ

フィブラート系薬剤
　74,126,218,237

フェンフルラミン　233
負荷シンチグラム　174
腹囲
　42,58,65,162,164,166,263,301
腹囲測定　166
複合遺伝形質　76
腹部肥満　30,110,120,263
プラーク　32
フラミンガム研究　78
フラミンガムリスクスコア
　（Framingham Risk Score）
　189
プレクリニカル・クッシング
　症候群　158

へ

米国コレステロール成人治療
　ガイドⅢ（NCEP-ATPⅢ）
　28,29,42,45,46,47,52,54,56,
　57,61,300
平成16年国民健康・栄養調
　査　56,300
閉塞型睡眠時無呼吸低呼吸
　症候群　149
ベザフィブラート　237
臍周囲径　37
ペルオキシゾーム増殖薬活
　性化受容体（PPARγ）
　288,303
ペルオキシゾーム増殖薬活
　性化受容体（PPARγ）アゴ
　ニスト　292

ほ

保育所医　268
飽和脂肪酸食　201
ボガルサハートスタディ　270
保健指導　246,247,250
ボルグ指数　206

ま

マジンドール　232
マルチプルリスク　39

マルチプルリスクファクター
　症候群（多危険因子症候
　群）26,27,32,34,36,243

み

ミトコンドリア　90,91

め

メタボリックドミノ　84
メトホルミン　237

ゆ

有酸素運動　126,205,206
遊離脂肪酸（FFA）
　81,82,90,91,100,101,116,144,
　146,288

よ

予防医学　242,244

り

利尿薬　222
リポ蛋白リパーゼ（LPL）
　126,185,190
リモナバン　239

れ

レジスチン　74,94,95,116
レジン　219
レチノール結合蛋白4　94
レニン・アンジオテンシン
　系（RAS）　83,84,146
レニン-アンジオテンシン-ア
　ルドステロン系（RAAS）
　223,224,225
レプチン
　7,72,74,88,94,95,117,118,
　179,221,226,234,291,295,302
レムナント　187
レムナントリポタンパク
　127,128
連鎖解析　79

わ

ワルファリン　99

第51回　社会保険指導者講習会プログラム

「メタボリックシンドローム up to date」

期　日：平成19年8月22日（水）～23日（木）
会　場：日本医師会大講堂（1階）
　　　　〒113-8621　東京都文京区本駒込2-28-16　電話03-3946-2121（代表）

8月22日（水）	8月23日（木）
10:00　開会・挨拶／日本医師会長，厚生労働大臣	10:00　メタボリックシンドロームの治療（50分） 　　　　岩本安彦（東女医大糖尿病センター長）
10:10　メタボリックシンドロームの概念（50分） 　　　　松澤佑次（住友病院　院長） 11:00　質疑応答（5分）	10:50　質疑応答（10分）
11:05　メタボリックシンドロームの疫学（50分） 　　　　島本和明（札幌医大第2内科　教授） 11:55　質疑応答（5分）	11:00　小児のメタボリックシンドローム（50分） 　　　　児玉浩子（帝京大小児科　教授） 11:50　質疑応答（10分）
12:00～13:00　休憩（昼食）	12:00～13:00　休憩（昼食）
13:00　メタボリックシンドロームの基礎（50分） 　　　　門脇　孝（東大糖尿病・代謝内科　教授） 13:50　質疑応答（10分）	13:00　総合討論 　　　　メタボリックシンドロームー医療・予防への展開 　　　　司会：岩本安彦（東女医大糖尿病センター長） 　　1．予防医学としてのメタボリックシンドローム 　　　　矢崎義雄（国立病院機構　理事長） 　　2．メタボリックシンドロームー今後の展望 　　　　山田信博（筑波大内分泌代謝・糖尿病内科　教授） 　　3．日本医師会の取り組み 　　　　内田健夫（日本医師会常任理事）（各25分） 　　討　論（40分）
14:00　メタボリックシンドロームの病態（50分） 　　　　山田信博（筑波大内分泌代謝・糖尿病内科　教授） 14:50　質疑応答（10分）	
15:00　メタボリックシンドロームと関連疾患（50分） 　　　　寺本民生（帝京大内科　教授） 15:50　質疑応答（10分）	15:00　厚生労働省関係講演
16:00　メタボリックシンドロームの検査・診断（50分） 　　　　河盛隆造（順天堂大代謝内分泌学　教授） 16:50　質疑応答（10分）	15:40　総括　日本医師会
17:00　終　了	16:00　終　了

＊　講師等に変更がある場合があります．

日本医師会 生涯教育シリーズ
〈日本医師会雑誌付録・臨時増刊・特別号〉

「日医会員割引あり」は下記要領でお申し込みください．表示価格には消費税は含まれておりません．
〈欠番は品切れ絶版〉

13 腹部エコーのABC 第2版(H.16.9)*1 S.62.6.20 初版 (5,500円)	49 MRIのABC*1 H.11.6.15 刊 (5,500円)

13 腹部エコーのABC 第2版(H.16.9)*1
S.62.6.20 初版 (5,500円)

16 小外科マニュアル*8
S.63.6.20 刊 (5,340円)

19 心電図のABC 改訂2版(H.17.3)*3
H.元.6.20 初版 (5,500円)

22 胸部X線写真のABC*1
H.2.6.20 刊 (5,340円)

25 食事指導のABC 改訂第2版(H.14.5)*8
H.3.6.20 初版 (5,500円)

26 老人診療マニュアル*9
H.3.11.5 刊 (5,340円)

28 漢方治療のABC*1
H.4.8.20 刊 (5,340円)

29 臨床医のための動脈硬化症*8
 ―成因と診療のポイント―
H.4.11.5 刊 (5,340円)

31 脳神経疾患のみかたABC*1
H.5.8.20 刊 (5,340円)

35 リハビリテーションマニュアル*8
H.6.11.5 刊 日医会員割引あり (5,340円)

36 39 42
対談 医の心―先輩医師に学ぶ
第1集*4 第2集*5 第3集*2
第2,3集は 日医会員割引あり (各2,000円)

37 心エコーのABC*5
H.7.8.25 刊 (5,340円)

38 老年期痴呆診療マニュアル第2版(H.11.12)*6
H.7.10.25 初版 (5,500円)

40 消化管内視鏡のABC*1
H.8.7.10 刊 (5,340円)

43 X線CTのABC*1
H.9.6.20 刊 (5,500円)

44 介護保険と高齢者医療*9
H.9.10.25 刊 日医会員割引あり (4,500円)

45 48 52 55 58
症候から診断へ 第1~5集*8
第1,2,5集は 日医会員割引あり (各2,000円)

46 疼痛コントロールのABC*1
H.10.6.15 刊 日医会員割引あり (5,500円)

47 生体・機能検査のABC*2
H.10.10.15 刊 日医会員割引あり (5,500円)

49 MRIのABC*1
H.11.6.15 刊 (5,500円)

50 肝疾患診療マニュアル*4
H.11.10.15 刊 日医会員割引あり (5,500円)

53 医療の基本ABC*4
H.12.6.15 刊 日医会員割引あり (5,500円)

54 血液疾患診療マニュアル*9
H.12.10.15 刊 日医会員割引あり (5,500円)

56 脳血管障害の臨床*9
H.13.6.15 刊 日医会員割引あり (5,500円)

57 実践エコー診断*1
H.13.10.15 刊 (5,500円)

59 内分泌疾患診療マニュアル*6
H.14.6.15 刊 (5,500円)

60 実践 診断指針*6
H.14.10.15 刊 (5,500円)

61 専門医への紹介と事後の対応*9
H.15.4.15 刊 日医会員割引あり (2,500円)

62 実践 小児診療*2
H.15.6.15 刊 日医会員割引あり (5,500円)

63 糖尿病診療マニュアル
H.15.10.15 刊 日医会員割引のみあり，一般用は品切れ (5,500円)

64 精神障害の臨床*3
H.16.6.15 刊 (5,500円)

65 心臓病の外来診療*1
H.16.10.15 刊 日医会員割引あり (5,500円)

66 感染症の診断・治療ガイドライン2004*1
H.16.12.5 刊 (5,500円)

67 わかりやすい免疫疾患*7
H.17.6.15 刊 日医会員割引あり (5,500円)

68 実践 皮膚病変のみかた*3
H.17.10.15 刊 (5,500円)

69 実践 救急医療*10
H.18.6.15 刊 日医会員割引あり (5,500円)

70 最新 臨床検査のABC*1
H.18.10.15 刊 日医会員割引あり (5,500円)

71 臨床試験のABC*1
H.18.11.1 刊 日医会員割引あり (5,500円)

72 メタボリックシンドローム up to date(本書)*3
H.19.6.15 刊 日医会員割引あり (5,500円)

●各生涯教育シリーズの入手方法（問い合わせ先）

* 1 医学書院販売部＝03-3817-5657
* 2 医歯薬出版第一出版部販売＝03-5395-7610
* 3 協和企画＝03-3289-0526
* 4 診断と治療社営業部＝03-3580-2770
* 5 中山書店営業部＝03-3813-1100
* 6 南江堂営業部＝03-3811-7239
* 7 南山堂営業部＝03-5689-7855
* 8 日本医事新報社販売課＝03-3292-1555
* 9 メジカルビュー社販売部＝03-5228-2050
* 10 照林社営業部＝03-5689-7377

●「日医会員割引あり」の申し込み方法

▲上記一覧表に，「日医会員割引あり」と記してある書籍をご希望の会員の方は，住所・氏名・電話番号を明記のうえ必ずハガキで下記宛お申し込みください．

▲申込先
〒105-0004 東京都港区新橋2-20 新橋駅前ビル1号館
協和企画内 付録係行（専用電話03-3289-0526）

▲なお，送付の際に振替用紙を同封しますので，到着の後ご送金ください．

メタボリックシンドローム up to date　日本医師会生涯教育シリーズ

本書は日本医師会生涯教育シリーズ—72（日本医師会雑誌　第136巻・特別号（1）／平成19年6月15日刊）として刊行された同名の雑誌をそのまま単行本化したものです．

平成19年7月25日　第1版第1刷

- ■監修　　　岩本安彦　　山田信博
- ■編集　　　門脇　孝　　島本和明　　寺本民生　　松澤佑次
- ■発行　　　日本医師会
　　　　　　〒113-8621　東京都文京区本駒込2-28-16
　　　　　　電話（03）3946-2121（代表）

　　　　　　会　　長／唐澤祥人
　　　　　　生涯教育担当役員
　　　　　　岩砂和雄（日本医師会副会長）
　　　　　　飯沼雅朗（日本医師会常任理事）
　　　　　　事務局長／滝澤　秀次郎

- ■編集・制作　日本医師会生涯教育課　編集企画室
- ■制作協力　株式会社　協和企画
- ■発売　　　株式会社　協和企画
　　　　　　〒105-0004　東京都港区新橋2丁目20　新橋駅前ビル1号館
　　　　　　電話（03）3571-3111（代表）
- ■印刷・製本　株式会社　サンエー印刷

●日本医師会の生涯教育シリーズは，生涯教育用テキストとして各方面から高い評価を得ております．
●継続して御購読頂くためには是非日本医師会への加入をお勧めします．

©日本医師会2007（転載・複製の際はあらかじめ許諾をお求めください）
乱丁・落丁の場合はお取り替えいたします．
ISBN 978-4-87794-097-3